Stephanie Bauer

Hans Kordy (Hrsg.)

E-Mental-Health

Neue Medien in der psychosozialen Versorgung

Stephanie Bauer

Hans Kordy (Hrsg.)

E-Mental-Health

Neue Medien in der psychosozialen Versorgung

Mit 52 Abbildungen und 28 Tabellen

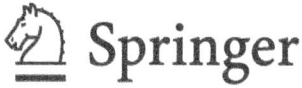 Springer

Dr. Stephanie Bauer
Dr. Hans Kordy
Universitätsklinikum Heidelberg
Forschungsstelle für Psychotherapie
Bergheimer Str. 54, 69115 Heidelberg

E-Mail: stephanie.bauer@med.uni-heidelberg.de
E-Mail: hans.kordy@med.uni-heidelberg.de

ISBN-13   978-3-540-75735-1 Springer Medizin Verlag Heidelberg
Bibliografische Information der Deutschen Nationalbibliothek
Die Deutsche Nationalbibliothek verzeichnet diese Publikation in der Deutschen Nationalbibliografie;
detaillierte bibliografische Daten sind im Internet über http://dnb.d-nb.de abrufbar.

Springer Medizin Verlag
springer.de

© Springer Medizin Verlag Heidelberg 2008

Planung: Dr. Svenja Wahl
Projektmanagement: Michael Barton
Lektorat: Dr. Christiane Grosser, Viernheim
Übersetzung der Kapitel 5, 12 und 15: ÜTT – Übersetzerteam Tübingen
(Sabine Mehl, Übersetzerin & Katrin Grommek, Dipl.-Psych.)
Layout und Umschlaggestaltung: deblik Berlin

Satz: Fotosatz-Service Köhler GmbH, Würzburg

SPIN: 12071029

Gedruckt auf säurefreiem Papier   2126 – 5 4 3 2 1 0

Geleitwort

»Wie neu sind die ›Neuen Medien‹ noch?« kann man sich mit Bauer und Kordy im ersten Kapitel dieses Buches fragen. In Anbetracht der weiten Verbreitung von Computer- und anderer Technologien im Alltag von Behandlern ebenso wie von Patienten muss man heute eigentlich nicht mehr staunen über das Auftauchen neuer Tools im Gesundheitswesen. Man muss sich eher darüber wundern, dass diese nicht schon viel verbreiteter sind.

Woran liegt das? Einerseits sicher daran, dass die Entwicklung und Evaluation professioneller Angebote anspruchsvoll ist. Der Teufel steckt oft im Detail und ihn auch aus diesem zu vertreiben, kann Jahre beanspruchen. Ein zweiter Grund liegt sicher in der Skepsis, einer kritischen Haltung gegenüber Neuerungen – welcher Art auch immer. Sie hat die Menschheit schließlich schon vor vielen Torheiten bewahrt oder deren Vertreter zu ausgereifteren Weiterentwicklungen gezwungen. Warum sollte das bei E-Health anders sein?

Nun beruhen aber viele kritische Reaktionen auf Unkenntnis oder unvollständiger Kenntnis der Angebote. Dazu kommen intuitive Schlüsse, die einfühlbar, aber dennoch falsch sind. Viele von uns haben z. B. gelernt, wie wichtig die therapeutische Beziehung ist. Wie, bitte, soll denn Internettherapie ohne einen leibhaftigen Therapeuten funktionieren? Allzu leicht geht vergessen, dass auch viele Therapieabbrüche und Probleme im Prozess mit der therapeutischen Beziehung zusammenhängen – und dass auch in Internettherapien eine Art therapeutischer Beziehung entstehen kann, daran denkt man nicht ohne Weiteres.

Naheliegend ist auch, bei der Beurteilung eines neuen Angebotes an die eigenen Patienten zu denken. Wie würde das Angebot bei ihnen ankommen? Ein Teil der neuen Angebote richtet sich aber gar nicht an die Patienten, die jetzt in unsere Institutionen und Praxen kommen, es geht teilweise auch um ein neues Klientel, das wir sehr wenig kennen[1]. Nur ca. 3% der Patienten mit Sozialer Phobie beispielsweise begeben sich in (traditionelle) psychotherapeutische Behandlung. Auch erfahrene (traditionelle) Behandler können die Eignung solcher Angebote deshalb nicht aus eigener Erfahrung beurteilen. Eine kritische und gleichzeitig wohlwollend-neugierige Offenheit ist in dieser Situation gefragt!

Es ist ein Verdienst der Herausgeber des vorliegenden Buches, dass sie den Lesern einen umfassenden und konkreten Einblick in den fachlich kompetenten, professionellen Einsatz neuer Medien in der psychosozialen Versorgung ermöglichen. Verschiedene Perspektiven, Ansätze, Überlegungen, Voraussetzungen, Ergebnisse und Erfahrungen in einem Buch zusammenzutragen und potenziellen Entwicklern von E-Health-Applikationen, Forschern, Praktikern und Studenten einen »handfesten« Überblick zu verschaffen, schützt nicht einfach nur vor dem »Ertrinken« in der Informationsflut des Internets, sondern ist in diesem Bereich besonders wichtig: Durch die »globale« Verfügbarkeit vieler E-Health-Anwendungen und die leichte Kopierbarkeit entsprechender Ansätze kommt der Kollaboration zwischen Interessierten strategisch eine neue Bedeutung zu. Es würde schlicht eine Verschwendung von Ressourcen darstellen, wenn an verschiedenen Orten die gleichen, in der Produktion und empirischen Überprüfung oft teuren Anwendungen entwickelt würden, statt sich mit Bestehendem vertraut zu machen und darauf aufzubauen. Das Buch leistet einen wichtigen Beitrag für alle, die aufbauen oder aber auf der Basis des vorliegenden Wissens wirklich Neues schaffen wollen. Es hebt sich von vielen der unzähligen und leicht zu »ergoogelnden« Onlineangebote und Informationsseiten durch seine empirische Orientierung ab.

---

[1] Caspar F (2004) Technological developments and applications in clinical psychology and psychotherapy: Summary and outlook. J Clin Psychol 60:347–349

Eines muss bei der Anwendung neuer Medien in der psychosozialen Versorgung klar sein: Sie ermöglichen nicht einfach nur eine Imitierung traditioneller Interventionsansätze unter Nutzung neuer Kommunikationsformen. Die technologische Entwicklung beinhaltet vielmehr die Chance, wirklich neue, innovative Ansätze zu entwickeln, die Patienten und Therapeuten vielversprechende neue Möglichkeiten in der psychosozialen Versorgung bieten. Dies aufzuzeigen, ist ein besonderes Verdienst des vorliegenden Buches. Es enthält eine Fülle von Beispielen kreativer Lösungen. Deren Darstellung dürfte für viele Leser von großem praktischen Nutzen sein, auch weil neben der Darstellung der Chancen die Darstellung und Diskussion möglicher Risiken und kritischer Aspekte nicht zu kurz kommt.

Ich gratuliere den Herausgebern und Autoren zu diesem Werk!

Bern, im Mai 2008
Prof. Dr. Franz Caspar

Geleitwort

Internet und Mobiltelefon in der psychotherapeutischen Beratung und Behandlung – noch vor wenigen Jahren kaum vorstellbar und bestenfalls als anregende Fiktion von öffentlichen Medien wahrgenommen – mausern sich zu einer interessanten Option für die psychosoziale Gesundheitsversorgung. Bestätigen sich die bisherigen positiven Ergebnisse zu Wirksamkeit, Sicherheit und Wirtschaftlichkeit, wird es realistischerweise noch einige Jahre dauern, bis die über neue Medien vermittelte psychosoziale Versorgung als eine selbstverständliche Option des Angebots und des Zugangs anerkannt sein wird. In einigen Bereichen könnte dies allerdings auch schneller geschehen.

Dieses Buch präsentiert eine Reihe von spannenden Beispielen für das Potenzial der neuen Kommunikationstechnologien, insbesondere für die Optimierung der Schnittstellen zwischen den Versorgungssektoren. Gerade beim Übergang zwischen Prävention und Beratung bzw. Behandlung oder zwischen ambulanter und stationärer Behandlung bzw. Rehabilitation ist das Risiko von Unter-, Fehl- und Überversorgung in Deutschland aufgrund der relativ strikten Trennung der Sektoren besonders hoch. Andere Beispiele verdeutlichen die Vorteile für eine effektive Organisation und Durchführung von Präventionsprogrammen oder für die Entwicklung von patientenorientierten Case- oder Disease-Management-Programmen für Menschen mit chronischen Erkrankungen.

Nicht von ungefähr gilt die gesundheitliche Versorgung als einer derjenigen gesellschaftlichen Infrastruktur- und Dienstleistungsbereiche, der vom Einsatz der Informations- und Kommunikationstechnologien besonders profitiert. Die Vorteile einer effektiven Kommunikation, eines schnellen Daten- bzw. Informationsflusses und einer ubiquitären Zugänglichkeit für Qualität und Wirtschaftlichkeit liegen auf der Hand. Der intelligente und verantwortungsvolle Einsatz dieser Technologien erhöht die Chancen einer Teilhabe, verbessert die Versorgungsqualität und kann Wirtschaftlichkeitspotenziale heben.

Dieses Buch macht neugierig auf die zukünftige Entwicklung. Es seien ihm daher viele Leser aller an der gesundheitlichen Versorgung interessierten Gruppen gewünscht.

Essen, im Mai 2008
Dr. Dirk Sunder-Plaßmann
BKK Bundesverband, Abteilung Versorgungskonzepte

Vorwort

Moderne Informations- und Kommunikationstechnologien (IKT) verbinden Menschen. Sie erleichtern die Herstellung, die Verbreitung und den Austausch von Informationen. Wissen kann ständig aktualisiert werden und ist nahezu jederzeit und von jedem Ort aus verfügbar. Über das Internet öffnet sich ein Zugang zu Diensten, die bisher für viele Menschen unerreichbar waren.

Die gesundheitliche Versorgung zählt zu den Bereichen, für die der Einsatz von IKT besonders vorteilhaft erscheint. Bestehende Versorgungslücken können überbrückt, bewährte Versorgungsstrukturen optimiert und für neue Herausforderungen, wie z. B. die wachsende Mobilität und Migration sowie die demografischen Veränderungen, angepasst und erweitert werden. Für die psychosoziale Versorgung zeichnen sich spezielle Vorteile ab. Zugangswege verlieren an Bedeutung, psychologische Schwellen werden abgebaut, zeitliche und finanzielle Belastungen reduziert. Damit wachsen die Möglichkeiten für mehr Flexibilität im Einsatz und in der Nutzung psychosozialer Angebote und somit für eine den individuellen Bedürfnissen und Voraussetzungen besser angepasste Versorgung.

Mögliche Vorteile zeichnen sich über alle Sektoren der Versorgung hinweg ab, und zwar gleichermaßen für die Prävention, die Beratung und die Diagnostik wie für die ambulante und die stationäre Behandlung sowie die Rehabilitation und die Langzeitbetreuung von Menschen mit chronischen Erkrankungen. Der Einsatz von IKT kann die Reichweite der Versorgungsangebote vergrößern und so neue Möglichkeiten schaffen, die Übergänge zwischen den Versorgungssektoren patientenorientiert zu optimieren.

Das Potenzial ist enorm, aber auch die Ungewissheiten sind derzeit noch groß. Der Grat zwischen Mut und Übermut ist daher schmal. Neugier und Mut sind genauso von Nöten wie umsichtige Vorbereitung. Durch Forschung, wie an einem Seil gesichert, und ausgestattet mit verlässlichen Informationen und soliden Werkzeugen lassen sich die Chancen explorieren und die Risiken begrenzen. Aus dieser Überzeugung speist sich die Motivation für die Herausgabe dieses Buches. Sie resultiert zum einen aus den positiven Rückmeldungen von Teilnehmern in den von den Herausgebern selbst durchgeführten Forschungsprojekten und der daraus wachsenden Zuversicht, dass die neuen Medien tatsächlich zur Verbesserung der psychosozialen Versorgung beitragen können, zum anderen aus der Sorge, dass in der Begeisterung für die technischen Möglichkeiten bei manchen Versuchen die oben angesprochene Vorsicht und Umsicht verloren gehen könnte. Demzufolge ist die Auswahl der Inhalte und die Ordnung der Kapitel darauf ausgerichtet, über wissenschaftlich begleitete Projekte und ihre Ergebnisse zu informieren, persönliche Erfahrungen mit der Nutzung der neuen Medien aus der Sicht der Nutzer ebenso wie aus der Sicht der Anbieter mitzuteilen und fachlichen Rat von externen Experten zu spezifischen rechtlichen und technischen Aspekten zur Verfügung zu stellen.

Die Herausgeber erhoffen sich, dass dieses Buch für potenzielle Nutzer von über IKT vermittelten psychosozialen Versorgungsangeboten eine hilfreiche Orientierung bietet und den an der Anwendung interessierten Fachkollegen Informationen, Materialien und Anregungen für eine dem derzeitigen Wissensstand angemessene Nutzung der neuen Medien an die Hand gibt.

Das Buch deckt das breite Anwendungsspektrum von der Prävention über die Beratung und die Behandlung bis zur Nachbetreuung ab. Die innovativen Versorgungsangebote wenden sich an unterschiedliche Zielgruppen, sie richten sich an Jugendliche und Erwachsene mit unterschiedlichen Störungen. Jeweils ein Kapitel über rechtliche und technische Aspekte umreißt Standards. Zwei Beiträge zu Forschung und Versorgung öffnen abschließend die Perspektive auf strategische Entwicklungen. Alle Beiträge stammen von anerkannten Experten, viele von ihnen gelten als Pioniere der Anwendung der neuen Medien in ihren Arbeitsbereichen.

Zu diesem Buch haben viele Personen beigetragen. Diesen allen gilt unser Dank. Besonders hervorheben möchten wir den Beitrag von Svenja Wahl und Michael Barton vom Springer-Verlag am Gelingen des Vorhabens. Ohne sie wäre dieses Buch nicht begonnen worden – und ohne sie und Christiane Grosser vom Lektorat wäre es nie fertiggestellt worden. Besonderer Dank für die gute Zusammenarbeit gebührt den Autorinnen und Autoren, die den ehrgeizigen Zeitplan mitgetragen und ihre Beiträge mit viel Engagement erstellt haben. Hierbei sind insbesondere die Patienten und Therapeuten zu nennen, die ihre z. T. sehr persönlichen Erfahrungen für einen hoffentlich großen Leserkreis zugänglich gemacht haben. Für gründliches und ausdauerndes Korrekturlesen des Manuskriptes sowie die Unterstützung bei der formalen Gestaltung danken wir unseren studentischen Hilfskräften Sonja Laier und Judith Spannagel. Schließlich gilt unser Dank allen Kollegen, die in den vergangenen Jahren an der Konzeption, Entwicklung, technischen Realisierung und wissenschaftlichen Untersuchung der zahlreichen E-Health-Programme der Forschungsstelle für Psychotherapie beteiligt waren. Ohne ihre Arbeit wäre dieses Buch nicht zustande gekommen. Namentlich und sehr herzlich möchten wir in diesem Zusammenhang Markus Wolf, Markus Mößner, Benjamin Zimmer, Severin Haug, Lutfi Arikan und Mahmut Arikan danken.

Heidelberg, im Mai 2008
Hans Kordy und Stephanie Bauer

Sektionsverzeichnis

Nachsorge und Rückfallprävention

Die Sicht von Teilnehmern und Therapeuten

III Ausblick

Anhang

Inhaltsverzeichnis

I Grundlagen und Hintergründe

II Anwendungsbeispiele

Prävention und frühe Intervention

Nachsorge und Rückfallprävention

Die Sicht von Teilnehmern und Therapeuten

III Ausblick

Anhang

I Grundlagen und Hintergründe

1 Computervermittelte Kommunikation in der psychosozialen Versorgung

Stephanie Bauer, Hans Kordy

1.1   Hintergrund

Wirklich neu sind sie ja nun nicht mehr, die sog. »Neuen Medien«. Aus unserem Alltag sind PC, Internet, E-Mail und SMS nicht mehr wegzudenken und kaum jemand kann sich vorstellen, im Privat- und Berufsleben auf sie zu verzichten. Rapide zugenommen haben in den vergangenen Jahren die Vorschläge für die Nutzung neuer Technologien im Bereich der psychosozialen Versorgung (Bauer et al. 2005, Döring u. Eichenberg 2007). Hier wurde der Einzug der Technik zunächst überwiegend skeptisch betrachtet – groß war die Verunsicherung, ob die postulierten Chancen die befürchteten Risiken überwiegen und es rechtfertigen könnten, selbige einzugehen. Auch wenn die Entwicklungen in diesem Bereich noch immer relativ am Anfang stehen, weicht diese Skepsis mittlerweile zunehmend der Auffassung, dass der Einsatz neuer Technologien die Erreichbarkeit von psychosozialen Versorgungsangeboten verbessern, ihre Nachhaltigkeit steigern und so ihren Gesamtnutzen erhöhen kann.

Bei den in diesem Buch vorgestellten computergestützten Programmen steht weniger die Technik als solche, als vielmehr die durch sie vermittelte Kommunikation, die sog. computervermittelte Kommunikation (CvK), im Vordergrund, die den Kontakt zwischen Anbieter/Therapeut auf der einen Seite und Nutzer/Klient auf der anderen Seite regelt.

> ❗ Unter »computervermittelter Kommunikation« (CvK) wird jede Art von menschlicher Kommunikation verstanden, die unter Beteiligung von Computern stattfindet, d. h. beispielsweise Kommunikation über E-Mail, in Chatrooms oder in Internetforen.

Eine grobe Kategorisierung von computergestützten Interventionen kann anhand der Einteilung in Offline- und Onlineprogramme erfolgen. Während unter Onlineangeboten alle Programme subsummiert werden, die ausschließlich unter der Verwendung des Internets (»online«) genutzt werden, können Offlineangebote auch oder ausschließlich auf einem lokalen Rechner (»offline«) genutzt werden. Beispiele für Offlineprogramme sind CD-ROM-basierte Interventionen, aber auch Interventionen, die

über tragbare Geräte wie Palmtops oder Handhelds vermittelt werden. Online- und Offlineprogramme besitzen jeweils spezifische Vor- und Nachteile (vgl. Bauer et al. 2005). Diese betreffen beispielsweise die Reichweite der Angebote bzw. ihren Verbreitungsgrad. Nachteile von Internetangeboten in Hinblick auf grafische Darstellungsmöglichkeiten sowie Video- und Audiodarbietungen verschwinden zusehends, sodass sie Offlineprogrammen in dieser Hinsicht in nichts mehr nachstehen. Im Zuge der rasanten Verbreitung und Weiterentwicklung des Internets übersteigt mittlerweile im Gesundheitswesen die Zahl der internetbasierten Programme entsprechend deutlich die derjenigen, die nicht über das Netz angeboten und lediglich lokal genutzt werden. Diese Entwicklung spiegelt sich auch in dem in diesem Buch vorgestellten Repertoire an Interventionen wieder, welche mehrheitlich unter Verwendung des Internets funktionieren.

Im Bereich der internetbasierten Angebote muss zwischen reinen Informationsseiten (beispielsweise über Erkrankungen oder Therapiemöglichkeiten) und Interventionen unterschieden werden, die das Medium Internet für die unmittelbare Durchführung von Präventions-, Selbsthilfe-, Beratungs-, Behandlungs- oder Nachsorgeangeboten einsetzen. Die in diesem Buch vorgestellten Angebote sind ausschließlich der zweiten Kategorie zuzurechnen. Jedoch ist der Übergang zwischen beiden Formen fließend: Häufig bieten Informationsseiten als zusätzlichen Service Diskussionsforen oder die Möglichkeit, per E-Mail Fragen an den Betreiber bzw. entsprechende Experten für den jeweiligen Bereich zu stellen. Umgekehrt stellen viele Onlineprogramme neben der eigentlichen Intervention auch umfassendes Informationsmaterial über ein Krankheitsbild und Möglichkeiten seiner Behandlung zur Verfügung.

Computerbasierte Angebote treffen auf eine zweifelsohne größer werdende Nachfrage nach Onlineinformationen und -hilfe. Wenn man berücksichtigt, was Menschen mittlerweile alles im Internet erleben und erledigen, verwundert es wenig, dass seit einigen Jahren auch zunehmend online nach Informationen über sowie Hilfe und Unterstützung für körperliche und psychische Beschwerden gesucht wird. Die Richtigkeit der dargestellten Informationen und die Qualität von Onlineangeboten zu beurteilen, ist jedoch für Laien quasi nicht (und auch für Experten oft nur schwer) möglich. Nicht hinter allem, was im Internet professionell aussieht, steht auch fundiertes Wissen oder fachliche Kompetenz.

Bislang fehlen nahezu vollständig Möglichkeiten der Zertifizierung und der Qualitätssicherung, die dem Nutzer die Orientierung erleichtern könnten (Walji et al. 2004). Eine Ausnahme in Deutschland stellt die Vergabe eines Online-Qualitätszeichens durch den Berufsverband Deutscher Psychologinnen und Psychologen (BPD) dar. Alle damit zertifizierten Berater verfügen über einen Hochschulabschluss in Psychologie und sind in Gesprächsführung und Krisenintervention ausgebildet bzw. waren über längere Zeit in diesen Bereichen praktisch tätig. Sie verpflichten sich, die berufsethischen Grundsätze im Rahmen ihrer Angebote einzuhalten, verantwortlich mit den Grenzen der Onlineberatung umzugehen sowie bestimmte Anforderungen in Hinblick auf die technische Sicherheit zu erfüllen. Wenngleich diese Zertifizierungsmöglichkeit nunmehr seit einigen Jahren besteht, haben bislang weniger als ein Dutzend Psychologen davon Gebrauch gemacht (@ http://www.bdp-verband.org/service/onlineberater.html; Stand Januar 2008).

Exkurs

Vom reinen Konsumenten zum aktiven Mitgestalter

Seit einiger Zeit ermöglichen technische Neuerungen es auch Nutzern, ohne besondere technische Kompetenzen aktiv an der Gestaltung des Internets zu partizipieren. Hierbei sind zwei Arten der Partizipation zu unterscheiden:

1. Auch ohne selbst programmieren zu können, kann man mittlerweile vergleichsweise leicht an der Informations- und Meinungsverbreitung über das Internet mitwirken, indem man eigene Internetseiten gestaltet. Dazu trägt beispielsweise der zunehmende Einsatz entsprechender Anwendungsprogramme, sog. Content Management Systeme (CMS), bei, die es Nutzern ermöglichen, den Inhalt ihrer eigenen Webseiten sehr einfach zu bearbeiten.

2. Seit 2005 bezeichnet der Begriff Web 2.0 eine veränderte Nutzung des Internets. Unter dem Begriff wird weder eine spezielle Technik noch eine bestimmte Software oder ein Programm verstanden, sondern die Nutzung verschiedener Methoden, mithilfe derer Benutzer Internetinhalte in entscheidendem Maße selbst gestalten. Beispiele für die Web-2.0-Entwicklung sind Weblogs, Wikis sowie Foto- und Videoportale.

Insgesamt ist festzustellen, dass die Rollentrennung im Internet zwischen Bearbeitern oder Informationsanbietern auf der einen Seite und reinen Benutzern oder Informationskonsumenten auf der anderen Seite zunehmend verschwindet. Im Zuge dieser Entwicklungen wird es entsprechend immer schwerer, die dargebotenen Inhalte zu kontrollieren bzw. zu gewährleisten, dass auf einer Internetplattform keine falschen oder inadäquaten Inhalte verbreitet werden.

Welche Konsequenzen derartige Weiterentwicklungen des Internets für webbasierte psychosoziale oder psychotherapeutische Interventionen haben bzw. inwiefern zukünftig entsprechende Angebote entwickelt werden, die es Teilnehmern ermöglichen sollen, vom Verhalten bzw. den Onlineaktivitäten oder Einträgen anderer Nutzer zu profitieren, ist derzeit eine noch offene Frage. Es gibt jedoch bereits erste Bemühungen zur Konzeption entsprechender webbasierter Angebote (Berger u. Caspar 2008).

1.2 Chancen und Herausforderungen

In der noch recht jungen Geschichte von E-Mental-Health wurden bereits etliche Verheißungen sowohl in Hinblick auf die Chancen und Vorteile derartiger Angebote als auch in Hinblick auf mit ihnen verbundene Risiken und Gefahren formuliert.

> ❗ Die Autoren dieses Buches eint die Auffassung, dass es gilt, den sich rapide vermehrenden Onlineangeboten wissenschaftlich geprüfte Programme entgegenzustellen, die das Potenzial und die Chancen, die die neuen Technologien zweifellos bieten, nutzen, sich jedoch gleichzeitig der Risiken bewusst sind und verantwortungsvoll mit diesen umgehen.

Im Folgenden wird ein Überblick über die zentralen Chancen und Grenzen technikbasierter Angebote in der psychosozialen Versorgung gegeben werden, wobei jeweils auf die entsprechenden Kapitel dieses Buches verwiesen wird, die die einzelnen Aspekte vertiefend behandeln bzw. Beispiele für sie liefern.

1.2.1 Chancen und Vorteile

Reichweite, Verbreitung und Erreichbarkeit

Internetbasierte Programme sind von quasi überall erreichbar und nutzbar. Dies hat diverse Vorteile. So können mit vergleichsweise geringem Aufwand große Populationen angesprochen werden, was beispielsweise neue Möglichkeiten für Programme zur Prävention oder zur Förderung von Gesundheitsverhalten eröffnet. In ► Kap. 4 wird exemplarisch verdeutlicht, welche Möglichkeiten sich durch den Einsatz moderner Kommunikationstechnologien für proaktive Rekrutierungsstrategien zur Förderung der Tabakabstinenz eröffnen, um auch Personen mit fehlender oder geringer Motivation zur Verhaltensänderung zu erreichen. Dadurch kann die Bevölkerungswirksamkeit entsprechender Interventionen erheblich verbessert werden. Durch die Entwicklung gestufter internetbasierter Interventionen – wie beispielhaft in ► Kap. 7 anhand der Plattform »ES[S]PRIT« beschrieben – kann die Passung zwischen Bedarf und Angebot verbessert werden, indem man z. B. einem breit definierten und daher großen Adressatenkreis Unterstützung von niedriger Intensität anbietet und in Abhängigkeit von den individuellen Bedürfnissen (wie z. B. einem erhöhtem Risiko für eine bestimmte Erkrankung) bestimmten Teilpopulationen intensivere Betreuung zukommen lässt.

Ein weiterer Vorteil internetbasierter Interventionen kann darin gesehen werden, dass sie es leichter machen, Gruppen zu erreichen, die aus verschiedenen Gründen in Hinblick auf psychosoziale Betreuungsangebote unterversorgt sind. Beispiele hierfür sind Programme für Angehörige von psychisch Kranken (► Kap. 11), für Menschen mit psychischer Beeinträchtigung aufgrund eines Unfalls (► Kap. 5) oder einer schweren körperlichen Erkrankung (► Kap. 10).

Schließlich ermöglichen technikgestützte Programme es, die Reichweite spezialisierter Einrichtungen zu erweitern. Patienten können beispielsweise im Anschluss an eine stationäre Therapie in einer Fachklinik über E-Mail-, Chat-, oder SMS-basierte Interventionen nachbetreut werden, um so den Übergang zwischen der Klinikbehandlung und einer ambulanten Anschlussbehandlung bzw. dem Alltag zu erleichtern und den in der Klinik erarbeiteten Therapieerfolg zu sichern oder gar auszubauen (► Kap. 16–19). Eine Reihe von empirischen Untersuchungen belegt die Effektivität derartiger Nachbetreuungsangebote im Gruppensetting über Internetchat (Kordy et al., 2006; Golkaramnay et al. 2007) wie im Einzelsetting über E-Mail (Wolf et al. 2006; ► Kap. 17). Ein weiteres Beispiel wird mit dem Projekt »Onkoconnect« (► Kap. 10) vorgestellt, welches es sich zum Ziel gesetzt hat, krebskranke Jugendliche im Anschluss an ihren Klinikaufenthalt mithilfe eines Personal Digital Assistent (PDA) zu unterstützen, was insbesondere in Anbetracht der zunehmenden Verkürzung der stationären Aufenthalte vielversprechend erscheint, um die Jugendlichen beim Management ihrer Krankheit im häuslichen Umfeld zu unterstützen (z. B. bei der Medikamenteneinnahme, dem Wahrnehmen ambulanter Termine aber auch in Hinblick auf psychosoziale Unterstützung durch andere Betroffene).

Information, Aufklärung und Psychoedukation

Die Mehrzahl der technikgestützten Interventionen stellt dem Nutzer umfangreiches Informationsmaterial über die entsprechende Erkrankung, ihre Entstehung und ihren Verlauf sowie über Therapiemöglichkeiten zur Verfügung. Internetbasierte Programme sind hier insofern ideal, als sie eine kontinuierliche Aktualisierung der Materialien nach den neusten wissenschaftlichen Erkenntnissen erlauben. So sind beispielsweise die Onlineangebote des Kompetenznetzes Depression und Suizidalität (► Kap. 6) über den Internetauftritt des Kompetenznetzes zu erreichen, auf dem u. a. aktuelle Forschungsergebnisse in allgemein verständlicher Form dargestellt sind. Onlinematerialien können nicht nur sehr viel leichter verbreitet werden, sondern durch die Nutzung grafischer Möglichkeiten und die Verwendung von Audio- und Videoclips auch weitaus attraktiver gestaltet werden, als dies mit traditionellem auf Papier gedrucktem Material möglich war. Generell ist die Verbreitung relevanter Informationen im Zuge der sich verändernden Versorgungslandschaft und der Forderung nach mehr Nutzer- bzw. Patientenorientierung sowie einer Stärkung von Selbstmanagementkompetenzen essenziell wichtig (► Kap. 24).

Psychoedukative Materialien und Bausteine zur Selbsthilfe und Unterstützung verhaltenstherapeutischer Interventionen können über das Internet oder eine CD-ROM am heimischen PC genutzt werden. Ein Beispiel wird mit dem kognitiven Verhaltenstherapieprogramm POWER in ► Kap. 12 vorgestellt. Im Vergleich zu traditionellen Papier-Bleistift-Unterlagen bestehen die Vorteile bei computerbasierten Interventionen nicht nur in ihrer attraktiveren Gestaltung, sondern vor allem in ihrem interaktiven Charakter. So werden die Nutzer z. B. aufgefordert, bestimmte Aufgaben oder Übungen durchzuführen und sie erhalten entweder vollautomatisch durch das Programm und/oder durch einen Onlineberater oder Coach Rückmeldungen, Hilfestellungen oder Ergebnisse mitgeteilt. Dies verspricht Vorteile in Hinblick auf die Motivation und Compliance der Teilnehmer, beispielsweise (geleitete) Selbsthilfeinterventionen aufzunehmen und durchzuhalten. Ebenso werden Vorteile in Hinblick auf erzielbare Lern- und Behandlungserfolge erwartet. Inwiefern durch die Übertragung bestimmter

Elemente auf computergestützte Systeme allerdings Behandlungskosten gesenkt werden können, ist eine offene Frage.

Anonymität

Vor allem internetbasierte Interventionen versprechen Personen zu erreichen, bei denen die Hemmschwelle zu groß wäre, Face-to-Face-Angebote aufzusuchen. Onlineinformationen und -beratung können zur Destigmatisierung von psychischen Problemen beitragen, indem sie über Störungsbilder, ihre Ursachen und Behandlungsmöglichkeiten aufklären (Budman 2000). Es ist nicht verwunderlich, dass sich sowohl Betroffene als auch Angehörige manchmal leichter tun, anonym Hilfe und Beratung zu suchen, wie es beispielsweise im Bereich der Essstörungen über den Beratungs- und Informationsserver zu Essstörungen (@ http://www.ab-server.de; Grunwald u. Wesemann 2006) und die Plattform ES[S]PRIT (Bauer et al., in press; ► Kap. 7) oder im Bereich depressiver Erkrankungen über die Seiten des Kompetenznetzes Depression und Suizidalität (► Kap. 6) möglich ist. Ein Ziel dieser Angebote ist es, die anonyme Kontaktaufnahme zu nutzen, um Betroffene bei Bedarf in das reguläre Versorgungssystem zu vermitteln. Davon verspricht man sich eine Verkürzung der z. T. erheblichen Dauer, die bei vielen Betroffenen zwischen Beginn ihrer Beschwerden und dem Aufsuchen von professioneller Hilfe vergeht. Dazu kann insbesondere auch die Möglichkeit beitragen, sich anonym mit einem professionellen Berater oder mit anderen Betroffenen auszutauschen, was häufig als sehr entlastend empfunden wird.

Insgesamt bieten internetbasierte Programme also Chancen für eine frühe(re) Intervention, womit sie die Leidensdauer der Betroffenen verkürzen und je nach Krankheitsbild u. U. auch die langfristige Prognose verbessern können. Inwiefern sich aufgrund derartiger Angebote tatsächlich mehr Betroffene in Behandlung begeben, muss allerdings noch in entsprechenden Studien untersucht werden.

Soziale Unterstützung

Das Internet ermöglicht auf vielfältige Weise die Vernetzung und Interaktion zwischen Teilnehmern an psychosozialen Angeboten. Der Austausch mit anderen Betroffenen und das Gefühl des »Nicht-alleine-Seins« werden von vielen Nutzern als entlastend erlebt (Houston et al. 2002). Die häufigsten Kommunikationsformen stellen hier der Austausch über Internetforen und Internetchat dar. In Foren können die Teilnehmer Diskussionsbeiträge (auch »Postings« genannt) zu definierten Unterthemen veröffentlichen, die dann von anderen Teilnehmern gelesen und beantwortet werden können. So ist beispielsweise die Nachsorgeplattform in ▸ Kap. 19 auf Basis eines Internetforums konzipiert. Die Teilnehmer verfassen regelmäßig Beiträge bzgl. ihres aktuellen Befindens und der Erfahrungen bei der Umsetzung ihrer in der Klinik formulierten Ziele und erhalten Rückmeldung von ihrem Therapeuten und von anderen Teilnehmern. Eine chatbasierte Form der nachstationären Betreuung wird in ▸ Kap. 17 und 18 vorgestellt. Hier treffen sich ehemalige Patienten einmal pro Woche mit einem Therapeuten aus der Klinik, in der sie stationär behandelt wurden. Auch hier steht die Unterstützung bei der Umsetzung von in der Klinik Gelerntem im Vordergrund.

In beiden Kommunikationsformen – Forum wie Chat – können Teilnehmer sich gegenseitig unterstützen, ihre Erfahrungen mit anderen Betroffenen teilen, sich austauschen, sich gegenseitig Mut machen. Jedoch ist die Art der Kommunikation grundverschieden: Foren ermöglichen ausschließlich eine asynchrone Kommunikation, d. h., derjenige der eine Nachricht verfasst, bekommt nicht sofort eine Antwort und muss mitunter längere Zeit auf eine Reaktion und damit auch auf eventuelle Unterstützung durch andere warten. Hingegen wird im Chat synchron, d. h. in Echtzeit, kommuniziert, wodurch Betroffene unmittelbar Antworten auf Fragen sowie Reaktionen aus der Gruppe bekommen, was womöglich zu einer schnelleren Entlastung und dem stärkeren Erleben von sozialer Unterstützung führen kann. Auf der anderen Seite sind die Beiträge in einem Forum permanent verfügbar bzw. dauerhaft über die entsprechende Website abrufbar, sodass die Diskussion kontinuierlich neue Nutzer involvieren kann bzw. es neuen Teilnehmern ermöglicht, die bereits abgelaufenen Diskussionen nachzuverfolgen. Hingegen sind Chatrooms oft nur zu definierten Zeiten geöffnet und Chatskripte werden zumeist nicht zugänglich gemacht, sodass »nur« die an der jeweiligen Sitzung beteiligten Betroffenen von der Kommunikation profitieren können. Manche Programme stellen ihren Teilnehmern sowohl Foren als auch Chaträume zur Verfügung und ermöglichen so beide Formen der Kommunikation (▸ Kap. 7, 10).

Verknüpfung von computergestützten Programmen und Face-to-Face-Interventionen

Die in diesem Buch vorgestellten Programme unterscheiden sich erheblich in Bezug auf die Rolle, die ein eventueller Face-to-Face-Kontakt zwischen Anbieter und Nutzer spielt. Die Bandbreite reicht von reinen computerbasierten Angeboten, die keinerlei persönlichen Kontakt ermöglichen (▸ Kap. 4, 6) oder keinen solchen verlangen (▸ Kap. 7, 14) bis hin zu Interventionen, bei denen der vorherige persönliche Kontakt Voraussetzung für die Teilnahme ist (▸ Kap. 5, 10, 16–19). Schließlich gibt es auch Programme, die den technikgestützten Teil in eine Face-to-Face-Intervention integrieren. Hier sind insbesondere Interventionen zu nennen, die virtuelle Realitäten nutzen. Vor allem in Hinblick auf verhaltenstherapeutische Konfrontationsübungen ergeben sich hier ganz neue Möglichkeiten. Inwiefern dies zu einer Senkung von Therapiekosten und/oder des Aufwandes für die Patienten führen kann, muss zwar noch untersucht werden, aber in jedem Fall werden manche Übungen durch virtuelle Realitäten leichter umsetzbar (z. B. virtuelle Flüge in der Therapie der Flugphobie; ▸ Kap. 13). Virtuelle Realitäten machen auch Übungen möglich, die in der realen Welt nicht möglich wären, indem sie z. B. ein konkretes traumatisches Ereignis aus der Vergangenheit durch Rekonstruktion in der virtuellen Welt unter kontrollierten Bedingungen wiedererlebbar machen und so die Verarbeitung fördern. Ein Beispiel für ein solches flexibles System wird mit »Emma's Welt« (▸ Kap. 15) vorgestellt.

1.2.2 Herausforderungen, Grenzen und Risiken

Nach wie vor ist die Skepsis in Hinblick auf computervermittelte Interventionen in der psychosozialen Versorgung groß. Häufige Fragen betreffen z. B. die therapeutische Beziehung (»Kann bei computergestützten Interventionen überhaupt eine tragfähige Beziehung entstehen?«), aber auch die rechtliche Situation (»Was dürfen psychologische bzw.

ärztliche Psychotherapeuten im Internet überhaupt anbieten?«) und die Datenschutzproblematik (»Wie sicher ist ein derartige Kommunikation?«). Auf diese und weitere Aspekte soll im Folgenden eingegangen werden.

Datenschutz und Datensicherheit

Eine der größten Herausforderungen im Bereich der E-Mental-Health ist die Gewährleistung vertraulicher Kommunikation zwischen Anbieter bzw. Therapeut auf der einen und Konsument bzw. Patient oder Ratsuchendem auf der anderen Seite. Im Interesse aller Beteiligten gilt es, die Kommunikation so sicher wie möglich zu gestalten und datenschutzrechtliche Fragen mit hoher Priorität zu behandeln. Es gilt, das Missbrauchsrisiko zu minimieren und gleichzeitig die Nutzerfreundlichkeit möglichst zu maximieren. Dazu gehört beispielsweise auch, das Lernen von den gesammelten Daten zu ermöglichen, indem relevante Informationen autorisierten Beteiligten unkompliziert zugänglich gemacht werden. So sollten beispielsweise Therapeuten im Rahmen von technikbasierten Programmen möglichst leicht auf die bisherige Kommunikation mit ihren Klienten und ggf. parallel erhobene Fragebogendaten zugreifen können. Umso wichtiger ist eine effektive Sicherung des Datenzugangs. Alle Informationen müssen sowohl während der Übertragung über das Internet als auch bei ihrer Speicherung durch Verschlüsselung gesichert werden. Generell ist die Trennung von persönlichen Daten (z. B. Name, E-Mail-Adresse) und klinischen Daten (z. B. Fragebogendaten, E-Mail-Texte) von großer Wichtigkeit.

Mittlerweile liegen genügend Erfahrungen und erarbeitete Lösungen vor, um aufzuzeigen, wie eine gesicherte computergestützte Kommunikation in der psychosozialen Versorgung aussehen kann (▶ Kap. 3). Für den Aufbau vernetzter medizinischer Forschungsverbünde wurden beispielsweise Konzepte vorgeschlagen, die auch bei gemeinsamem Datenpool und praktikablen Zugriffsrechten den größtmöglichen Schutz der Daten gewährleisten und aus rechtlicher Sicht unbedenklich erscheinen. Eine solche Lösung zum Datenschutz für die medizinische Forschung, die von den Datenschutzbeauftragten der Länder und des Bundes befürwortet wurde, stellen Reng et al. (2003) vor.

Rechte und Gesetze

Eine zentrale Frage vor allem potenzieller Anbieter bezieht sich darauf, welche technikbasierten Beratungs- und Behandlungsangebote aus rechtlicher Sicht erlaubt sind und welche Regeln dabei zu beachten sind. Während reine Beratungsangebote, bei denen es nicht um die Therapie eines Patienten, sondern wie z. B. bei den Angeboten der Telefonseelsorge (▶ Kap. 8) um Lebenshilfe geht, keinen spezialgesetzlichen Anforderungen unterliegen, ist der Einsatz Neuer Medien in der Psychotherapie in Deutschland nur bedingt zulässig. Mit den berufsrechtlichen Regelungen für ärztliche und psychologische Psychotherapeuten sowie Fragen des Haftungsrechts beschäftigt sich ▶ Kap. 2.

Gefahren des Internets

In Zusammenhang mit internetbasierten Beratungs- und Interventionsangeboten wird stets auch auf schädigende Einflüsse durch die Nutzung des Internets hingewiesen. Seit einiger Zeit werden in diesem Kontext beispielsweise sog. »Pro-Ana«-Websites genannt. Diese Seiten propagieren Anorexia nervosa als eine Art Lifestyle und verharmlosen die körperlichen und psychischen Folgen der Erkrankung. Zentraler Bestandteil dieser Webseiten sind geschützte Internetforen, in denen sich angemeldete und von einem Moderator zugelassene Besucher gegenseitig dazu animieren, möglichst drastisch an Gewicht zu verlieren (Norris et al. 2006). Ob derartige Seiten allerdings – wie häufig befürchtet – tatsächlich den Ausbruch der Erkrankung bei Risikopersonen begünstigen und inwiefern sie sich auf den Verlauf der Störung bei Betroffenen auswirken, sind offene Fragen.

Eine kontroverse Diskussion wird in Hinblick darauf geführt, inwiefern das Internet selbstschädigendes Verhalten bis hin zu suizidalen Tendenzen fördert (Alao et al. 2006). Im Mittelpunkt der Debatte stehen die sog. »Suizidforen«: Während einerseits befürchtet wird, dass sich psychisch labile Menschen über derartige Internetplattformen gegenseitig in den Tod treiben oder sich zum Suizid verabreden, wird andererseits vermutet, dass von ihnen eine suizidpräventive Wirkung ausgehen könnte, da das Thema »Suizid« enttabuisiert und Betroffenen ein anonymer Austausch ermöglicht wird. Eine der wenigen Studien, in der Nutzer eines Suizidforums nach ihren Motiven und Erfahrungen befragt wurden, ergab, dass die Mehrzahl der Nutzer sich auf der Suche nach konstruktiver Hilfe in einer als ausweglos empfundenen Situation befand und diese Unterstützung durch die Forumskommunikation mit Menschen, von denen sie sich verstanden fühlte, auch erhielt (Eichenberg 2008). Wie bei allen professionellen Angeboten im Bereich der E-Mental-Health gilt es auch hier, entsprechende Vorkehrungen für Notfallsituationen (z. B. die Ankündigung eines Suizids) zu treffen. Beispiele für den Umgang mit derartigen kritischen Situationen finden sich in ▶ Kap. 6 und 17.

Eine weitere Gefahr des Internets wird in einem von ihm ausgehenden Suchtpotenzial und der damit verbundenen sozialen Isolation gesehen (Chou et al. 2005; Kraut et al. 1998). Zweifellos beeinflusst die zunehmende Verbreitung moderner Kommunikationstechniken und insbesondere des Internets sowohl das menschliche Kommunikationsverhalten als auch soziale Beziehungen (Döring 2003). Von Internetsucht oder -abhängigkeit wird dann gesprochen, wenn die Nutzung derart eskaliert, dass es den gesamten Tagesablauf bestimmt und zu erheblichen Beeinträchtigungen im Berufs- und Privatleben führt, d. h., wenn das Internet in einem gesundheitsgefährdenden Ausmaß genutzt wird.

Unabhängig von diesen konkreten Risiken, die mit der Nutzung des Internets verbunden sein können, liegt es bei technikgestützten Interventionen stets in der Verantwortlichkeit des jeweiligen Anbieters bzw. Onlineberaters zu entscheiden, für welchen Klienten eine Intervention geeignet ist. Auch wenn bislang kaum systematische Untersuchungen darüber existieren, welche Nutzer von welchen Angeboten profitieren, liegen mittlerweile genügend Erfahrungen vor, um zumindest für spezifische Interventionen Ein- und Ausschlusskriterien aus therapeutischer Perspektive zu formulieren (▶ Kap. 21).

Die therapeutische Beziehung

Alle anerkannten psychotherapeutischen Verfahren räumen der therapeutischen Beziehung einen großen Stellenwert ein. Eine vielfach artikulierte Sorge bezieht sich daher auf die Frage, wie die Vermittlung der Therapie oder der Beratung über ein technisches Medium wie Internet oder Mobiltelefon sich auf die therapeutische Beziehung auswirkt und was dies für die Effektivität des Angebotes bedeutet. Zweifelsohne unterscheidet sich die Interaktion über das Internet vom persönlichen Kontakt. Eine gute therapeutische Allianz scheint aber in internetbasierten Interventionen nicht ausgeschlossen zu sein: Erste Studien haben sich der Frage angenommen und kommen zu dem Ergebnis, dass die therapeutische Beziehung in einem E-Mail-basierten Nachsorgeprogramm (Wolf u. Kordy 2006; ▶ Kap. 17) bzw. in einer internetbasierten Intervention für posttraumatische Belastungsstörungen (Knaevelsrud u. Maercker 2006; ▶ Kap. 9) durchaus vergleichbar mit der aus dem Face-to-Face-Setting bekannten Ausprägung ist. In ihren persönlichen Erfahrungsberichten bestätigen Therapeuten (▶ Kap. 21, 22) und Patienten (▶ Kap. 20) diese systematisch erhobenen Befunde und schildern anschaulich, dass eine tragfähige Beziehung in Onlineinterventionen entstehen bzw. eine aus dem persönlichen therapeutischen Kontakt entstandene Beziehung aufrechterhalten werden kann.

Fazit

Die Erwartungen an unsere Gesundheitsversorgung in Hinblick auf eine möglichst effektive und effiziente Versorgung aller Bürger sind hoch. Es wird gefordert, Unter-, Fehl- und Überversorgung abzubauen und wirksame therapeutische Maßnahmen zu möglichst vertretbaren Kosten verfügbar und erreichbar zu machen. In Anbetracht des steigenden Bedarfs an Maßnahmen zur Gesunderhaltung bzw. Krankheitsvermeidung bei Gesunden, zur Unterstützung und Prävention bei Personen mit Erkrankungsrisiko sowie zur Langzeitbetreuung von Personen mit chronischen Krankheiten richten sich große Hoffnungen auf den Einsatz moderner Kommunikationstechnologien (▶ Kap. 24).

Die in diesem Buch vorgestellten Interventionen haben vor allem zum Ziel, die Versorgung zu verbessern, indem sie die Reichweite von spezialisierten Einrichtungen erweitern, Versorgungslücken über-

▼

brücken, unterversorgten Gruppen Zugang zu psychosozialen Angeboten ermöglichen, gestufte Behandlungskonzepte umsetzbar machen oder durch niedrigschwellige Angebote bestimmten Zielgruppen den Weg ins Versorgungssystem bahnen. Es geht bei den beschriebenen Programmen nicht primär um die Entwicklung neuer psychotherapeutischer oder psychosozialer Interventionen oder Bestrebungen, Face-to-Face-Beratung oder -Therapie zu verändern, zu verkürzen oder gar zu ersetzen, sondern vielmehr um die Nutzung moderner Technologien als Transportmittel für entsprechende Beratungs- und Behandlungsmaßnahmen.

Das Potenzial der Medien in der psychosozialen Versorgung trifft auf eine parallel zu ihrer Verbreitung stetig steigende Nachfrage seitens der Nutzer. Insbesondere über das Internet werden zunehmend Informationen, Rat und Hilfe gesucht. Dieser Bedarf resultiert vor allem in einer immensen Zahl an professionellen und nicht professionellen Onlineberatungs- und Selbsthilfeaktivitäten. Bei den in diesem Buch vorgestellten Programmen handelt es sich ausschließlich um Angebote von professionellen Personen oder Institutionen. Die Zahl der Nutzer derartiger Angebote wird ebenso wie die Zahl und Vielfalt der Angebote selbst in Zukunft weiter zunehmen. Bei dieser Entwicklung müssen stets die mit technikbasierten Interventionen verbundenen Herausforderungen und Grenzen, insbesondere in Hinblick auf Datenschutz, Datensicherheit und rechtliche Aspekte, beachtet werden. Die hier vorgestellten Konzepte und Programme machen jedoch deutlich, dass sich die Risiken durch einen verantwortungsvollen Umgang kontrollieren lassen.

Forschungsaktivitäten im Bereich E-Mental-Health stehen noch relativ am Anfang; dennoch liefern die beschriebenen Erfahrungen und empirischen Ergebnisse Belege für gute Akzeptanz- und Zufriedenheitsraten für eine Reihe von Interventionen sowie vielversprechende Befunde in Hinblick auf ihre Wirksamkeit und Effektivität. Neben den Chancen für die Versorgung eröffnen sich durch den Einsatz neuer Technologien auch neue Perspektiven für die Psychotherapieforschung. So versprechen beispielsweise die Onlinedatenerhebung, welche longitudinale Befragungen ökonomisch durchführbar macht, sowie die automatische Speicherung der schriftlichen Kommunikationsabläufe völlig neue Einblicke in Beratungs- und Psychotherapieprozesse (▶ Kap. 23).

Literatur

Alao A, Sonderberg M, Pohl E, Lolaalao A (2006) Cybersuicide: Review of the role of the Internet on suicide. CyberPsychol Behav 9:489–493

Bauer S, Golkaramnay V, Kordy H (2005) E-Mental-Health. Psychotherapeut 50:7–15

Bauer S, Mößner M, Wolf W, Haug S, Kordy H (in press) ES[S]PRIT – An Internet-based program for the prevention and early intervention of eating disorders in college students. Br J Guidance Counseling

Berger T, Caspar F (2008) Von anderen Patienten lernen. Psychotherapeut 53:130–137

Budman SH (2000) Behavioral health care dor-com and beyond: Computer-mediated communication in mental health and substance abuse treatment. Am Psychol 55:1290–1300

Chou C, Condron L, Belland JC (2005). A review of the research on Internet addiction. Edu Psychol Rev 17:363-388

Döring N (2003) Sozialpsychologie des Internet (2. Aufl.). Göttingen: Hogrefe

Döring N, Eichenberg C (2007) Klinisch-psychologische Interventionen mit Mobilmedien: Ein neues Praxis- und Forschungsfeld. Psychotherapeut 2:127–135

Eichenberg C (2008) Internet Message Boards for Suicidal People: A Typology of Users. CyberPsychol Behav 11:107–113

Grunwald M, Wesemann D (2006) Individual use of online-consulting for persons affected with eating disorders and their relatives – Evaluation of an online consulting service. Eur Eat Dis Rev 14:218–225

Golkaramnay V, Bauer S, Haug S, Wolf M, Kordy H (2007) The exploration of the effectiveness of group therapy through an Internet chat as aftercare: A controlled naturalistic study. Psychother Psychosom 76:219–225

Houston TK, Cooper LA, Ford DE (2002) Internet support groups for depression: A 1-year prospective cohort study. Am J Psych 159:2062–2068

Knaevelsrud C, Maercker A (2006) Does the quality of the working alliance predict treatment outcome in online psychotherapy for traumatized patients? J Med Internet Res 8:e31

Kordy H, Golkaramnay V, Wolf M, Haug S, Bauer S (2006) Internetchatgruppen in Psychotherapie und Psychosomatik:

Akzeptanz und Wirksamkeit einer Internet-Brücke zwischen Fachklinik und Alltag. Psychotherapeut 51:144–153

Kraut R, Patterson M, Lundmark V, Kiesler S, Mukopadhyay T, Scherlis W (1998) Internet Paradox: A social technology that reduces social involvement and psychological well-being? Amer Psychol 53:1017–1031

Norris M L, Boydell K M, Pinhas L, Katzman D K (2006) Ana and the Internet: A review of pro-anorexia websites. Int J Eat Dis 39:443–447

Reng C-M, Debold P, Adelhard K, Pommerening K (2003) Akzeptiertes Datenschutzkonzept Dtsch Arztebl 33: 2134–2137

Walji M, Sagaram S, Sagaram D, Meric-Bernstam F, Johnson C, Mirza NQ (2004) Efficacy of quality criteria to identify potentially harmful information: A cross-sectional survey of complementary and alternative medicine web sites. J Med Internet Res 6(2):e21

Wolf M, Kordy H (2006) Die therapeutische Beziehung in einem E-Mail-Modell post-stationärer Psychotherapie. Psychodyn Psychother 5:137–146

Wolf M, Maurer WJ, Dogs P, Kordy H (2006) E-Mail in der Psychotherapie – ein Nachbehandlungsmodell via Electronic Mail für die stationäre Psychotherapie. Psychother Psychosom Med Psych 56:138–146

2 Das Fernbehandlungsverbot als rechtliche Grenze im Einsatz Neuer Medien in der psychosozialen Versorgung

Sebastian Almer

2.1 Hintergrund

Vordergründig scheinen die Neuen Medien und insbesondere das Internet für eine psychotherapeutische Behandlung gut geeignet zu sein: Der zwischen Therapeut und Patient erforderliche Wortkontakt ist ohne Weiteres herzustellen und die Patienten können sich Zeit lassen, um ihre Probleme in Worte zu fassen. Zudem senkt die unverbindliche und anonyme Distanz des Patienten zu seinem Therapeuten die Hemmschwelle einer ersten Kontaktaufnahme. Nicht zuletzt steigert auch die leichte Verfügbarkeit des Internets und die ihm innewohnende Flexibilität in Ort und Zeit die Attraktivität psychosozialer Angebote in den Neuen Medien. Gerade diese örtliche und zeitliche Unabhängigkeit der Behandlung dürfte der größte Vorteil Neuer Medien in der psychosozialen Versorgung sein (Bauer et al. 2005; Burgmer u. Spielberg 2000).

Die Behandlung eines Patienten aus der Distanz – mit welcher Kommunikationsform auch immer – birgt indes das Risiko, dass der psychotherapeutische Behandlungsstandard nicht eingehalten werden kann und der Patient dadurch einen Schaden erleidet. Aus dieser grundsätzlichen Erwägung begegnen Rechtsetzung und Rechtsprechung einer Fernbehandlung in der Heilversorgung mit ablehnender Zurückhaltung. Im Mittelpunkt der rechtlichen Diskussion steht hierbei die Frage nach der Zulässigkeit einer psychotherapeutischen Fernbehandlung aus berufsrechtlicher und haftungsrechtlicher Sicht.

2.2 Der Begriff der Fernbehandlung

Eine gesetzliche Definition der Fernbehandlung gibt es nicht. Eine Fernbehandlung liegt gemeinhin vor, wenn der Kranke selbst oder für ihn ein Dritter, dem Psychotherapeuten, der die Krankheit erkennen und / oder behandeln soll, Angaben über die Krankheit, insbesondere Symptome oder Befunde, übermittelt und dieser, ohne den Kranken gesehen und die Möglichkeit einer Untersuchung gehabt zu haben, entweder eine Diagnose stellt, einen Behandlungsvorschlag unterbreitet und/oder die Behandlung durchführt (Rieger 1984). Mit einfacheren Worten liegt eine Fernbehandlung immer dann vor, wenn der Psychotherapeut eine Diagnose oder Therapieentscheidung trifft, ohne den Patienten zuvor gesehen zu haben.

Von einer Fernbehandlung zu unterscheiden sind reine Beratungsangebote, wie beispielsweise die Online- oder Telefonseelsorge (▶ Kap. 8). Bei diesen geht es nicht um die Therapie eines Kranken, sondern um Beratung und Lebenshilfe, die keinen spezialgesetzlichen Anforderungen unterliegen.

2.3 Berufsrecht

Zunächst stellt sich die Frage, ob der Einsatz Neuer Medien in der psychosozialen Versorgung – im juristischen Kern also die Behandlung aus der Ferne – berufsrechtlich zulässig ist. Hierbei ist zwischen den Regelungswerken der ärztlichen und psychologischen Psychotherapeuten zu unterscheiden. Beide Berufsgruppen unterliegen eigenen standesrechtlichen Regeln in eigenständigen Musterberufsordnungen, deren Nichtbefolgen von der zuständigen Kammer mit Rüge, Verweis oder Geldbuße geahndet werden kann. In Fragen der Fernbehandlung ähneln sich die Berufsordnungen in ihrer ablehnenden Haltung und statuieren als Grundsatz die **Pflicht zur persönlichen Behandlung.**

2.3.1 Ärztliche Psychotherapeuten

Es gehört zu den elementaren Behandlungspflichten des Arztes, »sich von den Leiden des Patienten ein eigenes Bild zu machen und wichtige Befunde selbst zu erheben« (BGH NJW 1979, S. 1248). Aus dieser Pflicht entspringt das Verbot einer ausschließlichen Behandlung des Patienten aus der Ferne (Laufs u. Uhlenbruck 2002).

❶ Dieses sog. Fernbehandlungsverbot ist in § 7 Abs. 3 der Musterberufsordnung für Ärzte (MBO-Ä 2004) niedergelegt:

Ärztinnen und Ärzte dürfen individuelle ärztliche Behandlung, insbesondere auch Beratung, weder ausschließlich brieflich noch in Zeitungen oder Zeitschriften noch ausschließlich über Kommunikationsmedien oder Computerkommunikationsnetze durchführen.

Diese Regelung ist wortgleich in den Berufsordnungen der Länder übernommen worden und gilt somit bundesweit. (Eine Abweichung gilt in Baden-Württemberg, wo das Verbot nur »grundsätzlich« besteht, theoretische Ausnahmen also möglich bleiben; vgl. Dierks et al. 2003.) Verboten ist aber nur die **ausschließliche** Fernbehandlung. Das Verbot schließt nicht aus, dass der Arzt in Einzelfällen seinen Patienten auch durch den Einsatz Neuer Medien therapeutische Ratschläge erteilt (Hausdorf u. Erlinger 2004; Ratzel u. Lippert 2006) (jedenfalls per Telefon). Voraussetzung hierfür ist jedoch, dass der Arzt den Patienten aus der laufenden Behandlung persönlich kennt, über das Krankengeschehen aus persönlicher Anschauung informiert ist und er seinen Ratschlag nicht auf eine unsichere Ferndiagnose stützt. Insbesondere darf er nicht die Angaben Dritter – beispielsweise von Angehörigen – übernehmen, wenn es sich offensichtlich um eine schwere psychische Krankheit handelt und der Arzt dem Kranken keine Frage stellen konnte.

2.3.2 Psychologische Psychotherapeuten

Auch den psychologischen Psychotherapeuten ist die Fernbehandlung ihrer Patienten im Grundsatz verboten.

❗ In § 5 Abs. 5 der Musterberufsordnung für die psychologischen Psychotherapeuten und Kinder- und Jugendlichenpsychotherapeuten (MBO-PP/KJP 2006) heißt es:
Psychotherapeuten erbringen psychotherapeutische Behandlungen im persönlichen Kontakt. Sie dürfen diese über elektronische Kommunikationsmedien nur in begründeten Ausnahmefällen unter Beachtung besonderer Sorgfaltspflichten durchführen. Modellprojekte, insbesondere zur Forschung, in denen psychotherapeutische Behandlungen ausschließlich über Kommunikationsnetze durchgeführt werden, bedürfen der Genehmigung durch die Kammer und sind zu evaluieren.

Die Berufsordnung unterstreicht also zuvorderst die **Pflicht zum persönlichen Kontakt**. Mit Erstellung dieser Regel in der noch jungen Berufsordnung aus dem Jahr 2006 sollte dem Umstand Rechnung getragen werden, dass die psychotherapeutische Behandlung zumindest nach herrschender Auffassung den direkten persönlichen Kontakt erfordert (Stellpflug u. Berns 2006).

In begründeten Ausnahmefällen lässt die MBO-PP/KJP allerdings Ausnahmen von dem Fernbehandlungsverbot zu. Ein derartiger Ausnahmefall dürfte beispielsweise gegeben sein, wenn die therapeutische Nachsorge den Einsatz Neuer Medien sinnvoll und erforderlich macht (▶ Kap. 16–19). Häufig wird es erst durch den Einsatz moderner Kommunikationsformen, etwa mithilfe sog. E-Mail- oder SMS-Brücken, überhaupt gelingen, eine sinnvolle Nachsorge sicherzustellen. Wichtig ist hierbei, dass eine akute Zustandsverschlechterung des Patienten zuverlässig registriert und auf diese – wenn nötig im persönlichen Kontakt – adäquat eingegangen wird.

Im Übrigen sind mit entsprechender Genehmigung durch die Kammer auch Modellprojekte möglich, in denen die psychotherapeutische Behandlung ausschließlich unter Einsatz Neuer Medien aus der Ferne erfolgt. Zu denken ist beispielsweise an Projekte zur Erprobung einer Internetbehandlung von Patienten mit posttraumatischer Belastungsstörung, wie diese sich etwa in den Niederlanden bereits mit »Interapy« (▶ Kap. 9) etabliert hat.

2.4 Haftungsrecht

Unabhängig von den berufsrechtlichen Regelungen ist eine psychotherapeutische Behandlung selbstverständlich auch dann unzulässig, wenn der Therapeut seinem Patienten pflichtwidrig und schuldhaft einen Schaden zufügt. In einem solchen Fall könnte der Patient von dem Therapeuten zivilrechtlich die Zahlung von Schmerzensgeld und Schadensersatz verlangen. Die Behandlung von Patienten unter Einbeziehung neuer Kommunikationsformen birgt hier besondere Haftungsrisiken.

2.4.1 Pflichtverletzung

Der Psychotherapeut begeht in diesem Zusammenhang eine Pflichtverletzung, wenn er bei der Behandlung seines Patienten den Therapiestandard unterschreitet, er sich also nicht an den Maßstab einer guten ärztlichen bzw. psychologischen Behandlung hält. Der anzulegende Maßstab ist nicht juristischer Natur, sondern wird von Psychotherapeuten durch ihr berufliches Handeln selbst festgelegt. Die im Einzelfall zu stellende Frage lautet also: Was hätte ein gewissenhafter und fachkundiger Psychotherapeut im konkreten Fall und zur konkreten Zeit getan bzw. unterlassen (Gründel 2000)?

Angesichts einer Vielzahl von psychotherapeutischen Behandlungsformen, deren dogmatische Ansätze und praktische Wirksamkeit mitunter umstritten sind, ist es anerkanntermaßen schwer, hier die maßgebliche Grenze zwischen »vertretbarem Therapeutenverhalten und schon zweifelsfrei fehlerhafter Vorgehensweise« zu ziehen (Wegener 1980). Auf jeden Fall sind an ärztliche wie nichtärztliche Psychotherapeuten die gleichen Maßstäbe anzulegen, da beide Berufsgruppen mit entsprechenden Methoden auch die gleichen Rechtsgüter, nämlich das Leben und die Gesundheit von Menschen, betreuen (Hausdorf u. Erlinger 2004 unter Verweis auf BGH NJW 1991, S. 1535 und BGH NJW 1977, S. 1102).

Immerhin herrscht hinsichtlich einer Fernbehandlung Einigkeit: Diese ist immer dann pflichtwidrig, wenn sie gegenüber einer regulären Behandlung mit persönlichem Kontakt zu einer erhöhten Gefährdung des Patienten führt (Ulsenheimer 2008; Hausdorf u. Erlinger 2004). Die psychotherapeutische Behandlung unter Einsatz Neuer Medien darf dem Patienten bei vergleichbaren Erfolgsaussichten also **keine zusätzlichen Gefahren** bringen. Hier stellen sich im Bereich E-Mental-Health Probleme in den Bereichen der Diagnose und Überwachung.

Diagnose

Grundlage einer erfolgreichen Therapie ist eine sorgfältig gestellte Diagnose. Hierzu ist grundsätzlich der unmittelbare Kontakt erforderlich, damit sich der Therapeut ein persönliches Bild von seinem Patienten machen kann. Zu hoch ist ansonsten die

haftungsrechtliche Gefahr, dass der Therapeut im Sinne eines Diagnosefehlers objektive Befunde übersieht und die Therapie zum Nachteil des Patienten bereits zu Beginn in die falsche Richtung führt. Damit ist einer Internettherapie ohne vorherigen persönlichen Kontakt zwischen Therapeut und Patient aus haftungsrechtlicher Sicht eine klare Absage zu erteilen.

Therapieüberwachung

Fehlerhaft kann eine Psychotherapie auch sein, wenn der Therapeut den Therapieverlauf nicht hinreichend genug überwacht und kontrolliert. Insbesondere trifft den Psychotherapeuten die Pflicht zur Verhinderung einer Selbstschädigung, speziell eines Suizids seines Patienten (Gründel 2000). Beim Einsatz Neuer Medien in der Psychotherapie muss daher sichergestellt werden, dass suizidale Krisen des Patienten vom Therapeuten schnellstmöglich registriert werden. Der Therapeut muss seinen Posteingang engmaschig überwachen, sodass E-Mails nicht ungelesen liegen bleiben. Sollte der Patient seinen Suizid tatsächlich per E-Mail ankündigen, ist unverzügliches Handeln gefragt. Neben dem persönlichen Einsatz des Therapeuten kann die Einschaltung der Polizei oder des Notarztes erforderlich werden. Diese werden ggf. die Unterbringung des Patienten veranlassen (Almer 2005) oder Familienangehörige hinzuziehen, um die Betreuung des Patienten zu gewährleisten.

Ein mangelnder persönlicher Kontakt birgt ganz allgemein die Gefahr, dass ein Therapeut während der Behandlung Symptome übersieht oder unterschätzt. Selbstverständlich darf ein Patient dieser Gefahr unter keinen Umständen ausgesetzt werden. Dementsprechend ist der Einsatz Neuer Medien in der Psychotherapie aus haftungsrechtlicher Sicht nur zulässig, wenn er begleitend zur persönlichen Therapie erfolgt bzw. diese im Wege einer Nachsorge abschließt.

Fazit

Während reine Beratungsangebote, bei denen es nicht um die Therapie eines Patienten, sondern z. B. um Lebenshilfe oder reine Beratung geht, keinen spezialgesetzlichen Anforderungen unter-liegen, ist der Einsatz Neuer Medien in der Psychotherapie grundsätzlich unzulässig. Zu stark wiegt die Pflicht des Therapeuten, seine Behandlung im persönlichen Kontakt mit dem Patienten zu erbringen.

▼

Aus diesem Grund bestehen sowohl Berufsrecht als auch Haftungsrecht auf eine unmittelbare Beziehung des Therapeuten zu seinen Patienten ohne Zwischenschaltung moderner Kommunikationsformen, damit der Therapeut das Krankheitsbild seines Patienten aus eigener Anschauung beobachten und den Therapieverlauf überwachen kann.

Abweichungen von dieser strengen Regel sind nur in begründeten Ausnahmefällen zulässig, etwa um eine therapeutische Nachsorge sicherzustellen. Niemals darf aber E-Mental-Health zu einer erhöhten Gefährdung des Patienten führen.

Literatur

Almer S (2005) Zwangsweise Unterbringung und medizinische Forschung. Peter Lang, Frankfurt am Main

Bauer S, Golkaramnay V, Kordy H (2005) E-Mental-Health: Neue Medien in der psychosozialen Versorgung. Psychotherapeut 50:7–15

Burgmer M, Spielberg R (2000) Psychotherapie im Internet? Psychotherapie im Dialog 1:77–81

Dierks C, Nitz G, Grau U (2003) Gesundheitstelematik und Recht – Rechtliche Rahmenbedingungen und legislativer Anpassungsbedarf. In: Faller C, Schlegel T (Hrsg) Frankfurter Schriften Band 2. MedizinRecht.de, Frankfurt am Main

Gründel M (2000) Psychotherapeutisches Haftungsrecht. Springer, Berlin

Hausdorf T, Erlinger R (2004) Psychotherapie und Internet, Psychotherapeut 49:129-138

Laufs A, Uhlenbruck W (2002) Handbuch des Arztrechts, 3. Aufl. C.H. Beck, München

Ratzel R, Lippert H-D (2006) Kommentar der Musterberufsordnung für Ärzte, 4. Aufl. Springer, Berlin

Rieger HJ, (1984) Lexikon des Arztrechts. Springer, Berlin

Stellpflug M, Berns I (2006) Musterberufsordnung für die psychologischen Psychotherapeuten und Kinder- und Jugendlichenpsychotherapeuten: Text und Kommentierung. Psychotherapeutenverlag, Heidelberg

Ulsenheimer K (2008) Arztstrafrecht in der Praxis, 4. Aufl. C.F. Müller, Heidelberg

Wegener M (1980) Die strafrechtliche Verantwortlichkeit des Psychotherapeuten. JZ 1980:590-597

3 Technikentwicklung, Datenschutz und Datensicherheit: Die bewusste Gestaltung medialer Versorgungsangebote

Joachim Wenzel

3.1   Ausgangspunkt

Die Technikentwicklung im Bereich medialer Versorgungsangebote und die damit verbundenen Fragen von Datenschutz und Datensicherheit sind in ein komplexes Gefüge unterschiedlichster Ebenen eingebunden. Dabei besteht leicht die Gefahr, die fachliche Perspektive des jeweiligen Anbieters aus dem Blick zu verlieren. Im Mittelpunkt einer solchen Betrachtung sollte schließlich der beteiligte Mensch stehen, der mit seinen Anliegen, Fragen und Problemen in beraterische bzw. therapeutische Kommunikationsprozesse eingebunden ist. Die Gefahr, den Menschen aus dem Blick zu verlieren, besteht dabei gerade darin, dass die verwendete Technik dominiert, indem sie nicht angemessen hinterfragt und nicht ausreichend (mit)gestaltet wird. Der bekannte Satz von C.G. Jung »Was Du nicht bewusst berührst, geschieht Dir als Schicksal« trifft dabei in besonderer Weise für die Anbieter medialer Dienste im Bereich der psychosozialen Versorgung zu: Wer als Verantwortlicher die Fragen der Technik an die (häufig externen) IT-Fachleute delegiert ohne die fachliche Steuerung gewährleistet zu wissen, wird mit hoher Wahrscheinlichkeit an unerwarteten Punkten mit Problemen im Therapie- und Beratungsprozess konfrontiert werden, die möglicherweise sogar das gesamte Angebot infrage stellen können. Eine latente Technikdominanz kann sich leicht verselbstständigen, sind die Medien ja nicht nur vom Begriff her in der Mitte (lat. »medius« = in der Mitte befindlich) zwischen den Kommunikanten. Sie sind außerdem notwendige Voraussetzung für das Zustandekommen und Aufrechterhalten medialer Kommunikation. Diese Zwischenstellung bedeutet eine machtvolle Position. Medien sind dabei strukturgebende Voraussetzung dieser Kommunikationsprozesse. Die konkrete Ausgestaltung der verwendeten **Informations- und Kommunikationstechnik**, im Folgenden **IuK** genannt, hat somit unmittelbare Auswirkung auf die Beratungsprozesse selbst.

Im vorliegenden Kapitel geht es nun darum, einen Überblick zu schaffen. Verantwortliche und Professionelle in der psychosozialen Versorgung sollten das gesamte Themenfeld überblicksartig kennen, um ein möglichst hohes Maß an fachlicher Steuerungsmöglichkeit zu erhalten. Die technischen Komponenten werden deshalb in ihrer Eingebundenheit in den organisatorischen und gesellschaftlichen Kontext vorgestellt.

3.1.1 Konzeptentwicklung

In der fachlichen Diskussion zum Thema »Beratung und Therapie im Internet« ist auch in den vergangenen Jahren immer noch der Satz zu hören: »Das wird doch dem Medium Internet nicht gerecht«. Meist wird mit einer solchen oder ähnlichen Aussage eingefordert, man müsse die Fülle der technischen Möglichkeiten voll und ganz ausschöpfen. Einer solchen Forderung sollte aus fachlicher Sicht jedoch entgegengewirkt werden. Soll die Technik im Dienste der Menschen stehen und nicht umgekehrt, ist bei der Einführung neuer IuK stets zu begründen, welchem Zweck diese neue Technik dienen soll. Damit soll nicht das Neue grundsätzlich verhindert werden, zumal sich Möglichkeiten und Grenzen häufig erst in der konkreten Nutzung zeigen. Eine fachliche Begründung bzw. Hypothese kann aber der Gefahr entgegenwirken, dass die Technik zum Selbstzweck wird. Das Medium kann so ein »Mittel« bleiben, das einem bestimmten, fachlich begründeten Zweck zu dienen hat und nicht umgekehrt. Nur so können die Chancen der Neuen Medien genutzt und es kann gleichzeitig auch möglichen Gefahren entgegengewirkt werden.

Wer aktiv gestaltet statt nur zu reagieren, ist in der Regel eher in der Lage, das eigene Angebot konstruktiv weiterzuentwickeln. Dabei scheint es angebracht, den Blick über den eigenen Bereich hinaus zu richten, um von den Erfahrungen anderer zu lernen.

🔋 Es ist sinnvoll, zunächst vom eigenen Beratungs- bzw. Therapiekonzept auszugehen und darauf aufbauend das psychosoziale Angebot mithilfe der IuK weiterzuentwickeln, um zu verhindern, dass es einen Bruch im Gesamtkonzept des Angebots gibt. Dabei kann es natürlich Auswirkungen auch auf andere Bereiche geben, die konstruktiv genutzt werden können, um das Gesamtangebot konzeptionell in den Blick zu nehmen und weiterzuentwickeln.

Es ist leicht vorstellbar, dass beispielsweise tiefenpsychologisch fundierte Beratungskonzepte andere mediale Bedarfe haben als verhaltentherapeutische oder systemische Konzepte. Dementsprechend wäre bei der Gestaltung des Angebots zu überprüfen, welche konkreten Ausformungen dem Konzept entsprechen bzw. welche konzeptionellen Veränderungen durch die Angebotserweiterung aus fachlicher Sicht hinnehmbar oder sogar wünschenswert wären.

3.1.2 Entwicklung eines Angebots: Vom Nutzer aus denken

Viele Angebote im Internet werden weniger vom Nutzer aus konzipiert als aus der Perspektive der Organisation. So handelt es sich bei Homepages häufig um Selbstdarstellungen, die wenig mit den Bedürfnissen und Fragen der Nutzer zu tun haben.

Um Angebote aus Nutzerperspektive zu entwickeln, bedarf es bei der Entwicklung eines Angebots deshalb zunächst der Beantwortung nachfolgender Fragen:

- Welche Adressaten sollen erreicht werden?
- Welche Ziele sollen mit dem Angebot erreicht werden?
- Welche Fragen und Bedürfnisse dürften die Nutzer mitbringen?
- Welche Informationen sind für die Nutzer notwendig?
- Wie ist eine gute Orientierung innerhalb des Angebots erreichbar?

Da nicht alle Eventualitäten im Voraus bedacht werden können, sollten diese Fragen auch nach dem Start des Angebots weiter beachtet werden. Sinnvoll ist deshalb, den Nutzern Feedbackmöglichkeiten anzubieten, die eine Weiterentwicklung und Anpassung der Nutzerführung ermöglichen. Insbesondere die Bereitstellung von FAQ (»frequently asked questions«) für technische und inhaltliche Fragen ist eine geeignete Möglichkeit, neuen Nutzern die Fragen vorhergehender Nutzer zur Verfügung zu stellen.

Über die allgemeine Nutzerführung hinaus bedarf es bei der Entwicklung eines Angebots aber auch weitergehender Fragen, die für ein fachlich fundiertes und ethisch verantwortbares Angebot grundlegend sind:

- Wie kann ein sinnvolles, konzeptbasiertes Angebot aussehen?
- Welche Kommunikationsformen sind hilfreich?
- Welche Ressourcen stehen einmalig bzw. dauerhaft zur Verfügung?
- Welche rechtlichen Rahmenbedingungen sind zu beachten?
- Wie kann das Angebot auch im Internet sicher gestaltet werden?

Die rechtlichen und sicherheitstechnischen Fragen werden später eigens beschrieben.

Auch bei bereits bestehenden Angeboten kann es vorkommen, dass sich die Nutzerführung drastisch verschlechtert. Oft wird das erst durch die Analyse der Entwicklung der Nutzerzahlen deutlich, wie das nachfolgende Beispiel zeigt.

Exkurs

Beispiel: Überarbeitung einer Homepage
Als Beispiel einer fachlich vernachlässigten Technikgestaltung sei die Überarbeitung einer Homepage (Relaunch) genannt, die den Beratungsprozess eines Onlinedienstes völlig verändert hat, ohne dass die Verantwortlichen dies in der Planung der Neugestaltung aus fachlicher Sicht gesteuert hätten. Die beauftragte Webagentur hatte vor allem das Design im Blick und wollte sich diesbezüglich eine Referenz verschaffen. Dies bewirkte allerdings, dass viele Nutzer wegen der verwendeten Technologie (Flash-Animation) nicht mehr beraten werden konnten und dies einige Zeit lang nicht auffiel. Hinzu kam, dass die Nutzerführung viele potenzielle Ratsuchende abschreckte, weil sie nicht in angemessener Zeit herausfinden konnten, wie sie innerhalb der Website zum Beratungsangebot finden konnten. Erst nach einigen Monaten, als die Beratungszahlen nachweislich zurückgegangen waren, wurde dieser Zusammenhang festgestellt. Nach erneuter Überarbeitung bzw. dem Abstellen der Flash-Notwendigkeit und verbesserter Nutzerführung, gingen die Zahlen wieder in die gewohnte Höhe, entsprechend der Zeit vor dem Relaunch.

Das Beispiel macht deutlich wie wichtig es ist, auch die technisch-mediale Seite eines psychosozialen Angebots im Internet von fachlicher Seite aktiv zu gestalten, da es ansonsten zu unerwünschten (Neben-)Wirkungen kommen kann.

Für die Nutzerführung ist es natürlich auch relevant, an welchem Punkt eines Prozesses die mediale Kommunikation verortet ist: Ob es sich um einen Erstkontakt aus dem Internet handelt, ob sie begleitend zu einem **Face-to-Face-Kontakt** (FtF) geschieht oder ob es sich um ein Angebot der Nachsorge handelt. Bei medialen Erstkontakten bedarf es einer besonderen Behutsamkeit, da dabei häufig bereits relevante Interventionen getätigt werden.

🛈 Die Trennung von (medialer) Vorabklärung und anschließendem FtF-Beratungsprozess ist in der Praxis häufig künstlich hervorgerufen. Die telefonischen oder internetbasierten Vorabsprachen haben häufig bereits eine wichtige Bedeutung für den Beratungsprozess oder die Therapie selbst. So wollen sich auch potenzielle Nutzer von FtF-Angeboten immer häufiger zunächst per E-Mail über das Angebot informieren. Die Art und Weise wie sie dabei behandelt werden und ob sie sich ernst genommen fühlen, hat dabei häufig Auswirkung auf die Fortsetzung des Kontaktes. Die mediale Vorabklärung stellt häufig bereits eine Intervention dar.

3.2 Den Überblick behalten: Ein Modell der relevanten Bereiche

Um der Komplexität des Gegenstandsfeldes gerecht werden zu können, wird im Folgenden ein **Modell medialer Beratung (MMB)** (🛈 Tab. 3.1) vorgestellt. Die Ebenen sind benannt in Anlehnung an Bronfenbrenner (1989). Die **makrosoziale Ebene** beschreibt den großen Zusammenhang und beinhaltet die Gesellschaft, das Rechts-, Wirtschafts- und Wissenschaftssystem. Die **mikrosoziale Ebene** ist konkreter als die makrosoziale Ebene und nähert sich stärker dem jeweiligen Beratungsangebot an. Sie beinhaltet Kostenträger, Verbände, die Organisation, die Subkultur, den unmittelbaren Beratungskontext und die fachliche Metakommunikation. Die **Beziehungs-**ebene beschreibt das Verhältnis zwischen Ratsuchendem und Berater. Die **Kommunikationsebene** bezieht sich auf die unmittelbare Kommunikation der Beteiligten des Beratungsprozesses. Die **Subjektebene** bezeichnet die Ratsuchenden als Nutzer des Angebots und die Berater. Davon zu unterscheiden ist die **Inhaltsebene**, die sowohl die Beratungsinhalte als auch die sonstigen Inhalte wie etwa die allgemeinen Geschäftsbedingungen, Verträge, Informationen und die Dokumentation der Beratung umfasst. Die **Lieferanten** bilden als Technikdienstleister eine eigene Ebene, die maßgeblich Einfluss auf das konkrete Angebot nimmt. Zuletzt ist die **Technikebene** zu nennen, die das mediale Angebot erst ermöglicht, aber auch beschränkt und somit konkret ausgestaltet. Dazu gehören Endgeräte bzw. Hardware, Programmierung, Programme bzw. Dateien, das Intranet, die Sicherheitsinfrastruktur, die beteiligten diversen technischen Protokolle, die Transportschicht, das Internetprotokoll und die konkreten Netze.

In der Mitte dieses Modells stehen die konkrete Beratung und die Beziehung der beteiligten Subjekte (Ratsuchender und Berater). Dies ist in der Praxis nicht immer der Fall, da es leicht geschehen kann, dass andere Gesichtspunkte die Oberhand gewinnen. Umso wichtiger erscheint es bei der fachlichen Diskussion, Reflexion und Gestaltung von medialen Angeboten immer wieder von der Beratung und deren Beteiligten auszugehen.

Die genannten Ebenen, Schichten und Bereiche bzw. Systeme beeinflussen und durchdringen sich wechselseitig (🛈 Tab. 3.1). Die Einflussmöglichkeit von Beratern auf die makrosoziale Ebene ist dabei in der Regel sehr begrenzt und wird geringer, je weiter oben im Modell die Ebenen angesiedelt sind. Nach unten ist zielgerichtete Gestaltung vor allem dann möglich, wenn grundlegende Kenntnisse über die Möglichkeiten der Technik vorhanden sind und entsprechende finanzielle Ressourcen zur Anpassung der Technik (Programmierungsschicht) aufseiten der Anbieter mobilisierbar sind. Dabei gibt es allerdings auch Begrenzungen durch die vorgegebene technische Infrastruktur, die wiederum durch Aktivitäten auf der makrosozialen Ebene (z. B. Wirtschaft, Recht) beeinflussbar sind.

Die Beziehung, Kommunikation und die an der Beratung beteiligten Subjekte (in 🛈 Tab. 3.1 fett

◘ Tab. 3.1. Modell medialer Beratung (MMB). (Nach Wenzel 2006)

Ebene	Schicht	Bereich / System	Konkretisierung / Beispiel
Makrosozial	Ma1	Gesellschaft	Sprache, Institutionen, Kultur
	Ma2	Recht	Onlinerecht, Datenschutzrecht, Strafrecht, Berufsrecht, Privatrecht, Sozialrecht
	Ma3	Wirtschaft	Softwarelizenzen, Monopole, Märkte, Entwicklungstrends der Technik
	Ma4	Wissenschaft	Forschung und Lehre zu (medialer) Beratung und medialen Versorgungsangeboten
Mikrosozial	Mi1	Kostenträger	Finanzierung nach SGB, Kassen
	Mi2	Verbände	Berufsständische Kammern, Fach- und Berufsverbände, Wohlfahrtsverbände
	Mi3	Organisation	Klinik, Praxis, Beratungsstelle, Beratungs-, Datenschutz-, und Sicherheitskonzept
	Mi4	Subkultur	Netzwerk, soziales Milieu
	Mi5	Beratungskontext	Konkretes Angebot: Chat, E-Mail, Foren, Verlinkung
	Mi6	Fachliche Metakommunikation	Fallbesprechung, Supervision, Balint-Gruppe
Beziehung	B	**Beziehung**	Betrachtung der Beziehung bzw. Kontaktgestaltung
Kommunikation	K	**Kommunikation**	Beratung, Kommunikationssequenzen, Interaktion
Subjekt	S1	**Ratsuchender**	Klient, Patient
	S2	**Berater**	Berater, Psychotherapeut
Inhalt	I1	Beratungsinhalt	Texte, bei Video entsprechend auch Bilder
	I2	Allgemeiner Inhalt	Verträge zwischen Anbieter und Nutzer, AGB, FAQ, Infos
	I3	Dokumentation	Gespeicherte Informationen über die Beratung
Lieferanten	L	Technikdienstleister	EDV-Abteilung, Softwarefirma, Provider, externe Sicherheitsberater, externe Beratungsplattform
Technik	T1	Endgeräte bzw. Hardware	PC, (Mobil-)Telefon, Laptop, Multimediageräte
	T2	Programmierung	Anpassung des Beratungsprogramms, PHP, MySQL
	T3	Programme bzw. Dateien	Anwendungsprogramm, Funktionalität der Beratungssoftware, Internetseiten, Anpassungsmöglichkeiten durch S1 bzw. S2, Betriebssystem
	T4	Intranet	Interne Kommunikationsplattform
	T5	Sicherheitsinfrastruktur	Sicherheitsgateway, Firewall, Virenschutz, VPN
	T6	Protokolle	HTTP, HTTPS, FTP, SMTP, POP3, Telnet, SSH
	T7	Transport	TCP, UDP
	T8	Internet	Internet-Protocol (IP)
	T9	Netz	Ethernet, Token Ring, WLAN

hervorgehoben) stehen im Mittelpunkt des Modells. Die Ebenen darüber konkretisieren den Beratungskontext in Richtung organisatorische und gesellschaftliche Einbindung, darunter sind die technischen und techniknahen Rahmenbedingungen benannt.

3.2.1 Verwendung des Modells medialer Beratung (MMB)

Das MMB kann u. a. helfen, das mediale Angebot mittels der Technik fachlich fundiert zu gestalten. Dabei wäre eine mögliche Vorgehensweise, von der konkreten Beratung (K), der Beziehung (B) sowie den jeweils beteiligten Subjekten (S1/S2) auszugehen, und in den Blick zu nehmen, was auf den anderen Ebenen in Bezug auf mediale Beratung bereits vorhanden ist. Unter Berücksichtigung der finanziellen Möglichkeiten kann daraufhin ein passendes Konzept und Angebot entwickelt werden, das im Rahmen des Gesamtangebots einer Organisation Sinn macht und verspricht für die Klientel hilfreich zu sein.

3.2.2 Makrosoziale Ebene

Die **gesellschaftlichen Bedingungen (Ma1)** in Form von Sprache, Institutionen und kulturellen Gegebenheiten haben maßgeblichen Einfluss auf die konkrete Ausformung von Beratungsangeboten. So ist es nicht unerheblich, wie Beratung in der Gesellschaft allgemein angesehen ist. Aber auch die kommunikativen Gepflogenheiten wirken sich unmittelbar auf mediale Beratungsangebote aus. So hieß zwischen 1940 und 1960 ein häufig verwendetes Plakat in Telefonzellen »Fasse Dich kurz« (Baumann u. Gold 2000), später wurde daraus »Ruf doch mal an«. Verfügbarkeit und Werbung haben dabei erhebliche Auswirkung auf das Nutzerverhalten. Bereits bei der Entwicklung des Mediums Telefon hat sich eine erhebliche Veränderung der gesellschaftlichen Kommunikationsgewohnheiten gezeigt: So wird die Telefonseelsorge beispielsweise seit einigen Jahren vielfach mit Scherz- und Testanrufen kontaktiert, was vor einigen Jahrzehnten noch undenkbar gewesen wäre.

Das **Rechtssystem (Ma2)** gibt Rahmenbedingungen vor, die Einfluss auf die konkrete Ausgestaltung eines medialen Versorgungsangebots haben, wenn es rechtskonform gestaltet werden soll. Diesbezüglich sind vor allem das allgemeine und spezielle Datenschutzrecht zu nennen, das Strafrecht, privatrechtliche und technikrechtliche Normen (Vertragsrecht, Schadensersatzpflicht, Telemedienrecht), aber auch das jeweilige Berufsrecht (▶ Kap. 2). Verbände können in manchen Fragen gezielt Lobbyarbeit betreiben, um auch die fachlichen Fragen in die politische Diskussion zu bringen.

Die Entwicklung der technischen Infrastruktur von IuK wird maßgeblich von Interessen des **Wirtschaftssystems (Ma3)** vorangetrieben. Die Verbreitung von neuen Technologien und medialen Endgeräten wird vor allem durch Angebot und Nachfrage des Massenmarktes gesteuert. Demgegenüber sind auf dieser Schicht die Einflussmöglichkeiten von Anbietern in der psychosozialen Versorgung sehr gering, da es in dieser Frage keine effektive Zusammenarbeit von Verbänden (Mi2) gibt. Da die Verbände zusammen über eine erhebliche Kaufkraft verfügen, wäre eine gezielte Einflussnahme auf den Markt (z. B. bezüglich Fachsoftware, Sicherheitsinfrastruktur etc.) möglich. Bislang gibt es bestenfalls Lösungen von einzelnen Anbietern und meist wird lediglich das eingekauft, was der Markt bereits als Lösungen entwickelt hat. Das bedeutet, dass meist Technik verwendet wird, die aus dem Massenmarkt hervorgegangen ist. Es gibt allerdings auch Anbieter, die sich auf den Bereich der psychosozialen Versorgung spezialisiert haben und Speziallösungen anbieten.

Was die fachliche Seite der medialen Angebote angeht, gibt es unterschiedliche Disziplinen, die sich **wissenschaftlich (Ma4)** damit befassen. Genannt seien hier beispielsweise Medienwissenschaften, Medizin, Pädagogik, Psychologie und Soziologie. An der Schnittstelle zwischen Technik und fachlichen Fragestellungen entwickeln sich mittlerweile aber auch eigene Teildisziplinen wie die Sozialinformatik (vgl. Kreidenweis 2004). Forschungsergebnisse zur medialen Beratung liegen bisher nur in begrenztem Umfang vor, da es sich um einen relativ jungen Bereich handelt. Auch in Richtung empirischer Nutzerforschung ergeben sich neue Möglichkeiten, wie etwa Dzeyk (2005) aufzeigt: Es besteht die Möglichkeit, Angebote hinsichtlich der Nutzerführung und Nutzerakzeptanz experimentell zu testen. Onlinebefragungen können darüber hinaus die konkreten Angebote kostengünstig evaluieren. Von den Erkenntnissen der ersten Forschungsergebnisse kann bei der Entwicklung neuer Angebote profitiert werden.

3.2.3 Mikrosoziale Ebene

Ein neues Angebot bedarf, wenn es sich dauerhaft etablieren soll, einer gesicherten Finanzierung. Zusagen von **Kostenträgern (Mi1)** für mediale Angebote sind bislang noch die Ausnahme. Vielfach werden die Chancen jedoch bereits von Verbänden erkannt, die in Vorleistung treten, um Menschen angemessener und zum Teil auch kostengünstiger erreichen zu können. Auf der **Verbandsebene (Mi2)** werden bereits erste Qualitätsstandards und Konzepte formuliert und z. T. sogar überverbandlich abgestimmt (vgl. Wenzel 2006).

Als **Organisation (Mi3)** wird hier eine selbstständige Einheit verstanden, die eigenverantwortlich ein mediales Angebot macht. Von ihr sind das jeweilige Beratungs-, Datenschutz- und Sicherheitskonzept zu verantworten. Dabei kann es sich konkret um eine Klinik, eine freiberufliche Praxis oder eine psychosoziale Beratungsstelle handeln. Kleine Einheiten sind dabei häufig von der Fülle der Anforderungen an ein fachlich und technisch verantwortbares Angebot überfordert. So können Freiberufler nicht auf eine EDV-Abteilung zurückgreifen und müssten die Technik (T1–T9) und damit verbundene Dienstleistung (L) selbst einkaufen und die Realisierung selbst steuern. Da es dabei unterschiedlichster fachlicher Kompetenzen bedarf, die nichts mit der jeweiligen Profession zu tun haben, kann dies nur im Verbund mit anderen geleistet werden. Hier sind Kammern, Berufsverbände sowie Fachverbände gefragt.

Die konkrete Beratung im Internet vollzieht sich nicht im luftleeren Raum, sondern ist in der Regel in ein (informelles) Netzwerk eingebunden. Die **Subkultur (Mi4)** bzw. das soziale Milieu, aus der bzw. aus dem die Nutzer kommen, ist für das auf Kommunikation beruhende Angebot sehr relevant. Dabei kann es z. B. zu erheblichen Kommunikations-

störungen kommen, wenn die Sprache und Gepflogenheiten der Adressaten nicht bekannt sind und dadurch missverstanden werden können. Eine Drogenberatungseinrichtung wird vermutlich eine andere Klientel haben als eine psychologische Beratungsstelle. Ebenso dürften sich Kinder-, Jugend-, Eltern- und Seniorenberatung voneinander unterscheiden.

Als weitere Schicht der mikrosozialen Ebene sei der unmittelbare **Beratungskontext (Mi5)** genannt. Hierbei geht es um das konkrete Angebot wie Beratung über Chat, E-Mail oder Foren. Eine Verlinkung, aber auch die bewusste Nichtverlinkung der verschiedenen Angebote gehört hier zum unmittelbaren Beratungskontext.

Die **fachliche Metakommunikation (Mi6)** bezeichnet die Kommunikation über die Beratung. Sie steht im Dienste der Qualität der Beratung. Sie kann in Form von Balint-Gruppen, Supervision und kollegialer Beratung vorkommen. Im Rahmen einer Intranetlösung (T4) kann diese Kommunikation auch medial stattfinden und direkt als Schnittstelle zur Beratungsplattform vorkommen.

3.2.4 Beziehungsebene

Die Betrachtung der Beziehung stellt eine wichtige Perspektive der Beratung dar. Bei medialer Beratung spielen mehr und sehr unterschiedliche Aspekte in die Beziehungsgestaltung hinein als bei der FtF-Kommunikation. Bei der Beziehungsebene geht es dabei u. a. um die Kontaktgestaltung der Beteiligten. Diese ist natürlich von den medialen Rahmenbedingungen, die hier in den verschiedenen Schichten ausdifferenziert vorgestellt werden, beeinflusst und abhängig.

3.2.5 Kommunikationsebene

Die **Beratungskommunikation (K)** beschreibt die unmittelbare Interaktion. Diese ist schwer zu erfassen, da sie sehr flüchtig ist: Kommunikation entsteht und zerfällt im gleichen Augenblick. Sie ist teilweise beobachtbar, wobei jedoch niemals alle Perspektiven mit erfasst werden können. Bei der medialen Kommunikation ergeben sich für Forschung und Metakommunikation neue Möglichkeiten im Vergleich zur FtF-Beratung. Die mediale Kommunikation kann prinzipiell einfach und für die Nutzer unbemerkt aufgezeichnet werden. Diese Inhalte werden zu Daten der Schicht I1. Diese Möglichkeiten besitzen ethische und rechtliche Relevanz, der nur mit Transparenz begegnet werden kann. Die Nutzer sind über mögliche Aufzeichnungen und den Verwendungszweck zu informieren. Außerdem bedarf ein Mitschnitt der Kommunikation einer bewussten Zustimmung vonseiten aller beteiligten Personen (S1 und S2).

3.2.6 Subjektebene

Die beteiligten Subjekte können sich je nach Angebot sehr unterscheiden. Umso wichtiger ist es, genau zu beachten, von wem was erwartet werden kann. So können die **Ratsuchenden (S1)** z. B. bei einer E-Mail-Beratung sehr unterschiedlich mit dem Schreiben vertraut sein. Bei den **Beratern (S2)** ist abzuschätzen, welche Qualifikationen diese benötigen, um dem Anspruch des jeweiligen psychosozialen Angebots gerecht werden zu können. Diese Abschätzung umfasst über die grundlegende fachliche Kompetenz hinaus sowohl erforderliche Technikkenntnisse als auch die medienspezifische Qualifikation bezogen auf das jeweils verwendete Medium. Dabei unterscheidet sich die Kommunikationspraxis eines synchronen (zeitgleichen) Chatangebots sehr von einer asynchronen (zeitversetzten) E-Mail-Beratung. Bei der medialen Kommunikation können spezielle Kommunikationsstörungen auftreten, die in der medienspezifischen Qualifizierung der Berater thematisiert werden sollten.

3.2.7 Inhaltsebene

Die Inhaltsebene umfasst die unmittelbaren Beratungsinhalte, die sonstigen Inhalte und die Dokumentation der Beratung. Bei den **Beratungsinhalten (I1)** ist vor allem darauf zu verweisen, dass sie datenschutzrechtlich zu schützende Inhalte sind. Die Technik sollte so gestaltet sein, dass diese Inhalte – genau wie personenbezogene Daten – vor unbefugtem Zugriff geschützt sind. Eine verschlüsselte Spei-

cherung und eine Verschlüsselung beim Transfer durch öffentliche Netze (z. B. Internet) sind essenziell. Die Inhalte dürfen nur zu den ausdrücklich vereinbarten Zwecken genutzt werden. Sie sind so bald wie möglich zu löschen und dürfen nur gespeichert werden, sofern dies für das Angebot fachlich notwendig und begründbar ist.

Die **sonstigen Inhalte (I2)** bezeichnen sehr Unterschiedliches: etwa Informationen für die Ratsuchenden, Verbindungsdaten, Daten über die Nutzer, Verträge wie allgemeine Geschäftsbedingungen usw. Unter diesen Daten befinden sich z. T. auch zu schützende personenbezogenen Daten. Webbasierte Angebote über Formulare bieten die Möglichkeit, vor Beginn einer Beratung standardisiert einen rechtlich gültigen Vertrag zu schließen. Das ist möglich, wenn sichergestellt ist, dass der Nutzer die Vertragsinhalte abrufen kann und er diesen Inhalten vor der eigentlichen Nutzung zustimmen musste, um das Angebot überhaupt nutzen zu können. Dies hat für Anbieter und Nutzer Vorteile: Der Nutzer kann erfahren, woran er ist, was das Angebot verspricht und wo seine Grenzen liegen. Für die Anbieterseite besteht der Vorteil u. a. darin, dass der Nutzer durch eine mögliche Aufklärung mit in die Verantwortung genommen werden kann. Außerdem können im Rahmen der geltenden Gesetze Haftungsausschlüsse vereinbart werden. Auch die hier entstehenden Nutzerdaten sind in einem Datenschutzkonzept zu erfassen.

Die dritte Schicht von Inhalten bezeichnet die **Dokumentation (I3)**. In vielen Bereichen der psychosozialen Versorgung werden sog. »Fälle« aufgezeichnet. Dies kann aus rechtlichen oder fachlichen Erfordernissen geschehen oder aus persönlicher Motivation der Beraterin. Eine Dokumentation kann auf Papier oder elektronisch erfolgen. Bei elektronischer Dokumentation sind dabei weitreichende Maßnahmen zu treffen, um den Schutz der personenbezogenen Daten zu gewährleisten. Eine Dokumentationssoftware kann unmittelbar an die interne Kommunikationsplattform (Intranet, T4) angeschlossen sein und eine direkte Schnittstelle zur Beratungssoftware (T3) haben.

3.2.8 Lieferantenebene

Bei der **Lieferantenebene (L)** handelt es sich um eine wichtige und zugleich nicht unproblematische Ebene. Die Verantwortlichen eines psychosozialen Versorgungsangebots sind bei der Nutzung von Medien auf Kenntnisse über die zu verwendenden Technologien angewiesen. Dieses Technikwissen können sie kaum selbst mitbringen. Darüber hinaus gibt es auch keine einzelnen Fachleute aus dem Bereich EDV/Internet/Neue Medien, die sich mit allen Detailfragen auskennen. So können sich die Fachverantwortlichen leicht den Technikern ausgeliefert fühlen, da häufig nicht einmal bekannt ist, welche Kenntnisse die jeweiligen Techniker überhaupt mitbringen müssen. Diejenigen wiederum, die etwas verkaufen möchten, suggerieren häufig, sich mit allen Spezialfragen auszukennen. Insbesondere an der Schnittstelle zu fachlichen Fragen und Datenschutz und Datensicherheit ergeben sich dabei häufig Probleme, die zu qualitativ unbefriedigenden Angeboten führen können. Es ist empfehlenswert, dass sich Vertreter der fachlichen Seite so weit mit der Technik befassen, dass sie einen Überblick über das technische Themenfeld bekommen. Insbesondere bei der (Weiter-)Entwicklung des Versorgungsangebots ist es wichtig, die Grenzen und Möglichkeiten der Technik zu kennen, um aus fachlicher Perspektive aktiv mitgestalten zu können. Welche Technikkenntnisse es hierzu bedarf, wird im Weiteren konkretisiert.

3.2.9 Technikebene

Zunächst sind die **Endgeräte (T1)** zu nennen, deren Zugang und Bedienung die Voraussetzung für die mediale Kommunikation ist. Damit entscheidet sich, wer überhaupt die Möglichkeit der Nutzung besitzt. Darunter liegt der Technikbereich der **Programmierung (T2)**. In dieser Schicht ist es ggf. möglich, durch Programmierung selbst Anpassungen vorzunehmen. Ob dies möglich und erlaubt ist, hängt von der Softwarelizenz ab. Bei sog. proprietärer Software ist meist keine Anpassung möglich. Bei offener Software (sog. »Open-Source-Software«; z. B. PHP, MySQL) können Anpassungen vorgenommen werden.

Diese Schicht kann die Entwicklung einer eigenen Beratungssoftware bzw. von eigenen Internetseiten betreffen oder die Nutzung einer externen Beratungsplattform beschreiben. Eine eigene Kommunikationsplattform bietet insofern große Vorteile, als sie an den eigenen Bedarf und an die speziellen rechtlichen Anforderungen am besten angepasst werden kann. Die Entwicklung einer solchen Plattform ist natürlich eine Kostenfrage, die in der Regel nur innerhalb eines größeren Verbundes (Verbandsebene Mi2) finanzierbar ist.

Bei der Schicht **Programme und Dateien (T3)** geht es um die Funktionalität der Beratungssoftware. Hier können im Rahmen der Programmmodalitäten Einstellungen vorgenommen werden. Die **Sicherheitsinfrastruktur (T5)** ist hier eigens aufgeführt, weil sich Lieferanten (L), die sich mit Programmierung oder Webdesign befassen, häufig mit diesem Themenfeld nicht ausreichend auskennen. Häufig werden vermeintlich sichere Lösungen entwickelt, die beim genaueren Hinsehen weder den rechtlichen Anforderungen genügen noch den tatsächlichen Bedrohungen aus dem Internet effektiv entgegenwirken. So nützt es wenig, wenn die Kommunikation beim Transfer durch das Internet sicher verschlüsselt wird, aber die beteiligten Computer der Anbieter über keinen ausreichenden Schutz gegen Angriffe aus dem Internet verfügen. Hier ist es wichtig, Sicherheitsfachleute einzubeziehen, die mit Hardware-Firewall-Lösungen vertraut sind. Sog. Firewallsoftware reicht bei sensiblen Daten jedoch keinesfalls aus. Die darunter liegenden **Technikschichten (T6–T9)** sind für die Konkretisierung des Angebots relevant: Schon bei der Auswahl der verwendeten Protokolle entscheidet sich, ob ein Angebot abgesichert ist (z. B. HTTPS, SSH) oder nicht (HTTP, Telnet, POP3, SMTP). Hier ist wichtig zu wissen, dass sich Sicherheitsfachleute auch mit der Netzwerktechnik (T7–T9) auskennen müssen. Nicht jeder Netzwerktechniker ist jedoch mit Sicherheitsfragen ausreichend vertraut.

3.3 Datenschutz und Datensicherheit zum Schutz der Klienten

3.3.1 Privatsphäre des Menschen: Gesicherte virtuelle Räume

Der Schutz der Privatsphäre eines Menschen ist im Kern eine ethische Frage, die in Deutschland direkt auf die Grundrechte zurückgeführt wird. Das Bundesverfassungsgericht leitet dieses **Recht auf informationelle Selbstbestimmung** unmittelbar von den Grundrechten ab: Art. 2 Abs. 1 GG »Recht auf freie Entfaltung der Persönlichkeit« in Verbindung mit Art. 1 Abs. 1 GG »Menschenwürde«. Sind die Gesetze dieses Bereichs auch vielfältig, so ist das datenschutzrechtliche Grundprinzip sehr klar und nachvollziehbar:

❶ Grundsätzlich gilt für die Erhebung, Verarbeitung (Speicherung, Veränderung, Sperrung, Löschung, Übermittlung) und Nutzung von personenbezogenen Daten ein Verbot mit Erlaubnisvorbehalt (vgl. § 4 BDSG). Das heißt, Erhebung, Verarbeitung und Nutzung sind grundsätzlich verboten, es sei denn, es gibt dafür entweder eine Rechtsgrundlage oder eine bewusste Zustimmung des jeweils Betroffenen.

Bei der weiteren Konkretisierung macht es keinen Sinn, die rechtlichen Fragestellungen (Ma2) bei medialer Beratung auf den Bereich des Datenschutzes im engeren Sinne (Bundes- und Landesdatenschutzgesetze, kirchliche Datenschutznormen) zu beschränken. Die relevanten gesetzlichen Regelungen gehen weit darüber hinaus. Für ein vertieftes

Zentrale relevante Normen

- Europäische Datenschutzrichtlinie
- Bundesdatenschutzgesetz (BDSG)
- Datenschutzgesetze der Bundesländer (LDSG)
- Katholische Kirche: Anordnung über den kirchlichen Datenschutz (KDO)
- Evangelische Kirche: Datenschutzgesetz der EKD (DSG-EKD)
- Berufsrecht (Normen berufsständischer Kammern, Heilberufegesetz)
- Sozialgesetzbuch (SGB)
- Strafgesetzbuch: § 203 StGB: Offenbarung von Privatgeheimnissen
- Bürgerliches Gesetzbuch (BGB): Schadensersatzpflicht
- Telekommunikationsgesetz (TKG)
- Telemediengesetz (TMG)
- Rundfunkstaatsvertrag (RStV)

Verständnis der Thematik sei auf Schaar (2002) verwiesen.

Die rechtliche Zuordnung, welches Gesetz in welchem Bereich Geltung hat, ist selbst für Juristen nicht einfach. Rost (2005) beschreibt die Systematik, mit der die moderne Kommunikationstechnik juristisch eingeordnet wird, mit der Beantwortung der Frage »Welches Gesetz gilt eigentlich?«. Dabei lehnen sich Juristen an das technische Schichtenmodell an. Schleipfer (2004) hat das Modell des Multimediadatenschutzrechts näher ausgeführt. ❏ Tab. 3.2 gibt eine schematische Übersicht, wobei Spalte 1 die juristische Einordnung in drei Schichten zeigt.

❏ **Tab. 3.2.** Die drei juristischen Schichten im Vergleich mit den MMB-Schichten. (Nach Rost 2005, Schleipfer 2004)

Juristische Schicht	Beschreibung	Protokolle	Recht	MMB-Schicht
Schicht 3	Bedeutungs- und Inhaltsebene	(Kommunikations-)Inhalte	BDSG, LDSG, Verträge, AGB, BGB, SGB, StGB, Berufsrecht	K, I1–I3
Schicht 2	Interaktionsebene des Nutzers mit der Technik	HTTP, HTTPS, FTP, SMTP, POP3, Telnet, SSH	TMG, RStV	T1 und T3
Schicht 1	Telekommunikationsebene	TCP, IP, UDP	TKG	T7–T9

3.3.2 Konkretisierung der Datenschutzpflichten

Die Datenverarbeitung im Bereich der psychosozialen Versorgung muss in der Praxis so gestaltet werden, dass sie den Anforderungen des Datenschutzes entspricht. Die Datensicherheit ist dabei grundlegende Voraussetzung für Datenschutz. Auf

Schicht T5 ist diese Sicherheitsinfrastruktur im Modell verortet. Darin müssen alle relevanten Technikbereiche angemessen erfasst werden. Die organisatorischen Rahmenbedingungen werden im Datenschutzkonzept (inkl. Verfahrensbeschreibung) auf der Organisationsebene (Mi3) gefasst. Alle Beteiligten der Organisation sind darin angemessen einzubinden.

Exkurs

Gesetzlich vorgegebene Maßnahmen

Konkrete Kontrollmaßnahmen im Datenschutzmanagement sind rechtlich vorgegeben. Diese organisatorischen Anforderungen an den Datenschutz betreffend wird die Anlage zu § 9 des BDSG sehr konkret. Nachfolgend der Wortlaut dieser Anlage, in der die Verpflichtungen von Organisationen zusammenfassend beschrieben werden (Hervorhebung durch den Autor):

Werden personenbezogene Daten automatisiert verarbeitet oder genutzt, ist die innerbehördliche oder innerbetriebliche Organisation so zu gestalten, dass sie den besonderen Anforderungen des Datenschutzes gerecht wird. Dabei sind insbesondere Maßnahmen zu treffen, die je nach der Art der zu schützenden personenbezogenen Daten oder Datenkategorien geeignet sind,

1. Unbefugten den Zutritt zu Datenverarbeitungsanlagen, mit denen personenbezogene Daten verarbeitet oder genutzt werden, zu verwehren (**Zutrittskontrolle**),

2. zu verhindern, dass Datenverarbeitungssysteme von Unbefugten genutzt werden können (**Zugangskontrolle**),

3. zu gewährleisten, dass die zur Benutzung eines Datenverarbeitungssystems Berechtigten ausschließlich auf die ihrer Zugriffsberechtigung unterliegenden Daten zugreifen können und dass personenbezogene Daten

bei der Verarbeitung, Nutzung und nach der Speicherung nicht unbefugt gelesen, kopiert, verändert oder entfernt werden können (**Zugriffskontrolle**),

4. zu gewährleisten, dass personenbezogene Daten bei der elektronischen Übertragung oder während ihres Transports oder ihrer Speicherung auf Datenträger nicht unbefugt gelesen, kopiert, verändert oder entfernt werden können, und dass überprüft und festgestellt werden kann, an welche Stellen eine Übermittlung personenbezogener Daten durch Einrichtung zur Datenübertragung vorgesehen ist (**Weitergabekontrolle**),

5. zu gewährleisten, dass nachträglich überprüft und festgestellt werden kann, ob und von wem personenbezogene Daten in Datenverarbeitungssysteme eingegeben, verändert oder entfernt worden sind (**Eingabekontrolle**),

6. zu gewährleisten, dass personenbezogene Daten, die im Auftrag verarbeitet werden, nur entsprechend den Weisungen des Auftraggebers verarbeitet werden können (**Auftragskontrolle**),

7. zu gewährleisten, dass personenbezogene Daten gegen zufällige Zerstörung oder Verlust geschützt sind (**Verfügbarkeitskontrolle**),

8. zu gewährleisten, dass zu unterschiedlichen Zwecken erhobene Daten getrennt verarbeitet werden können (**Trennung der Daten nach Zwecken**).

Diese konkreten Maßnahmen sind auch dort zu empfehlen, wo das Bundesdatenschutzgesetz keine Gültigkeit hat (Behörden der Länder, Kommunen, kirchliche Einrichtungen). Sie beschreiben schließlich allgemein die Kontrolldimensionen, die auch bei den anderen Normen entsprechend anwendbar

sind. Die Konkretisierung der Sicherheitsfrage betreffend sei hier der IT-Grundschutz des Bundesamts für Sicherheit in der Informationstechnik (BSI 2006a; IT-Grundschutz-Kataloge) empfohlen. Die grundlegenden Fragen zur Datensicherheit sind dort veröffentlicht. Dieses Handbuch wird regelmäßig aktualisiert und entsprechend fortgeschrieben. Zur Einführung kann der Leitfaden IT-Sicherheit des BSI (2006b) dienen.

3.3.3 VPN als praktikable Abhilfe zur Gefahr durch Internetvernetzung

Durch die weltweite Vernetzung der Computer durch das Internet hat sich eine Bedrohung neuer Qualität ergeben, die es so in der Geschichte des Datenschutzes nie zuvor gegeben hat. Prinzipiell kann von jedem Computer, der vernetzt ist auf jeden anderen vernetzten Computer zugegriffen werden, wenn keine geeigneten Gegenmaßnahmen ergriffen werden. In der Vorstellung vieler Internetnutzer herrscht noch die falsche Annahme vor, um Zugriff auf einen Internet-PC zu erhalten, bedürfe es eines umfassenden Fachwissens, aufwändiger technischer Möglichkeiten und großer krimineller Energie. Dies ist leider nicht der Fall. Das sog. »Hackerwissen« ist im Internet nachzulesen, technische Hilfsmittel sind dort verfügbar und häufig sind Langeweile oder Voyeurismus ausreichende Motivationen, um fremde PC auszuspionieren.

Will man wirklich Datenschutz und Datensicherheit realisieren, so bedarf es eines umfassenden Gesamtkonzepts, das alle relevanten Ebenen umfasst. Halbherzige Lösungen, die etwa nur die Verschlüsselung des Datentransfers im Internet beinhalten, aber andere relevante Bereiche außer Acht lassen, geben lediglich ein Gefühl von Sicherheit. Als Beispiel eines Gesamtkonzepts für sichere Internetkommunikation kann das Sicherheitskonzept genannt werden, das der Autor im Jahr 2000 für die Telefonseelsorge Deutschland entwickelt hat (Wenzel 2003b). Es ist im Internet als Sewecom-Verfahren (»secure web communication«) in der aktuellen Version veröffentlicht (Wenzel 2005).

Eine der aktuell größten Bedrohungen für kleine Organisationen besteht darin, dass viele dieser Einrichtungen ohne ausreichenden Firewallschutz ans Internet angeschlossen sind. Eine Softwarelösung namens »Firewall« kann diesen Schutz in keiner Weise erfüllen, zumal die Benutzer vor Ort eine derartige Software zumeist nicht einmal angemessen bedienen können. Nach Einschätzung von Sicherheitsfachleuten und Datenschützern bedarf es einer

»gehärteten Lösung«, was bedeutet, dass nur eine eigenständige Hardwarelösung als Sicherheitsgateway (Firewall) einen angemessenen Schutz bei personenbezogenen Daten bieten kann.

Exkurs

Szenario aus dem Leitfaden IT-Sicherheit des BSI: Patientenakten in Öffentlichkeit

In einer Kleinstadt betreibt ein Psychologe seine Praxis. Seine Patientenakten verwaltet er auf einem PC mit Internetanschluss. Er kennt sich mit seinem PC gut aus und installiert seine Software in der Regel selbst. Seine Daten hält er für sicher, da er sich mit einem Passwort am System anmelden muss. Eines Tages verbreitet sich in der ganzen Stadt wie ein Lauffeuer die Nachricht, dass vertrauliche Patienteninformationen anonym in einem lokalen Internet-Diskussionsforum der Stadt veröffentlicht wurden. Die Polizei stößt bei ihren Ermittlungen auf den Psychologen und stellt fest: Der Praxis-PC war völlig unzureichend gegen Fremdzugriffe gesichert und wurde vermutlich Ziel eines Hackerangriffs. Der Staatsanwalt erhebt Anklage, da mit vertraulichen Patientendaten fahrlässig umgegangen wurde. Der entstandene Schaden für die betroffenen Patienten ist enorm und kaum quantifizierbar. (Quelle: Bundesamt für Sicherheit in der Informationstechnik 2006b)

Der Aufbau einer eigenen Sicherheitsinfrastruktur bedeutet einen Aufwand, der von Organisationen und Personen, die mit der Technik nicht vertraut sind, nur schwer realisiert werden kann. Auch hier können der Aufbau und die Nutzung einer gemeinsamen Sicherheitsinfrastruktur hilfreich sein. Zum einen können durch solche Synergieeffekte personelle und materielle Ressourcen gespart werden, zum anderen bedeutet die gemeinsame Infrastruktur einen Mehrwert, da sie kostengünstig als interne Kommunikationsplattform (Intranet) genutzt werden kann.

Bei einer gemeinsamen Sicherheitsinfrastruktur (T5), die von mehreren Organisationen bzw. Organisationseinheiten genutzt wird, die räumlich voneinander getrennt sind, spricht man von einem »virtual private network«, kurz VPN. Ein solches virtuelles und privates Netzwerk nutzt durch geeignete Verschlüsselungs- und andere Schutzmaßnahmen die öffentlichen Netze, um ein gemeinsames sicheres Netzwerk zu verwirklichen. Solche Lösungen sind bezahlbar, weil die Sicherheitsinfrastruktur in Form von Firewall, Virenschutz etc. nicht überall vor Ort eigens eingerichtet werden muss. Lediglich die sichere Einbindung vor Ort ist notwendig. Die Schutzmaßnahmen können von Fachleuten in einem zentralen Rechenzentrum umgesetzt werden.

3.4 Technikentwicklung: Beratungslösungen der 3. Generation

Die Geschichte der Medien zeigt, dass sie sich mit einer immer größeren Geschwindigkeit weiterentwickeln. Von der Einführung des Telefons bis zu seiner flächendeckenden Nutzung hat es lange Zeit gedauert, beim Handy waren dies lediglich 15 Jahre. Und auch die Ausdifferenzierung der Telefontechnik blieb lange Zeit relativ konstant bis zum Übergang von der Analog- zur Digitaltechnik. Erst durch die Digitalisierung des Telefonierens haben sich neue Rahmenbedingungen und Probleme für die telefonische Beratung ergeben (Wenzel 2003a). Anders in der Beratung per Internet, die sich im deutschsprachigen Bereich seit 1995 entwickelt hat. Bei der Beratung über das Medium E-Mail hat sich schon im ersten Jahrzehnt technisch Grundlegendes geändert. In den ersten Jahren wurde vorwiegend Beratung per herkömmlicher E-Mail (POP2 bzw. SMTP) angeboten, was als **Onlineberatung der 1. Generation (1995–2002)** beschrieben werden kann. Das war aus Datenschutzperspektive sehr problematisch, da die Kommunikation standardmäßig ungeschützt über öffentliche Netze getätigt wurde. Zwar hatten bereits die Pioniere der Mailberatung optionale Verschlüsselungsmöglichkeiten (z. B. PGP) für die Ratsuchenden zur Verfügung gestellt, diese Möglichkeit wurde jedoch von weniger als 2% der Nutzer verwendet. Mit den Jahren ging diese Zahl auf unter 1% zurück. Die Erfahrung zeigte, dass Ratsuchende, die sich womöglich in einer Krise befinden, nicht in der Lage sind, sich zunächst mit komplizierter Verschlüsselungstechnik auseinanderzusetzen und spezielle Software zu installieren.

So entwickelte sich die Überzeugung, dass es eines anderen Ansatzes bedarf: ein Beratungszugang, der automatisiert alle Beratungsinhalte verschlüsselt und keine aufwändigen Installationsvorgänge benötigt. Eine entsprechende Lösung als **webbasierte Beratung (2. Generation)** wurde beispielsweise 2002 von der Telefonseelsorge Deutschland realisiert: Die Beratung wird seitdem ausschließlich in einem Browser geführt, Ratsuchende müssen beim Anlegen ihres Beratungsaccounts lediglich Benutzernamen und Passwort angeben. Die Kommunikation wird automatisch per SSL verschlüsselt, wie das vergleichsweise bei Banktransaktionen der Fall ist. Die Erfahrung zeigt, dass die webbasierte Mailberatung in gleicher Weise in Anspruch genommen wird wie zuvor die Beratung per herkömmlicher E-Mail. Das entsprechende Konzept wurde inzwischen auch in der Chatberatung und in Foren realisiert.

Die Trends der Technikentwicklung im multimedialen Bereich lassen bereits die Entwicklung einer **3. Generation** der Beratungssoftware erkennen: Anhaltende Megatrends im Bereich der Informations- und Kommunikationstechnik sind **Miniaturisierung und Konvergenz der Technik**. Zum einen werden die Endgeräte immer kleiner, zum anderen werden immer mehr Funktionalitäten in diese Endgeräte integriert. So ist bereits in wenigen Jahren damit zu rechnen, dass Mobiltelefone auch die vielfältigen Internetfunktionalitäten bzw. Dienste wie E-Mail, Chat usw. integrieren werden. Technisch ist dies bereits möglich, allerdings werden diese Geräte erst nach und nach für die Masse der Kunden bezahlbar sein. Aufseiten der Anbietertechnik ist die Integration und Vernetzung diverser Kommunikationsformen ebenfalls schon heute möglich. So ist bei der Technik in Callcentern die Integration verschiedener Kommunikationskanäle bereits vollzogen. Basierend auf dem Internetprotokoll (MMB-Schicht T8) kann an einem solchen Arbeitsplatz mit einem Gerät wahlweise telefoniert, gechattet oder gemailt werden. Selbst Videokommunikation kann in eine solche Lösung integriert werden.

Die mit der rasanten Technikentwicklung einhergehenden Veränderungen der Kommunikationsgewohnheiten bedeuten für die psychosoziale Versorgung weitere neue Möglichkeiten. Die Begrenzung auf jeweils ein bestimmtes Kommunikationsmedium wird aufgehoben, indem es möglich sein wird, während des Kommunizierens gemeinsam einen Medienwechsel vorzunehmen. So bedarf es heute beim Wechsel von einer SMS-Kommunikation auf eine Mailberatung auch eines Wechsels des Endgerätes: vom Mobiltelefon zum PC. Dies wird in einigen Jahren hinfällig sein und die verschiedenen Hilfs- und Beratungsmöglichkeiten wachsen in den Endgeräten und in den Alltagshandlungen näher zusammen.

Bei der Realisierung von Beratungslösungen im Internet kam es in der Vergangenheit bereits zu sehr unterschiedlichen Geschwindigkeiten in der Umsetzung und Absicherung solcher Angebote. Während die einen in der Gestaltung der Kommunikationsplattform vorausgehen, kommen andere Anbieter kaum hinterher, das Notwendigste zu realisieren. So gibt es immer noch Anbieter in der psychosozialen Versorgung, die entsprechend der Beratungslösungen der 1. Generation unverschlüsselt mit ihrer Klientel kommunizieren. Andere haben zwar die webbasierte und verschlüsselte Kommunikation im Internet eingeführt, sichern ihr Angebot aber nicht durch ein umfassendes Datenschutz- und Sicherheitskonzept ab.

Schon in der Nutzerführung zeigt sich, dass nicht wenige Anbieter von den technischen Möglichkeiten überfordert sind und häufig die beauftragten Webdesignfirmen (Schicht L) entscheiden, welche Technologie (T3) verwendet wird. So wird nicht selten Technik genutzt, die für die Funktionalität des Angebots nicht nötig wäre und potenzielle Nutzer ausschließt (z. B. durch Flash-Animation und ActiveX).

Voraussichtlich kommt es beim weiteren Wandel der Technik zu noch größeren Unterschieden aufseiten der Anbieter auch hinsichtlich Datenschutz und Datensicherheit und das, obwohl der Bedarf bezüglich der Sicherheitsinfrastruktur (T5) wächst. Schließlich wird auch das internetbasierte Telefonieren störungsanfälliger, weshalb auch dabei Sicherheitsaspekte stärker beachtet werden müssen.

Die Technikentwicklung bietet künftig weitere Chancen für vielfältige mediale Versorgungsangebote. Bei einer intelligenten Gestaltung und konsequenten Nutzung der Internettechnik könnten Ressourcen gespart und Synergieeffekte geschaffen werden; insbesondere durch ein organisationsintern aufeinander abgestimmtes Konzept, das interne Prozesse per Intranet (T4) und ggf. VPN (T5) aufeinan-

der abstimmt und den Beratern eine angemessene Dokumentation (I3) ermöglicht. Einzelne Organisationen können sich das finanziell und personell nicht leisten. Neue Gestaltungsmöglichkeiten wären aber möglich, indem sich z. B. Verbände (Mi2) im Bereich der psychosozialen Versorgung stärker zusammenschließen, um fachlich fundiert die Technikentwicklung und die dazugehörige Gesetzgebung auch auf der makrosozialen Ebene aktiv zu begleiten. So könnten auch für kleinere Organisationen bzw. Organisationseinheiten und für Freiberufler sinnvolle Synergieeffekte durch gemeinsame Ressourcen geschaffen werden.

Fazit

Mediale Versorgungsangebote bieten neue Möglichkeiten und Chancen. Die konkrete Ausgestaltung bedarf jedoch eines Gesamtkonzepts, soll das Angebot fachlich fundiert und rechtskonform realisiert werden. Dies ist nur umsetzbar, wenn die Leitung die notwendigen personellen und materiellen Ressourcen bereitstellt. In der Regel ist dies nur realistisch in Zusammenarbeit mit anderen Einrichtungen in einem größeren Verbund. So kann das Versorgungsangebot auch bei einem schnellen technischen Wandel aktiv gestaltet werden.

Literatur

Baumann M, Gold H (2000) Mensch Telefon. Aspekte telefonischer Kommunikation. Edition Braus, Heidelberg

Bronfenbrenner U (1989) Die Ökologie der menschlichen Entwicklung. Klett-Cotta, Stuttgart

Bundesamt für Sicherheit in der Informationstechnik (BSI) (2006a) IT-Grundschutz-Kataloge, Bonn.@http://www.bsi.de/gshb/deutsch/index.htm

Bundesamt für Sicherheit in der Informationstechnik (BSI) (2006b) Leitfaden IT-Sicherheit. IT-Grundschutz kompakt, Bonn. @ http://www.bsi.de/gshb/Leitfaden/GS-Leitfaden.pdf

Bundesdatenschutzgesetz (BDSG) in der Fassung der Bekanntmachung vom 14. Januar 2003 (BGBl. I S. 66), zuletzt geändert durch Artikel 1 des Gesetzes vom 22. August 2006 (BGBl. I S.1970)

Dzeyk W (2005) Vertrauen in Internetangebote: eine empirische Untersuchung zum Einfluss von Glaubwürdigkeitsindikatoren bei der Nutzung von Online-Therapie- und Online-Beratungsangeboten. Elektronische Ressource, Köln

Kreidenweis H (2004) Sozialinformatik. Nomos, Baden Baden

Rost M (2005) Welches Gesetz gilt eigentlich? @http://www.datenschutzzentrum.de/systemdatenschutz/meldung/sm91.htm

Schaar P (2002) Datenschutz im Internet. Die Grundlagen. Beck, München

Schleipfer St (2004) Das 3-Schichten-Modell des Multimediadatenschutzrechts. DuD – Datenschutz und Datensicherheit 28/12:727–733

Wenzel J (2003a) Telefonseelsorge. In: Bäumler H, Breinlinger A, Schrader HH (Hrsg) Datenschutz von A–Z. Luchterhand, Neuwied/Kriftel, S 1–4

Wenzel J (2003b) Vertraulichkeit und Anonymität im Internet. Problematik von Datensicherheit und Datenschutz mit Lösungsansätzen. In: Etzersdorfer E, Fiedler G, Witte M (Hrsg) Neue Medien und Suizidalität – Gefahren und Interventionsmöglichkeiten. Vandenhoeck & Ruprecht, Göttingen, S 56–70

Wenzel J (2005) Sewecom-Verfahren. Mainz. @http://www.sewecom.de/sewecom-verfahren

Wenzel J (2006) Qualitätsmanagement mit integriertem Datenschutzmanagement bei Online-Beratung. In: e-beratungsjournal.net. Fachzeitschrift für Online-Beratung und computervermittelte Kommunikation 1: Artikel 4

II Anwendungsbeispiele

Prävention und frühe Intervention

Beratung und Therapie

Nachsorge und Rückfallprävention

Die Sicht von Teilnehmern und Therapeuten

II Anwendungsbeispiele

Prävention und frühe Intervention

Beratung und Therapie

Nachsorge und Rückfallprävention

Die Sicht von Teilnehmern und Therapeuten

Prävention und frühe Intervention

4 Förderung der Tabakabstinenz durch neue Kommunikationsmedien und Expertensysteme

Severin Haug, Christian Meyer, Ulrich John

4.1 Hintergrund

4.1.1 Neue Medien – Neue Möglichkeiten für individualisierte Präventionsansätze

Präventionsangebote zur Vermeidung psychischer Störungen und körperlicher Erkrankungen richten sich überwiegend an (noch) gesunde Personen ohne Leidensdruck. Dementsprechend ist die Motivation der Zielpersonen meist gering, geeignete Beratungs- und Hilfsangebote wahrzunehmen. Umso wichtiger ist es, den Zugang zu präventiven Maßnahmen und Angeboten möglichst einfach und attraktiv zu gestalten. Neue Kommunikationsmedien bieten einen zeit- und ortsunabhängigen Zugang zu Präventionsangeboten und durch die Verknüpfung mit intelligenten Computerprogrammen die Möglichkeit, maßgeschneidert auf individuell verschiedene Informations- und Lebensstile einzugehen.

Es lassen sich generalisierte und individualisierte Präventionsangebote unterscheiden. Bei Ersteren wird für alle Individuen einer Zielbevölkerung die gleiche Präventionsmaßnahme eingesetzt. Dazu gehören z. B. die Erhöhung der Steuer auf alkoholische Getränke, Informationskampagnen zur Aufklärung über die negativen Folgen des Zigarettenrauchens oder Informationsveranstaltungen in Schulen zur Vermeidung riskanten Sexualverhaltens. Individualisierte Interventionen nutzen Informationen über ein Individuum und geben auf die Bedürfnisse und Möglichkeiten dieses Individuums zugeschnittene Empfehlungen zur Verhaltensänderung. Neue Kommunikationsmedien wie z. B. das Internet erlauben zudem, solche individualisierten Präventionsangebote für Nutzer und Anbieter kostengünstig an große Bevölkerungsgruppen heranzutragen. Dementsprechend werden in den letzten Jahren Modelle initiiert und evaluiert, bei denen Neue Medien zur Förderung des Gesundheitsverhaltens (z. B. durch eine Steigerung der körperlichen Aktivität; Winett et al. 2005) oder zur Reduktion riskanter Verhaltensweisen (z. B. übermäßigen Alkoholkonsums; Chiauzzi et al. 2005) eine zentrale Rolle spielen. Dies gilt mit einer gewissen, aber berechtigten Zurückhaltung auch für die Prävention psychischer Störungen, weil hier eine besondere Sensibilität verlangt ist. Die u. a. in diesem Buch berichteten Erfahrungen (▶ Kap. 7) stützen die Erwartung, dass dieser besonderen Situation durchaus angemessen Rechnung getragen werden kann und Personen, die bereits erste Anzeichen oder Risikofaktoren für eine Störung aufweisen, effektiv und unaufwendig geholfen werden kann, um über den Austausch mit anderen Betroffenen und/oder Experten negative Entwicklungen zu stoppen und neue Verhaltensweisen und Einstellungen zu entwickeln.

4.1.2 Zielgruppe

Tabakrauchen gilt als eines der größten verhaltensbezogenen Gesundheitsrisiken in industrialisierten Ländern (Ezzati et al. 2002) und geht mit den meisten vermeidbaren Todesfällen einher. Neben Krebserkrankungen sind vor allem Erkrankungen der Atemwege und Gefäße sowie Erkrankungen des Mund- und Rachenraums auf regelmäßigen Tabakkonsum zurückzuführen (John et al. 2003a). In Deutschland hat das Rauchen einen ursächlichen Anteil von 17% an der Gesamtmortalität. Ca. 143.000 Todesfälle werden jährlich durch das Rauchen verursacht (John u. Hanke 2001). Derzeit rauchen 27% der Erwachsenen, wobei der Anteil der Raucher bei Jugendlichen und jungen Erwachsenen besonders hoch ist (Statistisches Bundesamt 2006). So rauchen 39% der Männer und 30% der Frauen im Alter von 15–40 Jahren. Zur Reduktion der Raucherrate sind Programme erforderlich, die bei geringen Kosten einen möglichst großen Anteil der Raucher erreichen. Dabei gilt es insbesondere, soziale Schichten mit geringer Bildung anzusprechen, unter denen besonders viele Raucher sind (Lampert u. Burger 2004). Klassische Angebote wie Rauchentwöhnungsgruppen oder telefonische Beratung werden nur von wenigen Rauchern in Anspruch genommen, die meist hoch motiviert sind mit dem Rauchen aufzuhören. Allerdings hat nur etwa jeder vierte Raucher in Deutschland eine konkrete Absicht, innerhalb eines absehbaren Zeitraums das Rauchen aufzugeben (John et al. 2003b; Meyer et al. 2000).

> Viele Beratungs- und Interventionsangebote zur Rauchentwöhnung erreichen nicht die Mehrzahl der Raucher. Es sind Angebote erforderlich, welche die individuelle Motivation zur Rauchabstinenz berücksichtigen und gezielt die Absicht und Motivation zur Verhaltensänderung fördern.

4.1.3 Überblick über IT-basierte Programme zur Rauchentwöhnung

Internetbasierte Angebote zum Thema Rauchen und zur Rauchentwöhnung werden von Gesundheitsorganisationen, Krankenkassen, Pharmafirmen und Privatpersonen angeboten. Das Angebot reicht von Hintergrundinformationen über kommerzielle Angebote z. B. für Nikotinersatzpräparate oder Rauchentwöhnungskurse bis hin zu interaktiven Möglichkeiten der Kommunikation mit anderen Aufhörwilligen und Experten. Wissenschaftliche Belege für die Effektivität solcher IT-basierter Angebote zur Rauchentwöhnung sind jedoch äußerst rar. Zudem wurden in den wenigen bisher durchgeführten Studien ausschließlich freiwillige, meist hoch motivierte Teilnehmer einbezogen.

Bereits 1988 wurde in den USA die erste Studie zur Wirksamkeit einer CompuServ-basierten, automatisierten Intervention zur Unterstützung der Rauchentwöhnung durchgeführt. Über diesen Vorläufer des Internets wurde den Teilnehmern ein Programm mit individualisierten E-Mail-Nachrichten in Kombination mit einem Forum zur persönlichen sozialen Unterstützung angeboten (Schneider et al. 1990). Die Teilnehmer wurden u. a. angeleitet, Situationen zu identifizieren, in denen besonders häufig geraucht wurde, und für diese alternative Verhaltensweisen zu erlernen. Im Vergleich zu Teilnehmern einer Kontrollgruppe zeigte sich direkt nach Ende des dreimonatigen Programms eine höhere Rate an Rauchabstinenten. Bei einer Nachuntersuchung 6 Monate nach Ende des Programms waren allerdings keine Unterschiede mehr zwischen den Gruppen zu finden. Strecher et al. (2005) überprüften in England ein verhaltenstherapeutisch orientiertes Internetangebot mit individualisiertem Informationsmaterial zur Unterstützung von Personen, die Nikotinpflaster zur Rauchentwöhung nutzten. Bezugnehmend auf die individuellen Motive zur Beendigung des Rauchens und die erwarteten Schwierigkeiten während der Entwöhnung wurden wöchentlich E-Mails an die Teilnehmer verschickt. Dieses Programm führte im Vergleich zu einem nicht individualisierten, internetbasierten Standardprogramm häufiger zu einer längerfristigen Rauchabstinenz. Lenert et al. (2004) verglichen die Wirksamkeit einer einmaligen webbasierten Intervention, die individualisierte Rückmeldungen zur Förderung der Motivation der Rauchabstinenz beinhaltete, mit einem Programm, das zusätzlich in der Woche vor der beabsichtigten Abstinenz und unmittelbar danach kurze E-Mails an die Teilnehmer verschickte. Diese E-Mails waren inhaltlich und zeitlich auf das individuell gewählte Abstinenzdatum abgestimmt und unterstützten die Teilnehmer mit motivierenden Hinweisen sowie Tipps und Strategien zur Vorbeugung eines Rückfalls. Die Abstinenzrate unmittelbar nach Ende des Programms war in der Gruppe mit wiederholtem E-Mail-Kontakt höher (14%) als in der Gruppe ohne E-Mail-Unterstützung (8%). Etter (2005) wies Besucher eines Schweizer Internetportals zur Unterstützung der Rauchentwöhnung randomisiert zwei unterschiedlichen Interventionsbedingungen zu. In beiden Varianten erhielten die Teilnehmer zu zwei Zeitpunkten nach einer ausführlichen Befragung im Internet individuelle Ratschläge. Während bei einer Interventionsbedingung Ratschläge zur Nutzung von Nikotinersatzprodukten im Vordergrund standen, richteten sich die Rückmeldungen der anderen Variante stärker auf die individuelle Motivation zur Verhaltensänderung und die Vermittlung von Coping-Strategien. In einer Nachuntersuchung nach 4 Wochen zeigte das motivationale Programm gegenüber dem Ansatz zur Unterstützung der Nikotinsubstitution bessere Abstinenzraten.

Der über Handy zugängliche Short Message Service (SMS) wurde bislang in zwei Studien zur Förderung der Rauchabstinenz bei Jugendlichen und jungen Erwachsenen eingesetzt. In einer Pilotstudie rekrutierten Obermayer et al. (2004) in den USA 46 Studenten für eine Intervention, in welcher SMS-Mitteilungen in Kombination mit einer Informationswebsite angeboten wurde. Dabei erhielten die Teilnehmer in der Phase der Vorbereitung zur Rauchabstinenz und unmittelbar nach Erreichen der Abstinenz SMS-Kurznachrichten mit Strategien zum Umgang mit Craving-Situationen. Diese nutzten die persönlichen Angaben zu Situationen und Zeiten, in denen die Teilnehmer ein besonders starkes Verlangen nach Zigaretten berichteten. Am Ende des 6-wöchigen Programms waren 22% der Teilnehmer abstinent, 43% machten mindestens einen Aufhörversuch und auch bei den Nichtabstinenten zeigte sich eine Reduktion im durchschnittlichen Zigarettenkonsum. Die Wirksamkeit einer SMS-basierten Intervention zur Förderung der Rauchabstinenz wurde von Rodgers et al. (2005) in Neuseeland bei 850 Rauchern im Alter von 15–30 Jahren überprüft. Diese unterstützte die Teilnehmer in ihrer Rauchabstinenz über einen Zeitraum von 4 Wochen mit täglich bis zu 5 individualisierten Textnachrichten, beginnend mit dem Tag der Rauchabstinenz. Im Vergleich zu einer randomisierten Kontrollgruppe waren die Abstinenzraten in der SMS-Gruppe nach 6 Wochen deutlich höher (28% vs. 13%) und auch nach 6 Monaten zeigte sich noch ein deutlicher Effekt.

4.1.4 Relevanz bevölkerungswirksamer, motivationaler Ansätze

Moderne Kommunikationstechnologie, die eine individualisierte Informationsvorgabe und Motivationsförderung auch bei dem großen Anteil an Rauchern mit geringer Abstinenzmotivation möglich macht, wurde bisher kaum genutzt. Das ist besonders zu bedauern, da diese eine kostengünstige, proaktive Rekrutierungsstrategie erlaubte, mit der auch Personen mit fehlender oder geringer Motivation zur Verhaltensänderung erreicht werden könnten und so eine erhebliche Verbesserung der Bevölkerungswirksamkeit möglich wäre. Dabei würden unabhängig von der Ausprägung der individuellen Motivation zur Tabakabstinenz alle Raucher in einer Bevölkerungsgruppe angesprochen und zur Programmteilnahme eingeladen. Während bei reaktiven Rekrutierungsansätzen die Raucher selbst aktiv werden müssen, indem sie sich z. B. für eine Rauchentwöhnungsgruppe anmelden oder eine bestimmte Seite im Internet aufsuchen, liegt bei proaktiver Rekrutierung die Initiative beim Anbieter der Interventionsmaßnahme. Eine proaktive Rekrutierung kann z. B. in Arztpraxen oder Schulen erfolgen, wobei alle Personen hinsichtlich ihres Tabakkonsums gescreent werden und anschließend z. B. eine Kurzberatung zur Förderung der Motivation erhalten, das Rauchen zu beenden (Ulbricht et al. 2004).

Für die praktische Umsetzung bevölkerungswirksamer Angebote zur Förderung der Tabakabstinenz ist es wichtig, den großen Anteil der Raucher

---

Exkurs

Bevölkerungswirksamkeit

Die Bevölkerungswirksamkeit (»population impact«) einer Intervention ist vor allem von zwei Faktoren abhängig (Thyrian u. John 2007):

1. der Teilnahmerate, d. h. dem Anteil der Zielgruppe, die an der Intervention teilnimmt, und
2. der Effektivität der Maßnahme.

Beispiel: Ein Programm, an dem 3% der rauchenden Bevölkerung teilnehmen und aufgrund dessen 30% der Teilnehmer abstinent werden, hat eine Bevölkerungswirksamkeit von $0{,}03 \times 0{,}3 = 0{,}009$; ein Programm, bei dem 60% der Bevölkerung teilnehmen und eine Abstinenzquote von 15% erzielt wird, hat dagegen eine 10-mal größere Bevölkerungswirksamkeit von $0{,}6 \times 0{,}15 = 0{,}09$.

---

mit fehlender oder geringer Motivation gezielt anzusprechen. Als theoretischer Hintergrund wird häufig das transtheoretische Modell der Verhaltensänderung (TTM; Prochaska u. Velicer 1997) herangezogen, das auf die individuelle Motivation zur Veränderung des Rauchverhaltens zielt. Das TTM unterscheidet 5 Stadien, die während der Verhaltensänderung durchlaufen werden:

- Absichtslosigkeit,
- Absichtsbildung,
- Vorbereitung,
- Handlung und
- Aufrechterhaltung.

Gemäß dem Modell steigt die Wahrnehmung der Vorteile einer Verhaltensänderung mit dem Voranschreiten innerhalb der Stadien an, während die der Nachteile abnimmt (Entscheidungsbalance). Ebenso nimmt das Zutrauen der Person in die eigenen Fähigkeiten, die Verhaltensänderung realisieren zu können (Selbstwirksamkeitserwartung), über den Stadienverlauf zu. Das Modell postuliert 10 Änderungsprozesse. Diese werden in kognitiv-affektive (z. B. Steigern des Problembewusstseins, Selbstneubewertung, emotionales Erleben) und verhaltensbezogene (z. B. Gegenkonditionierung, Nutzen sozialer Unterstützung, Selbstverstärkung) unterteilt.

4.2 Förderung der Rauchabstinenz durch Expertensysteme

4.2.1 Computerbasierte Expertensysteme

Ein fundiertes theoretisches Modell und eine empirische Wissensbasis, die es dem System ermöglicht, bezogen auf Alter, Geschlecht, Bildung, Rauchstatus und der Motivation zum Beenden des Rauchens individuell zu reagieren, sind Voraussetzungen für ein Expertensystem. Individualisierte Information verstärkt die kognitive Verarbeitung und die Motivation zur Aufnahme persönlich relevanter Information. Daher gehen die über ein Expertensystem vermittelten Wissensinhalte und Strategien weit über Selbsthilfebroschüren und andere nicht individualisierte, audiovisuelle Angebote hinaus.

TTM-basierte Expertensysteme haben vielversprechende erste Ergebnisse gezeigt (Velicer et al. 2006). Diese Computerprogramme ermöglichen eine automatisierte Beratung nach den Regeln des TTM. Per Fragebogen oder direkt am Computer werden zunächst das Rauchverhalten, demografische Daten, die Stadien der Verhaltensänderung, die Selbstwirksamkeit, die Entscheidungsbalance sowie die individuell genutzten Maßnahmen zur Verhaltensänderung erfasst. Diese Information wird mit der empirischen Wissensbasis abgeglichen. Passend zu dem Ergebnis erzeugt das System nach vorab definierten Regeln eine Rückmeldung an die Person. Diese kann auf beliebigen Wegen übermittelt werden, z. B. per Post. Für dieses Feedback sind im Expertensystem Textmodule zu den einzelnen Konstrukten und Prozessen des TTM gespeichert.

Daraus ergeben sich mehrere tausend Kombinationsmöglichkeiten für die Feedbacktexte, wodurch ein hoher Individualisierungsgrad gewährleistet wird.

Beim Einsatz von Expertensystemen werden meist Daten zu mehreren Zeitpunkten erhoben und entsprechende Rückmeldungen gegeben. Dabei werden oft sowohl normative als auch ipsative Vergleiche eingesetzt. Beim normativen Vergleich wird dem Individuum rückgemeldet, wo es sich in Bezug auf die Bevölkerungsnorm hinsichtlich bestimmter TTM-Konstrukte befindet. Der ipsative Vergleich ermöglicht ab dem zweiten Beratungszeitpunkt die Berücksichtigung der individuellen Entwicklung des Teilnehmers im Vergleich zum letzten Beratungszeitpunkt.

4.2.2 Expertensysteme in medizinischen Settings

Insbesondere in medizinischen Settings wie Arztpraxen oder Krankenhäusern bietet sich der Einsatz von Expertensysteminterventionen an. Die Patienten sind durch den Anlass der ärztlichen Konsultation offener und sensibler gegenüber gesundheitsrelevanten Themen und haben eine höhere Risikowahrnehmung, wodurch die Bereitschaft zur Verhaltensänderung gefördert wird (Rumpf et al. 1999). Dadurch sind Patienten in medizinischen Settings eher motiviert an Beratungs- und Interventionsangeboten teilzunehmen. Insbesondere die Wartezeit vor der ärztlichen Konsultation oder ein stationärer Aufenthalt bieten sich als Zeitraum für Minimalinterventionen an.

Exkurs

Minimalinterventionen zur Förderung der Rauchabstinenz in Hausarztpraxen

Meyer et al. (in Druck) verglichen in einer repräsentativen Stichprobe von Hausarztpraxen in Mecklenburg-Vorpommern eine Expertensystemintervention zur Förderung der Rauchabstinenz mit einer ärztlichen Kurzberatung und einer Kontrollgruppe. Dabei wurden proaktiv 7.676 Patienten im Alter von 18–70 Jahren hinsichtlich des Rauchens gescreent und zur Studienteilnahme eingeladen. Von den 1862 täglich rauchenden Patienten nahmen 1499 (81%) an der Studie teil. Die hohe Teilnahmebereitschaft der Patienten zeigt die Aufgeschlossenheit gegenüber Interventionsangeboten zum Thema Rauchen in der Hausarztpraxis. In der Expertensystemgruppe erhielten die Teilnehmer bis zu drei individuelle Rückmeldebriefe, die basierend auf dem TTM die individuelle Motivation zur Rauch-

▼

4

abstinenz verbessern und Tipps und Strategien für einen erfolgreichen Ausstieg anbieten sollten. In der zweiten Behandlungsgruppe erfolgte eine Kurzberatung zum Rauchen durch den Hausarzt im Rahmen der ärztlichen Konsultationen. In beiden Gruppen wurde in Ratschlägen und Empfehlungen die individuelle Motivation des Rauchers berücksichtigt, am gesundheitsschädigenden Verhalten etwas verändern zu wollen. In beiden Fällen wurden die während der Wartezeit im Rahmen der ärztlichen Sprechstunde erhobenen Angaben der Patienten für die Individualisierung der Intervention genutzt. In der Kontrollgruppe wurden lediglich Befragungen zu Studienbeginn sowie nach 6, 12, 18 und 24 Monaten durchgeführt. Bei der 2-Jahres-Nacherhebung zeigten sich signifikante Unterschiede in den langfristigen Abstinenzraten zwischen den beiden Interventionsgruppen und der Kontrollgruppe (Expertensystemintervention 18%, ärztliche Kurzberatung 15%, Kontrollgruppe 11%). Interessant ist dabei, dass die Interventionseffekte der beiden Beratungsansätze (Expertensystem und Arztberatung) über die Zeit hinweg immer deutlicher wurden, d. h., die motivierenden Interventionen förderten vor allem die individuelle Motivation und Intention zur Rauchabstinenz, wobei diese meist erst mit einer zeitlichen Verzögerung realisiert wurde.

Ausschnitt aus einem Expertensystem-Rückmeldebrief:

Sehr geehrter Herr Müller,
vielen Dank, dass Sie mein Beratungsangebot zum Rauchen nutzen. Dieser Brief wurde auf der Grundlage Ihrer Angaben zu Ihren Rauchgewohnheiten im Fragebogen erstellt. Er ist demnach ganz auf Ihre persönliche Situation abgestimmt und ich hoffe, dass er für Sie nützliche Informationen enthält. Es ist Ihnen bestimmt bekannt, dass durch das Rauchen Gesundheitsschäden nicht nur bei Raucherinnen und Rauchern, sondern auch bei den Menschen, die in ihrer Umgebung leben, entstehen können. Umso mehr freue ich mich darüber, dass Sie sich Gedanken über das Rauchen machen und hoffe sehr, dass Sie aus diesem Brief einige nützliche Hinweise entnehmen können.

Wo stehen Sie?
Sie rauchen und haben nicht die Absicht, in den nächsten Monaten daran etwas zu ändern. Dennoch haben Sie unseren Fragebogen ausgefüllt. Das bedeutet, dass Sie sich mit dem Thema beschäftigen. Vielleicht enthält mein Beratungsangebot für Sie doch die eine oder andere Anregung zum weiteren Nachdenken. Und wer weiß, möglicherweise ziehen Sie eines Tages dann doch das Aufhören in Betracht.

Denken Sie daran: Aufhören lohnt sich
Man entscheidet sich in der Regel nur für etwas Neues, wenn es einem Vorteile bringt. Wer das Rauchen aufgibt, gewinnt tatsächlich einiges.

Aus Ihren Angaben kann ich entnehmen, dass Sie davon noch nicht sehr überzeugt sind. Was hindert Sie daran, zunehmend auch ans Aufhören zu denken? Vielleicht können einige der folgenden Tipps es Ihnen leichter machen:

Versuchen Sie einmal eine Liste zu erstellen, warum Sie rauchen. Zum Beispiel: »Weil mich Rauchen entspannt.«, »Weil ich mich so besser konzentrieren kann«. Dann erstellen Sie eine zweite Liste mit Gründen, die für das Aufhören sprechen. Zum Beispiel: »Ich werde ein Gesundheitsrisiko los.«, »Meine Kleider stinken nicht mehr nach Rauch«. Überprüfen Sie anschließend die beiden Listen: Welche Argumente sind für Sie die Besseren?

Übrigens, die besten Auskünfte über die Vorteile des Aufhörens kann man von Ex-Raucherinnen und Ex-Rauchern erhalten. Auch in Ihrem Familien- oder Bekanntenkreis gibt es sicherlich Menschen, die mit dem Rauchen aufgehört haben. Vielleicht ergibt sich mit ihnen auch ein Gespräch dazu?

Machen Sie das Rauchen zum Gesprächsthema
Es ist immer hilfreich, mit verständnisvollen Leuten reden zu können. Auch über all das, was mit dem Rauchen verbunden ist. Offenbar führen Sie ab und zu solche Gespräche. Das hilft Ihnen, sich mehr Klarheit über Ihre Gewohnheit zu verschaffen. Reden Sie unbedingt auch mit Ex-Rauchern und Ex-Raucherinnen, die über das Aufhören aus eigener Erfahrung am besten Bescheid wissen.

Ich wünsche Ihnen alles Gute und viel Erfolg.

Mit freundlichen Grüßen
Ihr Hausarzt, Dr. med. Hans Richard

4.3 Expertensystemtechnologien zur kontinuierlichen Unterstützung von Verhaltensänderungen

4.3.1 Verbreitung neuer Kommunikationstechnologien

Die rasante Verbreitung neuer Kommunikationstechnologien, wie z. B. Internet und Mobiltelefone, eröffnet neue Wege, um individuelle Beratungs- und Informationsangebote wie z. B. Expertensystemansätze zu verbessern und in großen Stichproben kostengünstig zu realisieren. So hat sich der Anteil der Haushalte mit privatem Internetzugang zwischen 2000 und 2005 von 16 auf 55% erhöht (Statistisches Bundesamt 2006). Auch in Bevölkerungsgruppen mit geringem Einkommen, die anfangs das Internet nur wenig nutzten, setzt sich das Medium immer mehr durch. Allein zwischen den Jahren 2002 und 2005 hat sich die Anzahl der Haushalte mit Internetzugang unter den Geringverdienern (unter 1.300 Euro/Monat) auf 37% bzw. denen mit einem Einkommen zwischen 1.300 und 1.700 Euro auf 44% erhöht. In der Altersgruppe unter 55 Jahren konnten 2005 bereits 87% der Personen zwischen 10 und 24 Jahren und 80% der 25- bis 54-Jährigen von zu Hause aus ins Internet. Ältere Personen nutzen das Internet noch deutlich seltener – dennoch haben mittlerweile auch 41% der über 55-jährigen einen privaten Internetzugang. Unabhängig vom Vorhandensein eines privaten Internetzugangs können internetbasierte Präventionsangebote und Kurzinterventionen auch in öffentlichen Einrichtungen mit Internetzugang, wie z. B. Schulen, Bibliotheken, Arztpraxen oder Krankenhäusern durchgeführt werden.

Ähnliches gilt für die Ausstattung der Haushalte mit Mobiltelefonen. Hier hat sich die Verfügbarkeit im Zeitraum von 2000 bis 2005 von 30% auf 76% mehr als verdoppelt. Die Nutzung von Mobiltelefonen ist noch weniger als die Internetnutzung vom Einkommen abhängig. In 59% der Haushalte mit geringem Einkommen (<1.300 Euro/Monat) und 75% derer mit einem monatlichen Einkommen zwischen 1.300 und 1.700 Euro gibt es mindestens ein Mobiltelefon. Nahezu alle Jugendlichen (92%) zwischen 12 und 19 Jahren besitzen mittlerweile ein eigenes Mobiltelefon (Medienpädagogischer Forschungsverbund Südwest 2006).

4.3.2 Rekrutierung und Erhöhung der Teilnahmerate

Die Bevölkerungswirksamkeit hängt auch bei IT-basierten Präventionsangeboten maßgeblich von der Rekrutierung der Teilnehmer ab. Proaktive Rekrutierungsstrategien, bei denen alle Personen einer bestimmten Bevölkerungsgruppe am besten persönlich angesprochen und zur Teilnahme am Programm eingeladen werden, sind auch bei SMS- oder internetbasierten Programmen gegenüber reaktiven Methoden vorzuziehen.

Gelegenheiten, das Programm selbst auszuprobieren, sind wichtig, um Personen mit wenig Interneterfahrung die Hemmungen gegenüber dem Medium zu nehmen. Eine proaktive Rekrutierung ist auch über das Internet direkt möglich, indem z. B. eine E-Mail mit einer Einladung zur Programmteilnahme an alle Personen einer bestimmten Zielgruppe (z. B. alle Studenten einer Universität, alle Mitarbeiter eines Betriebes) verschickt wird. Bei Programmen mit mehreren Interventions- oder Befragungszeitpunkten, wie z. B. Expertensystemintervention, können E-Mail- oder SMS-Nachrichten zudem zur Förderung regelmäßiger Programmteilnahme eingesetzt werden. Diese Reminder-Systeme können zeitlich gesteuert und automatisiert ablaufen, sodass dafür kein zusätzlicher Personalaufwand erforderlich ist.

4.3.3 Flexibel einsetzbare Expertensysteme

Optimierungsmöglichkeiten für den Einsatz von Expertensystemen liegen vor allem im Ausbau der zeitlichen und örtlichen Flexibilität. Mit wenigen Ausnahmen laufen Expertensysteme bislang auf lokalen Computern. Weitere Erhebungen müssen daher in der Regel telefonisch oder postalisch erfolgen. Daher können Änderungen im Rauchverhalten oder der Abstinenzmotivation der Teilnehmer nur mit einem erheblichen Zeitverzug im Programm aktualisiert werden, oft erst nach mehreren Monaten. Dies wiederum hat zur Folge, dass zwischenzeitliche Veränderungen nicht zeitnah für die Individualisierung berücksichtigt werden können. Dadurch steigt das Risiko, dass Teilnehmer gerade in der kritischen Zeit direkt vor oder nach dem Rauchstopp keine Unterstützung durch das System erhalten und Aufhörversuche eher scheitern als bei zeitnaher Unterstützung (Lenert et al. 2004).

Kritisch zu hinterfragen ist auch, inwieweit die meist mehrseitigen Rückmeldebriefe von Personen mit geringer Lesefertigkeit oder Schulbildung, gelesen und kognitiv verarbeitet werden. So lag in einer Studie von Etter und Perneger (2001) der Anteil der abstinenten Raucher im Anschluss an eine TTM-basierte Expertensystemintervention zwar deutlich höher als in der Kontrollgruppe, allerdings war das Programm bei Personen mit geringer Schulbildung nicht wirksam. Weniger umfangreiche, dafür aber häufiger wiederholte Rückmeldungen erscheinen eher geeignet, insbesondere in Bevölkerungsgruppen mit geringer Bildung, eine kontinuierliche kognitive Auseinandersetzung mit dem Thema Rauchen zu fördern.

SMS-basierte Expertensysteme

Studien zur Nutzung von SMS stützen die Erwartung, dass dieses Medium eine kostengünstige Erhöhung der Kontaktfrequenz erlaubt und damit die Chancen auf eine hohe Bevölkerungswirksamkeit des Einsatzes von Expertensystemen erhöht. Darüber hinaus sind Synergieeffekte bei der Kombination von Expertensystemansätzen mit einem kontinuierlichen, SMS-basierten Monitoring- und Feedbackprogramm zur Förderung der Rauchabstinenz zu erwarten:

- Kurze SMS-Feedbackbausteine mit pointierten Botschaften, die gleichzeitig aber auf einer intensiven Expertensystembefragung beruhen und dementsprechend theoriebasiert und individualisiert sind, reduzieren die Reaktanz gegenüber dem Programm und die Abbruchquote, vor allem bei Rauchern mit geringer Abstinenzmotivation und/oder geringer Schulbildung.
- Die hohe Verfügbarkeit des Mobiltelefons erlaubt innerhalb eines Zeitfensters die freie Wahl von Zeitpunkt und Ort zum Abrufen der Feedbackbotschaften und zur Beantwortung der SMS-Monitoring-Fragen; frühere SMS-Bot-

schaften können aus dem Speicher des Mobiltelefons wieder aufgerufen werden.
- Ein engmaschiges Monitoring des Rauchverhaltens und der Abstinenzmotivation via SMS ermöglicht eine zeitliche Individualisierung der Expertensystembefragungen zu Zeitpunkten, an denen die Motivation der Teilnehmer zur Auseinandersetzung mit dem Thema besonders hoch ist (z. B. zeitnah nach dem Entschluss, das Rauchen aufgeben zu wollen).
- Eine Kontaktaufnahme ist auch in umgekehrter Richtung durch den Teilnehmer möglich. Zum Beispiel können Notfall- oder SOS-Funktionen realisiert werden, bei denen die Teilnehmer orts- und zeitunabhängig Tipps und Strategien zum Umgang mit dem Rauchbedürfnis (Craving) oder bei Entzugserscheinungen abrufen können.

Internetbasierte Expertensysteme

Nicht zuletzt bietet das Internet sich als Umgebung für die nächste Generation von Programmen zur kontinuierlichen Unterstützung bei der Rauchentwöhnung oder zur Förderung der Motivation zur Rauchabstinenz in breiten Bevölkerungsgruppen an. Über 80% der Personen mit Internetzugang nutzen diesen mindestens einmal wöchentlich. Engmaschige Monitoring- und Feedbackangebote sind also durchaus über das Internet realisierbar. Das Internet bietet erheblich mehr Möglichkeiten als die Übermittlung von reinen Textnachrichten, z. B. die grafische Aufbereitung von Informationen oder deren Vermittlung durch Bilder. Darüber hinaus bieten internetbasierte Expertensystemtechnologien gegenüber klassischen Expertensystemansätzen weitere Vorteile wie z. B.:

- die Bereitstellung von Links, über die die individualisierten Rückmeldungen ergänzt werden können durch weitere Informationen zu einem bestimmten Thema, wie z. B. Entzugserscheinungen; dadurch können unterschiedliche Informationsbedürfnisse der Teilnehmer berücksichtigt werden;
- die zusätzliche Unterstützung durch andere Programmteilnehmer und Experten durch eine Kombination der standardisierten Expertensystemrückmeldungen mit der persönlichen Kommunikation z. B. über Internetforen, Chats oder E-Mail.

4.4 Ausblick

4.4.1 Das Projekt SMS-COACH

Ziel

Ziel des Projekts SMS-COACH (»**SMS-Co**ntinous **A**ssistance to **C**hange **H**ealth Risk Behavior«) ist die Förderung der Rauchabstinenz bei Berufsschülern. Bei Jugendlichen und jungen Erwachsenen in dieser Bevölkerungsgruppe ist der Raucheranteil besonders hoch; gleichzeitig besitzen nahezu alle ein eigenes Handy, sodass sich SMS-basierte Interventionen besonders anbieten. Das Programm SMS-COACH kombiniert die Möglichkeiten eines individualisierten TTM-basierten Feedbacks auf Basis einer ausführlichen Expertensystembefragung mit den Vorteilen, die sich durch die Nutzung des Mediums SMS ergeben.

Ablauf

Rekrutierung

Das Screening und die Rekrutierung der Berufsschüler erfolgen innerhalb des regulären Berufsschulunterrichts, sodass alle Schüler unabhängig von der individuellen Motivation zur Beendigung des Rauchens zur Teilnahe am Screening und dem daran anschließenden Programm eingeladen werden (proaktiver Rekrutierungsansatz). Am Programm teilnehmen können Berufsschüler, die täglich rauchen und regelmäßig (d. h. mindestens einmal wöchentlich) ihr Handy benutzen. Für das regelmäßige Versenden der SMS-Nachrichten wird den Teilnehmern eine Aufwandsentschädigung in Höhe von 50 Cent pro verschickter SMS-Nachricht vergütet.

Expertensystembefragung

Unmittelbar nach der Registrierung am PC schließt sich für die Teilnehmer die erste Expertensystembefragung und die Erfassung des Baseline-Status an. Es werden soziodemografische Angaben, der Grad der Nikotinabhängigkeit, das Stadium der Verhaltensänderung nach dem TTM, die Entscheidungsbalance und Selbstwirksamkeit und die Prozesse der Verhaltensänderung erfasst. Direkt im Anschluss an die Expertensystembefragung werden die Inhalte der SMS-Feedbacknachrichten, die in den kommenden Wochen an die Teilnehmer verschickt werden, auto-

matisch vom System generiert. Berücksichtigt werden dabei die individuelle Ausprägung der Intention, das Rauchen aufzugeben und die Ausprägung der individuell eingesetzten Maßnahmen zur Verhaltensänderung im Vergleich zur Bevölkerungsnorm. Zum Beispiel werden die SMS-Feedbacks bei einem Teilnehmer, der sich bereits der Risiken des Rauchens bewusst ist, aber die Möglichkeiten der sozialen Unterstützung kaum nutzt, zu deren verstärkten Nutzung ermutigen.

SMS-Monitoring- und Feedbackprogramm

Unmittelbar nach dem Baseline-Assessment werden die Teilnehmer mit dem SMS-basierten Monitoring- und Feedbackprogramm vertraut gemacht. Das SMS-Monitoring ermöglicht eine zeitlich engmaschige Erfassung des Rauchverhaltens und der Intention zur Rauchabstinenz und ermöglicht eine ständig aktualisierte Einstufung der Teilnehmer in die TTM-Stadien »Absichtslosigkeit«, »Absichtsbildung«, »Vorbereitung« und »Handlung«. Diese werden dann im SMS-Feedback berücksichtigt.

In den Stadien Absichtslosigkeit, Absichtsbildung und Vorbereitung werden die Teilnehmer wöchentlich um Beantwortung der folgenden Frage gebeten:

Ich habe vor mit dem Rauchen aufzuhören:
- überhaupt nicht (1),
- in den nächsten 6 Monaten (2),
- in den nächsten 4 Wochen (3),
- ich rauche seit mindestens 1 Tag bewusst nicht mehr (4).

Diese Frage wird einmal wöchentlich per SMS von einem eigens für das Projekt entwickelten SMS-Administrationstool automatisch auf das Handy der Teilnehmer geschickt. Die Teilnehmer können die Frage über die Nutzung der »Antwort«-Funktion des Handys und die Eingabe einer Zahl von 1 bis 4 innerhalb eines Tages beantworten. Die Teilnahme ist auch für wenig erfahrene SMS-Nutzer möglich, da keine Texte geschrieben werden müssen. Bei einem falschen Antwortformat erhalten die Teilnehmer unmittelbar einen entsprechenden Hinweis per SMS mit der Bitte, die Frage erneut zu beantworten. Falls keine Antwort durch die Teilnehmer erfolgt, erhalten diese nach 24 Stunden eine Erinnerungs-SMS.

In den TTM-Stadien »Handlung« und »Aufrechterhaltung«, in denen die Teilnehmer bereits rauchabstinent sind, wird erfragt, wie viele Zigaretten innerhalb der letzten Woche geraucht wurden. Diese Frage ist für die Erfassung eines möglichen Rückfalls erforderlich.

Das SMS-Feedback soll die Abstinenzmotivation sowie die Beibehaltung der Rauchabstinenz durch individualisierte, stadienbasierte Rückmeldungen fördern. Der Inhalt der Nachrichten wird in Anschluss an die Expertensystembefragung in der Berufsschule generiert. Schreitet ein Teilnehmer innerhalb der TTM-Stadien voran oder zurück, z. B. vom Stadium der Absichtslosigkeit in das Stadium der Vorbereitung, erfolgt telefonisch eine weitere Expertensystembefragung. Basierend auf dieser Befragung werden automatisch neue Feedbacktexte für das entsprechende Stadium generiert, die dann wöchentlich in Form von SMS-Kurzmitteilungen auf das Mobiltelefon der Teilnehmer geschickt werden. Ab der zweiten Expertensystembefragung wird auch die Veränderung der individuell eingesetzten Prozesse zur Verhaltensänderung seit der letzten Befragung berücksichtigt.

SOS-Funktion

In den Stadien »Vorbereitung«, »Handlung« und »Aufrechterhaltung« können die Teilnehmer jederzeit bei einem starken Verlangen nach Zigaretten oder bei Entzugssymptomen selbstständig eine SOS-Funktion aktivieren. Dazu schicken die Teilnehmer eine SMS mit dem Text »SOS« an den SMS-COACH. Anschließend erhalten Sie eine Frage mit einer Auf-

> **Exkurs**
>
> **SMS-Feedback-Beispiele**
> - Stell dir vor, du rauchst nicht mehr: Wie verändern sich deine Atmung, deine Haut, die Farbe deiner Zähne, dein Geruchssinn und deine Fitness?
> - Unterhalte dich doch mal mit Ex-Rauchern darüber, wie sie sich nach dem Rauchstopp fühlen und wie sie es geschafft haben, von den Zigaretten loszukommen.
> - Wer mit dem Rauchen aufhört, ist attraktiver für andere: hat keine gelben Zähne mehr, einen frischeren Atem und eine gesündere Haut.
> - Es ist nicht einfach mit dem Rauchen aufzuhören – dennoch haben es schon viele erfolgreich geschafft. Der SMS-Coach kann dich dabei unterstützen.
> - Du gibst täglich ca. 4,80 € für Zigaretten aus. Auf das Jahr gerechnet sind dies 1.753 € und 6.935 Zigaretten, die deine Gesundheit und deinen Geldbeutel belasten.

listung möglicher Craving- und Entzugssymptome (z. B. Nervosität, Konzentrationsprobleme, Müdigkeit, Kopfschmerzen). Basierend auf deren Auswahl, können sich die Teilnehmer mehrere Tipps und Strategien zum Umgang mit den Symptomen abrufen. In den Stadien »Vorbereitung« und »Handlung« werden die Teilnehmer wöchentlich auf diese Funktion hingewiesen (◘ Abb. 4.1).

◘ **Abb. 4.1.** SOS-Funktion

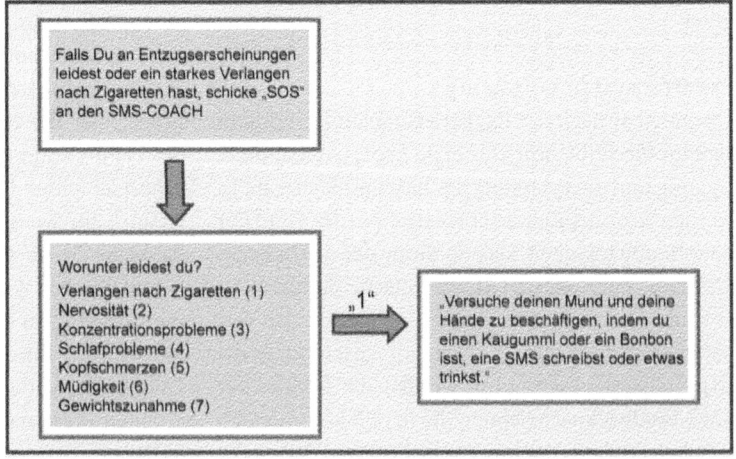

Fazit

Zur Förderung der Tabakabstinenz sind individualisierte Interventionen erforderlich, die kostengünstig in großen Bevölkerungsgruppen realisiert werden können. Proaktive Rekrutierungs- und Interventionsansätze, die auch Personen mit geringer oder fehlender Motivation zur Beendigung des Rauchens berücksichtigen, sind dafür besonders geeignet. Internet- und SMS-basierte Expertensysteme nutzen fortlaufend erhobene Daten über die persönlichen Verhaltensweisen und Motivation für ein zeitnah aktualisiertes, individualisiertes Feedback. Damit können die Schwachpunkte

bisheriger Expertensysteme wie die großen Abstände zwischen den Interventionszeitpunkten, die beschränkte Informationsmenge in den Rückmeldebriefen sowie der rigide Zeitplan für die Interventionen verbessert werden. SMS- und internetbasierte Expertensysteme, die zeitlich engmaschig die Intention zur Rauchabstinenz sowie das Rauchverhalten erfassen und die Teilnehmer kontinuierlich durch individualisierte, pointierte Feedbacks unterstützen, versprechen eine erhebliche Verbesserung der Wirksamkeit gegenüber bisherigen Expertensystemansätzen.

Literatur

Chiauzzi E, Green TC, Lord S, Thum C, Goldstein M (2005) My student body: A high-risk drinking prevention web site for college students. J Am Coll Health 53:263–274

Etter JF (2005) Efficacy of two internet-based, computer-tailored smoking cessation programs: A randomized trial. J Med Internet Res 7:e2

Etter JF, Perneger T (2001) Effectiveness of a computer-tailored smoking cessation program. A randomized trial. Arch Intern Med 161:2596–2601

Ezzati M, Lopez AD, Rodgers A, Vander Hoorn S, Murray CJ (2002) Selected major risk factors and global and regional burden of disease. Lancet 360:1347–1360

John U, Hanke M (2001) Tabakrauch-attributable Mortalität in den deutschen Bundesländern. Gesundheitswesen 63:363–369

John U, Hapke U, Rumpf HJ et al. (2003a) Gesundheitsrisiken, Krankheiten und Todesfälle, die durch Tabakrauchen und Alkoholkonsum bedingt sind, und notwendige Schritte der Gesundheitsversorgung. Sucht Aktuell 1:5–10

John U, Meyer C, Rumpf HJ, Hapke U (2003b) Relation among stage of change, demographic characteristics, smoking history, and nicotine dependence in an adult German population. Prev Med 37:368–374

Lampert T, Burger M (2004) Rauchgewohnheiten in Deutschland – Ergebnisse des telefonischen Bundes-Gesundheitssurveys 2003. Gesundheitswesen 66:511–517

Lenert L, Munoz RF, Perez JE, Bansod A (2004) Automated e-mail messaging as a tool for improving quit rates in an internet smoking cessation intervention. J Am Med Inform Assoc 11:235–240

Meyer C, Rumpf HJ, Hapke U, John U (2000) Inanspruchnahme von Hilfen zur Erlangung der Nikotin-Abstinenz. Sucht 46:389–407

Meyer C, Ulbricht S, Baumeister S et al. (in press) Proactive interventions for smoking cessation in general medical practice: A quasi-randomized controlled trial to examine the efficacy of computer-tailored letters and physician-delievered brief advice. Addiction

Medienpädagogischer Forschungsverbund Südwest (MPFS) (2006) JIM 2006. Jugend, Information, (Multi-) Media. Basisstudie zum Medienumgang 12- bis 19-Jähriger in Deutschland. ⓦ http://www.mpfs.de/fileadmin/JIM-pdf06/JIM-Studie_2006.pdf

Obermayer JL, Riley WT, Asif O, Jean-Mary J (2004) College smoking-cessation using cell phone text messsaging. J Am Coll Health 53:71–78

Prochaska JO, Velicer WF (1997) The transtheoretical model of health behavior change. Am J Health Promot 12:38–48

Rodgers A, Corbett T, Bramley D et al. (2005) Do u smoke after txt? Results of a randomised trial of smoking cessation using mobile phone text messaging. Tob Control 14:255–261

Rumpf HJ, Hapke U, Meyer C, John U (1999) Motivation to change drinking behavior: Comparison of alcohol dependent individuals in a general hospital and a general population sample. Gen Hosp Psychiatry 21:348–353

Schneider SJ, Walter R, O'Donnell R (1990) Computerized communication as a medium for behavioral smoking cessation treatment: Controlled evaluation. Comput Human Behav 6:141–151

Statistisches Bundesamt (2006) Statistisches Jahrbuch für die Bundesrepublik Deutschland 2006. Statistisches Bundesamt, Wiesbaden

Strecher VJ, Shiffman S, West R (2005) Randomized controlled trial of a web-based computer-tailored smoking cessation program as a supplement to nicotine patch therapy. Addiction 100:682–688

Thyrian JR, John U (2007) Population impact: Definition, calculation and its use in prevention science in the example of tobacco smoking reduction. Health Policy 82:348–356

Ulbricht S, Meyer C, Schumann A, Rumpf HJ, Bischof G, Hapke U et al. (2004) Förderung der Intention zur Tabakabstinenz bei Patienten in der hausärztlichen Praxis. Gesundheitswesen 66:518–521

Velicer WF, Prochaska, JO, Redding CA (2006) Tailored communications for smoking cessation: Past successes and future directions. Drug Alcohol Rev 25:49–57

Winett RA, Tate DF, Anderson ES, Wojcik JR, Winett SG (2005). Long-term weight gain prevention: A theoretically based Internet approach. Prev Med 41, 629–641

5 Trauma-TIPS: Eine internetgestützte Intervention zur Prävention von posttraumatischen Belastungsstörungen bei Patienten mit körperlichen Verletzungen

Marit Sijbrandij, Joanne Mouthaan, Miranda Olff
Übersetzung: Katrin Grommek, Tübingen

5 Trauma-TIPS: Eine internetgestützte Intervention zur Prävention von posttraumatischen Belastungsstörungen bei Patienten mit körperlichen Verletzungen

Marit Sijbrandij, Joanne Mouthaan, Miranda Olff
Übersetzung: Katrin Grommek, Tübingen

5.1   Hintergrund

5.1.1   Prävention von posttraumatischen Belastungsstörungen bei Traumaopfern mit körperlichen Verletzungen

Verletzte Patienten, die nach schweren Unfällen, körperlichen Angriffen oder Überfällen in die Notaufnahme einer Klinik kommen, haben ein beachtliches Risiko, langfristig psychiatrische Symptome zu entwickeln. Es hat sich gezeigt, dass im späteren Verlauf bei 10–17% dieser Patienten die Diagnose einer posttraumatischen Belastungsstörung (PTBS) oder einer Depression gestellt wird (Everly et al. 1999; O'Donnell et al. 2004; Yehuda et al. 1998). Charakteristisch für die PTBS sind Symptome der Intrusion wie Flashbacks und Albträume, die mit dem traumatischen Erlebnis in Beziehung stehen, Symptome der Vermeidung, z. B. das Meiden von Plätzen und Aktivitäten, die an das traumatische Ereignis erinnern, sowie Symptome der Übererregung, die sich in Schlaf- und Konzentrationsstörungen sowie einer erhöhten Reizbarkeit äußern können (American Psychiatric Association 1994).

Um Traumaopfer in der akuten Phase nach dem traumatischen Ereignis psychologisch begleiten zu können, wurden unterschiedliche Formen früher Interventionen entwickelt. Die Hauptziele dieser Interventionen waren die Linderung der anfänglichen Belastung (Everly et al. 1999; Resnick et al. 1999), die Förderung des kurz- und langfristigen Funktionsniveaus (National Child Traumatic Stress Network and National Center for PTSD 2005) sowie ökonomische Ziele wie z. B. die Verringerung von krankheitsbedingten Fehlzeiten und Schadensersatzansprüchen (Mitchell u. Everly 2001).

❗ Aktuelle Forschungsergebnisse belegen, dass einzelne, unmittelbar nach dem Trauma stattfindende Sitzungen, in denen traumafokussierte Interventionen zum Einsatz kommen, nicht geeignet sind, Symptome einer PTBS zu verhindern, sondern sogar das Risiko für das Auftreten von PTBS-Symptomen erhöhen können (Bisson et al.1997; Mayou, Ehlers u. Hobbs 2000; Sijbrandij et al. 2006). Zur Erklärung dieser schädlichen Effekte geht man da

▼

von aus, dass die üblichen Interventionen, die mehrheitlich den Ausdruck traumabezogener Emotionen fördern, für manche Opfer zu überwältigend sein könnten, wenn sie direkt nach dem Trauma erfolgen und eher Symptome von Erregung und Belastung hervorrufen können, anstatt diese zu reduzieren (National Institute of Mental Health 2002; Sijbrandij et al. 2006).

Eine wachsende Zahl von Studien belegt die Wirksamkeit kognitiv-behavioraler Techniken zur Behandlung von Symptomen einer akuten PTBS, die zurzeit in den ersten Tagen und Wochen nach einer körperlichen Verletzung zur Anwendung kommen. Kognitiv-behaviorale Techniken beinhalten die Psychoedukation bezüglich individueller Reaktionen auf traumatische Erlebnisse sowie Stressmanagementtechniken wie z. B. Entspannungsübungen, Exposition und kognitive Umstrukturierung. Mehrere kontrollierte und randomisierte Studien konnten nachweisen, dass eine kognitiv-behaviorale Kurzzeittherapie signifikante Effekte in der Verhinderung einer PTBS bei Personen mit leichten Schädel-Hirn-Traumata (Bryant et al. 2003), bei zivilen Traumaüberlebenden (Bryant et al. 1998, 1999, 2005) sowie bei der Behandlung akuter PTBS-Symptome von körperlich verletzten Traumaopfern erzielt (Bisson et al. 2004). Kognitiv-behaviorale Interventionen für Traumaopfer finden normalerweise im persönlichen Kontakt über einen Zeitraum von mindestens 4–5 Sitzungen statt. Forschungsergebnisse früherer Studien legen jedoch nahe, dass kognitiv-behaviorale Techniken auch dann hilfreich sind, wenn nur ein oder zwei Sitzungen stattfinden (Basoglu et al. 2005; Somer et al. 2005).

In diesem Kapitel wird die kürzlich entwickelte internetgestützte Intervention für Traumapatienten mit körperlichen Verletzungen namens »Trauma-TIPS« vorgestellt. Sie basiert auf den oben beschriebenen Forschungsergebnissen zu frühzeitigen Interventionen nach traumatischen Erfahrungen sowie auf der Annahme, dass eine Frühintervention darauf ausgerichtet sein sollte, akute Belastungen und das Erregungsniveau zu reduzieren (Acierno et al. 2003; Resnick et al. 1999). Die Teilnahme an dem Programm sollte uneingeschränkt freiwillig sein und die Intervention sollte grundlegende psychoedukative Elemente beinhalten, die über häufige Reaktionen auf traumatische Erfahrungen sowie über Möglich-keiten damit umzugehen aufkären (Gray u. Litz 2005). Basierend auf den optimistischen Ergebnissen zu den frühen kognitiv-behavioralen Interventionsmöglichkeiten haben wir weitere kognitiv-behaviorale Elemente mit in unser Programm aufgenommen, z. B. Entspannungsübungen und Anregungen für die Patienten, wie sie sich schrittweise mit Alltagssituationen, die sie normalerweise meiden, konfrontieren können.

5.1.2 Internetgestützte Programme für Opfer psychischer Traumatisierung

Seitdem in den 90er Jahren des letzten Jahrhunderts das Internet als Kommunikationsmedium zunehmend an Bedeutung gewann, wurden etliche Internetprogramme mit dem Ziel entwickelt, die psychiatrischen Symptome nach psychischer Traumatisierung zu reduzieren.

Exkurs

Internetbasierte Interventionen zur Behandlung von PTBS-Symptomen

Die Programme, die bisher in der wissenschaftlichen Literatur beschrieben wurden, beinhalten hauptsächlich internetgestützte Behandlungsansätze, deren Ziel es ist, eine bestehende PTBS oder leichte chronische PTBS-Symptome zu behandeln (d. h. keine präventiven Ansätze). Lange und Kollegen haben eine therapeutenbegleitete Internetbehandlung namens »Interapy« für PTBS-Symptome konzipiert (Lange et al. 2003a, 2001). Über die Interapy-Website bearbeitet der Patient wiederholt traumabezogene schriftliche Aufgaben, auf die der Therapeut ein individuelles Feedback gibt. Eine holländische Studie, die von den Entwicklern dieser Intervention durchgeführt wurde (Lange et al. 2003b), ebenso wie eine neue Schweizer Studie, die mit deutschsprachigen Traumaopfern durchgeführt wurde (Knaevelsrud u. Maercker 2007), konnten zeigen, dass das Interapy-Programm signifikant positive Effekte in der Behandlung von PTBS-Symptomen erzielt (▶ Kap. 9).

Ein 8-wöchiges Selbsthilfeprogramm zur Behandlung leichter PTBS-Symptome wurde von Hirai und Clum (2005) entwickelt. Das Programm besteht aus schriftlichen Aufgaben (ohne individuelles Therapeutenfeedback) und enthält darüber hinaus Informations- und Entspannungstrainingsmodule. In einer Wirksamkeitsstudie fanden die Autoren, dass ihr Programm in Bezug auf die Reduktion von PTBS-Symptomen vielversprechende Ergebnisse zeigte, auch wenn die erwartete Abnahme der Symptome von Übererregung nicht bestätigt werden konnte, was je-

doch u. U. auf die kleine Stichprobe zurückzuführen ist (Hirai et al. 2005).

Wade und Mitarbeiter entwickelten ein Online-Problemlösetherapieprogramm für Familien (»family problem solving«, FPS), das Eltern, deren Kinder aufgrund von Schädel-Hirn-Traumata im letzten Jahr stationär in einer Klinik behandelt werden mussten, darin unterstützen soll, Angst und Depression abzubauen (Wade et al. 2005). Auf der FPS-Website werden die Eltern aufgefordert, selbsterklärende Materialien zu bearbeiten, die sowohl ein Problemlöse- als auch ein Kommunikationstraining umfassen. Es werden ebenfalls Informationen über die am häufigsten vorkommenden psychologischen Konsequenzen von Schädel-Hirn-Traumata bei Kindern, den Geschwistern und der Familie zur Verfügung gestellt. Darüber hinaus bietet die Website Informationen über Stressmanagement, Ärgermanagement, Schmerzbewältigung und eheliche Kommunikation. Zusätzlich wurden alle 1–2 Wochen Treffen mit einem Therapeuten anberaumt, die in Form von Videokonferenzen stattfanden und in denen die selbstständig durchgeführten Übungen mit den Eltern diskutiert wurden. Die Autoren konnten zeigen, dass ihre Website effizient die Angst- und Depressionssymptome der Eltern verringern konnte (Wade et al. 2006).

Eine weitere 8-wöchige therapeutenbegleitete Internetbehandlung von PTBS wird zurzeit in den USA evaluiert (Litz et al. 2004). Die Patienten sind aufgefordert, tägliche Atem- und Muskelrelaxationsübungen durchzuführen, zusätzlich sollen sie negative Gedanken über die Welt hinterfragen, die oft als Folge traumatischer Erfahrungen auftreten.

Obwohl derzeit etliche Internetprogramme, die Traumaopfern direkt nach einem traumatischen Ereignis zur Verfügung gestellt werden sollen, entwickelt werden, sind doch entsprechende Artikel rar, die solche Programme zur Prävention von PTBS beschreiben. Neben der beschriebenen Trauma-TIPS-Intervention (dazu später mehr in diesem Kapitel) haben Ruggiero und Mitarbeiter eine Website entwickelt, die über die typischen emotionalen und behavioralen Reaktionen auf traumatische Erlebnisse aufklärt und Informationen zu effektiven Bewältigungsstrategien anbietet (Ruggiero et al. 2006). Separate Module zu den Symptombereichen posttraumatische Belastung, Panik, Depression, generalisierte Angst und exzessive Besorgnis sowie zum Konsum von Alkohol, Drogen und Zigaretten wurden mit aufgenommen. Um für jeden Teilnehmer die adäquaten Module auszuwählen, werden Onlinescreeningverfahren eingesetzt. Alle Module beinhalten Interventionsmethoden, deren Wirksamkeit in Bezug auf die jeweilige Zielsymptomatik wissenschaftliche Evidenz erlangt hat, wie z. B. Entspannungs- und Atemübungen und Empfehlungen zur Selbstexposition bei Angststörungen, Techniken des motivationalen Interviews in Fällen von Substanzabusus und Strategien zur Verhaltensaktivierung bei Depressionen (s. Ruggiero et al. 2006 für eine detaillierte Beschreibung). Die Durchführbarkeit des Programms wurde an 285 Einwohnern von New York annähernd 6 Monate nach den Anschlägen vom 11. September 2001 überprüft. Die Überprüfung der Wirksamkeit des Programms wird laut den Autoren erst nach einem zukünftigen traumatischen Zwischenfall großen Ausmaßes möglich sein.

Wenngleich es schwer möglich ist, alle Initiativen und Aktivitäten in diesem Arbeitsfeld zu überblicken, kann davon ausgegangen werden, dass die hier beschriebene Trauma-TIPS-Intervention die erste internetgestützte Intervention zur Prävention von PTBS in einer Population von traumatisierten Patienten mit körperlichen Verletzungen ist.

5.1.3 Warum das Medium Internet?

Bei der Entwicklung von Trauma-TIPS wurde eine internetgestützte, interaktive Vorgehensweise gewählt, da davon ausgegangen wird, dass diese in der Behandlung von verletzten Traumapatienten einige Vorteile bietet.

> ❗ Basierend auf einer Reihe von Wahlmöglichkeiten und Optionen ermöglicht Trauma-TIPS eine auf den jeweiligen Patienten zugeschnittene Behandlung. Die Patienten haben die Möglichkeit, das Programm in ihrem eigenen Tempo und zu dem für sie richtigen Zeitpunkt zu absolvieren. So können sie beispielsweise selbst entscheiden, wie oft sie die einzelnen Teile der Intervention durchführen, wodurch die Freiwilligkeit der Teilnahme sehr viel deutlicher betont wird, als das in einem professionellen Setting mit persönlichem Kontakt der Fall wäre. Dass die Patienten die Website zu dem Zeitpunkt besuchen können, an dem sie sich dazu bereit fühlen, ist wichtig, da Traumaopfer sich hinsichtlich ihres psychischen Erholungsprozesses erheblich unterscheiden. Besonders für Interventionen, die zeitlich unmittelbar auf das Trauma folgen sollen, ist der Einsatz des Internets vorteilhaft, da von den Opfern nicht verlangt wird, ihr Trauma einem Therapeuten zu berichten. So werden die Patienten nicht gedrängt, traumabezogene Emotionen und Empfindungen auszudrücken, ein Vorgehen, welches das Risiko erhöht, Symptome einer PTBS zu entwickeln (Sijbrandij et al. 2006; National Institute of Mental Health 2002).

Internetgestützte Interventionen in einem Kliniksetting anzubieten, bietet darüber hinaus praktische Vorteile für das Klinikpersonal, dem nur begrenzte Zeit zur Verfügung steht, um sich auf die psychische Erholung eines Patienten zu konzentrieren. Internetgestützte Interventionen, zu denen Patienten bereits im Rahmen der stationären Behandlung Zugang haben, können eine wertvolle zeit- und kostensparende Ergänzung zu den üblichen Behandlungsangeboten bilden. Selbstverständlich muss dazu aber zunächst ein Internetzugang in den Krankenzimmern gewährleistet sein. Der Zugang zu internetgestützten Interventionen kann auch für die vielen Patienten hilfreich sein, die nach einer Nacht der Beobachtung wieder aus der Klinik entlassen werden. Nach der Entlassung erhalten und erwarten diese Patienten keinerlei Kontrolluntersuchungen in der Klinik. Für sie könnte der Zugang zu einer Website hilfreich sein, die ihnen Informationen zur Bewältigung des Traumas liefert.

Zuletzt sollte noch erwähnt werden, dass technikgestützte Interventionen der wissenschaftlichen Forschung zusätzliche interessante Informationen liefern, die in Interventionsstudien zu Programmen, die auf persönlichem Kontakt beruhen, nicht oder nur mit erheblichem Aufwand zu bekommen sind. So hat man beispielsweise die Möglichkeit das exakte Nutzungsverhalten zu untersuchen, indem man z. B. erfasst, wie oft ein einzelner Patient sich auf der Website einloggt und wie viel Zeit er mit einem spezifischen Videofragment oder einer Übung verbringt.

5.2 Trauma-TIPS

5.2.1 Technische Aspekte und Web-Design

Die Trauma-TIPS-Internetintervention wurde in HTML erstellt. Die grafische Benutzeroberfläche wurde so einfach und unkompliziert wie möglich gestaltet und stellt keine hohen Anforderungen an den Benutzer (◙ Abb. 5.1). Da die Patienten dieses Programm in einer potenziell sehr hektischen und stressreichen Phase ihres Lebens nutzen sollen, nämlich in den ersten 10 Tagen nach einer traumatischen Erfahrung, sollen sie ein Gefühl der Kontrolle über jeden ihrer Schritte in diesem Programm haben. Deshalb wurde z. B. entschieden, dass die Symbolleisten jederzeit am oberen Ende der Website sichtbar bleiben. Außerdem sind die Buttons »Zurück« und »Weiter« ständig rechts und links am unteren Rand der Website sichtbar und ermöglichen so dem Patienten diese Programmabschnitte jederzeit aufzusuchen oder zu verlassen. Die Farben des Grafikdesigns, grün und dunkelrot, wurden bewusst gewählt, da sie in ihrer Wirkung als ruhig, wohltuend und nicht ablenkend empfunden werden.

Trauma-TIPS ist über eine sichere HTTPS-Website zu erreichen. Jedem Patienten wird ein persönlicher Benutzername zugeteilt, mit dem er sich in das Programm einloggen kann. Wenn ein Patient seinen Login-Namen vergessen hat, kann er einen Button

---

Trauma Tips

Introductie ▶ Vragen 1 ▶ **Trauma** ▶ Oefeningen ▶ Vragen 2 ▶ Tot slot

▶ De Trauma Unit ▶ **Ervaringen** ▶ Tips

Ervaringen

Ervaringen
Hieronder ziet u drie patiënten. Als u op één van de portretten klikt, ziet u een filmpje van een patiënt van de Trauma Unit.

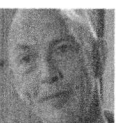 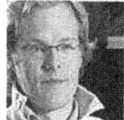 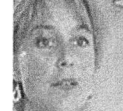

Piet
Piet (51 jaar) viel tijdens zijn werk van het dak af.

Klik op het scherm om Piet's verhaal te horen

Bekijk video

Mike
Mike (31 jaar) kreeg op de snelweg een auto-ongeluk.

Klik op het scherm om Mike's verhaal te horen.

Bekijk video

Esther
Esther (35 jaar) werd op weg van werk naar huis aangevallen en beroofd.

Klik op het scherm om Esther's verhaal te horen.

Bekijk video

◀ Terug

Verder ▶

◙ **Abb. 5.1.** Trauma-TIPS, die internetgestützte Intervention

»Login-Name vergessen?« anklicken. Der Mailserver sendet dann automatisch eine E-Mail mit dem Login-Namen an die E-Mail-Adresse des Patienten. Mit Active Server Pages (ASP) werden auf dem Server HTML-Codes generiert, welche die Webseiten auf Basis der vom Patienten erzeugten Daten auswählen.

Relevante Informationen, wie z. B. die Antworten auf die Angst- und Belastungsskalen, die in das Programm integriert sind (► Abschn. 5.2.2), sowie die Gesamtzeit, die der Patient für die Bearbeitung der verschiedenen Schritte und Unterschritte des Programms aufwendet, werden in einer Microsoft-Datenbank gespeichert. Die Video- und Audioelemente, die zur Intervention gehören (► Abschn. 5.2.2) wurden auf einen Streaming Media Server geladen, sodass sie ohne vorheriges Herunterladen direkt zu sehen sind, wenn sie angeklickt werden.

5.2.2 Trauma-TIPS: Sechs Schritte

Das Konzept für Trauma-TIPS wurde von den Autoren des Centre for Psychological Trauma des Academic Medical Center in Amsterdam (Holland) entwickelt und das Programm wurde von der Universität des Amsterdamer Audiovisuellen Centre produziert. Im Allgemeinen ist die Trauma-TIPS–Internetintervention ein Programm von 30 Minuten Dauer, das interaktive Elemente enthält und sowohl visuelle als auch auditive Materialien einsetzt. Zur Verminderung von akuter Übererregung und Belastung und um Vermeidung und sozialem Rückzug entgegenzuwirken, enthält das Programm kognitiv-behaviorale Techniken wie Psychoedukation, Exposition, kognitive Umstrukturierung und Stressmanagement.

Trauma-TIPS besteht aus den im Folgenden dargestellten sechs Schritten. Jedem dieser Schritte ist ein entsprechender Button zugeordnet, der sich in der Navigationsleiste am oberen Rand jeder Seite befindet.

Schritt 1: Einführung

Das Ziel der Intervention wird erklärt, und es werden Instruktionen gegeben, wie das Programm und der Login-Screen zu bedienen sind.

Schritt 2: Fragen 1

Ein kurzer Prä-Test soll das Ausmaß von Angst und Belastung mithilfe von zwei visuellen Analogskalen erfassen. Dazu werden zwei horizontale Balken mit einer Skala von 0 = keine Angst und keine Belastung bis 100 = höchstes Ausmaß an vorstellbarer Angst und Belastung dargeboten.

Schritt 3: Trauma

Dieser Teil ist in drei Unterbereiche gegliedert:

1. **Die Trauma-Unit:** Ein Videoclip, in dem Aufnahmen von der Klinik und dem Schockraum gezeigt werden. Ein Sprecher beschreibt kurz die üblichen Prozeduren in der Trauma-Unit nach einem traumatischen Unfall. Als nächstes erklärt der leitende Chirurg der Trauma-Unit die Arbeitsweise der Station und stellt kurz die Trauma-TIPS-Internetintervention vor.

2. **Erfahrungen:** Im nächsten Schritt können die Teilnehmer per Mausklick einen von drei Videoclips auswählen und ansehen. In jedem dieser drei Videoclips ist ein Schauspieler zu sehen, der einen Patienten spielt, der kurz von seinen Erfahrungen nach seinem Unfall berichtet. Wir haben uns entschieden, drei unterschiedliche Patienten zu präsentieren, um jedem Betroffenen die Möglichkeit zu geben, die Geschichte auszuwählen, die seinen eigenen Erfahrungen am nächsten kommt, sodass er sich damit identifizieren kann. Basierend auf der Verteilung von Geschlecht, Alter und Art des Traumas, wie sie sich in den Aufzeichnungen des Traumaregisters darstellt, werden die Unfallverletzungen gezeigt, die am häufigsten vorkommen:

   — »**Piet**« ist ein 51-jähriger Mann, der einen Arbeitsunfall überlebt hat. Im Video berichtet er, dass er vor 5 Wochen in die Trauma-Unit aufgenommen wurde, nachdem er bei seiner Arbeit als Dachdecker vom Dach gefallen war. In den ersten Wochen habe er unter massiven Konzentrationsproblemen gelitten, z. B. wenn er etwas lesen wollte. Indem er sich zunächst nur auf kleine Abschnitte konzentriert habe, sei es allmählich besser geworden. Nach eineinhalb Wochen sei er an seinen Arbeitsplatz zurückgekehrt, zunächst jedoch mit einem reduzierten Arbeitsumfang im Büro. Jetzt, nach 5 Wochen, arbeite er wieder Vollzeit und habe sich gut erholt.

- »Mike« ist ein 31-jähriger Mann, der einen Verkehrsunfall hatte. Er ist von Beruf IT-Berater und spricht über seinen Unfall von vor 2 Monaten. In den ersten Wochen habe er viel über den Unfall grübeln müssen. Da er durch ein gebrochenes Bein behindert gewesen sei, sei es ihm schwergefallen, Ablenkung zu finden. Deshalb habe er angefangen, online Computerspiele zu spielen. Er habe auch Freunde eingeladen, gemeinsam mit ihm Fußball zu schauen. Nachdem sein Bein geheilt war, habe er damit begonnen, in Begleitung eines Freundes wieder Auto zu fahren. Seine Arbeit habe er diese Woche wieder aufnehmen können.

- »Esther« ist eine 35-jährige Frau, die Opfer eines Überfalls wurde. Sie war von zwei Jungen überfallen worden, die ihr die Tasche raubten. Sie hatte eine Kopfverletzung, die genäht wurde und sie musste zur Beobachtung über Nacht in der Klinik bleiben. Seit dem Überfall habe sie unter Übererregung und Angst gelitten und nicht mehr auf die Straße gehen wollen. Sie habe Nachbarn und Freunde um Hilfe bei den alltäglichen Aktivitäten gebeten wie z. B. Lebensmittel einzukaufen oder Beistand und Ablenkung zu bekommen. Außerdem mache sie Entspannungsübungen, wenn Ängste auftreten, so z. B. vor dem Einschlafen. Als das Video aufgenommen wurde, fühlte sie sich bereits etwas besser und war an ihren Arbeitsplatz zurückgekehrt.

Mithilfe der Patientengeschichten trägt jedes der drei Videos zur Psychoedukation über normale physiologische Reaktionen während und direkt nach den Unfallverletzungen bei. Daneben werden Stressbewältigungsstrategien geschildert, z. B. um soziale Unterstützung zu bitten oder sich gezielt abzulenken. »Esther« erzählt beispielsweise, dass sie ihre Familie und ihre Freunde anrief, wann immer ihr danach war, nicht nur, um über den Überfall zu reden, sondern auch um Ablenkung zu finden. Des Weiteren berichten alle Patienten in den Videos davon, dass sie sich schrittweise den Situationen wieder aussetzten, die sie zunächst gemieden hatten.

3. **Tipps:** Eine Liste mit fünf Tipps zur Bewältigung der physischen und psychischen Reaktionen auf ein traumatisches Ereignis wird präsentiert. Diese Tipps leiten sich direkt aus den Erfahrungen ab, die in den drei Patientengeschichten geschildert werden.

Schritt 4: Übungen

Das Programm enthält zwei Audioclips von ca. 7 Minuten Dauer, die Anleitungen für Stressbewältigungstechniken geben (Entspannungs- und Atemübungen):

- Das Modul »Muskelentspannungsübungen« zielt auf eine progressive Muskelrelaxation über Atemsteuerung.
- »Der sichere Ort« ist eine Übung, deren Hauptaugenmerk darauf gerichtet ist, das Stress- oder Anspannungsniveau zu reduzieren. Dies geschieht, indem ein sicherer und schützender Ort imaginiert wird, während der Patient die Aufmerksamkeit auf seinen Atem lenkt.

Die Übungen wurden von externen Experten und Mitarbeiten des Amsterdamer Academic Medical Centre entwickelt.

Schritt 5: Fragen 2

Analog zu Schritt 2 wird mit denselben Skalen eine Post-Messung des Angst- und Belastungsniveaus durchgeführt.

Schritt 6: Ende

Am Ende des Programms wird den Patienten für ihre Teilnahme gedankt. Ein Link, der ein E-Mail-Formular öffnet, bietet den Patienten die Möglichkeit, das Programm zu kommentieren und Verbesserungsvorschläge zu machen. Über einen weiteren Link kann der Patient per E-Mail in Kontakt mit dem Trauma-TIPS-Team treten, falls er weitergehende Unterstützung wünscht. Ein dritter Link führt zu einem Webforum, in dem sich Patienten über ihre traumatischen Erfahrungen und mögliche Bewältigungsstrategien austauschen können.

5.2.3 Vorgehensweise und mögliche Schwierigkeiten

Die Trauma-TIPS-Intervention wird den stationären Patienten vom Pflegepersonal angeboten. Patienten können das Programm im Krankenbett an einem Laptop mit Internetzugang nutzen. Wurde der Patient zum Zeitpunkt der Intervention bereits entlassen, wird ihm die Adresse der Website mitgeteilt oder es wird ihm die Möglichkeit angeboten, in der Klinik einen Computer mit Internetzugang zu nutzen, für den Fall, dass er zu Hause nicht über die entsprechenden technischen Möglichkeiten verfügt. Die Patienten können so lange in die Klinik kommen und die Website so oft besuchen, wie sie möchten. Da Trauma-TIPS derzeit nur im Rahmen einer Interventionsstudie zur Verfügung steht (▶ Abschn. 5.3), ist der Zugang zur Website für die Patienten kostenlos.

Wir sind uns im Klaren darüber, dass nicht alle Traumaopfer über eine internetgestützte Intervention erreicht werden können. Vor allem Betroffene, die nur über geringe Kenntnisse der holländischen Sprache verfügen, die nur einen begrenzten Zugang zu einem Computer oder begrenzte Erfahrungen damit haben oder solche, deren Verletzungen sie daran hindern zu tippen oder die Maus zu bedienen, können Trauma-TIPS in dieser Form nicht nutzen. In einer späteren Phase hoffen wir, Trauma-TIPS so anpassen zu können, dass auch Gruppen, die gegenwärtig nicht dazu in der Lage sind, das Programm nutzen können. Solche Programmanpassungen könnten darin bestehen, dass der Inhalt übersetzt wird oder dass zusätzliche Unterstützung bei der Bedienung des Programms auf den Krankenstationen oder in den Polikliniken angeboten wird.

5.3 Erfahrungen mit der Anwendung von Trauma-TIPS

Gegenwärtig wird die Trauma-TIPS-Intervention im Rahmen einer randomisierten Studie zur Überprüfung ihrer Wirksamkeit angewendet. In dieser Studie wird untersucht, ob Trauma-TIPS PTBS-Symptome, Angst und Depression bei verletzten Patienten, die auf einer Trauma-Unit behandelt werden, verringern kann.

Über ein Jahr (2007–2008) werden alle erwachsenen Patienten, die aufgrund ihrer Verletzungen mit Krankenwagen oder Helikopter auf die Traumastation eines der beiden akademischen Lehrkrankenhäuser von Amsterdam (dies sind das Academic Medical Care Center der Universität von Amsterdam und das Free University Medical Center) eingeliefert werden, innerhalb der ersten Woche nach ihrer Verletzung zur Studienteilnahme eingeladen. Patienten, die auf der Intensivstation liegen, werden angesprochen, sobald sie bei vollem Bewusstsein sind und auf eine reguläre Krankenstation verlegt werden. Es erfolgt eine randomisierte Zuweisung entweder zur Trauma-TIPS-Intervention oder zur normalen Pflege. Letztere besteht aus gelegentlichen Gesprächen mit dem Pflegepersonal, den Ärzten oder Sozialarbeitern, die sich nicht an einem Gesprächsleitfaden orientieren. Vor der Zufallszuweisung zu einer der beiden Interventionsbedingungen sowie 1 Monat, 6 Monate und 1 Jahr nach der erlittenen traumatischen Verletzung werden bei allen Patienten PTBS-Symptome sowie das Ausmaß von Angst und Depression erhoben. Neben den Effekten auf die psychische Gesundheit wird auch erfasst, ob Trauma-TIPS die Behandlungskosten senkt und den krankheitsbedingten Arbeitsausfall verkürzt.

Wenngleich es noch zu früh ist, um Schlussfolgerungen bezüglich der Wirksamkeit von Trauma-TIPS zu ziehen, zeichnet sich zumindest ab, dass die Intervention sowohl von den Patienten als auch von den medizinischen Mitarbeitern gut aufgenommen wird (Mouthaan et al. 2007).

5.4 Ausblick

Sofern die Wirksamkeit von Trauma-TIPS nachgewiesen werden kann, wird angestrebt, die Intervention zum Bestandteil der Standardbehandlung in den regionalen holländischen Traumazentren zu machen. Dazu würden Klinikmitarbeiter ermutigt, ihren Patienten standardmäßig den Zugang zu einem Computer während ihres Aufenthaltes auf der Traumastation zu ermöglichen und ihnen die Webadresse der Intervention zu geben. Außerdem gilt es, die Öffentlichkeit über die Trauma-TIPS-Intervention zu informieren. Hierzu sollte die Webadresse auf Postern und Handzetteln in Unfallabteilungen, Trauma-Units, in Wartezimmern von niedergelassenen Ärzten und eventuell auch über die Medien oder über Links auf anderen thematisch relevanten Websites bekannt gemacht werden.

Sollte sich Trauma-TIPS als eine effektive Intervention erweisen, wäre es mit Sicherheit auch sinn-

voll das Programm für weitere Populationen von Traumatisierten anzupassen, insbesondere deshalb, weil gegenwärtig keine effektiven Interventionen zur Verfügung stehen, die allen Traumaüberlebenden unabhängig von der Schwere ihrer Symptome zugänglich sind (National Institute for Clinical Excellence 2005).

Fazit

In diesem Kapitel wurde die interaktive internetbasierte Intervention »Trauma-TIPS« vorgestellt, die für die Population von Traumapatienten mit körperlichen Verletzungen konzipiert wurde. Trauma-TIPS zielt auf die Reduzierung von akuter Belastung und Übererregung, die als Folge von traumatischen körperlichen Verletzungen auftreten, sowie auf die Prävention langfristiger PTBS-Symptome. Die sechs Schritte von Trauma-TIPS umfassen eine Einführung in das Programm, einen sehr kurzen Prä-Test zur Messung von Angst und Belastung, einen Videoclip, in dem ein Traumachirurg die generelle Arbeitsweise einer Trauma-Unit erklärt, sowie drei online verfügbare Videoclips von Patienten, die erzählen, wie sie mit ihren traumatischen Verletzungen fertig geworden sind. Außerdem sind Audioaufnahmen mit

Anleitungen für Entspannungsübungen online verfügbar, eine Post-Test-Messung von Angst und Belastung sowie eine letzte Webseite mit Kontaktinformationen und einem Link zu einem Webforum für verletzte Traumapatienten.

Bis heute haben sich einstündige Interventionen, wie das »Psychological Debriefing« als unwirksam erwiesen oder sogar das Risiko für die Entwicklung von PTBS-Symptomen erhöht (National Institute for Clinical Excellence 2005; Rose et al. 2002; Sijbrandij et al. 2006). Daher erscheint es unerlässlich, Trauma-TIPS sehr sorgfältig auf seine Wirksamkeit zu überprüfen und darüber nachzudenken, wie die praktische Durchführung aussehen könnte, bevor das Programm in größerem Umfang als Frühintervention angeboten wird.

Literatur

Acierno R, Resnick HS, Flood A, Holmes M (2003) An acute post-rape intervention to prevent substance use and abuse. Addict Behav 28:1701–1715

American Psychiatric Association (1994) Diagnostic and statistical manual of mental disorders (4th ed.). Washington DC

Basoglu M, Salcioglu E, Livanou M, Kalender D, Acar G (2005) Single-session behavioral treatment of earthquake-related posttraumatic stress disorder: A randomized waiting list controlled trial. J Trauma Stress 18:1–11

Bisson JI, Jenkins PL, Alexander J, Bannister C (1997) Randomised controlled trial of psychological debriefing for victims of acute burn trauma. Br J Psychiatr 171:78–81

Bisson JI, Shepherd JP, Joy D, Probert R, Newcombe RG (2004) Early cognitive-behavioural therapy for post-traumatic stress symptoms after physical injury. Randomised controlled trial. Br J Psychiatr 184:63–69

Bryant RA, Harvey AG, Dang ST, Sackville T, Basten C (1998) Treatment of acute stress disorder: A comparison of cognitive-behavioral therapy and supportive counseling. J Consult Clin Psychol 66:862–866

Bryant RA, Sackville T, Dang ST, Moulds M, Guthrie R (1999) Treating acute stress disorder: An evaluation of cognitive behavior therapy and supportive counseling techniques. Am J Psychiat 156:1780–1786

Bryant RA, Moulds M, Guthrie R, Nixon RD (2003) Treating acute stress disorder following mild traumatic brain injury. Am J Psychiatr 160:585–587

Bryant RA, Moulds ML, Guthrie RM, Nixon RD (2005) The additive benefit of hypnosis and cognitive-behavioral therapy in treating acute stress disorder. J Consult Clin Psychol 73:334–340

Everly GS Jr, Boyle SH, Lating JM (1999) The effectiveness of psychological debriefing with vicarious trauma: A meta-analysis. Stress Medicine 15:229–233

Gray MJ, Litz BT (2005) Behavioral interventions for recent trauma: Empirically informed practice guidelines. Behav Modif 29:189–215

Hirai M, Clum GA (2005) An Internet-based self-change program for traumatic event related fear, distress, and maladaptive coping. J Trauma Stress 18:631–636

Knaevelsrud C, Maercker A (2007) Internet-based treatment for PTSD reduces distress and facilitates the development of a strong therapeutic alliance: A randomized controlled clinical trial. BMC Psychiatry 7:13

Lange A, van de Ven JP, Schrieken B, Emmelkamp PM (2001) Interapy, treatment of posttraumatic stress through the Internet: A controlled trial. J Behav Ther Exp Psychiat 32:73–90

Lange A, van de Ven JP, Schrieken B (2003a) Interapy: Treatment of post-traumatic stress via the internet. Cogn Behav Ther 32:110–124

Lange A, Rietdijk D, Hudcovicova M, van de Ven JP, Schrieken B, Emmelkamp PM (2003b) Interapy: A controlled randomized trial of the standardized treatment of posttraumatic stress through the internet. J Consult Clin Psychol 71:901–909

Litz BT, Williams L, Wang J, Bryant RA, Engel CC (2004) A Therapist-Assisted Internet Self-Help Program for Traumatic Stress. Professional Psychology: Res Pract 35:628–634

Mayou RA, Ehlers A, Hobbs M (2000) Psychological debriefing for road traffic accident victims. Three-year follow-up of a randomised controlled trial. Br J Psychiatr 176:589–593

Mitchell JT, Everly GS Jr (2001) Critical Incident Stress Debriefing: An operations manual for CISD, defusing and other group crisis intervention services. Chevron Publishing Corporation, Ellicott City

Mouthaan J, Sijbrandij M, Reitsma JB, Goslings JC, Olff M (submitted) An internet-based early intervention to prevent posttraumatic stress disorder (PTSD) in injury patients: A pilot feasability study

National Child Traumatic Stress Network and National Center for PTSD (2005) Psychological first aid: Field operations guide. @ http://www.ncptsd.va.gov/pfa/PFA.html

National Institute for Clinical Excellence (NICE) (2005) Post-traumatic stress disorder; the management of PTSD in adults and children in primary and secondary care. Gaskell and the British Psychological Society. @ http://www.nice.org.uk/page.aspx?o=248114

National Institute of Mental Health (2002) Mental Health and Mass Violence: Evidence-based early psychological intervention for victims/survivors of mass violence. A workshop to reach consensus on best practices. Government Printing Office, Washington D.C. NIH Publication 02-5138. @ http://www.nimh.nih.gov/publicat/massviolence.pdf

O'Donnell ML, Creamer M, Pattison P, Atkin C (2004) Psychiatric morbidity following injury. Am J Psychiatr 161:507–514

Resnick H, Acierno R, Holmes M, Kilpatrick DG, Jager N (1999) Prevention of post-rape psychopathology: Preliminary findings of a controlled acute rape treatment study. J Anxiety Disord 13:359–370

Rose S, Bisson J, Wessely S (2002) Psychological debriefing for preventing posttraumatic stress disorder (PTSD) (Cochrane Review). The Cochrane Library 1. Oxford: Update Software. Ref Type: Generic

Ruggiero KJ, Resnick HS, Acierno R, Coffey SF, Carpenter MJ, Ruscio AM, Stephens RS, Kilpatrick DG, Stasiewicz PR, Roffman RA, Bucuvalas M, Galea S (2006) Internet-based intervention for mental health and substance use problems in disaster-affected populations: A pilot feasibility study. Behav Ther 37:190–205

Sijbrandij M, Olff M, Reitsma JB, Carlier IVE, Gersons BPR (2006) Emotional or educational debriefing, a randomised controlled trial. Br J Psychiatr 189:150–155

Somer E, Tamir E, Maguen S, Litz BT (2005) Brief cognitive-behavioral phone-based intervention targeting anxiety about the threat of attack: A pilot study. Behav Res Ther 43:669–679

Wade SL, Wolfe C, Brown TM, Pestian JP (2005) Putting the pieces together: Preliminary efficacy of a web-based family intervention for children with traumatic brain injury. J Pediatr Psychol 30:437–442

Wade SL, Carey J, Wolfe CR (2006) An online family intervention to reduce parental distress following pediatric brain injury. J Consult Clin Psychol 74:445–454

Yehuda R, McFarlane AC, Shalev AY (1998) Predicting the development of posttraumatic stress disorder from the acute response to a traumatic event. Biol Psychiatr 44:1305–1313

6 Internetbasierte Kommunikation im Kompetenznetz »Depression, Suizidalität«: Erfahrungen und Chancen

Anne Blume, Ulrich Hegerl

6.1   Bedeutung depressiver Erkrankungen für Patient und Gesellschaft

Depressionen gehören in den Industrieländern zu den häufigsten Erkrankungen und werden oft hinsichtlich ihrer Schwere unterschätzt. In Deutschland leiden etwa 4 Mio. Menschen an Depressionen. Man schätzt das angenäherte Lebenszeitrisiko, an einer Depression zu erkranken, auf etwa 14% (Wittchen u. Jacobi 2006).

Wie zahlreiche Untersuchungen belegen, gehen depressive Erkrankungen mit großem persönlichem Leid für die Betroffenen und ihre Angehörigen, aber auch mit einem erheblichen volkswirtschaftlichen Schaden einher (Alonso et al. 2004; Kessler u. Frank 1997; Spijker et al. 2004). Durch die Behandlung von affektiven Störungen (ICD: F30–F39) entstand in Deutschland für das Jahr 2002 eine volkswirtschaftliche Belastung von 4,03 Mrd. Euro. Die Angaben zu jährlichen Behandlungskosten eines Patienten mit affektiven Störungen schwanken zwischen 700 und 4.000 Euro (Stamm u. Salize 2006).

Depressionen sind, wenn sie erkannt werden, gut behandelbar. Unbehandelt jedoch führt der in vielen Fällen rezidivierende oder chronische Verlauf u. a. durch Auftreten von suizidalen Krisen zu einem erhöhten Mortalitätsrisiko der Betroffenen (Hendin 1999). Bei den jährlich 11.000 verübten Suiziden in Deutschland spielen beim überwiegenden Teil schwere depressive Syndrome eine bedeutsame Rolle (Althaus u. Hegel 2001).

> 🛇 Dringender Handlungsbedarf ergibt sich aus dem Befund, dass evidenzbasierte Therapieverfahren, wie die Behandlung mit Antidepressiva und Psychotherapie, nur von einer Minderheit der Bevölkerung optimal genutzt werden (Hegerl et al. 2006; Pfeiffer-Gerschel et al. 2006b; Wittchen u. Pittrow 2002).

Die Gründe hierfür sind vielfältig. Unter anderem tragen Wissensdefizite und Vorurteile in der Bevölkerung zu den diagnostischen und therapeutischen Defiziten bei (Hegerl et al. 2003). Wissen über die eigene Erkrankung kann Ängste und ungerechtfertigte Sorgen verringern, das Hilfesuchverhalten günstig beeinflussen und die Compliance verbessern. Informationsvermittlung ist deshalb ein wich-

tiger Bestandteil der modernen Psychotherapie (Hegerl u. Bussfeld 2002).

Das Internet als modernes Kommunikationsmedium erscheint aufgrund seiner Anonymität und inzwischen breiten und dauerhaften Erreichbarkeit gerade für psychisch kranke Menschen geeignet und vielfältig nutzbar zu sein. Auch wenn es zahlreiche Risiken birgt, so ist es jedoch auch ein sehr wichtigstes Instrument, um Wissensdefizite und Vorurteile abzubauen und Hilfestellungen für depressiv Erkrankte zu leisten. Im Folgenden wird hierzu eine Reihe konkreter Beispiele aufgeführt.

6.2   Möglichkeiten und Grenzen der Prävention und Intervention im Internet

6.2.1   Informationsportale

Sowohl Betroffene und deren Angehörige als auch professionelle Helfer finden im Internet – in der Regel kostenlose – Informationen zum Thema Depression, die – vorausgesetzt sie werden redaktionell gepflegt – auf dem neuesten Stand der Forschung sind. Häufig vertreten sind sog. Mehrebenenansätze, welche Betroffene, Ärzte und die breite Öffentlichkeit in ihre Kampagnen einbeziehen (Griffiths u. Christensen 2002; Hegerl et al. 2006a).

Die Kommunikation über Onlinemedien birgt neben den Möglichkeiten und Chancen für an Depression Erkrankte jedoch auch gewisse Risiken (Hegerl 2006). So können Informationen über die Erkrankung an sich und deren Behandlung falsch dargestellt oder verstanden werden. Dies ist deshalb kritisch, weil eine Rücküberprüfung, analog zu einem persönlichen Gespräch, nur bedingt möglich ist. Studien haben ergeben, dass eine hohe Anzahl von Inhalten zu depressionsspezifischen Themen, welche über das Internet transportiert werden, den Ansprüchen an die fachliche Qualität nur unzureichend genügen (Griffiths u. Christensen 2000). Um Missverständnissen und der Verbreitung von Fehlinformationen vorzubeugen, legt das Kompetenznetz »Depression, Suizidalität« großen Wert auf die Bereitstellung wissenschaftlich belegter Informationen.

Gesundheitsportale im Internet

Mehrere Gesundheitsportale wie etwa das medizinische Linkwörterbuch (@http://www.best-MED-Link.de), der Auftritt @http://www.medizinfo.de und das kommerzielle Internetportal @http://www.netdoktor.de bieten feste Informationsseiten und Linklisten zu verschiedenen Erkrankungen und auch zum Thema Depression an.

Der Internetauftritt des Psychiatrienetz (@http://www.psychiatrie.de), einem Netzwerk aus mehreren Verbänden und dem Psychiatrie-Verlag, bietet zu verschiedenen psychischen Erkrankungen umfangreiche Inhalte und Materialien für Betroffene, Angehörige, Experten und die interessierte Öffentlichkeit an. Es gibt Informationen zu Diagnosen, Psychopharmaka und Therapien, die leicht verständlich sind. Des Weiteren wird die Struktur der psychiatrischen Versorgung in Deutschland vorgestellt. Ein Downloadarchiv mit verschiedenen Materialien zu psychischen Erkrankungen ergänzt das Angebot.

Daneben finden sich verschiedene – häufig von Pharmafirmen finanzierte – Seiten, auf denen Symptome und Behandlungsmöglichkeiten von Depressionen erläutert werden, wie etwa @http://www.depression.de.

6.2.2 Diskussionsforen

In den letzten Jahren haben sich zahlreiche Online-Selbsthilfegruppen konstituiert, deren Mitglieder mittels Newsgruppen und Mailinglisten kommunizieren. Diskussionsforen im Internet sind im Vergleich zu anderen Angeboten, wie etwa einer Face-to-Face-Selbsthilfegruppe, rund um die Uhr und von überall her erreichbar. Teilnehmer können aufgrund der Asynchronität des Mediums ohne feste Terminvereinbarung miteinander kommunizieren und haben gleichfalls die Möglichkeit, die Worte des Gegenübers länger zu reflektieren sowie eigene Texte zu bearbeiten und auch wieder zu verwerfen (Sulzenbacher et al. 2006). Sie können steuern, wie viel Information sie zu welchem Zeitpunkt von sich preisgeben möchten. Die Gewissheit, dass beinahe zu jeder Tageszeit ein Teilnehmer im Forum erreichbar ist, der als Ansprechpartner dienen kann, nimmt einen großen Druck von den Betroffenen.

Im deutschsprachigen Raum sind die meisten Foren für Patienten verschiedener psychischer Störungen angelegt. Meist gibt es gesonderte Unterforen für bipolare Erkrankungen, Essstörungen, Borderline-Persönlichkeitsstörungen und andere Persönlichkeitsstörungen. Einige Selbsthilfegruppen betreiben auch Foren für spezielle depressive Störungen, wie beispielsweise postpartale Depression. Die Unterhaltung und Moderation der Plattformen

◻ **Tab. 6.1.** Beispiele für Diskussionsforen zum Thema »psychische Erkrankungen«

Forum	Diagnose	Moderation/Betreiber
http://www.kompetenznetz-depression.de	Depression	Experten des Kompetenznetzes »Depression, Suizidalität«
http://www.depression-diskussion.de	Seelische Erkrankungen (Angst, Manie, Depression etc.)	Betroffene
http://www.depri.ch	Depression, bipolare Störung, Borderlinestörung	Nicht medizinische Privatpersonen
http://www.schatten-und-licht.de	Postpartale Depression und Psychosen	Nicht medizinische Privatpersonen
http://www.forum-psycho-treff.de	Verschiedene psychosomatische Erkrankungen	Nicht medizinische Privatpersonen
http://www.psychotherapiepraxis.at	Diverse psychische Störungen	DSP Richard L. Fellner, Psychotherapeut in Wien

erfolgt häufig ehrenamtlich durch nicht medizinische Privatpersonen.

Auf den Internetseiten sind die von den Forenbetreibern festgelegten Regeln ersichtlich. So gelten neben allgemeinen Gesetzen zum Schutz der Persönlichkeit und vor Straftaten, forenspezifische Vorschriften etwa zu erlaubten Inhalten. Einige Moderatoren erlauben sog. »triggernde Inhalte«, die sich beispielsweise mit selbstverletzendem Verhalten beschäftigen, wenn diese im Betreff kenntlich gemacht werden. In anderen Foren sind diese Themen verboten und werden gegebenenfalls durch die Moderation gelöscht. ◘ Tab. 6.1 zeigt exemplarisch einige Diskussionsforen für psychische Erkrankungen.

6.3 Prävention und Intervention im Rahmen des Kompetenznetzes »Depression, Suizidalität« – Das Internetangebot

6.3.1 Das Kompetenznetz »Depression, Suizidalität«

Im bundesweiten Kompetenznetz »Depression, Suizidalität« (KND) kooperieren Ärzte, Therapeuten, Wissenschaftler und Institutionen des Gesundheitswesens mit dem Ziel, die Versorgung depressiv erkrankter Menschen in Deutschland und Europa zu verbessern. Gemeinsam arbeitet man an der besseren Koordination der Depressionsforschung, initiiert gezielt versorgungsrelevante Forschungsprojekte und bemüht sich um die Vernetzung von Ärzten der Primärversorgung und forschenden Einrichtungen. Das seit 1999 vom Bundesministerium für Bildung und Forschung geförderte Netzwerk wendet sich an Betroffene und deren Angehörige, an Ärzte und Therapeuten, Wissenschaftler, Journalisten und die breite Öffentlichkeit. Über 20 versorgungsrelevante Subprojekte sind in sechs thematischen Gruppen zusammengefasst.

Koordiniert wird das Netzwerk von der Zentrale, die in der Klinik und Poliklinik für Psychiatrie der Universität Leipzig ansässig ist. Eine umfangreiche Presse- und Öffentlichkeitsarbeit klärt über Depressionen und Therapiemöglichkeiten auf und sensibilisiert die Öffentlichkeit für diese Erkrankung.

6.3.2 Onlinemodule des Kompetenznetzes »Depression, Suizidalität«

Seit August 2000 besteht die Homepage des KND. Über 4,5 Mio. Besucher haben sie seitdem aufgerufen. Die Angebote des Internetauftritts sind übersichtlich nach Benutzeranliegen geordnet. Direkt von der Startseite aus finden Betroffene, Interessenten und Experten die für sie besonders relevanten Bereiche der Homepage (◘ Abb. 6.1).

Im Folgenden werden die unterschiedlichen Elemente des Internetangebotes vorgestellt.

Informationen und Selbsttest

Für Patienten und Angehörige gibt es ein breites Spektrum an Angeboten. Die Internetseite des KND verfügt über einen umfangreichen Wissenspool, in dem sich Interessierte umfassend zum Thema Depression informieren können. Es werden detaillierte und zielgruppenspezifische Informationen zu Diagnose, Charakter und Verlauf sowie zur Therapie von depressiven Erkrankungen gegeben. Eine umfangreiche Informationsbroschüre kann heruntergeladen werden. Diese wurde insbesondere für niedergelassene Ärzte und Therapeuten konzipiert, die damit ihre Patienten und deren Angehörige über die Erkrankung informieren können.

In einem an die ICD-10/V angelehnten Online-Selbsttest, kann die individuelle Wahrscheinlichkeit, an einer Depression erkrankt zu sein, bestimmt werden. Die einzelnen psychotherapeutischen und pharmakotherapeutischen Verfahren zur Behandlung von Depressionen werden vorgestellt und Unterschiede erläutert. Weiterhin werden Kontaktmöglichkeiten zu Selbsthilfegruppen vermittelt. In Erfahrungsberichten schildern Betroffene den Verlauf ihrer Erkrankung und ihren Umgang damit.

Austausch und Informationsweitergabe – Das Diskussionsforum

In einem moderierten Diskussionsforum kann man sich informieren und Kontakte knüpfen. Das Forum dient als Plattform für den Austausch von Betroffenen und Angehörigen miteinander und untereinander.

Der Aufbau der Benutzeroberfläche ist sehr einfach, um auch wenig interneterfahrenen Nutzern die

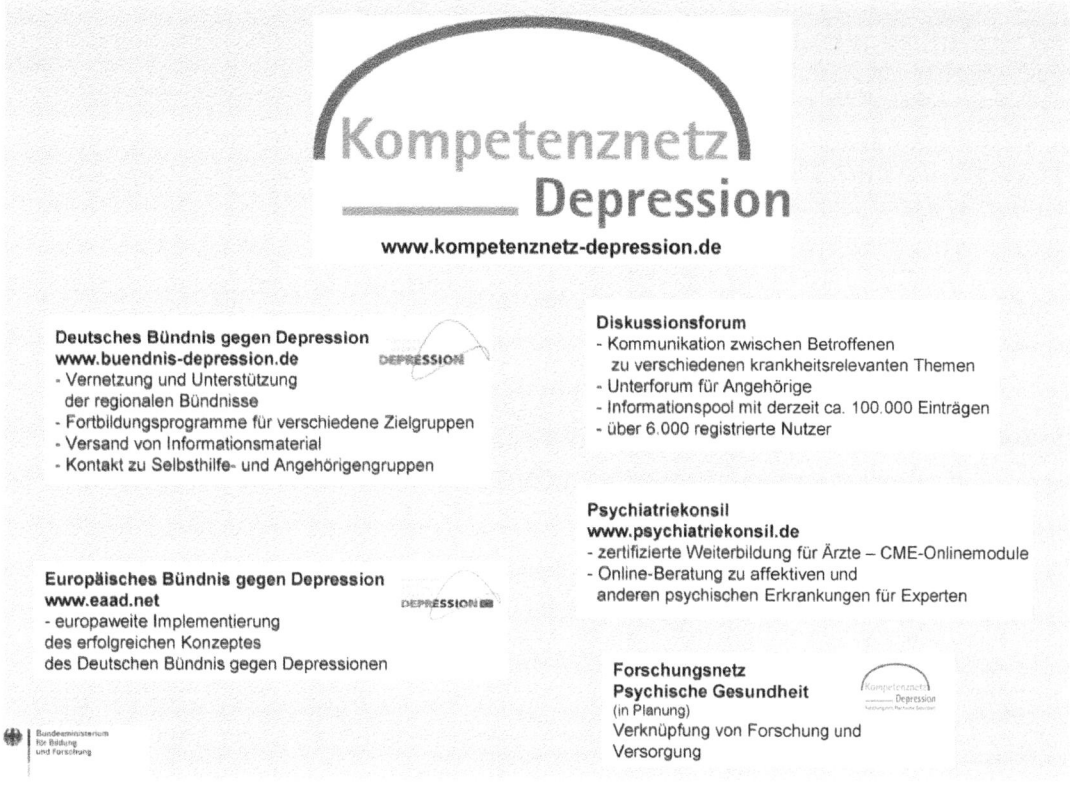

Kompetenznetz
Depression
www.kompetenznetz-depression.de

Deutsches Bündnis gegen Depression
www.buendnis-depression.de
- Vernetzung und Unterstützung
  der regionalen Bündnisse
- Fortbildungsprogramme für verschiedene Zielgruppen
- Versand von Informationsmaterial
- Kontakt zu Selbsthilfe- und Angehörigengruppen

Diskussionsforum
- Kommunikation zwischen Betroffenen
  zu verschiedenen krankheitsrelevanten Themen
- Unterforum für Angehörige
- Informationspool mit derzeit ca. 100.000 Einträgen
- über 6.000 registrierte Nutzer

Psychiatriekonsil
www.psychiatriekonsil.de
- zertifizierte Weiterbildung für Ärzte – CME-Onlinemodule
- Online-Beratung zu affektiven und
  anderen psychischen Erkrankungen für Experten

Europäisches Bündnis gegen Depression
www.eaad.net
- europaweite Implementierung
  des erfolgreichen Konzeptes
  des Deutschen Bündnis gegen Depressionen

Forschungsnetz
Psychische Gesundheit
(in Planung)
Verknüpfung von Forschung und
Versorgung

Bundesministerium
für Bildung
und Forschung

☐ **Abb. 6.1.** Angebote des Kompetenznetzes »Depression, Suizidalität« (KND)

Teilnahme zu ermöglichen (☐ Abb. 6.2). Auf umfangreiche technische Anwendungen, wie z. B. Bildübertragung durch »webcam«, wurde aus diesem Grund verzichtet. Wie in einer Art Zeitung kann jeder Beiträge veröffentlichen, die für alle lesbar sind. Pro Tag werden etwa 100 dieser sog. Postings verfasst – eine Vielzahl davon zwischen 16 und 23 Uhr. An den Wochenenden sind es häufig deutlich mehr Einträge. Ein hohes Aufkommen in Zeiten, zu denen reale Selbsthilfegruppen oder andere Unterstützung nicht greifbar sind, unterstreicht die Bedeutung dieses Mediums für die Betroffenen.

Aus den Beiträgen und den darauf folgenden Antworten entstehen häufig lange Diskussionsstränge, die sog. Threads. Seit Juni 2001 wurden in den sieben aktiven sachbezogenen Foren ca. 83.600 Beiträge verfasst. Die wichtigsten Themengebiete sind dabei der Umgang mit der Krankheit (3.111 Diskussionen), Möglichkeiten der Pharmakotherapie (1.260 Diskussionen) und der Psychotherapie (443 Diskussionen).

Das Spektrum der Beiträge reicht von Anfragen zu Medikamenten und Behandlungsmöglichkeiten depressiver Erkrankungen, über Themen aus dem zwischenmenschlichen Bereich, berufliche Schwierigkeiten und Problemen mit Ämtern bis hin zur Vermittlung von emotionalem Beistand durch die Leser. Eine Vielzahl von Nutzern verfügt über ein außergewöhnlich umfangreiches krankheitsspezifisches Fachwissen. Viele Patienten haben sich im Laufe ihrer Krankheitsgeschichte umfangreiches Wissen angeeignet, das sie im Forum weitergeben. Daneben sind auch betroffene Ärzte und Pharmakologen vertreten. Es werden Tipps und Erfahrungen im Umgang mit Krankenkassen, Rententrägern und Arbeitgebern weitergegeben. Auch Aufenthalte in Kliniken und Therapieeinrichtungen werden berichtet.

Wie erwähnt ist das Themengebiet »Umgang mit der Krankheit« mit 3.111 Diskussionen das größte Unterforum. Hier melden sich Betroffene häufig erstmalig zu Wort und berichten über ihre Lebens-

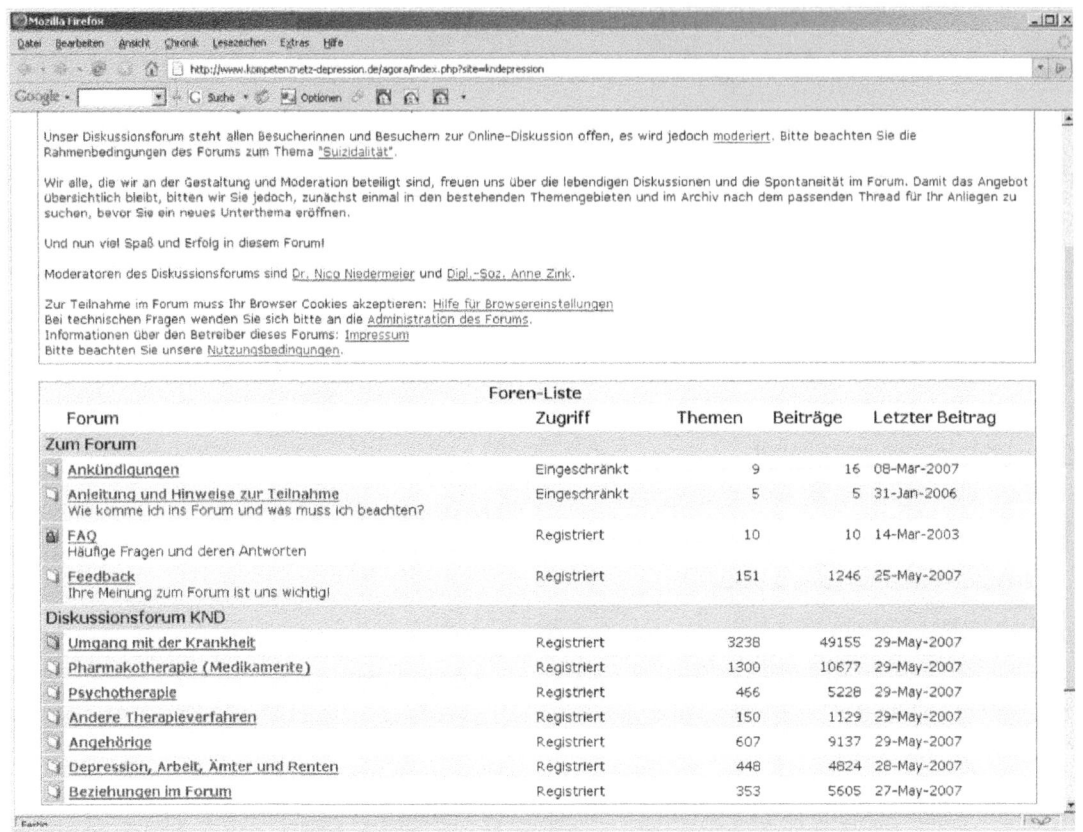

◘ Abb. 6.2. Benutzeroberfläche des Forums des KND

umstände. In diesem Bereich haben alle Themen Platz, die mit der Diagnose und Behandlung der Erkrankung zu tun haben. Im Bereich »Pharmakotherapie« (1.260 Diskussionen) finden sich spezifische Beiträge zur Behandlung von Depressionen mit Medikamenten. Es werden Fragen zu Wirksamkeit, Neben- und Wechselwirkungen diskutiert.

Im Bereich Psychotherapie/alternative Therapie sind 443 bzw. 147 Diskussionen über klassische Therapien und alternative Behandlungsmethoden nachzulesen. Hier werden die verschiedenen psychotherapeutischen Behandlungsmöglichkeiten, aber auch Interventionen wie die Lichttherapie oder die Elektrokrampftherapie thematisiert.

Mit 596 Diskussionen ist der Bereich für Angehörige der drittgrößte im Forum. An dieser Stelle tauschen sich Ehepartner, Kinder, Freunde und weitere Angehörige über Unterstützungsmöglichkeiten aus. Ein Schwerpunkt ist der Umgang mit der Erkrankung eines Angehörigen und die Auswirkung

auf die Beziehung miteinander. Das Forum bietet für Angehörige und Interessierte breite Einblicke in die Lebensumstände von an Depressionen erkrankten Menschen.

Im Unterforum »Depression, Arbeit, Ämter und Renten« (429) geht es um berufliche Schwierigkeiten, Versicherungsangelegenheiten, Gutachter und Berufsunfähigkeit. Unter »Beziehungen im Forum« werden Termine von regionalen Forentreffen, Chat- und E-Mail-Verabredungen oder aber Konflikte innerhalb des Forums thematisiert.

Die Beiträge sind für jeden Internetnutzer sichtbar. Für das Verfassen von eigenen Beiträgen ist eine Registrierung erforderlich. Nach Anerkennung der Nutzungsbedingungen erhält jeder Nutzer ein Zugangspasswort und kann sich sein persönliches Profil einrichten. Zusätzlich gibt es die Möglichkeit, anderen Nutzern, die ihr Profil allgemein zugänglich machen, eine E-Mail zu schreiben oder über einen Instant-Messaging-Dienst, wie etwa ICQ, eine private Nachricht zu senden. Dabei bleibt es jedem selbst überlassen, wie viel er von sich preisgibt. In regelmäßigen Abständen finden in verschiedenen deutschen Städten von den Teilnehmern selbst organisierte Treffen statt. Einmal jährlich wird ein offizielles Treffen zwischen Organisatoren und Teilnehmern angeboten. Diese Veranstaltungen bieten Gelegenheit zum Austausch zwischen Nutzern und Betreibern, ohne dass die Kommunikation von klassischen Arzt-Patienten-Rollen bestimmt wird.

> ❗ Im Forum entstehen so Gruppen mit mehr oder weniger festen Strukturen. Es bilden sich supportive Gemeinschaften, die nicht selten zu persönlichen Kontakten und Treffen unabhängig vom Internet führen.

Insbesondere in dünn besiedelten, ländlichen Gebieten mit einer schlechteren Versorgungsstruktur eignet sich das Forum sehr gut für die Kontaktaufnahme mit anderen Betroffenen und den Anschluss an eine Selbsthilfestruktur. Aber auch bei längeren Wartezeiten vor Therapiebeginn ist das Forum Anlaufstelle für Betroffene. Einer Folge von Depression, der zunehmenden Vereinsamung, kann auf diese Art begegnet werden.

Ein wichtiges Thema ist der Umgang mit Suizidalität innerhalb des Diskussionsforums, da diese wie eingangs geschildert, eng mit der Diagnose Depression verknüpft ist. Die Moderation des Diskussionsforums achtet streng auf die Einhaltung der Presseregeln, welche auch für andere Medien Geltung besitzen. So ist es untersagt, im Forum Tipps oder Anleitungen zum Suizid bzw. theoretische Überlegungen dazu zu posten. Weiterhin ist es nicht gestattet, Orte für mögliche Suizide zu nennen oder sich zu diesem Zweck im Forum mit anderen zu verabreden. Tritt im Forum der Fall auf, dass ein Teilnehmer erkennen lässt, dass es ihm sehr schlecht geht, versucht der Moderator zunächst über das Forum oder direkt per E-Mail-Kontakt mit der betreffenden Person aufzunehmen. Vielfach gelingt dies und der Moderator kann ihn im Hinblick auf die Kontaktaufnahme zu professionellen Diensten unterstützen und auf Hilfsangebote und Beratungsstellen verweisen. Gelingt eine Kontaktaufnahme in einer Gefahrensituation nicht, wird von den Moderatoren polizeiliche Unterstützung hinzugezogen. Mit Hilfe der IP-Adresse des Eintrags kann der Standort des Computers bestimmt werden, an dem das Posting geschrieben wurde. Damit ist es möglich, den Teilnehmer ausfindig zu machen und entsprechende Maßnahmen einzuleiten. Dieser Fall ist bisher jedoch nur sehr selten aufgetreten. Häufig ist es schon hilfreich, den Betroffenen persönlich anzusprechen.

Im Vergleich zu den anderen oben genannten Internetforen weist das Diskussionsforum des KND entscheidende Besonderheiten auf: Zum einen wird es durch Experten moderiert. Derzeit handelt es sich bei den Moderatoren um einen niedergelassenen Facharzt für psychotherapeutische Medizin und eine wissenschaftliche Mitarbeiterin der Klinik für Psychiatrie der Universität Leipzig. Forenmoderatoren sollten entsprechend geschult sein, Diskussionen zu leiten und eventuell gefährdete Personen zu erkennen. Zum anderen beschränkt das Diskussionsforum des KND die Zielgruppe bewusst auf depressive Erkrankungen, um den diagnosespezifischen Anforderungen der Teilnehmer gerecht werden zu können. Damit unterscheidet sich dieses Forum von zahlreichen Boards, die von Laien oder Freiwilligen aus der eigenen Mitte betreut werden und Patienten mit unterschiedlichen psychischen Erkrankungen ansprechen.

Angebote für Experten
Beratung zu fachspezifischen Themen – Das Psychiatriekonsil

Seit dem 1. August 2005 gibt es das kostenfreie Online-Beratungsangebot für niedergelassene Ärzte und psychologische Psychotherapeuten, welches über den link @ http://www.psychiatriekonsil.de zu erreichen ist. Interessenten können Fragen zu Diagnose und Behandlung von Patienten mit psychiatrischen Erkrankungen stellen. Eine patientenbezogene Beratung im Sinne personalisierter Informationen ist dabei aus datenschutzrechtlichen Gründen nicht möglich.

Besucher loggen sich mithilfe eines Passwortes ein, welches z. B. von »DocCheck« nach Überprüfung der medizinischen Fachqualifikation vergeben wird, ein. Es besteht die Möglichkeit, eine spezifische Anfrage in Freitextform an das Expertengremium zu richten. Innerhalb von 24 Stunden wird diese in der Regel von einem Experten beantwortet und per E-Mail an den Fragenden zurückgesandt. Das Expertenteam setzt sich nicht nur aus Mitgliedern des

KND, sondern auch aus weiteren Fachleuten zusammen, da Anfragen nicht nur zu Depressionen, sondern zum gesamten Bereich der Psychiatrie beantwortet werden.

Zusätzlich werden allgemeine Informationen zur Diagnostik und Behandlung affektiver psychiatrischer Erkrankungen, eine Zusammenstellung häufig gestellter Fragen und Antworten sowie Informationen zu den Experten des KND zur Verfügung gestellt. Das Archiv beinhaltet Fragen und Antworten in den Bereichen »Diagnose«, »Pharmakotherapie«, »Psychotherapie« sowie »andere Therapien« und einen Bereich für »Sonstiges«.

Über 50% der Anfragen wurden bisher im Bereich »Pharmakotherapie« gestellt. Dabei geht es häufig um die Eignung bestimmter Medikamente im Rahmen einer Therapie sowie spezielle Umstände wie etwa den Kinderwunsch einer Patientin oder die Wechselwirkung mit anderen Medikamenten. Im Bereich »Diagnose« gibt es häufig Fragen zur Diagnosestellung anhand von Fallbeschreibungen. Weitere 10% der Anfragen werden im Bereich »Therapie« gestellt. Hier erkundigen sich Ärzte anderer Fachrichtungen allgemein zu Möglichkeiten der Psychotherapie oder haben konkrete Fragen zu Verfahren wie Schlafentzug oder Lichttherapie. 20% aller Anfragen haben ganz unterschiedliche Themen zum Inhalt. In diesem Bereich reicht die Bandbreite von Testverfahren über drogeninduzierte Störungen bis hin zu Suizidalität. Eine Vielzahl von Anfragen wird von Ärzten aus nicht psychiatrischen Fachbereichen gestellt.

Fachspezifische Weiterbildung – CME-Module

Neben dem Beratungsangebot für Ärzte und psychologische Psychotherapeuten bietet das KND ein umfangreiches Fort- und Weiterbildungsangebot. Interessenten können aus einem breiten Angebot von Modulen zum Thema Diagnose und Therapie depressiver Erkrankungen und assoziierter Erkrankungen wählen. Die einzelnen Schulungsmodule werden von den Experten des Kometenznetzes erstellt und sind von der Bayerischen Landesärztekammer (BLÄK) zertifiziert. Es können Fortbildungspunkte der Kategorie D (strukturierte interaktive Fortbildungen) erworben werden.

Jede Einheit besteht aus einem Text und einem Onlinefragebogen mit 10 Multiple-Choice-Fragen, deren Bearbeitung etwa eine Stunde in Anspruch nimmt. Die Erfolgsquote liegt im Durchschnitt bei 73% Prozent, differiert aber zwischen den einzelnen Modulen.

Bisher wurden 861 Fortbildungssessions erfolgreich mit einer Teilnahmebescheinigung beendet. 64% der Teilnehmer sind Ärzte, von denen zwei Drittel aus den Fachgebieten Psychiatrie/Psychosomatik und Nervenheilkunde stammen. Als psychologische Psychotherapeuten sind 28% der Teilnehmer tätig. Ein kleiner Kreis kommt aus nichtärztlichen Fachgebieten im Gesundheitswesen, wie etwa Pflegepersonal und Apotheker. Ein Fünftel der Teilnehmer hat bereits mehr als drei Zertifikate erworben.

Exkurs

Das Internet als Kommunikationsplattform – Das deutsche Bündnis gegen Depressionen e.V. und die Etablierung des Programms in zahlreichen Regionen

Das Konzept des Bündnisses gegen Depressionen wurde als Forschungsprojekt im Rahmen des Kompetenznetzes in den Jahren 2001 und 2002 auf lokaler Ebene im Bereich Nürnberg durchgeführt (Hegerl et al. 2006). Zum Bündnis gehören Ärzte und Psychotherapeuten, Beratungsstellen, Kliniken, Schulen, Selbsthilfe- und Angehörigengruppen und zahlreiche weitere Einrichtungen.

Erklärtes Ziel ist es, die Versorgung depressiv erkrankter Menschen zu verbessern und über diesen Weg auch suizidalen Handlungen vorzubeugen.

Das Modell setzt an vier Ebenen des Versorgungssystems an. Für Allgemeinmediziner stehen zahlreiche Weiterbildungsmaterialien zur Verfügung. Instrumente, wie z. B. Screeningfragebögen, unterstützen die niedergelassenen Ärzte bei ihrer Tätigkeit. Broschüren, Flyer und Videos werden zur Weitergabe an Patienten bereitgestellt. Sämtliche Materialien können online bestellt werden.

▼

Durch Öffentlichkeitsarbeit soll über die Krankheit Depression aufgeklärt und die Enttabuisierung des Themas vorangetrieben werden. Die Kernbotschaften der Kampagne lauten: »Depression kann jeden treffen«, »Depression hat viele Gesichter« und »Depression ist erfolgreich behandelbar«. Für Patienten ist die online verfügbare Liste mit Ansprechpartnern und Notfallnummern, gerade im Falle einer akuten Krise, äußerst wichtig. Mithilfe des »Bündnisses gegen Depressionen« ist es weiterhin gelungen, zahlreiche neue Selbsthilfegruppen ins Leben zu rufen. Des Weiteren werden Menschen, in deren Berufsfeld Depressionen präsent sind, wie etwa Lehrer, Sozialberater, Geistliche, Altenpflegekräfte, Heilpraktiker, Polizisten und Apotheker zu den Themen »Depression« und »Suizidalität« weiterqualifiziert. Dabei kommt der Vernetzung und dem Erfahrungsaustausch zwischen den verschiedenen Institutionen mithilfe des Internets große Bedeutung zu.

Das Nürnberger Bündnis wurde sorgfältig evaluiert. Hierbei konnte eine deutliche Reduktion der Zahl suizidaler Handlungen (primäres Erfolgskriterium, –24%) gegenüber dem Ausgangsjahr festgestellt werden, eine gegenüber der Kontrollregion Würzburg signifikante Veränderung.

Seit 2003 setzt das Bündnis seine Arbeit im Rahmen eines spendenfinanzierten Vereines fort. Insbesondere die Koordinations- und Kommunikationsmöglichkeiten, welche das Internet bietet, hat die Verbreitung des Programms innerhalb Deutschlands und über Ländergrenzen hinaus, befördert. Auf der Internetseite @ http://www.buendnis-depression.de vernetzen sich derzeit über 35 Regionen, in denen entsprechende regionale Bündnisse aktiv sind. Das in Nürnberg entwickelte Konzept ist inzwischen auch im Ausland übernommen worden. Im Rahmen des 2004 gestarteten und von der Europäischen Kommission finanzierten Projektes »European Alliance Against Depression« (EAAD) haben 18 Partner aus 16 europäischen Ländern 4-Ebenen-Interventionskonzepte in Modellregionen etabliert und teilweise bereits auf andere Regionen in den jeweiligen Ländern ausgedehnt (Hegerl et al., in press).

6.3.3 Evaluation der internetbasierten Angebote des Kompetenznetzes »Depression, Suizidalität«

Die Internetseite des KND wurde in den vergangenen Jahren ständig erweitert. Inzwischen hat sie sich zum wichtigsten Onlineportal zum Thema Depression im deutschsprachigen Raum entwickelt. Täglich greifen über 3.000 Nutzer auf die einzelnen Seiten zu. Hinzu kommen noch einmal fast 1.000 Besucher auf der seit Oktober 2006 eigenständigen Homepage des »Deutschen Bündnisses gegen Depressionen«. Beide Seiten sind über Internetsuchmaschinen leicht zu erreichen. Etwa 11.000 Besucher nutzen diesen Weg monatlich.

Evaluation des Diskussionsforums

Das Diskussionsforum wurde zuletzt im Sommer 2006 evaluiert. Für eine Pilotstudie wurden Daten von 59 Forumsnutzern erhoben. 70% der Befragten nahmen bereits seit einem Monat bis zu einem Jahr am Forum teil. Sie nutzen das Onlineangebot zwischen einer und drei Stunden pro Woche. Die Nutzer erwarten sich von der Forenteilnahme Informationen und Hilfe bei der Bewältigung ihrer Erkrankung sowie Kontakt zu anderen Betroffenen.

Die Ergebnisse der Studie deuten auf eine positive Wirkung des Forums hin. 73% der Befragten gaben an, schon einmal konkrete Ratschläge im Umgang mit der Krankheit aus dem Forum erhalten zu haben, welche sie dann ganz oder teilweise befolgt haben. Für 63% der Teilnehmer hat sich durch das Forum der Umgang mit der Krankheit verändert. Sie fühlen sich weniger einsam (47%), wurden ermutigt, ärztliche Hilfe in Anspruch zu nehmen (34%) und ihr Vertrauen in die ärztliche und psychologische Hilfe hat sich verbessert (37%). Zudem lernten die Befragten mehr über die medikamentöse (50%) und psychotherapeutische (33%) Behandlung der Depression.

In dieser Studie lässt sich ein Trend zur Präferenz von Onlineangeboten erkennen: Knapp die Hälfte aller KND-Teilnehmer nimmt an weiteren Online-foren teil. Dem gegenüber besuchen nur 20% zusätzlich eine konventionelle Selbsthilfegruppe. Die Studie gibt auch Hinweise darauf, dass das Diskussionsforum einen wichtigen Beitrag zur Anbahnung von professioneller Hilfe leisten kann. Häufig werden Kommunikationsschwierigkeiten mit dem behandelnden Arzt oder Therapeuten diskutiert. Viele Patienten holen sich im Forum eine Rückversicherung zu ihrer Medikation und Behandlungsform. Auch Frust über ausbleibenden Therapieerfolg wird häufig geäußert. Gelingt es an dieser Stelle, die richtigen Signale zu setzen und auf die Verbreitung sachlich richtiger Informationen zu achten, ist dies die Chance, die Therapie auf einer zusätzlichen »virtuellen Ebene« zu unterstützen und die Behandlungserfolge zu verbessern.

Das über die Seite abrufbare Wissensrepertoire für Patienten, Angehörige und Experten ist in dieser Form einzigartig. Die vermittelten Informationen und die Möglichkeit der Kontaktaufnahme mit anderen Betroffenen können den Entschluss zum Aufsuchen professioneller Unterstützung festigen und die Compliance im Laufe der Behandlung unterstützen.

Betreuungsaufwand der Internetseite

Die Entwicklung und Aktualisierung der angebotenen Schulungsmaterialien und Informationsbroschüren bindet finanzielle Ressourcen und erfordert qualifizierte Mitarbeiter. Sind die Unterlagen jedoch einmal entwickelt, können sie unkompliziert weiter genutzt werden. Eine Aktualisierung von Zeit zu Zeit ist erforderlich.

Die Moderation des Diskussionsforums nimmt täglich etwa ein bis zwei Stunden in Anspruch. Die Beiträge werden täglich gegengelesen und auf fachliche Richtigkeit und Regelkonformität geprüft. Äußerungen, die gegen die »Netiquette« verstoßen, weil sie Beleidigungen enthalten oder suizidale Absichten andeuten, werden gelöscht. Die Verfasser können ermahnt und gegebenenfalls auch gesperrt werden. Im Laufe der Jahre gelang es den Moderatoren mit zunehmender Erfahrung immer besser, das richtige Maß an Intervention zu finden (Pfeiffer-Gerschel et al. 2006a). Restriktives Eingreifen, etwa in Form von strikter Korrektur von Aussagen im Falle von Auseinandersetzungen innerhalb des Forums

und Phasen von Laisser-faire – die Diskussionen möglichst völlig ohne Korrekturen »laufen zu lassen« – wechselten sich anfangs ab. Inzwischen hat sich die Moderation darauf verständigt, punktuell sehr klar und nachhaltig Grenzen aufzuzeigen. Grobe Verstöße gegen Forenregeln haben eine sofortige Sperrung des Zugangs zur Folge. Die Erfahrung hat gezeigt, dass es sehr wichtig ist, klare Grenzen zu setzen und einen stringenten Moderationsstil zu verfolgen. Dies schafft Klarheit aufseiten der Forumsteilnehmer. Zumal häufig die Gefahr besteht, dass das Forum inhaltlich und formal aus dem Ruder läuft. Immer wieder gibt es Teilnehmer, welche die Anonymität des Forums ausnutzen und andere Teilnehmer angreifen und beleidigen. Ein Problem liegt dabei in der Heterogenität der Diagnosen der Teilnehmer, die sich nicht vermeiden lässt. So gibt es neben Teilnehmern mit der Diagnose einer unipolaren oder bipolaren Depression auch Patienten mit Persönlichkeitsstörungen und anderen psychischen Erkrankungen. Aus den unterschiedlichen Bedürfnissen entstehen gelegentlich Konflikte. Die Erfahrungen in diesem Forum haben gezeigt, dass es empfehlenswert ist, die Diskussion auf depressionsspezifische Themen zu beschränken.

Eine generelle Schwierigkeit der Onlinekommunikation besteht darin, dass der Nutzer häufig keine direkte Antwort auf seine Beiträge erhält. Dies kann zu großer Verunsicherung führen. Im KND-Forum wird deshalb versucht, auf Anfragen die überhaupt keine Antwort erhalten, ein kurzes Feedback von Moderatorenseite zu geben.

6.4 Ausblick

Ein eigenständiger Internetauftritt des Forschungsnetzes Psychische Gesundheit (FPG) wird künftig mit der Seite des KND verlinkt. Das im Jahr 2006 gegründete FPG koordiniert die wissenschaftliche Begleitforschung und Evaluation der lokalen Bündnisaktivitäten. Es nutzt die Struktur des »Deutschen Bündnisses gegen Depression« mit den in ganz Deutschland entstandenen regionalen Bündnissen für versorgungsnahe Forschung im gesamten Bereich der psychischen Gesundheit. Die etablierten lokalen Netzwerke, welche Kooperationen auf unterschiedlichen Ebenen der Versorgung bieten (ambulant, stationär, niedergelassene Leistungserbringer, komplementäre Dienste) sowie Kontakte zu wichtigen Multiplikatoren (z. B. Hausärzte, Polizei, Kirche, Sozial- und Krisendienste, Apotheker und Altenpflegekräfte) unterhalten, können genutzt werden, um Studien durchzuführen.

Der Internetauftritt soll die Kommunikation zwischen den einzelnen Partnern optimieren und als Informationsquelle für eine breite Öffentlichkeit dienen.

Fazit

Das Internetangebot des KND setzt gleichzeitig auf den Ebenen der Primär-, der Sekundär- und Tertiärprävention an. Mithilfe der Wissensvermittlung wird Aufklärung betrieben. Das Angebot kann indirekt den Arzt- bzw. Therapeutenkontakt initiieren und begleitet ergänzend die Therapie der Depression. Eine erste Anfrage auf der KND-Seite zum Thema Arztbesuch und/oder Therapie stellt für einige Patienten eine niedrigere Hemmschwelle dar, als der direkte Gang in die Arztpraxis. Im Internet kann man erste Informationen über den Ablauf einer Behandlung und zur unterschiedlichen Bewältigung der Krankheit erhalten. Patienten schätzen die Anonymität, weil sie in einer persönlich als schwer erlebten Zeit vorerst unerkannt bleiben können und nicht fürchten müssen, von ihrem Umfeld aufgrund ihrer Krankheit stigmatisiert zu werden. Betroffene können über das Internetangebot des KND anonym und informell Kontakte knüpfen. Sie können ohne Furcht vor Stigmatisierung mit anderen Betroffenen kommunizieren und sich fachkundigen Rat holen. Durch Informationen und eine entsprechende Kommunikation, speziell im Diskussionsforum, kann erreicht werden, dass Vorurteile gegenüber professionellen Helfern abgebaut werden.

Es gibt Hinweise darauf, dass die durch Internetforen wahrgenommene Unterstützung durch andere Betroffene zum Wohlbefinden beiträgt und auch die Anzahl der Besuche beim Arzt reduziert (Lorig et al. 2002). Computerbasierte Selbsthilfe kann als Ergänzung zur realen Unterstützung betrachtet werden (Finn 1995).

Der Internetauftritt des KND kann somit als wichtiger Baustein, insbesondere in der Phase der Diagnose und frühen Behandlung depressiver Erkrankungen gelten. Diese Onlineangebote fördern die Auseinandersetzung mit der eigenen Erkrankung und ihre Akzeptanz. Gleichzeitig können sie das soziale Netz verstärken, was für an einer Depression Erkrankte sehr wichtig sein kann. Die Krankheitslast der Betroffenen und das soziale Stigma werden gemindert. All dies ist im therapeutischen Setting manchmal nur schwer oder gar nicht zu erreichen. Das Angebot stellt somit eine leistungsfähige Erweiterung der psychiatrischen Kommunikation dar.

Literatur

Alonso J, Angermeyer MC, Bernert S et al. (2004) Disability and quality of life impact of mental disorders in europe: Results from the european study of the epidemiology of mental disorders (ESEMeD) project. Acta Psychiatr Scand 109:38–46

Althaus D, Hegel U (2001) Evaluating suicide-preventive activities: the present state of research and the resulting implications. Nervenarzt 72:677–684

Finn J (1995) Computer-based self-help groups: a new resource to supplement support groups. Soc Work Groups 18:109–117

Griffiths KM, Christensen H (2002) The quality and accessibility of Australian depression sites on the world wide web. Med J Australia 176:97–104

Griffiths KM, Christensen H (2000) Quality of web based information on treatment of depression: Cross sectional survey. BMJ 321:1511–1515

Hegerl U (2006) Kann man psychische Störungen «wegklicken"? MMW-Fortschr Med 148:21–22

Hegerl U, Bussfeld P (2002) Psychiatrie und Internet: Möglichkeiten, Risiken, Perspektiven. Nervenarzt 73:90–95

Hegerl U, Althaus D, Stefanek J (2003) Public attitudes towards treatment of depression: effects of an information campaign. Pharmacopsychiatria 36:288–291

Hegerl U, Althaus D, Pfeiffer-Gerschel T (2006a) Früherkennung und Awareness. In: Stoppe G, Bramesfeld A, Schwartz, F-W (Hrsg) Volkskrankheit Depression? Springer, Heidelberg, S 371–386

Hegerl U, Althaus D, Schmidtke A, Niklewski G (2006b) The Alliance against Depression: two year evaluation of a community based intervention to reduce suicidality. Psychol Med 36:1225–1234

Hegerl U, Wittmann M, Arensman E et al. (in press) The ›European Alliance Against Depression (EAAD)‹: A multifaceted, community-based action programme against depression and suicidality. World J Biol Psychiatry

Hendin H (1999) Suicide, assisted suicide, and medical illness. J Clin Psychiatr 60:46–50

Kessler RC, Frank RG (1997) The impact of psychiatric disorders on work loss days. Psychol Med 27:861–873

Lorig KR, Laurent DD, Deyo RA, Marnell ME, Minor MA, Ritter PL (2002) Can a back pain e-mail discussion group improve health status and lower health care costs? Arch Intern Med 162:792–796

Pfeiffer-Gerschel T, Niedermeier N, Hegerl U (2006a) Moderiertes Diskussionsforum zum Thema »Depression«. MMW-Fortschr Med 148:22–27

Pfeiffer-Gerschel T, Schlee A, Hegerl U (2006b) The german research network on depression and suicidality. Med Klin 101:505–508

Spijker J, de Graaf R, Bijl RV, Beekman ATF, Ormel J, Nolen WA (2004) Functional disability and depression in the general population. Results from the Netherlands mental health survey and incidence study (NEMESIS). Acta Psychiat Scand 110:208–214

Stamm K, Salize HJ (2006) Volkswirtschaftliche Konsequenzen. In: Stoppe G, Bramesfeld A, Schwartz F-W (Hrsg) Volkskrankheit Depression? Springer, Heidelberg, pp 109–120

Sulzenbacher H, Bullinger AH, Cuevas CDL, Meise U (2006) Psychiatry in the internet and the internet in psychiatry – a new medium and its impact. Neuropsychiatrie 20:273–278

Wittchen HU, Jacobi F (2006) Epidemiologie. In: Stoppe G, Bramesfeld A, Schwartz F-W (Hrsg) Volkskrankheit Depression? Springer, Heidelberg, S 15–37

Wittchen HU, Pittrow D (2002) Prevalence, recognition and management of depression in primary care in germany: the depression 2000 study. Hum Psychopharm Clin 17: 1–11

6 Internetbasierte Kommunikation im Kompetenznetz »Depression, Suizidalität«: Erfahrungen und Chancen

Anne Blume, Ulrich Hegerl

7.1   Hintergrund

Der Übergang von der Schule in die Universität bedeutet für junge Menschen erhebliche Umstellungen, die häufig mit erhöhten psychosozialen Belastungen und psychischen Beeinträchtigungen einhergehen. Die Inzidenzen psychischer Erkrankungen sind in dieser Zeit erhöht (Dyson u. Renk 2006; Rosenthal u. Schreiner 2000; Söder et al. 2001). Darüber hinaus können sich die psychischen Belastungen negativ auf die Leistungsfähigkeit der Studenten auswirken (Hysenbegasi et al. 2005). Programme zur indizierten Prävention psychischer Krankheiten erscheinen daher für diese Zielgruppe besonders angemessen. Dennoch wurde die Entwicklung von entsprechenden Programmen speziell für die Zielgruppe der Studienanfänger in der Vergangenheit fast vollkommen vernachlässigt. Zwar bieten Universitäten über psychotherapeutische Beratungsstellen für Studierende in der Regel Beratungs- und Behandlungsangebote bei manifesten Symptomen an, Präventionsprogramme werden jedoch nur in Ausnahmefällen angeboten.

Neben depressiven Erkrankungen und Angststörungen treten insbesondere bei jungen Frauen häufig Essstörungen auf, sodass Prävention auf diesem Gebiet in der angesprochenen Altersgruppe besonders wichtig erscheint. Eine Metaanalyse zur Effektivität von Präventionsprogrammen für Essstörungen kam zu dem Ergebnis, dass vor allem selektive, interaktive Programme mit einer Dauer von mehreren Sitzungen effektiv sind. Die Zielgruppe, bei der die größten Effekte gefunden wurden, war weiblich und älter als 15 Jahre (Stice u. Shaw 2004). Dennoch bleibt festzuhalten, dass bisherige Präventionsprogramme für Essstörungen häufig keine Änderung kritischer Einstellungen und Verhaltensweisen bewirken konnten.

Hingegen zeigen neuere internetbasierte Ansätze vielversprechende Ergebnisse: So konnte eine aktuelle Studie zeigen, dass das internetbasierte Programm »Student Bodies« zu einer substanziellen Verminderung der Sorgen bezüglich Figur und Gewicht führte:

Exkurs

Student Bodies

Student Bodies ist ein internetbasiertes Präventionsprogramm für Essstörungen. Es handelt sich um eine strukturierte kognitiv-behaviorale Intervention in Kombination mit moderierten Onlineforen. Das Programm hat eine Dauer von 8 Wochen und als primäres Ziel die Reduktion von Unzufriedenheit mit dem eigenen Körper sowie von übermäßigen Sorgen um Figur und Gewicht. Hierzu werden Interventionen und Techniken eingesetzt, die sich in kontrollierten, randomisierten Studien als wirksam erwiesen haben. Die Teilnehmerinnen loggen sich wöchentlich ein und werden zu den Inhalten für die jeweilige Woche geleitet. Von ihnen wird erwartet, die Inhalte vollständig zu lesen und den jeweiligen Anweisungen zu folgen. In diesen Anweisungen werden die Teilnehmer gebeten, sich am moderierten Forum zu beteiligen sowie sich selbst in Bezug auf für Essstörungen als relevant angesehene Bereiche bzw. Verhaltensweisen zu beobachten. Zusätzlich zu diesem Selbstmonitoring können die Anweisungen das Führen eines persönlichen Tagebuches und/oder die Dokumentation des eigenen Körperbildes beinhalten. Die Einheiten zielen auf eine Reduktion von Sorgen bezüglich Figur und Gewicht, eine Stärkung des Körperbildes und eine Reduktion von Essanfällen ab. Zusätzlich werden gesunde Möglichkeiten der Gewichtsreduktion vermittelt. Psychoedukative Einheiten vermitteln Wissen über Risikofaktoren für Essstörungen. Um die Teilnahmebereitschaft zu erhöhen, werden wöchentliche E-Mails an die Teilnehmerinnen verschickt.

Im Vergleich mit einer Wartelistenkontrollgruppe zeigte sich eine deutliche Reduktion der Sorgen bezüglich Gewicht und Figur. Besonders die Effektstärke von 0,81 direkt nach der Intervention ist vergleichbar mit Effektstärken intensiver Psychotherapie. In der Nachuntersuchung nach einem Jahr betrug die Effektstärke noch immer 0,42, d. h., die 8-wöchige internetbasierte Intervention führte zu einer nachhaltigen Verbesserung der Sorgen um Figur und Gewicht.

▼

Die Intervention hatte keine Auswirkungen auf die Häufigkeit der tatsächlich aufgetretenen Essstörungen in den beiden Gruppen. Lediglich Untergruppen von Personen, die zu Beginn der Intervention einen erhöhten Body Mass Index (BMI) hatten oder kompensatorische Verhaltensweisen zeigten, entwickelten seltener manifeste Essstörungen als Teilnehmerinnen der Kontrollgruppe (Taylor et al. 2006).

Nicht nur in Hinblick auf Präventionsprogramme, sondern auch im Bereich der frühen Intervention bei Essstörungen besteht Handlungsbedarf. Es hat sich gezeigt, dass nur ein geringer Anteil der von Essstörungen Betroffenen psychotherapeutische Hilfe in Anspruch nimmt. Schätzungen gehen von ca. 6% bei Bulimia nervosa (BN) und einem Drittel bei Anorexia nervosa (AN) aus, die sich in psychotherapeutische Behandlung begeben. Der Anteil, der zumindest die ärztliche Grundversorgung in Anspruch nimmt, wird zwar mit rund 11% bei Bulimia nervosa und 43% bei Anorexia nervosa deutlich höher geschätzt, dennoch sprechen auch diese Zahlen für eine Unterversorgung der Betroffenen (Hoek u. van Hoeken 2003). Diese Schätzungen basieren in erster Linie auf Daten aus den Niederlanden, es ist jedoch davon auszugehen, dass die Situation in Deutschland ähnlich ist. Neben Angeboten zur Prävention von Essstörungen erscheinen folglich auch Ansätze wünschenswert, die dazu beitragen, den Betroffenen möglichst früh eine angemessene Behandlung zukommen zu lassen. Vor diesem Hintergrund entwickelte die Forschungsstelle für Psychotherapie das Internetportal ES[S]PRIT zur Prävention und frühen Intervention im Bereich der Essstörungen.

7.2 ES[S]PRIT: Essstörungsprävention über das Internet

Bei ES[S]PRIT handelt es sich um ein internetbasiertes Programm zur indizierten Prävention von Essstörungen bei Studierenden. Darüber hinaus sollen Teilnehmer, die während ihrer Teilnahme an ES[S]PRIT substanzielle Essstörungssymptome entwickeln, möglichst früh in intensivere Betreuung vermittelt werden, um der Manifestation der Erkrankung entgegenzuwirken.

Der Aufbau des Programms folgt einem Stepped-Care-Ansatz: Das Programm umfasst fünf Komponenten unterschiedlicher Intensität (► Abschn. 7.3.1), die es ermöglichen, die Unterstützung den individuellen Bedürfnissen des einzelnen Teilnehmers anzupassen. Angebote von geringer Intensität sind dabei weitestgehend automatisiert und benötigen entsprechend kaum personelle Ressourcen. In die intensiveren Betreuungskomponenten sind Onlineberater und ggf. auch psychologische Psychotherapeuten (»face-to-face«) involviert. ES[S]PRIT wird in Kooperation mit der Psychotherapeutischen Beratungsstelle für Studierende der Universität Heidelberg angeboten, um zu gewährleisten, dass Teilnehmer für die die Onlineangebote nicht ausreichend sind, zeitnah intensivere Unterstützung erhalten können. In diesem Sinne ist ES[S]PRIT als Ergänzung zu den bestehenden Versorgungsstrukturen zu sehen.

Im Gegensatz zu bisherigen Präventionsprogrammen zielt ES[S]PRIT auf eine individualisierte Betreuung der Teilnehmer, d. h., je nach Beeinträchtigung und auch nach persönlicher Präferenz können die Teilnehmer die unterschiedlichen Bausteine in beliebiger Reihenfolge und beliebigem Ausmaß in Anspruch nehmen. Damit verfolgt ES[S]PRIT im Gegensatz zu traditionellen Programmen, die in der Regel ein manualisiertes Vorgehen vorschreiben, bei dem jeder Teilnehmer in derselben Geschwindigkeit dieselben Komponenten »abarbeitet«, einen flexiblen Ansatz, der den individuellen Bedürfnissen der Teilnehmer besser gerecht werden soll. Dieses Vorgehen gründet sich darauf, dass bislang wenig empirisch gesichertes Wissen über die Entstehung von Essstörungen vorliegt. Fest steht hingegen, dass die Symptomentwicklung sehr heterogenen Verläufen folgt. Nicht alle Personen mit einem Risiko für die Entwicklung einer Essstörung entwickeln auch tatsächlich eine. Diejenigen, die erkranken, tun dies zu völlig unterschiedlichen Zeitpunkten, die Geschwindigkeit der Entwicklung der Krankheit variiert. Vor diesem Hintergrund erscheint ein starres und manualisiertes Vorgehen wenig sinnvoll, insbesondere wenn man im Präventionsbereich an die Betreuung großer Stichproben denkt. Entsprechend ist ES[S]PRIT auch auf eine langfristige Teilnahme ausgerichtet, während der relevante Bereiche kontinuierlich beobachtet werden (»Monitoring«; ▶ Abschn. 7.3.1), um – falls notwendig – intensivere Interventionen zeitnah zu ermöglichen. Die Teilnahmedauer ist aufgrund des flexiblen Ansatzes weder nach oben noch nach unten beschränkt. Es ist den Teilnehmern selbst überlassen, wie lange sie an dem Programm teilnehmen.

> ⊘ ES[S]PRIT ist ein internetbasiertes Programm zur indizierten Prävention von Essstörungen, das einem Stepped-Care-Ansatz folgt und eine individualisierte Betreuung der Teilnehmer ermöglicht.

7.3   Die ES[S]PRIT-Plattform

7.3.1   Komponenten

ES[S]PRIT beinhaltet Komponenten verschiedener Intensität, sodass jeder Teilnehmer die Unterstützung erhalten kann, die seinen Bedürfnissen angemessen ist. Auf **Stufe 1** werden allgemeine Informationen zu Essstörungen bereitgestellt. Es werden Fallbeispiele und hilfreiche Strategien zum Umgang mit ersten Symptomen beschrieben. Diese psychoedukative Stufe ist öffentlich und kann frei über das Internet ohne vorherige Registrierung aufgerufen werden (@ http://www.ess-prit.de). Ein Großteil der Inhalte des Informationsteils konnte von der Bundeszentrale für gesundheitliche Aufklärung (BZgA) übernommen werden und musste lediglich leicht überarbeitet und dem Layout von ES[S]PRIT angepasst werden.

Vor der Nutzung weiterführender Angebote muss ein Screeningfragebogen ausgefüllt werden. Neben soziografischen Angaben umfasst der Screeningbogen die »Weight Concerns Scale« (WCS; Killen et al. 1994) und die »Short Evaluation of Eating Disorders« (SEED; Bauer et al. 2005). Das Risiko an einer Essstörung zu erkranken, wird auf der Basis der WCS-Skala sowie einzelner Verhaltensweisen geschätzt, die mit Hilfe der SEED erhoben werden (z. B. Anzahl der Essanfälle, selbstinduziertes Er-

brechen; ◻ Abb. 7.2 für Entscheidungsregeln des Screenings). Die SEED bestimmt außerdem auf der Grundlage der erfassten Kernsymptome von Anorexie und Bulimie einen AN-Gesamtscore (AN_{TSI}) und einen BN-Gesamtscore (BN_{TSI}), die das Ausmaß anorektischer bzw. bulimischer Symptomatik beschreiben.

Im Anschluss an das Screening bekommen die Teilnehmer ein individualisiertes Feedback, welches sowohl auf das geschätzte Risiko eine Essstörung zu entwickeln als auch auf problematische Verhaltensweisen Bezug nimmt, sofern diese beim Screening geäußert wurden. Da ES[S]PRIT ein Programm zur indizierten Prävention ist, werden bestimmte Personengruppen von der Teilnahme ausgeschlossen (◻ Abb. 7.2). Dies sind zum einen Personen, die sich momentan wegen einer Essstörung in Behandlung befinden, und zum anderen Personen, die bereits manifeste Essstörungssymptome berichten. Sie bekommen die Rückmeldung, dass ein Präventionsprogramm ihren Bedürfnissen nicht gerecht werden kann sowie eine Liste von Links für intensivere Unterstützungsmöglichkeiten (falls Betroffene keine Face-to-Face-Beratung oder Therapie aufsuchen möchten, werden hier auch Onlineangebote genannt). Personen, bei denen kein erhöhtes Risiko besteht, eine Essstörung zu entwickeln, erhalten ein entsprechendes Feedback, dass eine Teilnahme am Programm nicht notwendig erscheint. Sie können sich zwar registrieren, erhalten damit jedoch lediglich Zugang zum Diskussionsforum (Stufe 2). Alle übrigen Personen erhalten die Rückmeldung, dass sie ein Risiko für die Entwicklung einer Essstörung besitzen. Ihnen wird die Teilnahme an ES[S]PRIT empfohlen, und sie können sich mit ihrer E-Mail-Adresse und einem selbst gewählten Benutzernamen für alle weitergehenden Angebote registrieren.

Stufe 2 besteht aus dem ES[S]PRIT-Forum. Hier können alle registrierten Teilnehmer Fragen posten und sich mit anderen Teilnehmern austauschen. Dazu wurden bestimmte Oberthemen vorgegeben (z. B. Schönheit, Schlankheit und Körpergefühl; Essverhalten und Essstörungen; Studium, Freizeit und Privates). Die Inhalte des Forums werden von Mitarbeitern der Forschungsstelle regelmäßig kontrolliert; proanorektische sowie sonstige unpassende Inhalte werden gegebenenfalls gelöscht.

Stufe 3 ist das Monitoring- und Feedbackmodul. Die Teilnehmer bekommen automatisch wöchentlich eine E-Mail geschickt, die einen Link zu einem kurzen Fragebogen enthält. Sie können sich auch über die Homepage anmelden und direkt auf die Befragung zugreifen. Zusätzlich zur SEED umfasst die Befragung 8 spezielle Monitoringfragen, die sich auf 4 für den Bereich der Essstörungen relevante Bereiche beziehen:

1. Körpergefühl,
2. Bedeutung von Figur und Gewicht,
3. Diätverhalten/Ernährung und
4. Essanfälle und kompensatorische Maßnahmen.

Im Anschluss an die Beantwortung der Fragen bekommen die Teilnehmer ein unterstützendes Feedback, das sich auf den Zustand und den Verlauf dieser 4 Bereiche über die letzten 2 Wochen bezieht. Das Grundprinzip der Rückmeldungen orientiert sich dabei an den von Bauer et al. (2003) beschriebenen Regeln, die bei der nachstationären Betreuung bulimischer Patientinnen mittels Short Message Service (SMS) entwickelt wurden (▶ Kap. 16). Für jeden der 4 Bereiche wurde ein Trennwert bestimmt, der

die Skala in einen funktionalen und einen nonfunktionalen Bereich unterteilt. Bei der Beantwortung der Monitoringfragen wird für jeden der 4 Bereiche bestimmt, ob der Wert im Vergleich zur Vorwoche als 1. unverändert funktional, 2. unverändert nonfunktional, 3. von funktional zu nonfunktional verschlechtert oder 4. von nonfunktional zu funktional verbessert zu bewerten ist. Es resultieren 4^4=256 (4 Bereiche mit jeweils 4 möglichen Ergebnissen) verschiedene Veränderungsmuster des Monitorings, für die Rückmeldetexte formuliert wurden. Zusätzlich wurden 16 Kategorien für die erste Monitoringbefragung definiert, da für diesen Zeitpunkt noch keine Vergleichsdaten zur Vorwoche vorliegen. Insgesamt wurden somit Rückmeldungen für 272 verschiedene Kategorien formuliert, die in einer Datenbank hinterlegt sind. Für jede der 272 Rückmeldekategorien wurden 10–15 verschiedene Feedbacknachrichten generiert, um Wiederholungen zu vermeiden. Die jeweilige Rückmeldung wird automatisch ausgewählt und sowohl direkt im Anschluss an die Beantwortung der Fragen auf dem Monitor angezeigt als auch per E-Mail verschickt. In ◘ Tab. 7.1 sind einige Beispiele für Rückmeldungstexte dargestellt.

◘ **Tab. 7.1.** Beispiele für Rückmeldungstexte der Monitoringbefragungen

UNZ	FIG	ESS	EAK	Rückmeldung
n	n	f	d	Behalten Sie Ihr ausgewogenes Essverhalten bei und achten Sie darauf, dass Essanfälle bzw. gewichtsreduzierende Maßnahmen (wie Erbrechen, exzessiver Sport, die Einnahme von Abführmitteln u. Ä.) nicht zur Regel werden. Diese Verhaltensweisen schädigen Ihren Körper und werden nicht dazu beitragen ein positives Körpergefühl zu erlangen.
n	f	n	f	Wir sind besorgt, dass Sie sich unwohl in Ihrem Körper fühlen. Versuchen Sie von Tag zu Tag zu einem gesünderen Ernährungsverhalten mit regelmäßigen Mahlzeiten zurück zu finden. Diese Umstellung ist schwierig, aber wenn Sie es schaffen, werden Sie sich auf Dauer viel wohler fühlen.
n	i	f	f	Sie sind auf dem richtigen Weg! Versuchen Sie Ihr Essverhalten weiter so ausgewogen zu gestalten, dann werden Sie sich auch in Ihrem Körper wieder wohler fühlen.
n	n	n	d	Sie berichten eine Zunahme an Essanfällen und/oder schädlichen gewichtsregulierenden Maßnahmen (wie z. B. Erbrechen, Abführmittel, exzessiver Sport), was Anlass zur Sorge gibt. Bei manchen Menschen treten solche Verhaltensweisen besonders dann auf, wenn sie mit negativen Gefühlen (z. B. Angst, Wut, Ärger, Traurigkeit) kämpfen oder in schwierigen Situationen sind; dabei wird das Essen oder Hungern als Mechanismus zur Problembewältigung eingesetzt. Überlegen Sie, ob es bei Ihnen solche auslösenden Situationen, Gedanken oder Gefühle gibt. Dafür kann es hilfreich sein, das Essverhalten und die damit verbundenen Situationen, Gedanken und Gefühle zu protokollieren.

UNZ Unzufriedenheit mit dem Körper; *FIG* Bedeutung von/ Beschäftigung mit Figur und Gewicht; *ESS* Essverhalten/Ernährung; *EAK* Essanfälle und kompensatorisches Verhalten; *i* verbessert; *f* unverändert funktional; *d* verschlechtert; *n* unverändert nonfunktional

◘ Abb. 7.1. Screenshot Chattermin-Reservierung

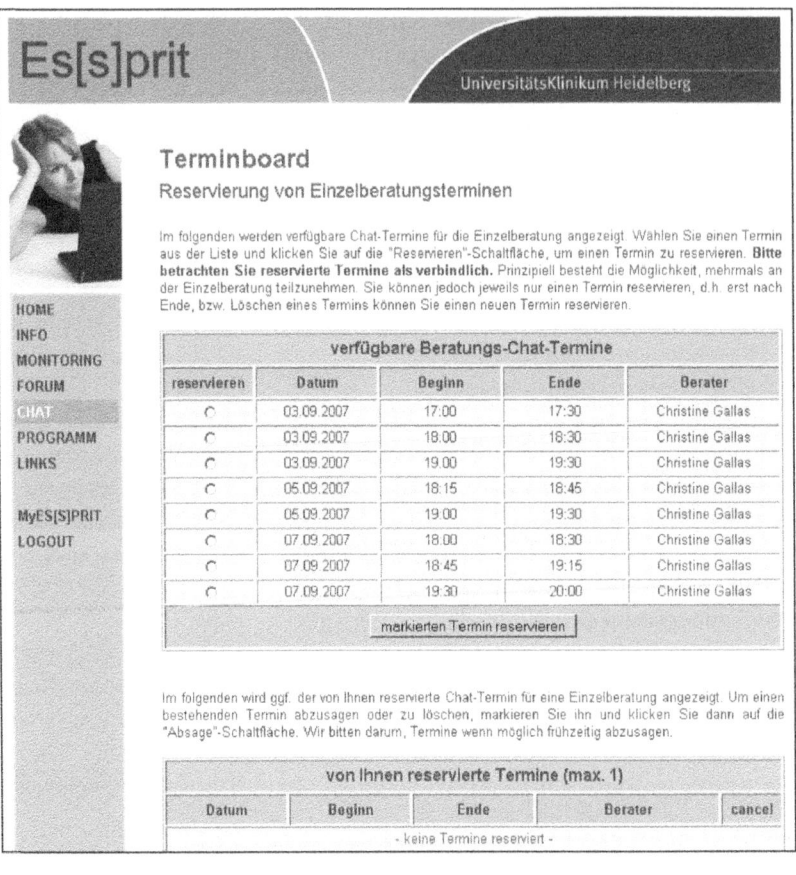

Stufe 4 umfasst die professionelle Onlineberatung. Diese wird in zwei verschiedenen Settings angeboten. Einmal im Monat findet ein Gruppenchat unter therapeutischer Leitung statt, an dem alle registrierten Personen teilnehmen können. Darüber hinaus haben die Teilnehmer die Möglichkeit, individuelle Chattermine zu reservieren. Diese werden von einem Berater bereitgestellt und können von den Teilnehmern per Mausklick reserviert werden (◘ Abb. 7.1). Nach der Reservierung wird der Termin dann im persönlichen Bereich – MyES[S]PRIT – des jeweiligen Teilnehmers angezeigt. Für die Onlineberater wird eine Liste der reservierten Chattermine mit den entsprechenden Benutzernamen der Teilnehmer bereitgestellt.

Stufe 5 besteht schließlich in der Face-to-Face-Beratung an der Psychotherapeutischen Beratungsstelle der Universität. Hier können die Teilnehmer intensive persönliche Beratung erhalten und bekommen ggf. Unterstützung bei der Suche nach einem ambulanten oder stationären Therapieplatz. Diese intensivste Form der Unterstützung kann nur für Studierende der Universität Heidelberg gewährleistet werden.

Nach der Registrierung ist den Teilnehmern, wie oben beschrieben, die Benutzung der verschiedenen Komponenten freigestellt. Lediglich das Monitoring nimmt eine Sonderrolle ein. Wenn ein Teilnehmer die Monitoringbefragungen 2 Monate lang nicht ausfüllt, wird er vom Monitoringprogramm ausgeschlossen. Neben dem therapeutischen Effekt der Aufmerksamkeitslenkung und der Verstärkung wünschenswerter Verhaltensweisen können aufgrund der Angaben im wöchentlichen Monitoring Teilnehmer identifiziert werden, deren Symptomatik einen ungünstigen Verlauf nimmt. Überschreitet ein Teilnehmer ein vordefiniertes Beeinträchtigungsausmaß, erhält der jeweilige Onlineberater automatisch eine Benachrichtigung per E-Mail. Dieser schreibt den Teilnehmer dann persönlich via E-Mail an und lädt ihn zu einem Termin in den Einzelchat ein. Wenn die persönliche Betreuung über den

⬛ Abb. 7.2. Ein- und Ausschlusskriterien und Verteilung der Teilnehmer

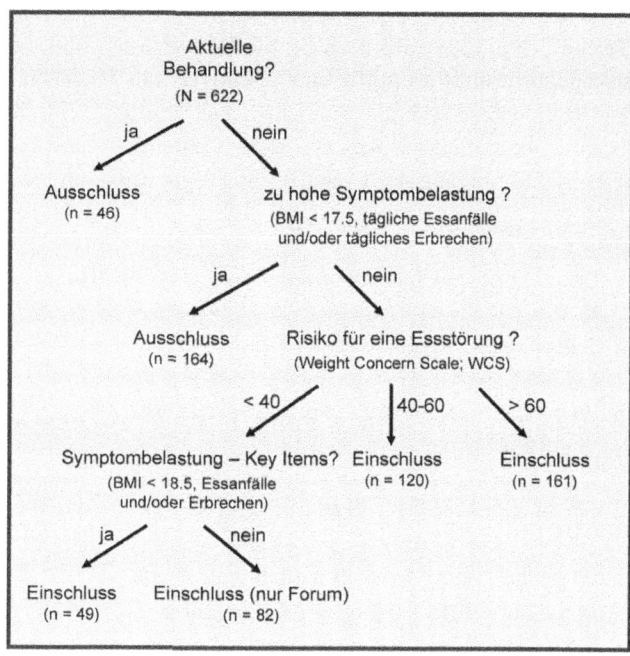

Chat nicht zu einer Verbesserung der Symptomatik führt und der Teilnehmer eine anhaltende hohe Beeinträchtigung zeigt, wird er vom Berater an die Psychotherapeutische Beratungsstelle der Universität Heidelberg verwiesen. Ebenso wird der Onlineberater sich über das Monitoringtool auch auf »normale« Einzelchats vorbereiten, d. h., immer wenn ein Teilnehmer sich anmeldet, wird der Berater vor dem Termin alle verfügbaren Informationen abrufen und so über die Dauer der Teilnahme, das Ausmaß der Beeinträchtigung und die Symptomentwicklung informiert sein.

🛑 ES[S]PRIT umfasst Komponenten unterschiedlicher Intensität, sodass die Unterstützung den individuellen Bedürfnissen der Teilnehmer angepasst werden kann. Bei einer Verschlechterung der Symptomatik werden die Teilnehmer an die Psychotherapeutische Beratungsstelle für Studierende verwiesen.

7.3.2 Ausschlusskriterien

ES[S]PRIT ist ein Programm zur indizierten Prävention von Essstörungen, sodass Personen, die sich momentan wegen einer Essstörung in Behandlung

befinden, von der Teilnahme ausgeschlossen werden. Auch schwere Essstörungssymptome (tägliche Essanfälle, tägliches Erbrechen oder ein BMI, der niedriger als 17,5 ist) stellen ein Ausschlusskriterium dar. ⬛ Abb. 7.2 stellt die Entscheidungsregeln und die Ergebnisse der bisherigen Screeningbefragungen grafisch dar.

Von den 622 Personen, die zwischen Februar und August 2007 den Screeningfragebogen ausgefüllt haben, wurden 210 (34%) aufgrund einer Behandlung oder schwerer Symptome nicht zur Teilnahme eingeladen. Bei 13% (82) ergab das Screening kein erhöhtes Risiko an einer Essstörung zu erkranken, sodass diese Personen sich nur für das Forum registrieren konnten. 53% (330) erfüllten die Einschlusskriterien. Von diesen haben sich 20% (66) registriert. Insgesamt nutz(t)en 72 Personen das Angebot (Stand 08/2007).

7.3.3 Monitoring der Symptomverläufe

Wie beschrieben stellt ES[S]PRIT aufgrund des eingeschränkten persönlichen Kontaktes zwischen Onlineberater und Teilnehmer dem Berater über das Monitoringtool Hilfsmittel bereit, damit er sich z. B. vor einer Chatsitzung über seine Klienten informieren kann. Zu diesem Zweck wurde Web-AKQUASI (Percevic et al. 2006) adaptiert, ein Modul, welches ursprünglich zur Messung der Veränderungen während stationärer Psychotherapie entwickelt wurde (Percevic et al. 2004; ▶ Kap. 24). Neben Datenerhebung und –organisation verfügt das Programm über eine Vielzahl von Rückmelde- und Darstellungsoptionen, die den Onlineberatern zur Verfügung stehen. Neben soziodemografischen Angaben (Geschlecht, Alter etc.) kann er sich Verläufe, Profile und Veränderungen aller erfasster Verhaltensweisen und Skalen anzeigen lassen.

Exkurs

Darstellung von Symptomverläufen in Web-AKQUASI

◘ Abb. 7.3 zeigt das Datenblatt einer 25-jährigen Teilnehmerin zu Beginn ihrer Teilnahme an ES[S]PRIT. Die Tabelle ist der Rückmeldetabelle von Web-AKQUASI entnommen, auf die die Onlineberater Zugriff haben.

Bei der Anmeldung hatte die Teilnehmerin bereits einen sehr niedrigen BMI von 17,57. Bei den SEED Skalen zeigt der AN_{TSI} zudem eine deutliche Erhöhung. Den Werten der 4 Monitoringbereiche kann entnommen werden, dass die Teilnehmerin ein sehr negatives Körpergefühl berichtete. Die Themen Gewicht und Figur waren sehr wichtig für sie und beschäftigten sie im Alltag viel. Ihre Ernährung war nicht ausgewogen und durch ständige Diäten gekennzeichnet. Essanfälle und selbst induziertes Erbrechen waren zum Zeitpunkt ihrer Anmeldung nicht vorhanden. Während der ersten

Monitor 1: Negatives Körpergefühl (CO=4)	7.00
Monitor 2: Bedeutung von Figur u. Gewicht (CO=4)	7.00
Monitor 3: Essverhalten/Ernährung (CO=4)	7.00
Monitor 4: Essanfälle und Kompensation (CO=3)	7.00
AN Index (SEED)	7.00
BN Index (SEED)	7.00
Essanfälle (SEED)	gar nicht
Erbrechen (SEED)	gar nicht
BMI	17,57

◘ **Abb. 7.3.** Datenblatt bei Anmeldung

4 Wochen ihrer Teilnahme hat sich ihr Zustand jedoch verschlechtert, sodass ihr Verlauf der zuständigen Onlineberaterin als auffällig gemeldet wurde. ◘ Abb. 7.4 zeigt den Verlauf in den 4 Monitoringbereichen über die ersten Wochen.

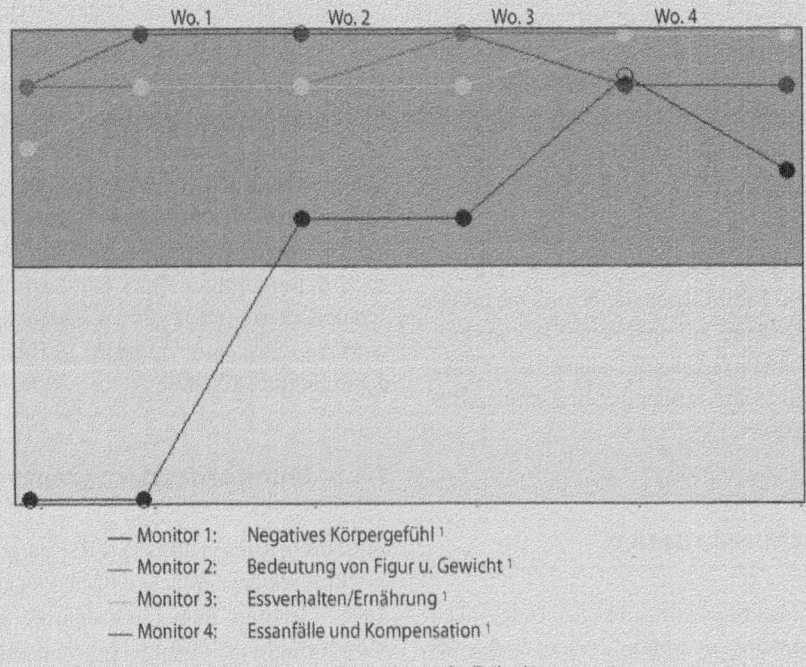

— Monitor 1:   Negatives Körpergefühl [1]
— Monitor 2:   Bedeutung von Figur u. Gewicht [1]
    Monitor 3:   Essverhalten/Ernährung [1]
— Monitor 4:   Essanfälle und Kompensation [1]

◘ **Abb. 7.4.** Verlauf der 4 Monitoringbereiche im ersten Monat der Teilnahme

Essanfälle und Erbrechen haben 2 Wochen nach der Anmeldung begonnen und sich dann auf hohem Niveau stabilisiert. Bezüglich der Bereiche Körpergefühl, Bedeutung von Figur und Gewicht sowie in Hinblick auf Ess- und Diätverhalten traten keine Verbesserungen ein.

Die Rückmeldetabelle spiegelt diese Entwicklung wider (◘ Abb. 7.5).

Die Veränderungsdarstellung zeigt, dass alle dargestellten Bereiche dysfunktional sind. Im Vergleich zur ersten Befragung sind die Symptome entweder schwerer geworden oder gleich geblieben, Verbesserungen sind nicht eingetreten (Spalte »Veränd.«). Der BMI ist im Verlauf dieses Monats von 17,57 auf unter 17 abgefallen. Die Teil-nehmerin berichtet von mehrmals täglichen Essanfällen und Erbrechen, die SEED-Skalen weisen sehr hohe Werte auf.

Im Anschluss an das Auffälligkeitssignal wurde die Teilnehmerin von der zuständigen Therapeutin kontaktiert und zu einem Einzelberatungschat eingeladen. In diesem Chat wurden ihre Probleme thematisiert und konkrete Hinweise auf die Möglichkeit und Notwendigkeit weiterführender psychotherapeutischer Hilfe gegeben. Der Teilnehmerin wurde explizit eine Kontaktaufnahme mit der Psychotherapeutischen Beratungsstelle für Studierende empfohlen, entsprechende Kontaktdaten wurden weitergegeben.

◘ **Abb. 7.5.** Rückmeldetabelle nach dem ersten Monat

	Bereich	Veränd.	letzte Veränd.
	Monitor 1: Negatives Körpergefühl	→	→
	Monitor 2: Bedeutung von Figur u. Gewicht	→	→
	Monitor 3: Essverhalten/Ernährung	↘	→
	Monitor 4: Essanfälle und Kompensation	↓	↗
	AN Index (SEED)	↘	→
	BN Index (SEED)	↘	→

Monitor 1: Negatives Körpergefühl (CO=4)}	7.00
Monitor 2: Bedeutung von Figur u. Gewicht (CO=4)}	8.00
Monitor 3: Essverhalten/Ernährung (CO=4)}	8.00
Monitor 4: Essanfälle und Kompensation (CO=3)}	5.00
AN Index (SEED)	2.00
BN Index (SEED)	2.75
Essanfälle (SEED)	mehrmals täglich
Erbrechen(SEED)	mehrmals täglich
BMI	16.85

7.3.4 Technische Voraussetzungen

Sowohl für die Teilnehmer als auch für die Onlineberater genügt ein internetfähiger Computer, um alle Komponenten von ES[S]PRIT nutzen zu können. Zur Gewährleistung eines störungsfreien Chats und da die Seite eine Reihe von Bildern enthält, sollte die Internetverbindung nicht allzu langsam sein. Die Verwaltung ist vollständig automatisiert, d. h.

beispielsweise, dass die wöchentlichen E-Mails zur Monitoringbefragung automatisch verschickt werden. Die Onlineberater können Terminbereitstellungen, Beratungschats etc. ebenfalls ortsunabhängig online organisieren und durchführen.

7.4   Erste Erfahrungen

Seit Ende Januar 2007 ist ES[S]PRIT online. In einer ersten Erprobungsphase sollten die Stabilität der Technik und die Akzeptanz des Programms untersucht werden.

Technisch läuft ES[S]PRIT stabil, es mussten lediglich kleinere Anpassungen an der Chatsoftware vorgenommen werden. Der organisatorische Aufwand ist gering. Das Forum kann nur von registrierten Teilnehmern genutzt werden, sodass die Aktivität noch nicht sehr groß ist. Ein Eingreifen aufgrund von proanorektischen, verletzenden oder beleidigenden Einträgen war bisher nicht nötig. Termine für die Beratungschats müssen mindestens einen Tag im Voraus gebucht werden, danach verschwinden sie automatisch aus der Liste verfügbarer Termine. Der Einzelberatungschat ist dadurch für den Onlineberater gut planbar und er muss nicht bis zum bereitgestellten Termin warten, ob sich jemand für den Chat anmeldet oder nicht.

7.4.1   Teilnehmer

Von den 330 Personen, die die Einschlusskriterien erfüllten, haben sich 66 (20%) für ES[S]PRIT registriert. Von den 82 Personen, die sich lediglich für das Forum registrieren konnten, haben sich 6 (7%) angemeldet. Von den Teilnehmern, die alle Angebote nutzen können, nahmen 55 (83%) am Monitoring teil.

Die überwiegende Mehrheit der Nutzer (86%) sind Frauen, das mittlere Alter der Teilnehmer ist 28,5 Jahre (Standardabweichung SD=11,2). Zwei Drittel der Teilnehmer sind jünger als 29, die Spannbreite reicht von 14–65 Jahren. Lediglich ein Drittel der Teilnehmer studiert in Heidelberg. Zwar wird an verschiedenen Stellen des Programms darauf hingewiesen, dass das Angebot ausschließlich für Heidelberger Studierende gedacht ist, von der Teilnahme ausgeschlossen werden Personen, die nicht in Heidelberg studieren allerdings nicht, da dies die Anonymität der Teilnahme einschränken würde. Der mittlere BMI der Teilnehmer beträgt 24 (SD=5,7) bei einer Spannbreite von 17,6–39,9 (BMI>17,5 ist Einschlusskriterium; ◻ Abb. 7.2). Auf der »Weight Concern Scale« (WCS) haben die Teilnehmer einen mitt-

leren Wert von 63,4 (SD=20,5). Auffällig sind zudem die Screeningscores der SEED. Der mittlere BN_{TSI} liegt bei 0,95 (SD=0,58) und liegt damit zwischen den Verteilungen einer gesunden Population (Mittelwert MW=0,2; SD=0,34) und einer Population von BN-Patienten (MW=2,14; SD=0,56). Auch die Verteilung des AN_{TSI} befindet sich mit einem Mittelwert von 0,88 (SD=0,75) zwischen den Verteilungen einer gesunden (MW=0,5; SD=0,29) und einer klinischen Population mit AN (MW=1,86; SD=0,54) (vgl. Bauer et al. 2005).

7.4.2   Zufriedenheit und Akzeptanz

Die Teilnehmer erhalten nach 3 Monaten Teilnahmedauer bzw. bei der Abmeldung vom Monitoringprogramm automatisch eine Zufriedenheits- und Akzeptanzbefragung. Bislang haben erst 32 Teilnehmer an dieser Befragung teilgenommen. Dabei stammen zwei Drittel der Angaben von Teilnehmern, die sich von ES[S]PRIT nach weniger als 3 Monaten Teilnahmedauer abgemeldet haben, nur ein Drittel (10) stammt von Teilnehmern, die schon seit mindestens 3 Monaten am Programm teilnehmen. Aufgrund des hohen Anteils an Angaben von Personen, die sich nach relativ kurzer Teilnahme wieder abgemeldet haben, sind die Ergebnisse vermutlich verzerrt, da unzufriedene Teilnehmer oder Teilnehmer, die keinen persönlichen Nutzen in der Teilnahme sehen, überrepräsentiert sind. Die Angaben zu Zufriedenheit und Akzeptanz ergeben somit ein heterogenes Bild.

59% der Teilnehmer gaben an, dass sie sich im Rahmen von ES[S]PRIT zum ersten Mal intensiv mit dem Thema Essstörungen beschäftigt hätten. 16% hatten bereits professionelle Hilfe gesucht, jedoch keine erhalten. Die restlichen Teilnehmer gaben an, in der Vergangenheit entweder Beratung oder therapeutische Behandlung erhalten zu haben.

Auf die Frage nach den Gründen für ihre Anmeldung gaben die meisten Teilnehmer an, dass sie auf der Suche nach Hilfe waren (45%), ein gutes Drittel (36%) hat sich aus Interesse angemeldet und 13% hatten gezielte Fragen, auf die sie eine Antwort suchten.

25% gaben an, durch ihre Teilnahme neues Wissen erworben zu haben, 32% hat die Teilnahme dabei geholfen, bestimmte Fragen zu klären. Ohne die Teilnahme an ES[S]PRIT hätten 32% nicht gewusst, an wen sie sich sonst hätten wenden können. 54% sind insgesamt gesehen mit ES[S]PRIT zufrieden und ebenfalls 54% würden ES[S]PRIT wieder in Anspruch nehmen. Zwei Drittel der Befragten gaben an, dass sie ES[S]PRIT einem Freund bzw. einer Freundin empfehlen würden, wenn sie sich um deren Essverhalten sorgen würden. 52% empfanden die Teilnahme an ES[S]PRIT als hilfreich. Unter den Befragten, die im Rahmen ihrer Teilnahme (und nicht aufgrund ihrer Abmeldung) befragt wurden, empfanden zwei Drittel die Teilnahme als hilfreich. Keiner der Befragten gab an, dass die Teilnahme an ES[S]PRIT geschadet hätte.

Neben der Beurteilung des Gesamtprogramms wurden die Teilnehmer gebeten, die einzelnen Komponenten von ES[S]PRIT separat zu bewerten. Dabei wurden alle in ES[S]PRIT enthaltenen Komponenten sehr positiv bewertet, wobei mit Ausnahme des Forums jeweils ca. 15% der Befragten aufgrund fehlender Erfahrung angaben, das Angebot nicht bewerten zu können.

Von den Befragten fanden 75% die Idee des individuellen Monitorings gut, 83% bewerteten die Idee eines individuellen Beratungschats als gut, 71% den Gruppenchat und 82% hielten ein Forum für eine gute Möglichkeit der Hilfestellung. Die wöchentlichen Rückmeldungen, die den Teilnehmern im Anschluss an das Monitoring gegeben werden, wurden von der Hälfte der Befragten als zutreffend und von 46% als hilfreich bewertet.

7.4.3 Teilnahmedauer und Abmeldung vom Programm

Wie beschrieben gibt es keine vorgeschriebene Teilnahmedauer bei ES[S]PRIT. Die Teilnehmer können selbst entscheiden, wie lange sie teilnehmen möchten. Entsprechend muss auch nicht jede Monitoringbefragung beantwortet werden. Die bisherigen Erfahrungen zeigen, dass durchschnittlich 3 von 4 Befragungen ausgefüllt werden.

Die 18 Personen, die momentan alle Angebote von ES[S]PRIT nutzen, haben eine durchschnittliche Teilnahmedauer von über 13 Wochen (SD = 11,6). 37 Teilnehmer haben sich inzwischen nach durchschnittlich 6,3 Wochen (SD=6,7) vom Monitoring abgemeldet. Bei 60% lag die Teilnahmedauer bei weniger als 5 Wochen, 22% haben länger als 10 Wochen teilgenommen. Bei der Abmeldung werden die Teilnehmer gebeten, einen Grund für die Abmeldung in einem Freitextfeld anzugeben. Lediglich 18 Teilnehmer haben dies getan, sodass die im Folgenden angeführten Gründe unter Vorbehalt beurteilt werden müssen. Als Gründe für die Abmeldung wurden vor allem mangelnde Zeit, der Beginn einer »echten« Behandlung, zu hohe Anonymität und Probleme mit Übergewicht angeführt. Übergewichtige Teilnehmer kritisierten, dass ES[S]PRIT zu stark auf die Prävention von Anorexie und Bulimie ausgerichtet sei und ihren Bedürfnissen nicht gerecht werde.

7.4.4 Auffällige Verläufe und Weitervermittlung

Mittlerweile entwickelten 3 Teilnehmerinnen während ihrer Teilnahme an ES[S]PRIT substanzielle Beeinträchtigungen, die im Monitoringtool zu einer Bewertung »auffälliger Verlauf« führten. Zwei der drei berichteten regelmäßige Essanfälle und Erbrechen über einen Zeitraum von mehreren Wochen, die dritte Teilnehmerin (◨ Abb. 7.3 bis 7.5) gab zusätzlich an, deutlich an Gewicht verloren zu haben. Nur eine der drei Teilnehmerinnen studierte in Heidelberg, die beiden anderen wurden von Freunden aus Heidelberg auf das Programm aufmerksam gemacht. So wurde zwar mit allen über die Notwendigkeit einer weiterführenden Behandlung »gesprochen«, konkrete Hilfestellung bei der Vermittlung an die Psychotherapeutische Beratungsstelle für Studierende konnte jedoch nur einer Teilnehmerin gegeben werden.

7.5 Ausblick

Eine Überprüfung der Effektivität von ES[S]PRIT steht noch aus. Nachdem die Technik stabil läuft und die Erfahrungen der Pilotphase überwiegend positiv ausgefallen sind, wird nun ein breiterer Einsatz des Programms angestrebt. Zu Beginn des Wintersemesters 2007/08 wurde ES[S]PRIT deshalb vor allem unter den Studienanfängern mit entsprechendem Werbematerial bekannt gemacht.

Der Betreuungsaufwand der ES[S]PRIT-Plattform ist gering, da vor allem die technische Betreuung nicht wesentlich von der Anzahl der Teilnehmer beeinflusst wird. Nach bisherigen Erfahrungen sollten ein technischer Betreuer und ein Onlineberater ausreichen, um die Nutzung des Programms durch 1.000 Teilnehmer zu betreuen (dies ist eine grobe Schätzung, die je nach Anzahl der angebotenen Chattermine in beide Richtungen abweichen kann).

Aus Sicht der Forschung können die erhobenen längsschnittlichen Daten dazu beitragen, die zeitlichen Muster bei der Genese von Essstörungen besser zu verstehen. Die Entscheidungsregeln des Screenings können dann dem neuen Erkenntnisstand angepasst werden. Ob sich diese Risikomodelle dann auf Populationen außerhalb von ES[S]PRIT generalisieren lassen, bleibt freilich abzuwarten.

Für die Plattform, auf der ES[S]PRIT aufgebaut ist, sind auch eine Vielzahl anderer Anwendungen vorstellbar. Neben Präventionsprogrammen, die auf andere Störungsbilder ausgerichtet sind, scheinen insbesondere Programme zur langfristigen Betreuung chronisch Kranker naheliegend. Psychosoziale Unterstützung und der Austausch mit anderen, die ähnliche Probleme haben bzw. ähnliche Erfahrungen gemacht haben (Forum, Gruppenchat) und eine Stärkung des Selbstmanagements durch eine Fokussierung auf spezifische Problembereiche bzw. Verhaltensweisen (Monitoring und Feeback) erscheinen auch für diese Zielgruppe vielversprechend. Die Alarmfunktion kann zudem helfen, wiederkehrende Episoden der Erkrankung früher zu erkennen und damit ein früheres Eingreifen zu ermöglichen.

Fazit

Der Übergang von der Schule zur Universität ist für junge Menschen mit Belastungen verbunden, die sich auch in psychischer Beeinträchtigung widerspiegeln. Der Leidensdruck der Betroffenen sowie eine niedrigere Leistungsfähigkeit erfordern Hilfestellungen für diese kritische Lebensphase und machen Programme zur indizierten Prävention für diese Zielgruppe besonders wertvoll. Mit ES[S]PRIT wurde ein internetbasiertes Programm zur Prävention von Essstörungen bei Studierenden entwickelt, welches verspricht, eine effektive und kostengünstige Unterstützung zu gewährleisten. Angebote verschiedener Intensität bieten dabei die Möglichkeit, die Unterstützung den individuellen Bedürfnissen der Teilnehmer anzupassen und flexibel auf die Entwicklung von Risikofaktoren und Symptomen zu reagieren.

ES[S]PRIT wird von der Forschungsstelle für Psychotherapie in Kooperation mit der Psychotherapeutischen Beratungsstelle für Studierende angeboten und soll bestehende Versorgungsangebote ergänzen. Die Zielgruppe sind Studierende der Universität Heidelberg, sodass Personen, die im Laufe ihrer Teilnahme klinisch relevante Symptome entwickeln, in intensivere Face-to-Face-Beratung und ggf. Psychotherapie vermittelt werden können. Dieses Vorgehen ermöglicht eine frühe Intervention in Fällen, in denen das Präventionsprogramm die Entwicklung der Erkrankung nicht aufhalten kann.

Eine 8-monatige Pilotphase konnte genutzt werden, um die Technik zu überprüfen und im Rahmen von Akzeptanz- und Zufriedenheitsbefragungen unter den Teilnehmern, die einzelnen Komponenten besser einschätzen zu können. Die einzelnen Komponenten wurden dabei alle sehr positiv bewertet. Es hat sich gezeigt, dass die Entscheidungsregeln des Screenings eine Teilnehmerzusammensetzung zur Folge haben, für die eine indizierte Prävention als angemessen erscheint. Unangemessen scheint das Programm für stark übergewichtige Teilnehmer zu sein, die für sie relevante Themen als unterrepräsentiert empfinden. Insgesamt ermutigen die Erfahrungen aus der Pilotphase zu einer größeren Studie, die im Wintersemester 2007/08 gestartet wurde.

Literatur

Bauer S, Percevic R, Okon E, Meermann R, Kordy H (2003) Use of text messaging in the aftercare of patients with bulimia nervosa. Eur Eat Disord Rev 11:279–290

Bauer S, Winn S, Schmidt U, Kordy H (2005) Construction, scoring and validation of the Short Evaluation of Eating Disorders (SEED). Eur Eat Disord Rev 13:191–200

Dyson R, Renk K (2006) Freshmen adaptation to university life: Depressive symptoms, stress, and coping. J Clin Psychol 62:1231–1244

Hoek HW, van Hoeken D (2003) Review of the prevalence and incidence of eating disorders. Int J Eat Disord 34:383–396

Hysenbegasi A, Hass SL, Rowland CR (2005) The impact of depression on the academic productivity of university students. J Ment Health Policy 8:145–151

Killen JD, Taylor CB, Hayward C, Wilson DM, Haydel KF, Hammer LD (1994) Pursuit of thinness and onset of eating disorder symptoms in a community sample of adolescent girls: A three-year prospective analysis. Int J Eat Disord 16:227–238

Percevic R, Lambert M, Kordy H (2004) Computer supported monitoring of patient treatment response. J Clin Psychol 60: 285–300

Percevic R, Gallas C, Arikan L, Mößner M, Kordy H (2006) «Internet-gestützte Qualitätssicherung und Ergebnismonitoring in Psychotherapie, Psychiatrie und psychosomatischer Medizin". Psychotherapeut 51:395–397

Rosenthal BS, Schreiner AC (2000) Prevalence of psychological symptoms among undergraduate students in an ethnically diverse urban public college. J Am Coll Health 49:12–18

Soeder U, Bastine R, Holm-Hadulla RM (2001) Empirische Befunde zu psychischen Beeinträchtigungen von Studierenden. In: Holm-Hadulla RM (Hrsg) Psychische Schwierigkeiten von Studierenden. Vandenhoeck u. Rupprecht, Göttingen, S 158–187

Stice E, Shaw H (2004) Eating disorder prevention programmes: A meta-analytic review. Psychol Bull 130:206–27

Taylor CB, Bryson S, Luce KH, Cunning D, Doyle AC, Abascal LB (2006) Prevention of eating disorders in at-risk college-age women. Arch Gen Psychiatr 63:881–888

Beratung und Therapie

8 Vom Telefon zum Internet: Onlineberatung der Telefonseelsorge

Joachim Wenzel

Beratung und Therapie

8.1 Telefonseelsorge als von Anfang an mediales Angebot

Die Telefonseelsorge (TS) Deutschland hat im Jahr 2006 ihr 50-jähriges Bestehen gefeiert. 1956 wurde die erste deutsche Stelle in Berlin gegründet. Gründungsintention war das Erreichen von Menschen in suizidalen Krisen. Das kam zum Ausdruck, indem in den ersten Jahren Zeitungsanzeigen mit dem Appell veröffentlicht wurden: »Bevor Sie sich umbringen, rufen Sie bei uns an.« Von Anfang an ist die TS somit eine mediale Seelsorge- und Beratungseinrichtung im doppelten Sinne: Sie bietet ein niederschwellig-mediales Gesprächsangebot und spricht die Menschen in Not ebenfalls medial direkt dort an, wo sie diese zu erreichen hofft.

So verwundert es nicht, dass Mitarbeiter der TS schon sehr früh die Chancen der Kommunikationsplattform Internet für das eigene Angebot entdeckt haben. 1995 wurden seitens der TS die ersten Beratungen per Internet angeboten und durchgeführt. Damit hat die TS im deutschsprachigen Bereich auch in der medialen Beratungsform »Onlineberatung« Pionierarbeit geleistet. Mittlerweile hat sich das Kommunikationsportal @http://www.telefonseelsorge.de zu einer bekannten Anlaufstelle im Netz entwickelt.

❶ Der TS geht es von Anfang an nicht um das Medium Telefon, sondern darum, konsequent die medialen Möglichkeiten zu nutzen, um Menschen in Not niederschwellig erreichen zu können. Das mediale Kommunikationsangebot im Zusammenwirken mit Anonymität und Verschwiegenheit ermöglicht dabei die paradoxe Erscheinung »Nähe durch Distanz«, wodurch es Menschen möglich wird, über ihre Probleme zu reden, selbst wenn sie es unter anderen Umständen nicht tun würden.

Im Jahr 2008 kann die TS in Deutschland bereits ein Viertel ihrer Geschichte, das sind 13 Jahre, als multimedial beschreiben: Neben der Nutzung des Telefons und der Printmedien sind E-Mail, Chat und Öffentlichkeitsarbeit im Internet hinzugekommen. Diese neuen Kommunikationsformen bereichern auch die Arbeit am Telefon, indem sie die Fragen und Probleme der Menschen in ergänzender Weise zutage bringen. Und sie bewirken auch, dass die Mitarbeiter der TS angesichts sich wandelnder Kommu-nikationsgewohnheiten der Menschen weiterhin am Puls der Zeit bleiben können.

Die Ursprungsintention, Menschen in suizidalen Krisen beizustehen, gehört auch heute noch zum Kernziel der TS. Die Bedürfnisse und Probleme der Menschen haben mit der Zeit jedoch dazu geführt, dass weitere Themen und Nöte besprochen werden und sich das Spektrum ausgeweitet hat. So handelt es sich heute bei Anfragen, sei es am Telefon, in E-Mails oder im Chat, um sehr unterschiedliche Themen wie Einsamkeit, Krankheit, aber vor allem um das Themenfeld »Beziehung«. Häufig sind komplexe Problemkonstellationen damit verbunden. Insgesamt gibt es bei der Ausrichtung aber keine Festschreibung auf bestimmte Themen oder auf eine spezielle Zielgruppe. Das Spezifische der TS liegt gerade darin, dass das Angebot inhaltlich und bezüglich der Adressaten unspezifisch ist: Jeder kann sich bei der TS melden und unterschiedlichste Fragen, Probleme und Nöte thematisieren.

8.1.1 Schnittstellenfunktion der Telefonseelsorge

Das niederschwellige und anonyme Angebot der TS bewirkt, dass sich auch Menschen an diese Einrichtung wenden, die nach eigenen Aussagen keine Beratungsstelle, Psychotherapeutenpraxis oder sonstige psychosoziale Hilfeeinrichtung aufsuchen würden. Der Begriff »Seelsorge« ist für viele Menschen weniger angstbesetzt als beispielsweise die Begriffe »Beratung« oder »Psychotherapie«. Des Weiteren gibt es aber auch Menschen, die gar nicht wissen, welche Angebote es im Gesundheitssystem und im psychosozialen Netz überhaupt gibt. So ist es für nicht wenige Ratsuchende das erste Mal, dass sie ihr Problem bei der TS in Worte fassen. Zuvor war vieles oft sehr diffus und emotional kaum fassbar, doch im Gespräch bzw. im Schreiben wird es konkreter, benennbar und so auch eher handhabbar. Will ein Mensch dann noch einen Schritt weiter gehen, kann der Diensthabende auch darauf eingehen und mit auf die Suche gehen, was als nächster Schritt hilfreich sein könnte. In manchen TS-Stellen – vor allem in Großstädten – gibt es das Angebot von »Offenen Türen« bzw. von Beratungsstellen, die auch Face-to-Face-Gespräche anbieten. Gerade Menschen, die misstrauisch sind, weil sie vielleicht schlechte Erfahrungen gemacht haben oder sogar von nahen Bezugspersonen missbraucht wurden, suchen dann möglichst einen Kontakt in der gleichen Einrichtung. Wer einen guten Kontakt mit der TS erlebt hat, möchte den nächsten Schritt dann manchmal in der gleichen, nun bereits vertrauten Einrichtung machen. Vielfach ist es aber auch möglich, den Menschen Mut zu machen, sich in anderen Einrichtungen oder bei professionellen Berufsgruppen Hilfe zu suchen. In den TS-Stellen ist bekannt, welche psychosozialen Versorgungsangebote es vor Ort gibt. Nicht selten werden Adressen und Telefonnummern von Beratungsstellen für bestimmte Probleme wie Sucht, Überschuldung etc. benannt. Manchmal fragen Menschen aber direkt nach einer speziellen Hilfe, z. B. nach einer Gruppe der Anonymen Alkoholiker oder wollen wissen, wie sie vorgehen sollen, wenn sie eine Psychotherapie machen möchten.

Die TS kann somit als Schnittstelle zwischen Menschen in Not und unterschiedlichsten psychosozialen Hilfeinrichtungen beschrieben werden. Zum einen verweisen auch professionelle Berater auf die TS, weil sie auch am Wochenende, nachts und in Urlaubszeiten ansprechbar ist, und zum anderen erläutern die Mitarbeiter den Ratsuchenden, welche Möglichkeiten der Hilfe es gibt. Insofern ergänzt die TS das psychosoziale Versorgungsnetz durch eine deutschlandweite Tag- und Nachtpräsenz. Sie ist für ihre Klientel aber auch selbst auf die unterschiedlichen Angebote anderer angewiesen, da sich am Telefon und im Internet häufig Problemkonstellationen zeigen, die weitergehender und oft auch spezialisierter, professioneller Hilfe bedürfen.

Die Ausformung des Angebots der TS entspricht dabei im Internet in den zentralen Punkten der Beratungstätigkeit am Telefon, denn die TS in Deutschland hat für ihr Beratungsangebot im Internet die bewährten TS-Essentials aus der Telefonarbeit auf die Beratung per Mail und Chat übertragen (▶ Übersicht).

Die TS hat sich dabei auch den besonderen Herausforderungen der Internettechnologie gestellt und im September 2002 ein Sicherheitskonzept realisiert, das bewirkt, dass die gesamte Beratungskommunikation (100%) automatisch verschlüsselt wird. Nur so ist zu gewährleisten, dass Anonymität nicht nur ein Wunsch, sondern in der Praxis auch Realität

> **Wesentliche Merkmale der Arbeit der TS**
> - Verschwiegenheit
> - Anonymität (auf beiden Seiten)
> - Keine Begrenzung auf spezifische Beratungsthemen
> - Kompetenz in medialer Beratung und Seelsorge
> - Beratung durch ausgebildete und medienspezifisch fortgebildete Telefonseelsorger
> - Begleitende Supervision für die Telefonseelsorger
> - Verlässliche Erstantwort innerhalb einer zuvor benannten Zeit
> - Institutionelle Einbindung an Telefonseelsorgestellen vor Ort
> - Weltanschauliche Offenheit

werden kann. Die Telefonseelsorge will so dem Vertrauensvorschuss der Ratsuchenden aktiv entgegenkommen, die vielfach das Angebot der TS wählen, weil sie gerade die Anonymität und Vertraulichkeit zu schätzen wissen. Für viele Ratsuchende ist das die Grundvoraussetzung zur Nutzung dieses Angebots, was sich u. a. an den hohen Zahlen derer zeigt, die ihren Namen nicht nennen.

8.1.2 Menschen in der Beratung per Internet jünger als am Telefon

Interessant ist ein Vergleich der Nutzergruppen des telefonischen Angebots und der Mailberatung der TS. Einen deutlichen Unterschied gibt es allerdings nur beim Alter und der Lebensform der Ratsuchenden. Die Gesprächsthemen treten hingegen ähnlich häufig auf und die Ratsuchenden sind hier wie da überwiegend weiblich. Am Telefon sind die Ratsuchenden deutlich älter als in den Kontakten per E-Mail, wie nachfolgende Abbildung der prozentualen Verteilung der Altersgruppen zeigt (◙ Abb. 8.1).

Da davon ausgegangen werden kann, dass die Zugangsmöglichkeiten zu einem Telefon noch weit größer sind als zum Internet, muss die Nutzerstatistik der Mailberatung der TS natürlich vor dem Hintergrund der Nutzer des Internets insgesamt gesehen werden. Dabei bieten die Statistiken des Statistischen

◘ **Abb. 8.1.** Altersverteilung
der Ratsuchenden

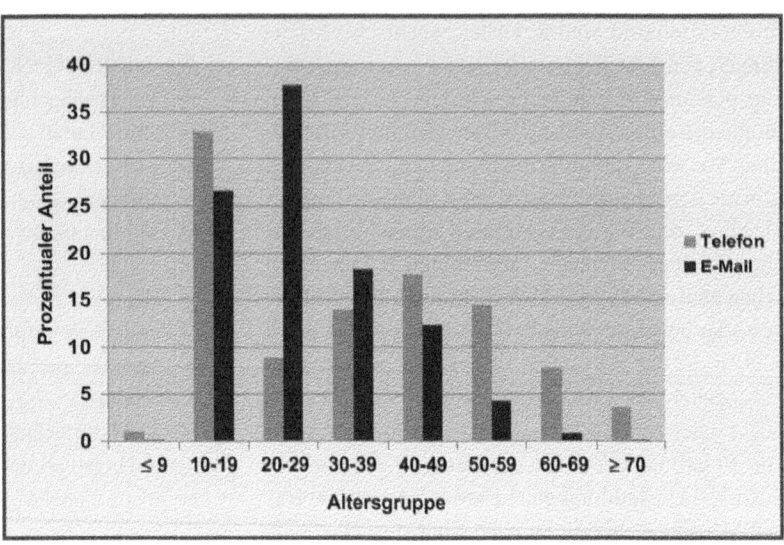

Bundesamts einen Anhaltspunkt. Es werden allerdings nicht alle deutschsprachigen Nutzer des Internets erfasst, da natürlich viele auch in anderen Ländern wohnen. Ein direkter Vergleich zwischen den deutschsprachigen Nutzern des Internets und den

Nutzern des Onlineberatungsangebots ist also nicht möglich. Dennoch erscheint es sinnvoll, die statistisch vorliegenden Zahlen zu beachten, da sie wichtige Hinweise für die Interpretation der Beratungszahlen liefern können:

Exkurs

Internetnutzung in Deutschland

Große Unterschiede bei der Internetnutzung gibt es in den verschiedenen Altersgruppen. Im ersten Quartal 2006 waren 92% der 10- bis 24-Jährigen online. Für mehr als jeden zweiten der Internetnutzer dieser Altersgruppe (55%) gehörte das Internet zum Alltag, sie nutzten es täglich oder fast täglich. Ähnlich hoch lag der Anteil der Internetnutzer bei der Bevölkerung zwischen 25 und 54 Jahren. Innerhalb dieser Gruppe waren 80% im ersten Quartal 2006 online, davon wiederum 58% jeden Tag oder fast jeden Tag. Bei der Generation der über 54-Jährigen zeigt sich jedoch ein anderes Bild. Hier lag der Anteil der Internetnutzer im ers-

ten Quartal 2006 nur bei 30%. Interessant ist allerdings, dass auch in dieser Altersgruppe von den Internetnutzern fast die Hälfte (48%) täglich oder fast täglich online war. (…)

Neben dem Alter bestehen auch zwischen Männern und Frauen Unterschiede bei der Internetnutzung. Im ersten Quartal 2006 nutzten 60% der Frauen und 71% der Männer das Internet. Darüber hinaus variiert die Häufigkeit, mit der Frauen und Männer auf das Medium zugreifen. Der Anteil derer, die täglich oder fast täglich online waren, lag bei den Frauen bei 49%, bei den Männern bei 61%. (Statistisches Bundesamt Deutschland 2007)

Bereits in den ersten Jahren der Onlineberatung gab es Hypothesen, welche Nutzergruppen durch das Internetangebot der TS erreicht würden. Die Vermutung, über das Internet mehr Männer als Frauen zu erreichen, lag nahe, da damals vor allem Männer im Netz vertreten waren. Christl (2000) beschreibt die ersten beiden vollen Projektjahre

1996/1997. Damals war mehr als die Hälfte der Ratsuchenden Männer (55%). Das hat sich bis zum Jahr 2006 deutlich verändert: Männlich waren in diesem Jahr 28% und 72% weiblich. Veränderungen der Nutzergruppe des Internets verändern auch die Nutzergruppe des Beratungsangebots. Der Trend, dass sich mehr Frauen als Männer per Mail mel-

Tab. 8.1. Geschlecht der Mailenden (in %)

Geschlecht	2003	2004	2005	2006
männlich	34	32	29	28
weiblich	66	68	71	72

Quelle: Interne Erhebung der Telefonseelsorge Deutschland

Tab. 8.2. Vergleich der Altersverteilungen (in %) bei Telefon- und Mailberatung (Jahresstatistik 2006)

Altersgruppe	Telefon	Mail
0–9 Jahre	1,0	0,1
10–19 Jahre	32,8	26,5
20–29 Jahre	8,8	37,8
30–39 Jahre	13,9	18,1
40–49 Jahre	17,7	12,3
50–59 Jahre	14,5	4,3
60–69 Jahre	7,7	0,8
70 Jahre und älter	3,6	0,1

Quelle: Interne Erhebung der Telefonseelsorge Deutschland

Tab. 8.3. Alter der Ratsuchenden (in %)

Altersgruppe	2003	2004	2005	2006
0–9 Jahre:	0,1	0,1	0,1	0,1
10–19 Jahre:	28,7	26,6	26,1	26,6
20–29 Jahre:	40,2	39,1	36,9	37,7
30–39 Jahre:	19,8	19,1	20,4	18,1
40–49 Jahre:	8,6	11,1	12,5	12,3
50–59 Jahre:	2,2	3,4	3,5	4,3
60–69 Jahre:	0,3	0,4	0,5	0,8
70 Jahre und älter:	0,1	0,2	0,0	0,1

Quelle: Interne Erhebung der Telefonseelsorge Deutschland

den, setzt sich also auch in den letzten Jahren fort (Tab. 8.1).

Ähnliches gilt bei den Altersgruppen. Die über 60-Jährigen spielen bei der Onlineberatung derzeit kaum eine Rolle. Sie sind auch im Internet selbst unterrepräsentiert. Das Internetberatungsangebot erreicht also wohl auch deshalb durchschnittlich jüngere Ratsuchende, weil dort vor allem jüngere Menschen zu finden sind (Tab. 8.2).

Die unter 30-Jährigen machen derzeit also fast zwei Drittel der Ratsuchenden in der Mailberatung aus. Die Altersgruppierung der 20- bis 29-Jährigen ist bei der Mailberatung anteilig 4-mal häufiger vertreten als am Telefon. Bei den 10- bis 19-Jährigen gibt es anteilig zwar mehr Anrufe als Mails, das kann allerdings auf die vielen Scherz- und Testanrufe von Kindern und Jugendlichen zurückgeführt werden, die dieser Altersgruppe zuzurechnen sind. In der telefonischen Beratung hat dieses Phänomen nämlich eine große Bedeutung, da die 0800-Nummer selbst mit Mobiltelefonen (z. B. vom Schulhof aus) kostenlos erreichbar ist. Wäre es möglich, dieses herauszurechnen, dürfte auch bei dieser Gruppe das Mailen stärker vertreten sein als das Telefonieren.

Beim Chat sieht die Alters- und Geschlechterverteilung sehr ähnlich aus wie beim Mailangebot: Die Zahlen 2006 zeigen, dass rund ein Viertel der Ratsuchenden männlich sind und drei Viertel weiblich. Bei den Chatteilnehmern sind ebenfalls die weitaus meisten Nutzer zwischen 10 und 30 Jahren.

Die Unterschiede in der Altersverteilung von Ratsuchenden bei Telefon- und Mailberatung geben letztlich aber keine klare Auskunft darüber, ob Kinder und Jugendliche generell ein Internetangebot eher nutzen als Telefonberatung (Tab. 8.3).

Durch die noch anhaltende Unterrepräsentierung älterer Menschen im Internet ist davon auszugehen, dass sich diese Gruppierung statistisch gesehen häufiger melden wird, wenn sie auch im Internet stärker repräsentiert ist. Es ist also damit zu rechnen, dass die durchschnittlichen Nutzer des Internetangebots, analog zu den Internetnutzern insgesamt, von Jahr zu Jahr älter werden. Ansatzweise ist das den Zahlen von 2003 bis 2006 bereits zu entnehmen.

Festzuhalten ist hier allerdings, dass über das Medium Mail im Jahr 2006 rund 2.900 Menschen zwischen 10 und 30 Jahren erreicht wurden (64,4% von 4.536 Ratsuchenden), die möglicherweise über das Telefon nicht erreicht worden wären. Immerhin benennen Ratsuchende im Internet immer wieder, dass sie »niemals bei der Telefonseelsorge anrufen würden«. Das Ausschlusskriterium ist bei solchen Äußerungen also das Medium und nicht die Organisation.

8.2 Telefonseelsorge im Internet: Mail- und Chatberatung

Die »Telefonseelsorge im Internet« ist zu einem festen Begriff geworden, wenn er auch etwas widersprüchlich klingen mag oder nicht gleich darauf schließen lässt, dass es nicht nur um eine Webpräsenz, sondern um ein Beratungsangebot im Netz handelt. Im Internet kann die TS vor allem auch von Personengruppen erreicht werden, die das telefonische Angebot nicht nutzen können oder wollen. So können deutschsprachige Menschen aus dem Ausland die gebührenfreie Rufnummer 0800-1110111 oder 0800-1110222 nicht erreichen und gehörlose Menschen werden auf dieses Angebot ebenfalls nicht zurückgreifen. Das ist bei der Beratung per Internet anders: Hier melden sich per Mail oder Chat auch Menschen, die im Ausland sind und einen Gesprächsbedarf haben. So benennen Ratsuchende, dass es ihnen schwerfällt, ihre persönlichen Probleme mit Beratern oder Therapeuten in einer Sprache zu führen, die nicht ihre Muttersprache ist. Offensichtlich fällt es Ratsuchenden gerade in Krisen und bei tief greifenden emotionalen Themen schwer, sich in einer fremden Sprache auszudrücken, selbst wenn sie diese Sprache z. B. beruflich sehr gut beherrschen. Bei Gehörlosen und Sprachbehinderten ist es ebenfalls einleuchtend, dass das Internet auch als Beratungsmedium neue Möglichkeiten bietet.

8.2.1 Das Angebot konkret

Der zentrale Ausgangspunkt für die Beratung ist die Homepage unter der Adresse @ http://www.telefonseelsorge.de. Direkt auf der Startseite werden die drei Beratungsformen benannt: Telefon, Chat und Mail. Für das telefonische Angebot werden die beiden Telefonnummern bekannt gemacht. Zum Chatten und Mailen kann man sich direkt weiterklicken, wobei bezüglich Mail unterschieden wird zwischen »zur Mail – Neuanmeldung« und »zur Mail – Fortsetzung«.

Die Erfahrung hat gezeigt, dass es wichtig ist, einen zentralen Punkt auf den Internetseiten zu haben, von dem aus die Beratung möglichst unmittelbar gestartet (Mail) oder zumindest gebucht (Chat)

werden kann. Wer sich auf andere Seiten weiterklickt (z. B. zu den FAQs), wird auch immer wieder zu diesem Beratungsstartpunkt zurückgeführt. Das ist notwendig, damit die Nutzer nicht die Orientierung verlieren und möglichst bald zum eigentlichen Beratungsangebot finden.

Wer das Mailangebot nutzen will, wird automatisch auf ein Formular weitergeleitet, in dem lediglich Benutzername und Passwort eingegeben werden müssen. Mehr ist nicht nötig, um das Beratungsangebot nutzen zu können. Optional kann man zusätzlich eine Mailadresse eingeben, die ausschließlich dafür da ist, den Ratsuchenden zu benachrichtigen, sobald eine Antwort von der TS abgeholt werden kann. Um eine solche Antwort abzuholen, muss sich der Ratsuchende wiederum auf der Startseite der TS mit Benutzernamen und Passwort einloggen und befindet sich automatisch in seinem Beratungsaccount. In diesem Account sind der Ratsuchende und der Telefonseelsorger miteinander verbunden. Der Ratsuchende erhält seine Antworten immer von demselben Berater. Während es am Telefon und im Chat keine verabredeten Mehrfachkontakte gibt, wird bei der Mailberatung von dieser Praxis abgewichen. In der zeitgleichen Kommunikation (Telefon/Chat), im Gegensatz zum Mailen, ist es schließlich möglich, kurz nachzufragen und Missverständnisse zu klären. Außerdem haben Telefongespräche und Chatsitzungen einen Prozesscharakter der Kommunikation. Dies ist beim Mailen entsprechend nur möglich, wenn mehrere Kommunikationssequenzen nacheinander ermöglicht werden und sich eben nicht jedes Mal ein anderer Berater meldet. Nur so ist es überhaupt möglich, einen menschlichen Kontakt aufzubauen, Klärungen vorzunehmen und den Ratsuchenden in seinem Anliegen zu verstehen. Das bedeutet allerdings auch, dass eine Beratung per Mail einige Wochen oder ggf. sogar Monate dauern kann.

Das Chatangebot kann genutzt werden, indem ein freier Termin gebucht wird. Diese Termine werden wenige Tage zuvor ins Netz gestellt. Die Erfahrung hat gezeigt, dass die Ratsuchenden vereinbarte Termine aber um so weniger in Anspruch nehmen, je länger der Zeitpunkt zurückliegt, an dem dieser vereinbart wurde. Deshalb werden lange Zeitspannen vermieden und Termine nur innerhalb weniger Tage im Voraus im Internet veröffentlicht. Der Chat dauert eine zuvor vereinbarte Zeit von ca. 45–50 Minuten. Folgetermine werden nicht vereinbart. Allerdings ist es natürlich möglich, dass Ratsuchende das Angebot mehrfach nutzen und ungeplant auch an denselben Berater kommen können.

Konzeptionell ist das Beratungsangebot im Internet dem telefonischen Angebot sehr nahe. Es geht darum, mit Menschen in ihren Anliegen, Fragen und Problemen im »Hier und Jetzt« in einen Kontakt zu kommen. Diese Form der Beratung kann dabei keinen therapeutischen Anspruch haben. Das Angebot will vielmehr Menschen dabei unterstützen, mit sich, mit aktuellen Problemen und mit den eigenen Emotionen in Kontakt zu kommen, sie zur Sprache zu bringen und damit einen Weg zu öffnen, der vielleicht weiterführen kann.

8.2.2 Anonymität auf beiden Seiten

Das hier vorgestellte Konzept von Beratung und Seelsorge im Internet unterscheidet sich in manchen Punkten sehr stark von anderen Angeboten im Netz. Viele Berater und Internetseelsorger geben sich als Person zu erkennen, indem sie ein Kurzprofil ihrer Person – z. T. mit Foto – auf der Homepage ihres Angebotes veröffentlichen. Die TS macht das gerade nicht, sondern hat auch im Internet das Konzept der beidseitigen Anonymität. Die Mitarbeiter der TS bleiben – analog zu ihren Grundsätzen am Telefon – bei ihrem Seelsorgekontakt auch per Mail und Chat anonym. Besonders für Menschen mit starken traumatischen Erlebnissen ist es z. T. einfacher, sich an eine anonym arbeitende Einrichtung zu wenden, da die betreffenden Themen und schwerwiegenden Erfahrungen häufig mit großer Scham besetzt sind.

Die Anonymität von Ratsuchenden und Beratern bietet hier die Möglichkeit, dass auch Menschen mit großen Kontaktschwierigkeiten das Angebot nutzen können, selbst wenn es ihnen schwerfällt, sich einem konkreten Gegenüber anzuvertrauen. So melden z. B. Ratsuchende zurück, dass das Schreiben der zweiten Mail eine viel größere Hürde darstellte, weil sie jetzt einen konkreten Berater vor sich haben. Dabei nennen sich die Berater lediglich mit einem Vornamen, von dem allerdings nicht klar ist, ob es sich um ein Pseudonym handelt oder nicht. Eine Ratsuchende schrieb in etwa folgenden Worten

zurück: »Jetzt, da ich Ihren Namen kenne, fällt es mir viel schwerer, Ihnen zu schreiben«. Mit diesem Konzept der beidseitigen Anonymität im Internet werden somit auch Menschen angesprochen, die ein Beratungs- und Seelsorgeangebot im Internet mit einer persönlichen Beschreibung des Beraters meiden würden.

Genau wie die Beratung am Telefon, kann auch das Angebot »Telefonseelsorge im Internet« nur eine begrenzte Möglichkeit der Hilfe darstellen. Ein Face-to-Face-Kontakt kann dadurch nicht ersetzt werden. Auch kann und will dieser Dienst Beratung in einer Beratungsstelle vor Ort oder Psychotherapie keine Konkurrenz machen.

Im anonymen Internetkontakt können sich für Menschen vielmehr neue Möglichkeiten auftun, z. B. mit Beratern oder Seelsorgern über tabuisierte Themen ins Gespräch zu kommen, einen Erstkontakt zu einer psychosozialen Versorgungseinrichtung zu wagen oder eine Therapie zu beginnen. Der jeweilige Ratsuchende hat aber selbst die Entscheidung zu treffen, ob er es bei diesem medialen Kontakt belassen will oder nicht.

8.2.3 Fach- und Koordinierungsstelle der Telefonseelsorge im Internet

Die Abkürzung www (»world wide web«) verweist bereits darauf, dass der Zugang zum Onlineangebot der TS im Internet aus der ganzen Welt möglich ist. Außerdem ist – zumindest auf Nutzerseite – eine lokale Begrenzung in der Praxis nicht durchführbar, wenn das Angebot anonym bleiben soll. Die TS hat daher von Anfang an Wert darauf gelegt, nur über eine einzige Internetadresse für Ratsuchende im Internet erreichbar zu sein. Zugriff auf dieses Postfach hat die zentrale »Fach- und Koordinierungsstelle der Telefonseelsorge im Internet« mit Sitz in Berlin, angesiedelt beim Diakonischen Werk der evangelischen Kirche in Deutschland (EKD). Mit der Einrichtung dieser Stelle und des zentralen Maileingangs bzw. der zentralen Chatseite werden nachfolgende Ziele verfolgt:

- Sicherung der Qualitätsstandards der Institution Telefonseelsorge,
- Ausschluss bzw. Reduzierung von Mehrfachnutzung,

- Weiterverteilung der eingegangenen Beratungsanfragen an die mitarbeitenden TS-Stellen,
- dadurch Ermöglichung thematischer Schwerpunktbildung und Berücksichtigung lokaler und regionaler Bezüge bei den Anfragen,
- Pflege der Homepage,
- Sicherstellung der regelmäßigen Briefkastenleerung und Überblick über Bearbeitungslaufzeiten.

Indem zahlreiche Telefonseelsorgestellen ein vernetztes Angebot in der Mailberatung machen (2006: 32 TS-Stellen und 278 Berater), gibt es wenig Schwierigkeiten, Krankheits- und Urlaubszeiten zu überbrücken. Engpässe in einer Stelle können durch zusätzliche Erstmailabnahmen in anderen Stellen ausgeglichen werden.

Gerade die große Zahl von über 7.000 in Gesprächsführung ausgebildeten, ehrenamtlichen Telefonseelsorgern und 350 Hauptamtlichen in 105 Stellen, stellt eine Ressource dar, die der ständig wachsenden Nachfrage an Beratung per Internet entgegenkommen kann. So konnten bisher alle Mailanfragen beantwortet werden.

Anders ist es in der Chatberatung: Dort werden von den beteiligten Stellen (2006: 14 TS-Stellen und 57 Berater) bislang nicht so viele Chats angeboten wie nachgefragt werden. Ein neuer Chattermin steht in der Regel maximal wenige Minuten im Netz bis er gebucht wird. Wohl kommt es vor, dass der vereinbarte Termin dann nicht wahrgenommen wird. Dieser offene Termin kann dann aber spontan weitervergeben werden, was meist ebenfalls innerhalb weniger Minuten geschieht. So wurden im Jahr 2006 32,5% der Chatberatungen spontan belegt, bei 67,5% der Chats wurde der zuvor vereinbarte Termin wahrgenommen.

8.3   Erfahrungen mit dem Angebot

Bereits die ersten Jahre des Angebots »Telefonseelsorge im Internet« wurden evaluiert und wissenschaftlich begleitet. Die veröffentlichten Erfahrungen und Erkenntnisse dieser ersten Jahre können im Rahmen dieses Kapitels nicht im Detail erörtert werden. Hier sei auf die Dissertation von van Well (2000) und die Veröffentlichungen von Christl (2000), Eisenbach-Heck (2003) und Knatz und Dodier (2003) verwiesen.

Insgesamt hat sich gezeigt, dass es nicht nur möglich, sondern sogar sinnvoll ist, Beratung per Internet ergänzend zu telefonischer Beratung anzubieten. Die Befürchtung, emotionale Inhalte könnten nicht befriedigend übermittelt werden, hat sich als nicht zutreffend herausgestellt. Selbst Berater, die langjährige Erfahrungen mitbringen, erleben Mail- bzw. Chatberatung als emotional sehr intensiv. Gleiches gilt auch für Ratsuchende, die z. T. beschreiben, wie sehr sie emotional am Beratungsgeschehen (z. B. beim Schreiben) beteiligt sind. Sinnvoll ist das Internetangebot schon deshalb, weil es Menschen gibt, die sich per Internet beraten lassen, nach eigenen Aussagen aber niemals ihre Probleme am Telefon oder Face-to-Face benennen würden.

In der medialen Kommunikation können aber auch Probleme auftauchen, die es so in der gewohnten und von der Menschheit in Jahrtausenden entwickelten Kommunikation von Angesicht zu Angesicht nicht gibt: Gewohnte Kommunikationskanäle fallen weg (z. B. auditiv, visuell). Der fachlich angemessene Umgang mit medienspezifischen Kommunikationsstörungen muss daher beachtet werden. Gleiches gilt für weitere Themen, die sich durch den Kontext Internet, die Technik oder die spezielle Rechtslage des Onlinerechts ergeben.

Aus diesen Erfahrungen heraus hat sich gezeigt, dass es für die Beteiligten der unterschiedlichen Ebenen (Berater/Stellenleiter/zentrale Koordination) notwendig ist, differenzierte Weiterbildungsinhalte zu entwickeln, die regelmäßig weiterentwickelt werden und die verschiedenen Aspekte angemessen in den Blick bringen.

8.3.1 Ausbildungskonzept für unterschiedliche Beteiligte

Die Qualitätsstandards der Telefonseelsorge, die am Telefon gelten, haben in der Beratung im Internet – entsprechend angepasst – ihre Gültigkeit: Die ehrenamtlichen Mitarbeiter in der Mail- und Chatberatung bringen alle mehrjährige Erfahrungen in der telefonischen Beratung mit. Sie wurden also zunächst für den Telefondienst ausgewählt und ausge-

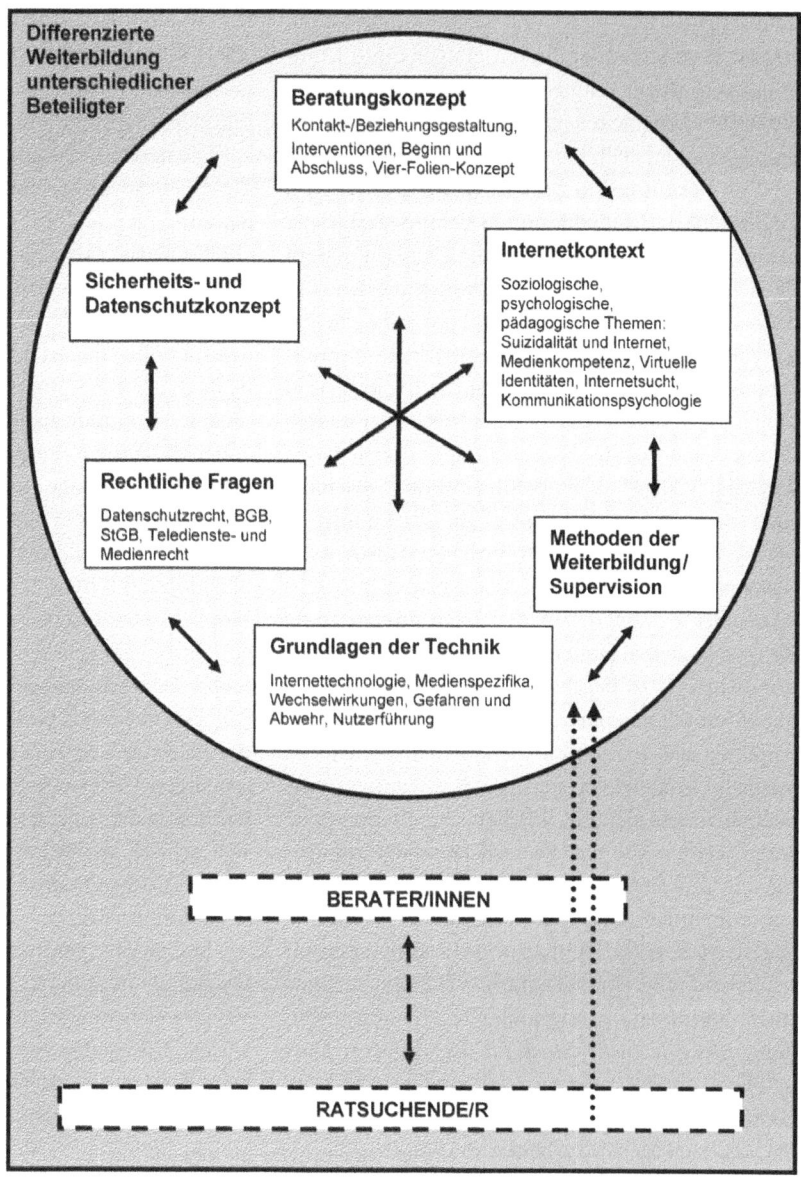

◘ Abb. 8.2. Weiterbildungs-inhalte bei medialer Beratung

bildet. Während der Tätigkeit am Telefon wurden sie in ihrer Arbeit alle supervisorisch begleitet und weitergebildet.

Für die Beratung im Internet werden die Mitarbeiter wiederum spezifisch ausgebildet und ebenfalls speziell supervisorisch begleitet und weitergebildet. Wer Chat- oder Mailberatung in der TS anbietet, bleibt auch weiterhin am Telefon tätig. Diese Form der Beratung kommt also zusätzlich hinzu. Die Aus- und Weiterbildung wird dabei von hauptamtlichen Mitarbeitern der TS sowie z. T. von externen Refe-

renten gewährleistet. Neben beratungsfachlichen Fragen kommen auch verschiedene weitere Bereiche hinzu wie beispielsweise rechtliche und technische Aspekte (◘ Abb. 8.2).

Im Zentrum der Weiterbildung steht das Themenfeld der Beziehungs- bzw. Kontaktgestaltung zwischen Berater und Ratsuchendem. Dieser Kontaktprozess bildet die Basis für die gesamte Fragestellungen des Weiterbildungskonzeptes. Die Weiterbildung macht dabei nur Sinn, wenn sie sich konkret auf das jeweils verwendete Medium bezieht. So unterscheiden sich Chat- und Mailkommunikation erheblich voneinander, indem erstgenannte Kommunikationsform zeitgleich (synchron) stattfindet, die zweite aber eine zeitversetzte (asynchrone) Kommunikation darstellt.

Das **Beratungskonzept** ist dabei grundlegend für die konkrete Kontakt- und Beziehungsgestaltung in einem Beratungsprozess (Knatz 2006). In diesem Bereich der Aus- und Weiterbildung geht es also um den konkreten Beratungsprozess, um mögliche Interventionen, etwaige medienspezifische Kommunikationsstörungen, aber auch um die Grenzen und Möglichkeiten des jeweiligen konkreten Beratungssettings. Eine wichtige Fragestellung in der medialen Beratung ist dabei auch der »Beginn und Abschluss einer Beratung«. In Bezug auf die Ausbildung in Mailberatung sei auf das bewährte Vier-Folien-Konzept von Knatz und Dodier (2003) verwiesen. Wichtig erscheint es bei der medialen Kommunikation, die verschiedenen Dimensionen der Anfrage bei der Beantwortung zu beachten und nicht nur einzelne Punkte einseitig herauszugreifen. Die vier Folien beschreiben also vier verschiedene Dimensionen und mögliche Vorgehensweisen bei der Beantwortung, bildlich ausgedrückt als 4 Folien, die übereinander gelegt werden können. Danach ist es wichtig, den eigenen emotionalen »Resonanzboden« (1. Folie) wahrzunehmen, danach das inhaltliche »Thema und den psychosozialen Hintergrund« (2. Folie). Erst anschließend sollte eine »Diagnose« (3. Folie) im Sinne einer Zusammenfassung inklusive Hypothesenbildung erfolgen, nach der dann die »Intervention« (4. Folie) erfolgt. Sehr hilfreich für die Aus- und Weiterbildung ist, dass es möglich ist mit realen anonymisierten Mails zu arbeiten, die von einer Gruppe beantwortet werden können. Im Vergleich und in der Bearbeitung der unterschiedlichen Antworten kann ein Lernfeld eröffnet werden, welches, sehr nah an der späteren Beratungstätigkeit, Kompetenzen entwickeln lässt. Bei der Chatberatung ist das nicht unmittelbar möglich. Hier kann das Chatten, unter Nutzung konkreter Techniken, mithilfe von Rollenspielen eingeübt werden.

Der **Internetkontext** spielt in der Beratung per Internet nicht selten eine bedeutende Rolle. So ist es wichtig, in der Weiterbildung der Berater auch soziologische, psychologische und pädagogische Internetthemen aufzugreifen. Konkret sind das Themen

wie Suizidalität und Internet (Etzersdorfer et al. 2003), Medienkompetenz, virtuelle Identitäten, Internetsucht und medienspezifische Aspekte der Kommunikationspsychologie (Batinic 2000).

Die neuen Bedingungen und Möglichkeiten für die Aus- und Weiterbildung in diesem Bereich stellen auch für die Lehrenden eine Herausforderung dar. So bedarf es z. T. neuer **Methoden der Weiterbildung und Supervision**, zumindest aber bedarf es einer Anpassung der herkömmlichen Methodik an den speziellen Bedarf der Aus- und Weiterbildungen in medialer Beratung. Gerade beim Vorherrschen digitaler Kommunikation in der Beratung kann es dabei sehr sinnvoll sein, auch in Weiterbildung und Supervision analoge Kommunikation zu forcieren. Andererseits gibt es auch die Möglichkeit, Supervision und Weiterbildung – zumindest in Teilen – medial durchzuführen. Das Nutzen entsprechender Möglichkeiten bietet sich hier in einer Kombination von Präsenzangeboten und medialen Angeboten (»blended learning«) geradezu an. Schließlich ist der Kompetenzerwerb gerade dann gut möglich, wenn das konkrete Lernangebot den Anforderungen des jeweiligen Feldes möglichst nahekommt. Die Weiterbildung der Lehrenden ist somit gerade in diesem sich schnell entwickelnden Bereich ein zentraler Faktor für die Qualität von Weiterbildung und Supervision der Berater.

Im Internet kommen weitergehende **rechtliche Fragen** als in anderen Beratungsbereichen auf die Verantwortlichen zu. Das Recht des Internets entwickelt sich analog zur Technik sehr schnell. Nicht jeder Berater muss sich mit all diesen Hintergründen auskennen. Die Verantwortlichen in den jeweiligen Stellen bedürfen diesbezüglich aber eines soliden Grundwissens. Gleiches gilt für die **Grundlagen der Technik**, die weitreichender in die Beratung hineinspielen, als dies bei anderen Beratungssettings der Fall ist. Auf diese Fragestellungen aufbauend wurde bei der TS 2000–2002 ein **Sicherheits- und Datenschutzkonzept** für die gesamte Organisation entwickelt. Diesbezüglich müssen ebenfalls nicht alle Beteiligten in gleicher Weise geschult werden. Eine gestufte Weiterbildung ist in diesen drei Themenfeldern aber gut möglich. Die Verantwortlichen auf Bundesebene müssen das Gesamte überblicken können, die Leiter der Stellen sind für das Geschehen in ihrer Einrichtung verantwortlich und für die Einbindung der eigenen Mitarbeiter zuständig. Die Berater müssen lediglich das wissen, was für ihre Tätigkeit und zur Sicherung der Daten ihrer jeweiligen Beratungsprozesse notwendig ist.

Dabei hat sich insgesamt ein Multiplikatorenkonzept bewährt: Es ist wichtig, dass die Stellen vor Ort geschulte Ansprechpartner haben, die bei Bedarf als Referenten zur Verfügung stehen. Somit muss sich nicht jeder Stellenleiter in alle beraterischen, technischen und rechtlichen Details einarbeiten. Insgesamt hat es sich als wichtig erwiesen, das Grundwissen für neue Mitarbeiter, ob Berater, Stellenleiter oder Koordinatoren, zeitnah zu schulen.

8.3.2 Kommunikationskanäle emotional unterschiedlich besetzt

Es wird vielfach in der fachlichen Diskussion nicht ausreichend berücksichtigt, dass die Präferenzen für bestimmte Kommunikationskanäle bei Menschen unterschiedlich ausgeprägt und darüber hinaus auch emotional unterschiedlich besetzt sind. Außerdem hat sich das Konstrukt einer gestuften Hierarchisierung der Kommunikationskanäle etabliert, das den Erfahrungen in der Praxis nicht gerecht wird. So wird das Telefon häufig als grundsätzlich niederschwelliger beschrieben als die Face-to-Face-Beratung. Mag es auch für viele Menschen zutreffen, dass für sie die Niederschwelligkeit entsprechend der Abfolge Mail (asynchron) – Chat (synchron) – Telefon – Face-to-Face erlebt wird, so gilt dies aber nicht für alle. Es gibt beispielsweise Erfahrungen in der TS Mainz-Wiesbaden, in der drei Beratungssettings möglich sind (Telefon, Mail, Face-to-Face), dass Menschen sich per Mail für eine Beratungsstelle vor Ort (Mainz oder Wiesbadener Innenstadt) anmelden und benennen, dass sie sich niemals telefonisch für diese Beratung (Face-to-Face) angemeldet hätten. Für manche potenziellen Ratsuchenden scheint selbst eine telefonische Anmeldung schon eine zu hohe Hürde darzustellen, weil für sie die Beschränkung auf die Stimme als sehr heikel erlebt wird. Ein solch gestaffeltes und oftmals nicht bewusstes Niederschwelligkeitskonstrukt der Beratungsanbieter hat in der Praxis für Menschen aber unter Umständen fatale Folgen. Indem angenommen wird, dass

Personen, die sich Face-to-Face beraten lassen, auch per Telefon anmelden können, werden Menschen von der Beratung ausgeschlossen. Nicht selten geschieht nämlich in Beratungsstellen und Praxen die Anmeldung standardisiert per Telefon.

Diese Beispiele zeigen, dass die TS mit ihrem Ursprungsmedium Telefon viele Menschen in Not nicht erreichen kann. Besonders Menschen, die verunsichert und sehr ängstlich sind, haben zu Beginn oft ein Bedürfnis nach starker Kontrolle der eigenen Gefühle und Gefühlsausdrucksweisen. Das ist aber gerade am Telefon vielfach nicht möglich. Die Stimme kann »brechen«, d. h. sie kann bei Gefühlsreaktionen Laute von sich geben, die bewusst nicht gewollt sind. Die Angst davor hält Menschen z. T. davon ab, eine Beratung oder Therapie in Anspruch zu nehmen. Hier kann das Internet eine Brücke bauen. Umgekehrt gilt, dass es Personen gibt, die niemals ihre Probleme schriftlich fixieren würden. Das telefonische Angebot ist also für andere Ratsuchende das »Mittel der Wahl«.

Aus diesen Erfahrungen und Überlegungen folgt, dass es sinnvoll ist, Menschen unterschiedliche Kommunikationsmedien zur Verfügung zu stellen. Nur so kann gewährleistet werden, dass Menschen mit unterschiedlichen Präferenzen bezüglich der Nutzung dieser Kanäle, erreicht werden. Dies kann allerdings auch über den Anfangsprozess hinaus, für den Beratungsprozess selbst geltend gemacht werden. In Beratung und Psychotherapie kann es bisweilen auch sinnvoll sein, eine eventuelle Fixierung auf einzelne Kommunikationskanäle zu überwinden.

8.4   Entwicklungsperspektiven

Die TS im Internet befindet sich 2008 bereits im 13. Jahr ihres Bestehens. Wichtige Grundlagenarbeit bezüglich beratungsfachlicher, technischer, rechtlicher und organisatorischer Fragen wurde in dieser Zeit geleistet. In Bezug auf die Frage der Möglichkeit einer Medienwahl ist die Entscheidung bei der TS bereits gefallen: Mail- und Chatberatung sind heute aus dem Angebot der TS nicht mehr wegzudenken und stehen nicht mehr in Frage. Die Projektphase wurde bereits beendet. Mail und Chat gehören zum festen Angebot der Telefonseelsorge. Obwohl die Telefonseelsorge, mit Ausnahme der Beschreibung auf ihrer Homepage, keine spezielle Werbung für ihr Internetangebot gemacht hat, wird das Onlineberatungsangebot durch unzählige Seiten unterschiedlichster Gruppierungen und Organisationen verlinkt. Auch andere Beratungseinrichtungen, die mit den Nachfragen aus Kapazitätsgründen nicht nachkommen können, verweisen auf die Telefonseelsorge. Diese Verlinkung im kirchlichen, psychosozialen und medizinisch-therapeutischen Kontext lässt darauf schließen, dass dem unspezifischen und sehr niederschwelligen Angebot der TS auch künftig eine wichtige Bedeutung zukommt. Die nach wie vor steigenden Verlinkungszahlen und die nicht nur dadurch stetig wachsende Nachfrage dürfte dabei auch künftig die größte Herausforderung darstellen.

In der Mailberatung werden seit Einführung der webbasierten Beratung im September 2002 alle Beratungskontakte statistisch erfasst. Beim Abschicken der Antwort wird der Berater automatisiert nach den zu erhebenden Daten gefragt. So ergibt sich im Zusammenhang mit den relativ hohen Nutzerzahlen ein verlässliches Bild der Gruppierungen, die dieses Angebot nutzen.

8.4.1 Anhaltend steigende Nachfrage im Internet

Die Nutzerzahlen steigen seit Beginn des Angebots. Im ersten vollständigen Jahr 1996 gab es 296 Gesamtkontakte, ein Jahr später bereits 849 (Christl 2000) und im Jahr 2006 16.293 Kontakte. Dabei zeigt sich, dass die Nachfrage nach wie vor steigt, wenn auch mit geringeren Steigerungsraten. Dabei ist zu bedenken, dass es in der Pionierzeit Mitte der 1990er Jahre kaum Alternativen gab. Mittlerweile gibt es zahlreiche weitere Beratungsangebote, aber dennoch steigen die Zahlen weiterhin an (◘ Tab. 8.4).

Entsprechend entwickeln sich auch die Zahlen der beteiligten TS-Stellen und die der Berater. So sind von 2003 bis 2006 fünf weitere Stellen und 101 Berater hinzugekommen (◘ Tab. 8.5).

Die prozentuale Verteilung der Anzahl der Folgemails bleibt hingegen relativ konstant. Über die Hälfte der Ratsuchenden schreibt danach mindestens eine zweite Mail, meldet sich also nach der ersten Antwort von der TS noch einmal. Bei ca. einem Fünftel bleibt es bei dieser zweiten Mail (bzw. einer

◘ **Tab. 8.4.** Anzahl der Mailkontakte

	2003	2004	2005	2006
Anzahl Erstmails (= Ratsuchende)	2.456	3.444	4.203	4.536
Anzahl Folgemails	5.939	8.908	11.324	11.757
Gesamtkontakte/ Anfragen	8.395	12.352	15.527	16.293

Quelle: Interne Erhebung der Telefonseelsorge Deutschland

◘ **Tab. 8.5.** Mitarbeitende Stellen und Berater in der Mailberatung

	2003	2004	2005	2006
TS-Stellen	27	30	31	32
Berater	177	215	245	278

Quelle: Interne Erhebung der Telefonseelsorge Deutschland

◘ **Tab. 8.6.** Häufigkeit von Folgekontakten in %

	2003	2004	2005	2006
0	45,1	44,2	44,0	44,1
1	22,5	20,4	19,5	20,5
2	9,4	10,5	11,5	10,6
3–5	12,3	13,1	13,2	13,5
6–10	5,8	6,2	7,3	6,1
über 10	4,9	5,6	4,5	5,2

Quelle: Interne Erhebung der Telefonseelsorge Deutschland

Folgemail). Die differenzierte Verteilung wird in ◘ Tab. 8.6 dargestellt.

Im Folgenden soll die Themenverteilung der letzten 4 Jahre aufgezeigt werden, um ein Bild zu zeichnen, welche Themen bei der Mailberatung angesprochen werden (◘ Tab. 8.7). Aufgeführt ist hier das jeweils zentrale Thema eines Beratungsaccounts (eines Ratsuchenden) nach Einschätzung der Berater. Die Zahlen weichen insgesamt wenig von den Zahlen in der Telefonberatung ab. Auch hier sind die Beziehungsthemen führend (Beziehung, Familie, Freunde zusammengerechnet über ein Drittel), wenngleich auch bei tabuisierten Themen (Sexuali-

◻ Tab. 8.7. Themenverteilung bei Mailberatung in %

	2003	2004	2005	2006
Sinn, Glaube, Orientierung	5,7	5,8	5,2	5,9
Einsamkeit	6,4	5,4	5,0	4,8
Krankheit (physisch)	3,4	3,0	3,2	3,0
Psychische Krankheit	13,7	14,5	12,4	12,1
Selbstverletzendes Verhalten	3,2	3,5	3,4	2,9
Essstörung	2,0	1,6	1,8	1,7
Sucht	2,2	1,6	2,0	2,1
Suizid	6,0	6,3	6,2	5,7
Sterben, Tod, Trauer	2,7	2,6	2,7	2,5
Gewalt, Kriminalität, Missbrauch	3,5	2,9	3,9	3,7
Umgang mit Sexualität	3,3	3,7	3,5	3,8
Schwangerschaft	1,3	1,3	0,9	0,9
Beziehung, Ehe, Partnerschaft	24,8	23,4	19,7	20,3
Familie, Verwandtschaft	6,7	7,7	9,9	10,5
Freunde, Nachbarn, Kollegen	3,0	3,0	4,2	4,2
Arbeit, Schule, Ausbildung	3,6	3,6	5,3	6,0
Wohnen, Freizeit	0,5	0,5	1,3	1,1
Geld, wirtschaftliche Fragen, Schulden	1,6	1,4	3,3	3,0
Weltanschauung, Gesellschaft, Politik, Kirche	0,2	0,4	0,6	0,7
Information allgemein	2,8	2,5	2,2	1,4
Sonstiges	3,4	5,3	3,3	3,7

Quelle: Interne Erhebung der Telefonseelsorge Deutschland

tät, Sinnfragen, Gewalt, Suizid) eine erhöhte Nennung zu verzeichnen ist. Insbesondere die Themen Gewalt (Mail: 3,7%; Telefon: 1,9%) und Suizid (Mail: 5,7%; Telefon: 0,9%) zeigen Unterschiede zum Telefon. Das 5-mal häufigere Vorkommen des Suizidthemas per Mail als per Telefon lässt vermuten, dass gerade das, was im Alltag kaum angesprochen werden kann, im Internet von den Ratsuchenden noch eher besprochen wird als am Telefon.

Die geringer werdende Steigerung der Mailanfragen lässt für die kommenden Jahre erwarten, dass die Steigerungszahlen von den neu hinzukommenden TS-Stellen und Mailberatern aufgefangen werden können. Schließlich bereiten sich bereits weitere Stellen auf den Einstieg in die Mailberatung vor. Bislang kann jede Anfrage bedient werden. Die nach wie vor hohe Nachfrage an Chatberatung stellt für die TS im Vergleich dazu eine weit größere Herausforderung dar. Viele TS-Stellen, die bislang noch nicht im Internet beraten, beginnen zunächst mit einer E-Mail-Beratung. Bei Nachfragen stellt sich zumeist heraus, dass gerade die Anforderung des Schnell-Schreiben-Könnens für viele Berater eine verhältnismäßig hohe Hürde darstellt. Die Bedenken gehen dabei auch inhaltlich dahin, dass das, was als mögliche Antwort im Kopf entsteht, gar nicht entsprechend schnell in Schriftsprache umgesetzt werden kann. Solche Bedenken sind ernst zu nehmen und zweifelsohne berechtigt. Eine gewisse Grundgeschwindigkeit im Schreiben per Tastatur ist notwendig. Was das inhaltliche Antworten angeht, gibt es aber entsprechende Übungsmöglichkeiten, wie sie bereits anhand des Weiterbildungskonzepts beschrieben wurden.

Ein zentraler Punkt für die Zukunft des Onlineangebots der TS ist vor allem der weitere Ausbau der

Beratungskapazitäten. Dabei ist darauf zu achten, dass die Zahl der Berater im Verhältnis zu den Anfragen weder zu klein noch zu groß sein sollte. Für die Qualität der Arbeit, einschließlich der Supervision, ist es schließlich wichtig, dass die Beratenden auch kontinuierlich Praxisfälle haben.

8.4.2 Herausforderungen durch Wandel in Technik und Kommunikationsverhalten

Bezogen auf die Weiterentwicklung der Technik ist eine Verknüpfung der Kommunikationsmedien (Chat/Mail/Telefon) bislang nicht angedacht. Entsprechend des Konzepts der TS bezieht sich der Kontakt mit den Ratsuchenden auf die momentane Hilfe im »Hier und Jetzt«. Die Ratsuchenden haben dann ja gerade ein bestimmtes Medium gewählt, wenn sie chatten, mailen oder telefonieren. Sollten diese Kommunikationsmedien in einem Endgerät einmal näher zusammengekommen sein, dürfte neu zu entscheiden sein, wie damit umgegangen werden soll (▶ Kap. 3). Dann wäre es z. B. möglich, während des Chattens auf den Sprachkanal Telefon umzuschalten oder es könnte sehr einfach vom Mail zum Chat gewechselt werden. Die Diskussion, ob das sinnvoll und für das Angebot der TS passend wäre, hat bislang nicht begonnen, da sich diese Veränderungen erst langsam abzeichnen. In wenigen Jahren, wenn sich die Kommunikationsgewohnheiten aufgrund neuer Technik wiederum gewandelt haben, dürfte diesbezüglich aber einmal eine Entscheidung anstehen, ob die Kommunikationsmedien grundsätzlich wie bisher parallel oder aber auch in Verknüpfung angeboten werden sollen.

Im Kommunikationsverhalten der Menschen zeigt sich in den letzten Jahren ebenfalls ein starker Wandel, auf den das Beratungskonzept eingehen muss. Die Hemmschwelle, ein mediales Beratungsangebot zu nutzen, ist offensichtlich geringer geworden. Neben den angestiegenen Scherz- und Testanrufen von Kindern dürfte vor allem das Phänomen der »Inszenierungen durch Ratsuchende« die TS auch künftig weiter beschäftigen. Dabei kommt es nicht selten vor, dass Menschen in großer Ernsthaftigkeit und emotionaler Bewegtheit Probleme und Situationen darstellen, die sich im Nachhinein als nicht passend herausstellen. Manchmal wird z. B. in einem späteren Telefonat die scheinbar selbe »Geschichte« nochmals beschrieben, allerdings mit kleinen aber nicht unwesentlichen Variationen. Dies kommt auch im Internet vor, wo die Möglichkeit, gezielt »virtuelle Identitäten« (Knatz 2007) anzunehmen, weit verbreitet ist. Selbst das Einnehmen einer anderen Geschlechterrolle ist im Schriftverkehr schließlich machbar. Zum Teil geht es Menschen wohl darum, sich über solche Inszenierungen Aufmerksamkeit zu verschaffen. Bisweilen werden aber sicherlich auch in einer Art Rollenspiel Themen bearbeitet, die anders schwer ins Gespräch gebracht werden können. Gezielte Forschung zu diesen Veränderungen und Phänomenen wäre sicherlich sehr hilfreich für einen fachlich fundierten Umgang damit. Dabei wäre es sinnvoll, ein Augenmerk darauf zu legen, wie diese Entwicklungen für den Beratungsprozess nutzbar gemacht werden können.

Fazit

Die TS will auch bei ihrem Chat- und Mailangebot niederschwellig Menschen in Sorgen und Nöten erreichen. Die Medien sind dabei lediglich Mittel zum Zweck. Für viele Menschen ist es leichter, per Mail oder Chat mit den Telefonseelsorgern in Kontakt zutreten als per Telefon. Das kann daran liegen, dass manche Ratsuchende den auditiven Kommunikationskanal als heikler erleben als die Internetkommunikation. Das gilt wohl vor allem für diejenigen, die ihr Problem noch niemals mit jemandem besprochen haben oder gar nicht gewohnt sind, überhaupt über Probleme zu reden. Für viele Ratsuchende sind Vertraulichkeit und Anonymität auch im Internetangebot grundlegend. Dem wird u. a. durch ein umfassendes Sicherheitskonzept Rechnung getragen.

Der Vergleich der Nutzerzahlen Mail/Telefon zeigt, dass sich Jüngere vergleichsweise häufiger per Internet melden als am Telefon. Das hängt jedoch auch damit zusammen, dass im Internet jün-

▼

gere Menschen stärker vertreten sind als ältere. Durch Rückmeldungen von Ratsuchenden aus dem Internet zeigt sich, dass für viele das Telefon zum Zeitpunkt der Onlineberatung keine Alternative wäre. Umgekehrt gilt das ebenso.

Was die Qualität des Angebots angeht, hat sich gezeigt, dass Aus- und Weiterbildungsangebote notwendig sind, die verschiedenste Themenbereiche abdecken und die unterschiedlichen Zielgruppen innerhalb der TS gezielt ansprechen müssen. Das Thema »mediale Beratung« kann dabei nicht generalisiert vermittelt werden, sondern die Weiterbildung muss das jeweilige Medium konkret in den Blick nehmen. Im Zusammenhang mit den Beratungsmedien scheint es auch besonders angebracht, Medien in Aus- und Weiterbildung sowie in der Supervision gezielt mit einzubeziehen. Dabei kann es sich sowohl um mediale Formen der Weiterbildung und Super-

vision handeln, als auch um die Einbeziehung von medialen Methoden innerhalb von Präsenzveranstaltungen.

Der Bedarf an medialer Beratung im Internet wächst nach wie vor. Durch die steigende Anzahl an Anbietern und Angeboten im Internet schwächt sich die Steigerung bei der TS allerdings ab. Das bedeutet, dass die TS mit ihren 105 Stellen und rund 7.000 medial ausgebildeten Ehrenamtlichen auch künftig eine wachsende Zahl an Nachfragen auffangen kann. Insbesondere der zahlenmäßige Ausbau des Chatangebots stellt dabei eine wichtige Herausforderung dar.

Für die TS bedarf es dabei sowohl am Telefon als auch im Internet einer ständigen Anpassung des Beratungskonzepts an die sich verändernde Technik und die sich wandelnden kommunikativen Verhaltensweisen der Menschen der jeweiligen Zeit.

Literatur

Batinic B (2000) Internet für Psychologen. Hogrefe, Göttingen

Christl F (2000) Psychologische Beratung im Internet – ein Erfahrungsbericht. In: Batinic B (Hrsg) Internet für Psychologen. Hogrefe, Göttingen, S 549–565

Döring N (2003) Sozialpsychologie des Internets. Die Bedeutung des Internet für Kommunikationsprozesse, Identitäten, soziale Beziehungen und Gruppen. Hogrefe, Göttingen

Eisenbach-Heck C, Weber T (2003) Sechs Jahre »Telefonseelsorge im Internet«. Ein Bericht über die Entwicklung der E-Mail-Beratung. In: Etzersdorfer E, Fiedler G, Witte M (Hrsg) Neue Medien und Suizidalität - Gefahren und Interventionsmöglichkeiten. Vandenhoeck & Ruprecht, Göttingen, S 73–86

Etzersdorfer E, Fiedler G, Witte M (Hrsg) (2003) Neue Medien und Suizidalität: Gefahren und Interventionsmöglichkeiten. Vandenhoeck & Ruprecht, Göttingen

Knatz B (2006) Methodische Konzepte der Telefonseelsorge im Internet. In: Weber T (Hrsg) Handbuch Telefonseelsorge. Vandenhoeck & Ruprecht, Göttingen, S 173–181

Knatz B (2007) Wahr ist was wirkt? Inszenierungen und Fakes in der Online-Beratung. e-beratungsjournal.net. Fachzeitschrift für Online-Beratung und computervermittelte Kommunikation 1: Artikel 3. @ http://www.e-beratungsjournal.net/ausgabe_0107/knatz.pdf

Knatz B, Dodier B (2003) Hilfe aus dem Netz. Theorie und Praxis der Beratung per E-Mail. Klett-Cotta, Stuttgart

Statistisches Bundesamt Deutschland (2007) Pressemitteilung Nr. 079 vom 27.02.2007. Onlineressource: @ http://www.destatis.de/jetspeed/portal/cms/Sites/destatis/Internet/DE/Presse/pm/2007/02/PD07__079__ikt.psml

Van Well F (2000) Psychologische Beratung im Internet. Edwin Ferger Verlag, Bergisch Gladbach

Internetbasierte Psychotherapie »Interapy«

Birgit Wagner, Alfred Lange

9.1 Hintergrund

Internetbasierte Psychotherapie ist eine neue Entwicklung im Bereich der Klinischen Psychologie, die neue Fragen in Bezug auf die Bedeutung und Qualität der therapeutischen Beziehung aufwirft, aber auch durch ihren innovativen Charakter Skepsis im Hinblick auf ihre Wirksamkeit hervorruft. Die therapeutische Beziehung zwischen Patient und Therapeut wird mitunter als hauptverantwortlich für den Behandlungserfolg gesehen. Aber inwieweit ist eine erfolgreiche und wirksame Therapie davon abhängig, dass ein Face-to-Face-Kontakt (FtF) zwischen Patient und Therapeut vorhanden ist? Während einer psychologischen Intervention im Internet findet der therapeutische Kontakt entweder virtuell oder in Form von Selbsthilfemodulen statt. Das heißt, es besteht kein persönlicher Kontakt zwischen Therapeut und Patient in der Form, dass sie miteinander sprechen oder sich sehen. Aus diesem Grund stellen sich die grundlegenden Fragen: Kann sich eine persönliche therapeutische Beziehung auch ohne ein persönliches Gegenüber entwickeln und ist diese Form der Therapie auch wirksam? Inwieweit spielen ein persönliches Gegenüber, die Stimme und Anwesenheit des Therapeuten eine Rolle?

In diesem Kapitel soll das Konzept einer internetbasierten Psychotherapie am Beispiel von »Interapy« vorgestellt werden. Interapy beruht auf einem kognitiv-verhaltenstherapeutischen Therapieansatz und ist eine zeitlich begrenzte (je nach Störung zwischen 5 und 12 Wochen) störungsspezifische Psychotherapie. Zunächst werden die Entwicklung von Interapy und die Indikationen und Kontraindikationen für eine solche Therapieform vorgestellt. Im Anschluss daran erfolgt die Darstellung der Behandlungsmanuale und bisherigen Studienergebnisse zur Wirksamkeit für posttraumatische Belastungsstörung (PTBS), komplizierte Trauer, Burn-out, Depression und Panikstörungen und die einzelnen Behandlungsmodule werden skizziert. Abschließend wird die Besonderheit der therapeutischen Beziehung in dieser Behandlungsform anhand von Studienergebnissen vorgestellt.

9.1.1 Entwicklung des therapeutischen Konzeptes von Interapy

Im Rahmen des »Amsterdam Writing Project« wurde die Effektivität von strukturierten Schreibaufgaben zur Verarbeitung traumatischer Ereignisse untersucht und inhaltlich analysiert (Lange et al. 2002). In dieser Untersuchung zeigte sich, dass vor allem die wiederholte Äußerung von schmerzhaften Gefühlen eine wirksame Komponente der Behandlung darstellt. Des Weiteren berichteten die Patienten, dass das Schreiben ihnen zu neuen Sichtweisen im Hinblick auf das traumatische Erlebnis verhalf. Einen ebenso wichtigen Wirksamkeitsfaktor stellte die erlebte Selbstwirksamkeit dar, die einen erhöhten Kontrollgewinn bei den Patienten bewirkte. Durch das eigenständige Schreiben der Texte bestimmte der Patient das Tempo und die Intensität der Konfrontation mit dem traumatischen Ereignis selbst und verminderte dadurch eine zu große Abhängigkeit vom Therapeuten.

Diese Befunde aus der strukturierten Schreibtherapie waren der Grundstein der Entwicklung des internetbasierten Therapieprotokolls für PTBS »Interapy«. Das Therapieprotokoll für PTBS beruhte auf einem dreiphasigen Therapiemanual:
- Konfrontation mit dem traumatischen Ereignis,
- kognitive Umstrukturierung und
- Social Sharing.

Im Folgenden wurde eine Anzahl von störungsspezifischen Therapieprotokollen über das Internet entwickelt und in randomisierten Kontrollgruppenstudien auf ihre Wirksamkeit hin evaluiert.

9.1.2 Allgemeine Prinzipien und Vorgehensweise der Interapy-Behandlung

Interapy umfasst inzwischen eine Reihe von störungsspezifischen Behandlungsmanualen. Alle Behandlungsprotokolle beruhen auf im FtF-Setting evaluierten Therapiemanualen, die sich als wirksam erwiesen haben. Die Protokolle wurden im Anschluss entsprechend der spezifischen Anwendbarkeit im Internet angepasst. Es ist es wichtig zu betonen, dass Interapy, entgegen der weitläufigen

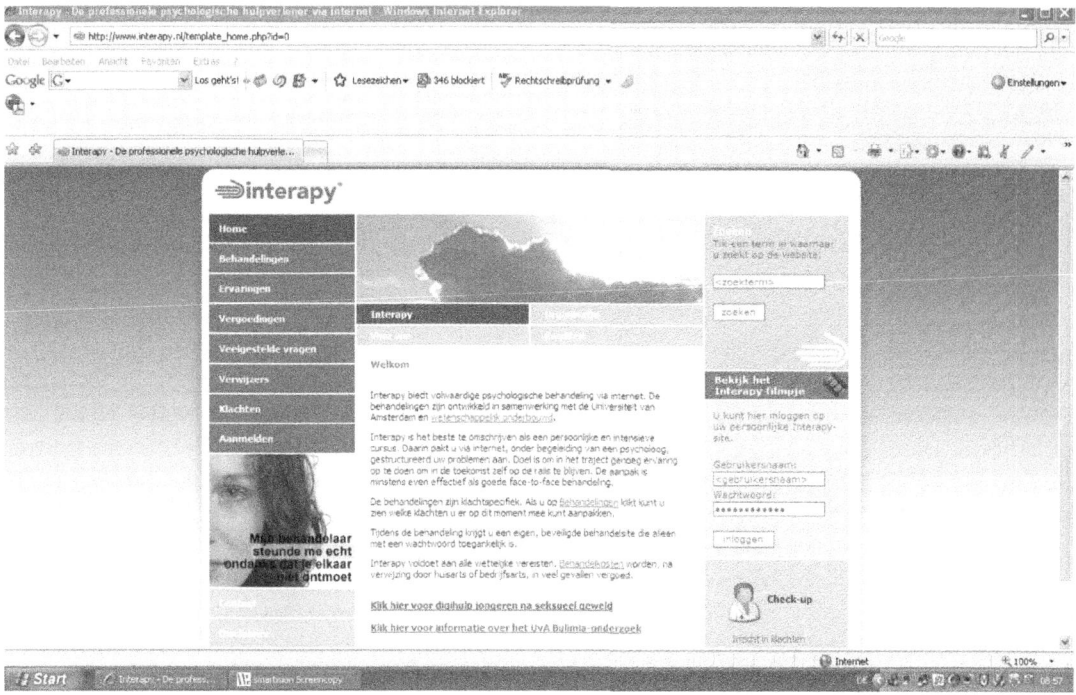

◘ Abb. 9.1. Startseite der Homepage

Annahme, keine E-Mail-Therapie ist. Die Behandlung findet vollständig im Rahmen einer stark strukturierten Webseite statt. Die Webseite (◘ Abb. 9.1) besteht aus einem Patientenbereich, der nur für den Patienten aufrufbar und passwortgeschützt ist und einem Therapeutenbereich, der neben Behandlungsaspekten auch Möglichkeiten zur Supervision und weitere administrative Aspekte beinhaltet.

Der Patientenbereich enthält u. a. Informationen, Übungen, Hausaufgaben und die individuellen Rückantworten des Therapeuten, die in das Behandlungsmanual eingebettet ist. Die Schreibaufgaben selbst werden auf der Webseite im geschützten Bereich von den Patienten durchgeführt. Telefon- oder E-Mail-Kontakt beschränkt sich auf Notsituationen, wie beispielsweise technische Störungen, Krisenintervention oder Suizidalität.

Wichtige Elemente der Interapy-Intervention

— **Anmeldung:** Interessierte Personen, die sich für das Interapy-Programm anmelden möchten, erhalten zunächst ausführliche Informationen über das psychische Störungsbild, welche alternativen Behandlungsmöglichkeiten existieren und nach welchen Prinzipien die Interapy-Behandlung funktioniert.

— **Onlinediagnostik:** Alle Teilnehmer durchlaufen ein ausführliches Onlinescreening. Anhand der Onlinediagnostik wird untersucht, ob Inte-

rapy eine geeignete Behandlungsalternative für die Patienten darstellt (▶ Abschn. 9.1.3). Sollte ein Patient nicht für eine Interapy-Behandlung in Frage kommen, wird er über die Gründe sowie über andere Behandlungsmöglichkeiten aufgeklärt.

— **Therapeuten:** Nachdem die Anmeldung und die Diagnostik abgeschlossen sind, werden die Patienten einem persönlichen Therapeuten zugeordnet, der sie dann über das gesamte Programm hinweg betreut. Die Therapeuten erhal-

▼

ten vor Beginn der Behandlung ein spezifisches Training, welches folgende Themen beinhaltet:

1. Nutzung des Behandlungsmanuals und individuelle Anpassung der Rückantwort des Therapeuten an die Bedürfnisse des Patienten;
2. Erlernen von Motivierungstechniken und positiven Verstärkern;
3. empathische Haltung des Therapeuten gegenüber dem Patienten;
4. Besonderheiten und Schwierigkeiten der internetbasierten Kommunikation.

Die Therapeuten erhalten einmal wöchentlich Supervision.

- **Psychoedukation:** Jeder Behandlungsphase geht eine ausführliche Psychoedukation voraus, die dem Patienten erklärt, aus welchem Grund bestimmte Aufgaben gestellt werden, welchen Sinn einzelne Übungen haben und was bestimmte Symptome oder Reaktionen bedeuten.
- **Behandlungsmanual:** Das Behandlungsmanual läuft über Schreibanleitungen, Verhaltensübungen und Hausaufgaben vollständig über

die Webseite, wobei der Therapeut individuell für den Patienten bestimmte Instruktionen hinzufügt und den Patienten motiviert. Dem Therapeuten stehen dabei Beispielsätze und -ideen zur Verfügung, er kann aber auch eigene Kommentare und Rückmeldungen für den Patienten hinzufügen. In der Regel besteht zwischen Therapeut und Patient zweimal pro Woche Kontakt, wobei der Therapeut angehalten ist, dem Patienten nach spätestens einem Werktag zu antworten.

- **Motivation:** Ein wichtiger Bestandteil der Behandlung ist die Motivation des Patienten durch den Therapeuten. Dem Therapeuten stehen hierbei Motivierungstechniken zur Verfügung, die teilweise bereits im Behandlungsmanual enthalten sind, aber auch spezifisch an die Bedürfnisse des Patienten angepasst werden. So machen Therapeuten ihren Patienten beispielsweise Komplimente oder arbeiten mit anderen positiven Verstärkern.
- **Therapieende:** Nach Abschluss der Behandlung findet eine Messung statt, um die Wirksamkeit der Behandlung und die Behandlungszufriedenheit festzuhalten.

Die Therapie besteht aus Psychoedukation und einem Behandlungsmanual, welches ein individualisiertes Feedback des Therapeuten beinhaltet. Zur Förderung der therapeutischen Beziehung haben sich Motivierungstechniken, wie z. B. Komplimente zu machen, sowie eine empathische Grundhaltung des Therapeuten und ressourcenorientiertes Arbeiten als besonders wertvoll erwiesen.

9.1.3 Zur Indikation und Kontraindikation von Interapy

Da die Interapy-Behandlung ausschließlich über das Internet stattfindet, ist eine ausführliche Onlinediagnostik notwendig, um sicherzustellen, dass diese Behandlungsform für die Patienten eine geeignete psychotherapeutische Intervention darstellt. In Kriseninterventionen besteht über das Internet kaum

eine Möglichkeit, unmittelbar zu reagieren und somit gibt es Patientengruppen, für die eine internetbasierte Psychotherapie nicht geeignet ist. Bisher herrscht Konsens darüber, dass für Personen, die schwer depressiv oder suizidal sind oder starke dissoziative und psychotische Tendenzen aufweisen, das Internet nur unzureichende Unterstützung bietet (Knaevelsrud et al. 2004). Das gilt ebenso für Personen, die unter Alkohol- oder Substanzmissbrauch leiden, jünger als 18 Jahre sind oder sich anderweitig in psychotherapeutischer Behandlung befinden.

Allgemein werden folgende Ausschlusskriterien bei Interapy anhand biografischer und soziografischer Angaben sowie mithilfe von störungsspezifischen Fragebögen erfasst (▶ Übersicht).

Zusätzlich zur Erhebung der soziobiografischen Daten und der Ausschlusskriterien werden 17 diagnostische Fragen über folgende Störungsbilder und Problemfelder gestellt:

- affektive Störungen (Depression und bipolare Störung),
- Angststörungen (Panikstörungen mit oder ohne Agoraphobie, soziale Phobie, spezifische Phobie, generalisierte Angststörung und Zwangsstörung),
- PTBS und komplizierte Trauer,
- Sucht und Substanzabhängigkeit,
- Essstörungen,
- Beziehungsprobleme und
- arbeitsbezogene Schwierigkeiten.

Die Patienten werden entsprechend ihrer Ja-Antworten zu einem spezifischen Fragebogen weitergeleitet, der das Störungsbild ausführlicher erfasst. Mit diesem Vorgehen wird vermieden, dass die Patienten eine unnötig große Anzahl von Fragebögen vorab ausfüllen müssen. Alle Fragebögen, die bei Interapy eingesetzt werden, weisen eine hohe Sensitivität und Spezifität auf und haben sich in der Anwendung für eine internetbasierte Diagnostik als brauchbar erwiesen.

🚫 Interapy ist nicht für Patienten geeignet, die schwer depressiv, suizidal oder psychotisch sind oder eine Tendenz zur Dissoziation haben.

9.2 Interapy für verschiedene Störungsbilder

Inzwischen wurden für die folgenden Interapy-Behandlungsmanuale randomisierte Kontrollgruppenstudien durchgeführt:
- PTBS (Knaevelsrud u. Maercker 2007; Lange et al. 2001; Lange et al. 2003),
- komplizierte Trauer (Wagner et al. 2005, 2006),
- Burn-out (Ruwaard et al. 2007),
- Depression (Lange et al. 2005) und
- Panikstörungen (Lange et al. 2007).

Alle Behandlungen zeigten eine gute bis hohe Wirksamkeit. Im Folgenden werden die einzelnen Behandlungsmanuale und deren Wirksamkeitsstudien kurz beschrieben.

9.2.1 Posttraumatische Belastungsstörungen

Die Behandlung der PTBS besteht aus insgesamt 10 strukturierten Schreibaufgaben à 45 Minuten, die auf 5 Wochen verteilt sind. Die Behandlung erfolgt in drei Phasen. Am Anfang jeder Phase bestimmen die Patienten, an welchen Tagen und zu welcher

---

Ausschlusskriterien für die Interapy-Intervention

- **Psychotisches Erleben**; gemessen mit den »Dutch Screening Device for Psychotic Disorder« (SDPD; Lange et al. 2000b; dtsch. Übersetzung von Knaevelsrud 2005)
- **Dissoziation**; gemessen mit dem »Somatoform Dissoziation Questionnaire« (SDQ-5; Nijenhuis et al. 1997; dtsch. Übersetzung von Knaevelsrud 2005)
- **Schwere Depressionen oder Suizidalität**: Wenn potenzielle Teilnehmer in den vergangenen 3 Jahren einen oder mehrere Suizidversuche unternommen oder dies ernsthaft erwogen haben, werden sie von der Behandlung ausgeschlossen (gemessen mit der »Suiziderisicotaxatielijst«, SRT; Arnoldi et al. 2000; dtsch. Übersetzung von Knaevelsrud 2005). Den Pa-

tienten wird in einem persönlichen telefonischen Gespräch geraten, ihren Hausarzt oder eine Krisenambulanz aufzusuchen oder sich anderweitig Hilfe zu suchen.
- **Alkohol- oder Drogenmissbrauch**; gemessen mit dem »Biographical Information Questionnaire« (BIQ; Lange et al. 2000a; dtsch. Übersetzung von Knaevelsrud 2005)
- **Alter unter 18 Jahre**; erfasst über den »Biographical Information Questionnaire« (BIQ; Lange et al. 2000a; dtsch. Übersetzung von Knaevelsrud 2005)
- **Laufende psychotherapeutische Behandlung**; erfasst über den »Biographical Information Questionnaire« (BIQ; Lange et al. 2000a; dtsch. Übersetzung von Knaevelsrud 2005)

Uhrzeit sie die Essays schreiben werden. Zu Beginn erhalten die Patienten eine ausführliche Psychoedukation verbunden mit Instruktionen bezüglich der ersten Schreibaufgabe. Nach jeweils zwei geschriebenen Essays erhalten die Teilnehmer einen Kommentar ihrer Texte und die Instruktionen für die nächsten Schreibaufgaben.

Im Folgenden werden die drei Behandlungsphasen und ihr Inhalt kurz vorgestellt.

1. Phase: Selbstkonfrontation. In dieser Phase, die insgesamt vier Essays umfasst, steht die Selbstkonfrontation mit den schmerzhaftesten Erinnerungen, Gedanken und Gefühlen bezüglich des traumatischen Ereignisses im Mittelpunkt. Der Patient wird gebeten, die schmerzhaftesten Momente und Augenblicke zu schildern. Die Texte sollten im Präsens und in der ersten Person, ohne Rücksicht auf Grammatik und chronologische Reihenfolge, geschrieben werden. Der Patient erhält von seinem Therapeuten nach dem zweiten Text eine Rückmeldung und eine neue Schreibanleitung.

2. Phase: Kognitive Umstrukturierung. In der zweiten Phase wird der Inhalt der vier Schreibaufgaben auf eine kognitive Umstrukturierung gerichtet. In dieser Phase schreiben die Patienten ihre Erfahrungen ein weiteres Mal auf, dieses Mal jedoch in Form eines unterstützenden Briefes an einen fiktiven Freund, dem genau das Gleiche widerfahren ist wie dem Patienten. Durch diesen Perspektivenwechsel werden die Teilnehmer in die Lage versetzt, ihre eigenen automatisierten Gedanken in Frage zu stellen. Der Patient erhält nach dem sechsten Text eine Rückmeldung und eine neue Schreibanleitung.

3. Phase: Social Sharing. In der abschließenden Phase steht das Social Sharing (andere teilhaben lassen) im Vordergrund. Das heißt, in den letzten beiden Schreibaufgaben verfassen die Teilnehmer einen Brief, in dem sie von ihrer traumatischen Erfahrung Abschied nehmen und damit Abstand gewinnen. Diesen Brief richten sie an eine nahe stehende Person, an jemanden, der im Zusammenhang mit der traumatischen Erfahrung steht oder an sich selbst. Hierbei geht es nicht um die tatsächliche Versendung des Briefes, sondern um den symbolischen und rituellen Charakter. Im Gegensatz zu den ersten beiden Phasen, in denen die Patienten ermutigt werden, frei heraus zu schreiben, achten die Therapeuten in dieser letzten Phase auch auf Stil, Rechtschreibung und Grammatik, um die Wichtigkeit dieses Briefes zu unterstreichen.

Wirksamkeit der Behandlung für Posttraumatische Belastungsstörungen

In den vergangenen Jahren wurden insgesamt drei randomisierte Kontrollgruppenstudien in niederländischer und deutscher Sprache durchgeführt (Knaevelsrud et al. 2007; Lange et al. 2001, 2003). Bei allen Studien wurde bei Behandlungsende eine signifikante Verbesserung der posttraumatischen Belastungssymptomatik und des allgemeinen psychologischen Funktionierens festgestellt.

☐ Tabelle 9.1 gibt einen Überblick über die Effektstärken (d) in den genannten Studien. Generell werden d-Werte von 0,20 als kleine Behandlungseffekte, 0,40 als mittlere Behandlungseffekte und 0,60 als hohe Effekte gewertet (Cohen 1988). Dementsprechend können die Behandlungseffekte in diesen Studien als sehr hohe Effekte eingeordnet werden, insbesondere in den traumaspezifischen Symptomen. In der deutschsprachigen Studie (Knaevelsrud et al. 2007) beruhen die Behandlungseffekte auf der konservativen Intent-to-treat-Analyse, d. h., in die Berechnung der Wirksamkeitseffekte wurden auch

☐ **Tab. 9.1.** Behandlungseffekte (Effektstärken d) auf die Traumasymptomatik in den randomisierten Kontrollgruppenstudien für posttraumatische Belastungsstörungen (Prä-post-Vergleich) der Behandlungsgruppe

	N	IES-Intrusionen	IES-Vermeidung	Depression	Angst
Lange et al. (2001)	25	1,96	1,49	1,28[a]	1,21[b]
Lange et al. (2003)	101	1,07	1,03	1,14[a]	0,76[b]
Knaevelsrud et al. (2007)	96	1,40	0,98	1,16[c]	1,08[d]

Messinstrumente: [a] »SCL-90-Depression«; [b] »SCL-90-Angst«; [c] »BSI-Depression«; [d] »BSI-Angst«; *IES* »Impact of Event Scale«

die Werte der Prä-Messung von Drop-out-Patienten einbezogen. In einem Langzeit-Follow-up zeigte sich, dass die Verbesserung der Symptomatik aufrechterhalten wurde (Hammer u. Holleman 2003).

9.2.2 Komplizierte Trauer

Ein bisher noch relativ wenig erforschtes Störungsbild stellt die komplizierte Trauer dar. Personen, die unerwartet oder auf traumatische Art und Weise eine nahe stehende Person verloren haben, besitzen ein erhöhtes Risiko an komplizierter Trauer zu erkranken. Vor allem wenn der Tod stigmatisierende Umstände aufweist (z. B. der Tod eines Kindes, Mord) entwickeln Angehörige oft starke Schuld- und Schamgefühle und ziehen sich von ihrer Umwelt zurück. Beispiele solcher traumatischen Ereignisse sind u. a. Todesfälle durch Suizid, Unfälle (z. B. Verkehrsunfall, Ertrinken, Hausbrand), Tötung, Miterleben eines qualvollen Sterbens oder unerwarteter Tod nach plötzlicher Erkrankung. Der Verlust eines Kindes oder einer nahe stehenden Person hinterlässt bei dem Überlebenden oft starke Gefühle von Verzweiflung, Wut und Trauer. Insbesondere wenn der Tod auf unerwartete, gewaltsame oder traumatische Art und Weise geschieht, kann dies sehr ernsthafte Beeinträchtigungen des physischen und psychischen Wohlbefindens nach sich ziehen. Viele Trauernde leiden unter psychosozialen Problemen, Depression und PTBS (Schut et al. 1991).

Das Phänomen der komplizierten Trauer hat sich erst in den letzten Jahren als eigene diagnostische Einheit entwickelt, die z. T. Überlappungen mit Symptomen der Depression (Major Depression) und der PTBS aufweist, aber auch deutlich davon zu unterscheiden ist. In den letzten Jahren hat sich ein eigenes klinisches Störungsbild für komplizierte Trauer entwickelt (Langner u. Maercker 2005; Horowitz et al. 1997). Das Leiden der Betroffenen äußert sich in einer umfangreichen Symptomatik: Neben starken Einsamkeitsgefühlen und innerer Leere ist vor allem ein ausgeprägtes Vermeidungsverhalten bezüglich Situationen und Menschen, die den Betroffenen an den Verstorbenen erinnern, zu beobachten. Gleichzeitig berichten Betroffene über quälendes, ungewolltes Wiedererinnern (z. B. in Form von Albträumen oder Flashbacks) des Verstorbenen

und der Art und Weise, wie er verstorben ist. Sozialer Rückzug, depressive Verstimmungen, Verlust der Arbeit oder Aufgeben anderer Aktivitäten sind Phänomene, die zusätzlich häufig in Zusammenhang mit komplizierter Trauer auftreten.

Internetbasierte Therapie für Komplizierte Trauer

Die Grundlage für die Entwicklung der internetbasierten Therapie für komplizierte Trauer (Wagner et al. 2005, 2006) war das Behandlungsmanual von Interapy für PTBS (Lange et al. 2000a, 2003). Wie bei der PTBS besteht das Therapiemanual aus drei Phasen:

- Konfrontation mit den Todesumständen,
- kognitive Umstrukturierung und
- Social Sharing.

Unterschiede bestehen vor allem in der Phase der kognitiven Restrukturierung. Während es bei der PTBS-Behandlung in dieser Phase hauptsächlich darauf ankommt, das Erlebnis zu verarbeiten, geht es bei den Trauerpatienten auch darum, wieder mit positiven Erinnerungen an den Verstorbenen zu denken. Ebenso werden Schuldgefühle in Bezug auf den Tod und die Mitverantwortlichkeit am Tode des Verstorbenen kritisch reflektiert. Ein weiterer Bestandteil dieser Phase ist das Entwickeln von Ritualen oder Aktivitäten, um dem Verstorbenen zu gedenken. Es geht hier vor allem darum, dem Verstorbenen einen festen Platz im Alltag zu geben. Der unterstützende Brief an einen fiktiven Freund ermöglicht dem Patienten auch, seine eigene Zukunft ohne die verstorbene Person zu überdenken. Prioritäten werden in dieser Phase neu geordnet und Vorschläge sollen gemacht werden, wie der Patient sich vorstellen kann, sein Leben wieder zu genießen und mehr am Sozialleben teilzunehmen. Die Ergebnisse einer randomisierten Kontrollgruppenstudie zeigten eine signifikante Verbesserung der Trauersymptomatik, die auch in einer Follow-up-Messung nach 1,5 Jahren aufrechterhalten werden konnte (Wagner u. Maercker 2007).

Internetbasiertes Präventionsprogramm für komplizierte Trauer

Aus den Erkenntnissen dieses Behandlungsmanuals für Patienten, die an komplizierten Trauerreaktionen leiden, wurde ein Präventionsprogramm für Risikogruppen für komplizierte Trauer entwickelt (Wagner u. Maercker, in Vorb.). Diese Intervention umfasst insgesamt fünf Schreibaufgaben und erstreckt sich über einen Zeitraum von 3 Wochen.

Die Behandlung hat folgende Schwerpunkte:
- die Kommunikation innerhalb der Partnerschaft und Familie,
- Infragestellung von Schuldgefühlen,
- die Verantwortlichkeit am Tod,
- die Bindung zur verstorbenen Person.

Spezifische Schreibaufgaben, wie beispielsweise das Modul »Spurensuche«, sollen die Bindung zur verstorbenen Person fördern.

Exkurs

Spurensuche

Diese Imprint-Technik von Neimeyer (2002) hat zur Aufgabe, die Spuren, welche die Beziehung zur verstorbenen Person beim Klienten hinterlassen hat, zu reflektieren und ihre biografische Bedeutung hervorzuheben. Die Teilnehmer werden dabei gebeten, über ihr eigenes Verhalten, ihr Denken und ihre Persönlichkeit nachzudenken und auszumachen, was sie von der verstorbenen Person übernommen haben, und dies in einem Essay niederzuschreiben.

Ein weiterer Schwerpunkt liegt auf der Kommunikation innerhalb der Familie und auf zwischenmenschlichen Beziehungen. Eine vorausgehende Psychoedukation beschreibt ausführlich die unterschiedlichen Kommunikationsmuster und Verhaltensweisen von Männern und Frauen nach dem Verlust einer nahe stehenden Person. Die Klienten werden aufgefordert ihren eigenen Kommunikationsstil innerhalb ihrer Familie und mit Freunden zu reflektieren. Auf diese Art wird ihnen der eigene Anteil in sozialen Interaktionen mit anderen bewusster und sie lernen sich selbst mehr zu öffnen. Auf der anderen Seite werden ihnen aber auch die eigenen Grenzen klarer. Die Intervention zeigte eine signifikante Verbesserung der Trauer- und Depressionssymptomatik bei der Post-Messung (Wagner u. Maercker, in Vorb.).

9.2.3 Burn-out-Syndrom

In den vergangenen Jahren haben Innovationen im Bereich Kommunikation und Technologie die Arbeitswelt stark beeinflusst. Schnellere Kommunikationswege haben allerdings immer öfter auch zur Folge, dass der Arbeitsdruck zunimmt. Die Häufung der Fälle von chronischer Müdigkeit, Überarbeitung und Burn-out wird dem erhöhten Druck, mehr Leistung in der Arbeit bringen zu müssen, zugeschrieben. Stressbeschwerden und stressbedingte Ausfälle durch den veränderten Arbeitsprozess haben in den vergangenen Jahren zugenommen. Burn-out-Symptome entwickeln sich häufig als Konsequenz einer Kombination folgender Aspekte: einer zu hohen Arbeitsbelastung, einem hohen Maß an Ehrgeiz, dem Fehlen von Anerkennung im Arbeitskontext, Reorganisationsprozessen und Konflikten am Arbeitsplatz. Von Burn-out wird gesprochen, wenn der chronische Stress mit der Arbeit verbunden ist und seit längerer Zeit zu körperlichen Symptomen (wie Spannungskopfschmerzen, Magen-Darm-Beschwerden, Muskelspannungen), emotionalen Symptomen (wie Reizbarkeit, Zynismus, Abstumpfung, Trübsinn) sowie zu kognitiven und Verhaltenssymptomen (Ineffizienz, Konzentrationsprobleme, Schlafprobleme) geführt hat.

Die Interapy-Intervention für das Burn-out-Syndrom

Die Behandlung für Burn-out ist auf einen Zeitraum von 7 Wochen angelegt (Ruwaard et al. 2007). Das Interventionsprogramm besteht aus insgesamt sieben Phasen (◘ Tab. 9.2). Die Ergebnisse einer randomisierten Kontrollgruppenstudie (N = 239) zeigten, dass sich sowohl die Werte der Burn-out-Symptome, als auch der Depressions- und Angstsymptomatik signifikant verbesserten (Ruwaard et al. 2007). Dabei zeigte sich der größte Interaktionseffekt (Gruppe × Zeit) im Vergleich zur Wartelistenkontrollgruppe für die Stress-Subskala der Depression-Anxiety-Stress-Skalen (d=0,60). Die Ergebnisse dieser Studie beruhen auf einer Intent-to-treat-Analyse, welche die Dropouts mit einbezog. Ebenfalls starke Verbesserungen im Vergleich zur Kontrollgruppe zeigte die Subskala für Erschöpfung (d = 0,50). In einer Langzeituntersuchung wurden die Studienteilnehmer nach 3 Jahren ein weiteres Mal nach ihrer Burn-out-

◻ Tab. 9.2. Interapy-Behandlungsphasen für Burn-out

Phase 1	**Bewusstwerdung: Selbstbeobachtung und Schreiben** In dieser Phase lernen die Patienten die Anzeichen von Stress (körperliche, gedankliche, emotionale oder verhaltensmäßige Anzeichen) selbst zu erkennen. Mit gezielten Schreibaufträgen sollen sie sich der Ursachen ihres Stresses bewusst werden. Die Patienten schreiben insgesamt zwei Texte. Nach dem ersten Schreiben erhalten sie von ihrem Therapeuten Feedback darüber, wie der Inhalt noch mehr fokussiert werden kann. Sie werden angeregt täglich zu beobachten, welche Zeichen von Spannung sie bei sich selbst wahrnehmen und wie intensiv sie diese Spannung erleben.
Phase 2	**Bewusstwerdung: Entspannung und Schlafhygiene** Nachdem die Patienten gelernt haben Anspannung bei sich wahrzunehmen, lernen sie sich mithilfe von gezielten Muskelentspannungseinheiten und mentalen Entspannungsübungen zu entspannen. Ein weiteres Behandlungsmodul stellt die Schlafhygiene in den Mittelpunkt. Schlafprobleme entstehen häufig durch schlechte Schlafgewohnheiten. Psychoedukation in Bezug auf verbesserte Schlafgewohnheiten wird vermittelt.
Phase 3	**Kognitive Umstrukturierung: Das Grübelprogramm** Bei Menschen, die unter chronischem Stress und Burn-out leiden, dominieren häufig negative Gedanken und ständiges Ruminieren. In dieser Phase werden die Patienten angeleitet solche Grübelsituationen zu erkennen und selbst zu strukturieren. Eine Übung wäre beispielsweise, nicht mehr den ganzen Tag in grüblerische Gedanken zu verfallen, sondern 3-mal wöchentlich 20 Minuten speziell dafür zu reservieren. Die Patienten werden dann aufgefordert, sich jedes Mal, wenn das Grübeln beginnt, eine kurze Notiz zu machen und für die »Grübelzeit« aufzuheben. Mit dieser Methode lernt der Patient, wie er in Zukunft mit grüblerischen Gedanken anders umgehen und alternative Gedanken abrufen kann. Ein weiteres Elemente der kognitiven Therapie, das in dieser Phase verwendet wird, ist Gedankenfehler zu erkennen. Beispiele hierfür sind Schwarz-Weiß-Denken; übertriebenes Verallgemeinern; Fehler nur sich selbst zuschreiben; Katastrophenszenarien entwickeln und positive Erlebnisse negieren.
Phase 4	**Kognitive Unstrukturierung: Fokussierung auf positive Eigenschaften** Nun werden die Patienten instruiert, wie sie sich ihrer eigenen positiven Seiten stärker bewusst werden können, da diese vor allem in Stresszeiten und depressiven Perioden häufig vernachlässigt werden. Mithilfe des Therapeuten wird ein Essay über die positiven Eigenschaften des Patienten verfasst, wobei die wichtigsten Qualitäten besonders hervorgehoben und auf eine Karte geschrieben werden. Diese Karte soll der Patient täglich mehrmals lesen.
Phase 5	**Soziales Verhalten** Burn-out-Patienten haben ein erhöhtes Risiko, in Konflikt mit ihrer direkten sozialen Umgebung zu geraten. Nicht selten sind diese Konflikte (mit)verantwortlich für die Überreiztheit. Aber umgekehrt ist es auch möglich, dass der Patient durch die eigene Überreiztheit unfreundlich und aggressiv ist – sowohl bei der Arbeit, als auch zu Hause. Die Patienten erhalten ein kurzes Training in sozialen Fertigkeiten. Sie machen beispielsweise Übungen, durch die sie lernen, auf nicht abweisende Art und Weise Grenzen zu setzen, darauf zu achten, dass der andere sein Gesicht nicht verliert, Komplimente zu machen und Anerkennung auszusprechen.
Phase 6	**Timemanagement** Burn-out-Klienten neigen dazu, viele Dinge gleichzeitig erledigen zu wollen, da sie niemanden enttäuschen und im Eiltempo beste Arbeit leisten wollen. In dieser Phase erkennen sie, wie sie mit Aufgaben, beruflichen Tätigkeiten und entspannenden Aktivitäten in ihrem Alltag umgehen. Danach wird ihnen durch Übungen aufgezeigt, wie sie mögliche Veränderungen umsetzen können. Sie lernen beispielsweise, Grenzen zu setzen und auf eine Bitte nicht sofort »ja« zu sagen sowie Prioritäten, Arbeitsumfang und Wichtigkeit gewisser Tätigkeiten zu berücksichtigen. Ebenso erlernen sie, erholsame Aktivitäten zu planen und sich selbst zu belohnen.
Phase 7	**Zukunft, Reintegration und Rückfallprävention** Patienten, die momentan nicht arbeiten oder nur einen Teil ihrer Arbeit verrichten, erhalten in dieser Phase Vorschläge für eine allmähliche Rückkehr ins Berufsleben. Der Therapeut weist den Patienten außerdem darauf hin, dass Rückfälle vorkommen können, auch wenn es dem Patienten derzeit besser geht. Die Klienten erhalten Anweisungen, auf entsprechende Signale zu achten. Darüber hinaus stellen sie ihr eigenes »Rückfallpräventions-Toolkit« aus früheren eingeübten Elementen zusammen.

Symptomatik befragt. 67% der Teilnehmer, die die Behandlung abgeschlossen hatten, nahmen an der Follow-up-Untersuchung teil. Die Teilnehmer zeigten nach 3 Jahren eine weitere Reduktion der Symptomatik und wiesen einen hohen Interventionseffekt zwischen Prä- und Follow-up-Messung von $d = 1,8$ auf. Diese Ergebnisse zeigen ähnlich wie bei der PTBS, dass die Behandlungsmethode auch einen langfristig positiven Einfluss auf das psychische Wohlbefinden der Studienteilnehmer hatte (Ruwaard et al. 2007)

9.2.4 Depression

Depressionen und depressionsbedingte Probleme zählen heute zu den drängendsten Problemen im Bereich der öffentlichen Gesundheit. Schätzungen der World Health Organization (WHO 2003) gehen davon aus, dass mehr als 7% der globalen Krankheitslast und der vorzeitigen Sterblichkeit in Europa durch Depressionen verursacht werden. Aus diesem Grund ist gerade in diesem Bereich die Förderung von gut zugänglichen, kosteneffizienten und wirksamen Behandlungsmethoden eine gesundheitspolitische Notwendigkeit.

Das Interapy-Behandlungsprotokoll für Depression stellt eine neue Form der therapeutischen Versorgungsmöglichkeit dar. Die Behandlungsdauer beträgt 11 Wochen und das Programm besteht aus acht verschiedenen Behandlungselementen:

1. diagnostische Einstiegsphase;
2. Stimmungstagebuch;
3. Erhöhung des Aktivitätsniveaus: Tagesplanung, Entspannungsübungen, Schlafhygiene;
4. kognitive Umstrukturierung: Wahrnehmen von negativen Gedanken;
5. kognitive Umstrukturierung: Verhaltensexperiment;
6. soziale Interaktionen;
7. positive Qualitäten und Eigenschaften des Patienten;
8. Rückfallprävention.

Zu Beginn jeder neuen Phase erhalten die Patienten eine ausführliche Psychoedukation verbunden mit Instruktionen bezüglich der neuen Schreibaufgaben oder Verhaltensübungen. Nach jedem Essay oder jeder Verhaltensübung erhalten die Teilnehmer eine Rückmeldung ihres Therapeuten. Im Durchschnitt ist der Patient mit der Bearbeitung der Schreibanleitungen und Hausaufgaben ca. 2 Stunden pro Woche beschäftigt.

Inhalte der Behandlungsphasen

1. Phase: Diagnostische Einstiegsphase

In dieser Phase, die insgesamt zwei Essays à 45 Minuten umfasst, steht die Bewusstwerdung der depressiven Symptome im Vordergrund. Unter welchen Symptomen leidet der Patient? Seit wann und in welchen Momenten? Im ersten Essay soll der Patient beschreiben, wann er in der Vergangenheit depressive Symptome erlebt hat und ob es Ursachen oder auslösende Ereignisse für diese negativen Gefühle und Gedanken gab. Nach dem ersten Essay erhalten die Patienten eine unterstützende Antwort des Therapeuten mit Hinweisen und weiterleitenden Fragestellungen. Im zweiten Essay steht die Gegenwart im Mittelpunkt. Auch hier sollen die Patienten beschreiben, wann und in welchen Situationen sie depressiver Stimmung sind. Diese Texte geben dem Patienten Struktur und dem Therapeuten Einsicht in mögliche Gründe und Ursachen der Depression sowie in die Art und Weise, wie sie sich äußert.

2. Phase: Diagnostische Einstiegsphase: Stimmungsmesser

Während der kommenden 5 Tage notieren die Patienten 3-mal täglich zu festen Tageszeiten ihre Stimmung auf einem Stimmungsmesser. Durch den Stimmungsmesser erfahren Patient und Therapeut, inwieweit die Stimmung sich während des Tages verändert und welche Situationen, Gedanken und Gefühle die Stimmung beeinflussen. Die Patienten suchen zusammen mit ihrem Therapeuten nach einem Zusammenhang zwischen ihren Stimmungen und den Geschehnissen oder Gedanken.

3. Phase: Zunahme des Aktivitätsniveaus, Entspannung und Schlafhygiene

Negative Stimmung hängt oft vom Aktivitätsgrad ab, d. h., je aktiver man ist, umso mehr hat das positiven Einfluss auf die Stimmung. Aus diesem Grund werden Patienten zu mehr Aktivitäten angeregt. Sie werden gebeten, eine Woche lang ihre Aktivitäten täglich zu planen. Der Therapeut achtet darauf, dass die

Ziele des Patienten nicht zu hoch gesteckt sind. Anschließend beurteilen die Patienten, ob sie sich an die Planung halten konnten, und wenn nicht, aus welchen Gründen nicht. Das gibt dem Therapeuten Einblick und Informationen über das derzeitige Beschäftigungsmuster und die Möglichkeit das Aktivitätsniveau weiter zu erhöhen. In dieser Behandlungsphase erhalten die Patienten ebenfalls ausführliche Psychoedukation über:

- **Entspannungs- und Atemübungen** (Öst 1987) und **körperliche Betätigungen** (Bosscher 1991): Die Übungen und die körperlichen Betätigungen können die Patienten mit in die Tagesplanung übernehmen.
- **Schlafhygiene** (Bastien et al. 2004): Die Patienten erhalten u. a. Informationen über den negativen Einfluss von Mittagsschlaf, Koffein, Alkohol und Schlafmitteln auf die Schlafqualität.

4. Phase: Kognitive Umstrukturierung: Wahrnehmen von negativen Gedanken

In dieser Phase steht das Bewusstwerden und Herausfordern von negativen, dysfunktionalen Gedanken im Mittelpunkt. Eine Woche lang schreiben die Patienten depressive Gedanken und Grübelgedanken in dem Moment, in dem sie auftreten, kurz auf, um dann in einer dafür reservierten halben Stunde, der »Grübelstunde«, noch einmal darüber nachzudenken. Somit werden die negativen und angstmachenden Gedanken auf einen bestimmten Zeitraum am Tag begrenzt. Der Therapeut regt den Patienten an, diese negativen Gedanken infrage zu stellen. Dies kann z. B. durch folgende Fragen passieren: Wie groß ist die Wahrscheinlichkeit, dass dies tatsächlich geschieht? Kann ich beweisen, dass meine Vermutung wahr ist? Kann man die Situation auch anders sehen? Was würden Sie einem guten Freund raten, der sich in derselben Situation befindet?

5. Phase: Kognitive Umstrukturierung: Überprüfen der negativen Gedanken in einem Verhaltensexperiment

Die Patienten bekommen die Anweisung, bestimmte negative Gedanken in eine Wenn-dann-Hypothese umzusetzen. Anschließend überlegen sie sich zusammen mit dem Therapeuten ein Experiment, um zu überprüfen, ob diese Hypothese in der Praxis Bestand hat. Der Therapeut ist dem Patienten dabei behilflich, ein realisierbares und einfaches Experiment zu entwickeln, wobei darauf geachtet werden sollte, dass die negativen Gedanken sich nicht durch die Reaktion der Umwelt verfestigen.

6. Phase: Soziale Interaktionen

Depressive Stimmung und ein negatives Selbstbild beeinflussen den Kontakt mit anderen meist negativ. Häufig bringen depressive Menschen wenig Interesse für andere auf und bekommen dadurch auch seltener eine positive Rückmeldung. Deshalb ist es wichtig, eine positive Haltung gegenüber anderen (Familie, Freunde, Kollegen) anzunehmen. Die Patienten werden sich ihres eigenen Anteils in der sozialen Interaktion mit anderen bewusst und lernen sich selbst mehr zu öffnen, aber auch, sich der eigenen Grenzen bewusst zu sein. Wichtig sind ferner die Wertschätzung der anderen und das Machen von Komplimenten.

7. Phase: Positive Selbstgespräche

Nachdem die Patienten ihre negativen Gedanken genauer analysiert haben, richtet sich nun die Behandlung auf die positiven Eigenschaften. Dieser Teil der Behandlung beginnt mit einer Psychoedukation über den positiven Effekt von positiven Selbstgesprächen auf die Stimmung und das Selbstbild. Die Patienten schreiben zwei Essays über ihre positiven Eigenschaften und Qualitäten. Die Informationen, die daraus entstehen, werden kurz zusammengefasst auf eine Karte geschrieben und der Patient soll sie mehrmals täglich lesen und laut vorsprechen.

8. Phase: Rückfallprävention: Toolkit

Diese letzte Phase dient dem Patienten dazu, sich auf die Zukunft vorzubereiten. Dafür stellt er mit dem Therapueten ein »Toolkit« zusammen. Dies besteht aus einem an sich selbst gerichteten Brief, in dem er beschreibt, welche Elemente der Behandlung ihm auf welche Art und Weise geholfen haben. In dem Brief wird festgelegt, dass er dieses »Werkzeug« in Zukunft benutzen wird, sobald er die ersten Anzeichen eines Rückfalls wahrnimmt.

Wirksamkeit der Depressionsbehandlung

In einer randomisierten Kontrollgruppenstudie (N = 48) wurde die Wirksamkeit der Depressionsintervention untersucht (Lange et al. 2005). Während die Behandlungsgruppe an der internetbasierten Psychotherapie teilnahm, erhielt die Kontrollgruppe einmalig Psychoedukation. Die Resultate weisen auf eine deutlich Reduktion der Depressionssymptomatik hin; es zeigten sich Behandlungseffekte zwischen d=0,90 und d=1,4. Explorative Fragen bezüglich einzelner Therapieaspekte und des Behandlungsprozesses ergaben weitere Informationen bezüglich der Akzeptanz und der persönlichen Einschätzung der Patienten, wie sie die Therapie erlebten. Am wertvollsten wurde das Schreiben über Ereignisse, die ihre Depressionen zu fördern scheinen, und das Bewusstwerden von depressiven Erlebnissen und Gedanken eingeschätzt. Ebenso hilfreich wurde das Herausfordern von dysfunktionalen Gedanken erlebt. Weniger effektiv für ihre psychische Genesung beschrieben die Patienten das Ausfüllen des Tagesplaners. Insgesamt wurde die Behandlung als sehr positiv eingeschätzt (87%) und 93% der Klienten gaben an, dass sie diese Form der Behandlung als eine effektive Methode erfahren haben, ihre depressive Symptomatik zu reduzieren.

9.2.5 Panikstörungen

Das Interapy-Programm für Panikstörungen ist ähnlich aufgebaut wie die zuvor beschriebenen Programme und beinhaltet Schreibaufgaben, Übungen und Verhaltensexperimente, über welche die Patienten dem Therapeuten in einem Essay berichten (◻ Abb. 9.2). Einen weiteren Schwerpunkt bilden die Bewusstwerdung der Häufigkeit und der Intensität der Panikanfälle. Der Patient lernt selbst wahrzunehmen, in welchen Situationen Panikanfälle vorkommen und welche katastrophierenden und dysfunktionalen Gedanken damit einhergehen. Durch kognitive Umstrukturierung lernt der Patient eine andere Sichtweise seiner Panikanfälle kennen. Verhaltensexperimente zur interozeptiven Konfrontation und In-vivo-Exposition stellen neben dem Erlernen von Entspannungsübungen einen wichtigen Bestandteil der Behandlung dar. Vor jedem neuen Behandlungsmodul erhalten die Patienten spezifische Psychoedukation darüber, wie Panikattacken entstehen und wie sie aufrechterhalten werden. Die Intervention endet mit einer Rückfallprävention. Hier wird der Patient gebeten, an sich selbst einen Essay zu schreiben, wie er in Zukunft mit Signalen einer Panikattacke umgehen kann und wie er sich in

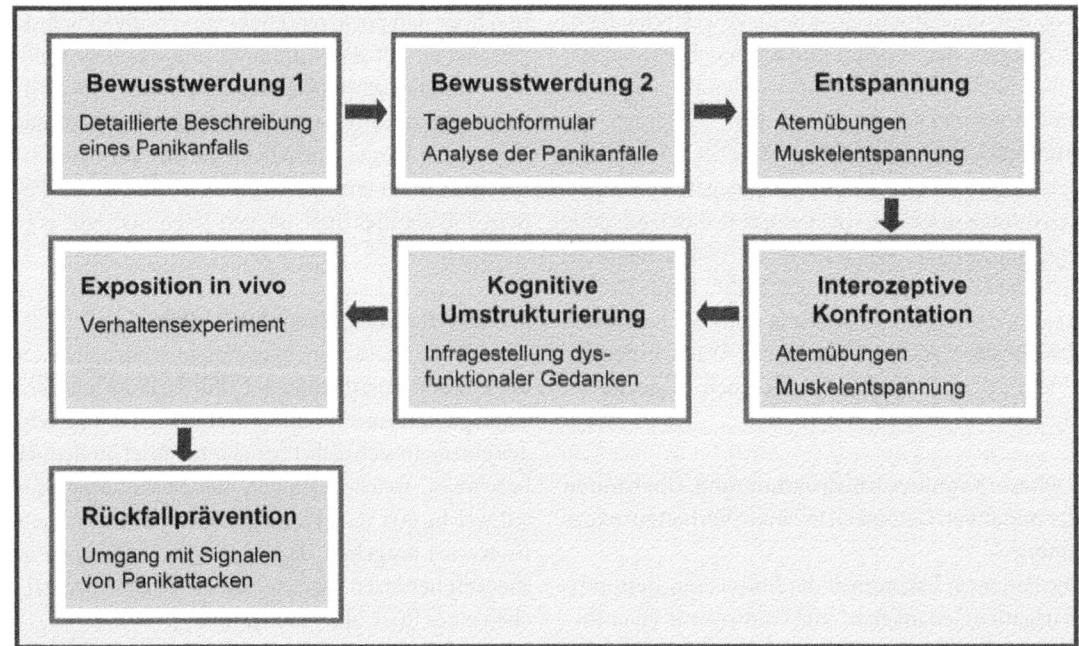

◻ **Abb. 9.2.** Behandlungsprotokoll für Panikstörungen

Zukunft verhalten möchte. Eine randomisierte Kontrollgruppenstudie (N=58) zeigt eine deutliche Reduzierung der Paniksymptome (Lange et al. 2007) im Vergleich zur Wartelistenkontrollgruppe. Obwohl mehrere Expositionsübungen Teil der Behandlung waren, lag die Drop-out-Rate mit 11% im relativ niedrigen Bereich im Vergleich zu anderen internetbasierten Interventionen. Die Behandlungseffekte lagen zwischen d=0,40 und d=1,4 (Intent-to-treat-Analyse).

9.3 Vorteile und mögliche Einschränkungen der internetbasierten Therapie

Ein Vorteil der Onlinetherapie gegenüber der normalen »Sprechzimmertherapie« liegt mit Sicherheit auch darin, dass eine stärkere Verlagerung in Bezug auf Anwendung und Nutzung von störungsspezifischen Therapiemanualen stattfindet. Durch die starke Strukturierung in Form von Behandlungsmanualen kommt bei der Interapy-Behandlung dem Patienten in der Regel eine »best-practice« der kognitiven Verhaltenstherapie auf evidenzbasierten Studien zugute. Denn häufig führt gerade im klinischen Alltag die starke Konzentration auf die therapeutische Beziehung zu einer Vernachlässigung eines manualbasierten Arbeitens. Nicht selten erhält eine Therapie eine eigene Dynamik und evidenzbasierte Therapiemanuale werden bestenfalls nur durch den Einsatz einzelner Behandlungsmodule angewandt.

Aber auch die Art und Weise, wie die Manuale inhaltlich strukturiert und aufgebaut sind, ermöglicht es den Therapeuten ihren Patienten eine bestmögliche Behandlung zu bieten. Das Manual beinhaltet ausreichend viele Informationen und Anwendungstechniken für die Therapeuten, sodass selbst unerfahrenere Therapeuten mit einem Einführungstraining und wöchentlicher Supervision die Behandlung erfolgreich durchführen können. In allen Interapy-Studien führten sowohl sehr erfahrene als auch weniger erfahrene, jüngere Therapeuten die Behandlungen durch. In der Burn-out-Studie wurden die erfahrenen mit den weniger erfahrenen Therapeuten in Bezug auf Behandlungseffekte miteinander verglichen. Das Ergebnis zeigte, dass es keinen Unterschied durch den Erfahrungsgrad der Therapeuten gab, was dafür spricht, dass das Behandlungsmanual in seiner Anwendung gut übertragbar ist (Ruwaard et al. 2007).

Einen weiteren wichtigen Punkt in der Interapy-Behandlung stellt die Transparenz des Therapieprozesses dar. Die Archivierbarkeit der Texte bietet nicht nur den Patienten eine neue Möglichkeit den Therapieverlauf später noch einmal zurückzuverfolgen, sondern stellt auch für die Therapeuten neue Optionen in ihrer Arbeitsweise dar. So können die Therapeuten zum einen durch die asynchrone, zeitversetzte Kommunikation zunächst ihre Antwort genau reflektieren und sind nicht gezwungen, den Patienten sofort zu antworten. Zum anderen ermöglicht es auch dem Supervisor, den therapeutischen Prozess anhand der Texte der Patienten detailliert zu verfolgen. Ferner eröffnet die Analyse der Patiententexte neue Einblicke in die Wirkfaktoren des Therapieprozesses. Lange et al. (2003) untersuchten in der PTBS-Studie die Texte der 10 Patienten, die sich nach der Behandlung am meisten in ihrer PTBS-Symptomatik verbesserten, und der 10 Patienten, die sich am wenigsten verbesserten, hinsichtlich der Veränderung ihrer Bewältigungsstile während der Behandlung nach Text 1, 3, 8, 10. Diese Ergebnisse zeigten eine signifikante Zunahme des funktionalen Bewältigungsstiles in beiden Gruppen mit einem Gesamteffekt von d=3,26. Des Weiteren wurde ein Unterschied zugunsten der Gruppe, die sich in ihrer Symptomatik am meisten verbesserte, im Vergleich zu der Gruppe, die die geringste Symptomreduzierung nach Behandlungsende erfuhr, gefunden.

Auffallend ist in allen Studien, dass die Behandlungszufriedenheit von den Patienten in der Regel sehr hoch eingeschätzt wird (Knaevelsrud et al. 2007; Lange et al. 2001, 2003; Wagner et al. 2005). Knaevelsrud und Maercker (2006) untersuchten in der deutschsprachigen Studie für PTBS explizit die therapeutische Beziehung im Internet mithilfe des »Working Alliance Inventory« (WAI; Horvath u. Greenberg 1989). Die therapeutische Beziehung wurde nach der vierten und nach der letzten Schreibsitzung erfasst. Die Patienten bewerteten die Beziehung auf einer Skala von 1 bis 7 nach der vierten Schreibsitzung durchschnittlich mit einem Wert von 5,8. Diese Bewertung verbesserte sich signifikant nach Abschluss der Behandlung. Die Resultate dieser Untersuchung deuten darauf hin, dass die therapeutische Beziehung im Internet sogar als besser eingeschätzt wird als in vergleichsweise ähnlichen FtF-Therapien für PTBS (Hersoug et al. 2001). Ähnliche Ergebnisse in Bezug auf die therapeutische Beziehung erzielte die internetbasierte Therapie für komplizierte Trauer (Wagner 2006). Auch hier wurde die therapeutische Beziehung von den Patienten vergleichsweise besser eingeschätzt als in FtF-Studien.

Ein Vorteil des therapeutischen Kontaktes im Internet gegenüber dem der »normalen Sprechzimmertherapie« ist mit Sicherheit, dass die Kommunikation zwischen Therapeut und Patient ohne soziale und nonverbale Signale stattfindet. Diese fehlenden Hintergrundinformationen über persönliche Merkmale von Patient und Therapeut wie z. B. Geschlecht, Alter, sozialer Status und Aussehen treten in den Hintergrund und führen somit zu einer verstärkten Offenheit und sozialer Unbefangenheit. Das Fehlen von nonverbalen Signalen (Mimik, Körpersprache) kann zu erhöhter Intimität und Aufrichtigkeit führen. Informationslücken können bei der interpersonalen Wahrnehmung Fantasiebilder evozieren, die nicht selten als besonders wohltuend empfunden werden und die emotionale Qualität teilweise sogar steigern (Walther 1996). Das Phänomen der »Telepräsenz«, das Gefühl (oder die Illusion), dass ein realer oder virtueller Therapeut als präsent wahrgenommen wird, obwohl er physisch abwesend ist, ermöglicht eine erhöhte Offenheit (Suler 2001). Dies kann vor allem bei Patienten, die unter stigmatisierenden Symptomen oder Erlebnissen leiden, zu einem reduzierten Schamerleben führen. Gerade diese Patienten vermeiden oft aus Schamgefühl den therapeutischen Kontakt. Aber auch die erhöhte Verfügbarkeit für Menschen, die sonst nicht die Möglichkeit einer psychologischen Behandlung hätten (Sprachprobleme, körperliche Immobilität, Therapieplatz) beschreibt einen deutlichen Vorteil der Onlinetherapie gegenüber der FtF-Therapie (Knaevelsrud et al. 2004).

Allerdings gibt es auch mögliche Einschränkungen, die noch weiter untersucht werden sollten: Die gegebene Anonymität macht es dem Therapeuten beispielsweise in Krisensituationen (Suizidalität) beinahe unmöglich, angemessen und schnell zu handeln. Auch fehlende nonverbale Signale können zur Folge haben, dass Verzerrungseffekte, wie z. B. Missverständnisse, auf der Seite des Gegenübers schwieriger zu bemerken und zu korrigieren sind (vgl. Knaevelsrud et al. 2004). Deshalb ist es besonders wichtig, gegenüber dem Patienten eine maximale Transparenz (z. B. Name der Einrichtung, telefonische Erreichbarkeit) zu gewährleisten. Ebenso bedeutsam ist es für die Kontinuität und Verbindlichkeit im Kontakt, einen festen Kontaktmodus vor der Behandlung festzulegen (z. B. festgelegte Schreibtermine des Patienten und Termine für die Antworten des Therapeuten). Unabdingbar ist, vor der Behandlung ein umfassendes Screening durchzuführen und weitreichende Ausschlusskriterien für die internetbasierte Therapie anzuwenden, um beispielsweise Patienten, die suizidgefährdet sind, nicht über das Internet zu behandeln.

Die Vorteile und möglichen Einschränkungen der internetbasierten Therapie zeigen, dass unser derzeitiges Wissen und Verständnis vertieft werden sollten und die Durchführung von empirischen Studien notwendig ist. Die Anzahl der bisher durchgeführten Studien zur Wirksamkeit von Onlinetherapien im deutschsprachigen Raum sind noch sehr begrenzt.

Fazit

Die Resultate der vorgestellten Interapy-Studien für die spezifischen Störungsbilder stimmen weitgehend dahingehend überein, dass die Behandlungseffekte groß und durchaus vergleichbar mit entsprechenden FtF-Therapiewirksamkeitsstudien sind. In Languntersuchungen von 1,5- bis 3-Jahres-Follow-up-Zeiträumen konnte gezeigt werden, dass die Therapieeffekte auch über einen langen Zeitraum hinweg stabil sind (Lange et al. 2003, Ruwaard et al. 2007, Wagner et al. 2007).

Überraschend niedrig waren in allen Studien die Drop-out-Raten; ein Befund, der für eine hohe Therapiemotivation und einen guten therapeutischen Kontakt spricht. Eine große Rolle spielt hierbei wahr-

▼

scheinlich, dass den Therapeuten konkrete Anweisungen zur Verfügung stehen, auf welche Art und Weise sie die Patienten motivieren können, vor allem in Bezug auf für den Patienten schwierige Behandlungsphasen, wie beispielsweise bei Expositionsübungen. Die Therapeuten arbeiten fast ausschließlich mit positiven Verstärkern, d. h., sie unterstützen den Patienten, arbeiten ressourcenorientiert und geben dem Patienten eine persönliche und positive Rückmeldung. Eine empathische und freundliche Haltung des Therapeuten gegenüber dem Patienten steht im Vordergrund und die Patienten werden ermuntert, Zweifel oder Schwierigkeiten im Ausführen der Übungen gegenüber dem Therapeuten zu äußern.

Literatur

Arnoldi J, Van de Ven JP, Schrieken B, Lange A (2000) De Risico Taxatielijst eigenschappen van een kort screeningsintrument [Suicide Risk Assessment – A short screening tool]. Unpublished manuscript, University of Amsterdam

Bastien CH, Morin CM, Quellet MC, Blais FC, Bouchard S (2004) Cognitive behavioural therapy for insomnia: Comparison of individual therapy, group therapy and telephone consultations. J Consult Clin Psychol 72:653–659

Bosscher RJ (1991) Running Therapie bij depressie. Thesis publishers, Amsterdam

Cohen J (1988) Statistical power analysis for the behavioral sciences (2nd ed.). Erlbaum, Hillsdale, NJ

Hammer C, Holleman M (2003) Lange termijn effect van de Interapy behandeling bij posttraumatische stress – Een follow-up onerzoek na ruim anderhalf jaar. Unpublished master thesis, University of Amsterdam

Hersoug AG, Hoglend MD, Monsen JT, Havik OE (2001) Quality of working alliance in psychotherapy. J Psychother Pract Res 10:205–216

Horowitz MJ, Siegel B, Holen A, Bonanno GA, Milbrath C, Stinson CH (1997) Diagnostic criteria for complicated grief. Am J Psychiatry 154:904–910

Horvath AO, Greenberg LS (1989) Development and validation of the Working Alliance Inventory. J Couns Psychol 36:223–233

Knaevelsrud C (2005) Efficacy of an Internet-driven therapy (Interapy) for posttraumatic stress and the online therapeutic alliance. Unveröffentlichte Dissertation, Universität Zürich

Knaevelsrud C, Jager J, Maercker A (2004) Internet-Psychotherapie: Wirksamkeit und Besonderheiten der therapeutischen Beziehung. Verhaltenstherapie 14:174–185

Knaevelsrud C, Maercker A (2007) Internet-based treatment for PTSD reduces distress and facilitates the development of a strong therapeutic alliance: a randomized controlled clinical trial. BMC Psychiatry 19:7–13

Knaevelsrud C, Maercker A (2006) Does the quality of the working alliance predict treatment outcome in online psychotherapy for traumatized patients? J Med Internet Res 8:e31

Lange A, Rietdijk D, Hudcovicova M, van de Ven JP, Schrieken B, Emmelkamp PMG (2003) INTERAPY. A controlled randomized trial of the standardized treatment of posttraumatic stress through the Internet. J Consult Clin Psychol 71:901–909

Lange A, Ruwaard J, Schrieken B, Broeksteeg J, Tienhoven S, Jager J, Emmelkamp P (2007) Geprotocolleerde cognitieve gedragstherapie van klinische en subklinische paniekstoornis via het internet: de behandeling en de resultaten van een gecontroleerde gerandomiseerde trial [Protocolled e-mail driven cognitive behavioral treatment of clinical and subclinical panic disorder]. Directieve Therapie 27

Lange A, Schoutrop M, Schrieken B, van de Ven J (2002) Interapy: a model for therapeutic writing through the Internet. In: Lepore SJ, Smyth JM (eds) The writing cure: How expressive writing promotes emotional health and well-being. American Psychological Association, Washington DC, pp 215–238

Lange A, Schrieken B, Blankers M, van de Ven JP, Slot M (2000b) Constructie en validatie van de Gewaarwordingenlijst: een hulpmiddel bij het signaleren van een verhoogde kans op psychosen [Construction and validation of the Screening Device for Psychotic Disorder]. Direct Ther 20:162–173

Lange A, Schrieken B, van de Ven JP, Bredeweg B, Emmelkamp PMG, Van der Kolk J, Lydsdottir L, Massaro M, Reuvers A (2000a) 'INTERAPY': The effects of a short protocolled treatment of post-traumatic stress and pathological grief through the Internet. Behav Cogn Psychother 28:175–192

Lange A, van de Ven JP, Schrieken B, Emmelkamp P (2001) INTERAPY. Treatment of posttraumatic stress through the Internet: a controlled trial. Behav Ther Exp Psychiatr 32: 73–90

Lange A, Vermeulen H, Renckens CH, Schrijver M, van de Ven JP, Schrieken B, Dekker J (2005) De geprotocolleerde Interapy-behandeling van depressie via het internet; resultaten van een gerandomiseerde trial [Protocolled treatment of depression through the internet]. Direct Ther 25:27–50

Langner R, Maercker A (2005) Complicated grief as stress response disorder: evaluating diagnostic criteria in a German sample. J Psychosom Res 58:235–242

Neimeyer RA (2002) Traumatic loss and the reconstruction of meaning. J Palliat Med 5:935–942

Nijenhuis ERS, Spinhoven P, van Dyck R, van der Hart O, Vanderlinden J (1997) The development of the Somatoform Dissociation Questionnaire (SDQ-5) as a screening instrument for dissociative disorders. Acta Psychiatr Scand 96:311–318

Öst L (1987) Applied relaxation: description of a coping technique and a review of controlled studies. Behav Res Ther 25:397–409

Ruwaard J, Lange A, Bouwman M, Broeksteeg J, Schrieken B (2007) E-mailed standardized cognitive behavioural treatment of work-related stress: A randomized controlled trial. Cogn Behav Ther 36:179–192

Schut HAW, de Keijser J, van den Bout J, Dijkhuis JH (1991) Post-traumatic stress symptoms in the first year of conjugal bereavement. Anxiety Res 4:225–234

Suler J (2001) The online disinhibition effect. Cyberpsychol Behav 7:321-326

Wagner B (2006) Internet-based cognitive-behavioral therapy for complicated grief. Unpublished Disertation, Universität Zürich

Wagner B, Knaevelsrud C, Maercker A (2005) Complicated grief and Internet-based treatment for complicated grief: concepts and case study. J Loss Trauma 10:409–432

Wagner B, Knaevelsrud C, Maercker A (2006) Internet-based cognitive-behavioural therapy for complicated grief: a controlled evaluation. Death Stud 30:429-453

Wagner B, Maercker A (2007) A 1,5-year follow-up of an Internet-based intervention of complicated grief. J Trauma Stress 20:625–629

Wagner B, Maercker A (under review). Internet-based preventive intervention (CBT) for complicated grief: A pilot study

Walther JB (1996) Computer-mediated communication: impersonal, interpersonal, and hyperpersonal interaction. Commun Res 23:3–43

World Health Organization (2003) Factsheet 'Mental health policies and service development'. World Health Organization, Geneva

10 Onko-Kids-Online: Verbesserung der Lebensqualität für krebskranke Kinder und Jugendliche mittels Internet

Renate Sedlak

10.1   Hintergrund

Jedes Jahr erkranken bundesweit ca. 1.800 Kinder und Jugendliche an Krebs, wobei mehr als 39% dieser Erkrankten älter als 10 Jahre alt sind (Kinderkrebsregister Mainz 2005). Ein Viertel der Erkrankten wird in nur sechs großen pädiatrisch-onkologischen Zentren behandelt. Die Konzentration auf wenige große Behandlungszentren nimmt aktuell weiter zu, da erhöhte Qualitätsstandards von kleineren versorgungsnahen Kliniken nicht mehr erbracht werden können und zur Schließung führen (Creutzig 2006).

Mit der Behandlung wird nach erfolgter Diagnose unmittelbar begonnen. Die Krebsdiagnose hat somit für viele Betroffene eine sofortige räumliche Trennung von Familie und sozialem Umfeld zur Folge.

10.1.1   Intensivtherapie – Dauertherapie – Nachsorge

Die Behandlungsdauer beträgt je nach Tumorart oft 2 Jahre und länger. Während früher ein Großteil dieser Behandlung stationär erfolgte, gibt es zunehmend eine Entwicklung hin zur tagesklinischen Behandlung mit Übernachtung zu Hause.

Abhängig vom Therapieschema erfolgt die Behandlung zuerst stationär und dann im Intervall von Therapie und Therapiepausen. Nur bei Komplikationen ist dann ein zusätzlicher Aufenthalt in der Klinik notwendig. Je nach Erkrankung sind Operation, Bestrahlung und Knochenmarktransplantation Teil der Behandlung. Die Nachsorge erstreckt sich über einen Zeitraum von bis zu weiteren 10 Jahren mit 1–4 Vorstellungen in der Klink pro Jahr.

10.1.2   Der Kontakt ist wichtig

Ein großes Problem stellt die Trennung des jugendlichen Patienten von Familie und übrigem sozialem Umfeld dar (Häberle u. Niethammer 1995). Zum Problem der räumlichen Distanz kommt hinzu, dass die Diagnose Krebs immer noch eine Tabudiagnose ist, die aus vielfältigen Gründen zum Kontaktabbruch mit dem außerfamiliären Umfeld führen kann:

- Die Zytostatika beeinflussen die Blutbildung im Knochenmark und führen so zu einer Immunsuppression, die direkte Kontakte meist nicht mehr zulässt.
- Aufgrund ihres veränderten Aussehens (Haarverlust) und Befindens (Übelkeit, Müdigkeit) ziehen sich die erkrankten Kinder bzw. Jugendlichen zurück.
- Defizite an Informationen, auch z. B. Angst vor Ansteckung bei Freunden, Mitschülern und Lehrern können bei diesen zu Unsicherheit und Angst und damit zu verminderter Kontaktaufnahme von außen führen (Sedlak 2001).

Besonders wichtig erscheint in diesem Zusammenhang der Verlust der Klassengemeinschaft, da eine Teilnahme am Unterricht über lange Zeiträume nicht möglich ist. Die Teilnahme am sozialen Leben ist durch erhöhte Infektionsrisiken in den Therapiepausen erschwert, zum Teil unmöglich.

Auch für die Rückkehr der erkrankten Kinder und Jugendlichen in ihre Klassengemeinschaft ist mit Schwierigkeiten zu rechnen. Sie zeigen besonders häufig Verhaltensauffälligkeiten, schlechtere Schulleistungen und eine vergleichsweise höhere soziale Isolation als ihre Mitschüler. Als mögliche Ursache wird der langfristige krankheitsbedingte Ausfall an Kontakten und die dadurch verminderte Teilnahme an Gruppenprozessen diskutiert (Pfeiffer et. al. 1998; Schröder et al. 2000).

10.2   Das Projekt »Onko-Kids«

Aus dieser Situation heraus entstand die Idee, mithilfe des Internets auch während Erkrankung und Klinikaufenthalt die Kontakte zu Familie, Gleichaltrigen und Schule kontinuierlich aufrechtzuerhalten.

Folgende Zielvorgaben standen dabei im Vordergrund:
- Schaffung einer technischen Infrastruktur in der Klinik,
- Videokonferenzen mit der Heimatschule,
- Bereitstellung einer Kommunikationsplattform im Internet,
- Vernetzung pädiatrisch-onkologischer Zentren bundesweit und
- Erprobung neuer Medien zur Kommunikation.

Zu Beginn des Projektes im Jahr 2000 war die Möglichkeit eines Internetzugangs für Patienten und insbesondere für Kinder und Jugendliche ein völliges Novum und den Projektplänen wurde viel Skepsis entgegengebracht.

Auch heute sind diese Bedenken kaum anders, wenn in einer Klinik ein Patientennetz neu eingeführt werden soll. Am häufigsten werden dabei die folgenden Aspekte in die Diskussion gebracht:

- Internet ist gefährlich.
- Die Kinder gehen auf verbotene Seiten (insbesondere Pornographie).
- Die Jugendlichen brauchen das hier nicht, sie sollen sich anders beschäftigen, z. B. Fernsehen oder Lesen.
- Die Krankenschwestern und Krankenpfleger müssen die technische und moralische Verantwortung tragen.
- Im Notfall stehen die Rechner im Weg rum und verhindern die notwendige medizinische Versorgung.
- Funkstrahlen sind gefährlich für die Gesundheit.
- Funkstrahlen stören die medizinischen Geräte.

Das Projekt konnte schließlich gestartet werden, nachdem bestimmte Forderungen seitens des Pflegepersonals erfüllt wurden. Diese betrafen insbesondere die Entlastung der Krankenpflege von sämtlichen administrativen Aufgaben, die Bereitstellung von mobilen Geräten (in diesem Falle Laptops) statt sperriger Computer und gezielte Informationen zur möglichen Auswirkung der Funkstrahlen auf Gesundheit und technische Geräte.

Inzwischen wird mit derselben Technik wie zu Beginn fast das gesamte Zentrum für Kinder- und Jugendmedizin Heidelberg mit Internet versorgt. So haben neben der onkologischen Station auch die nierenkranken und herzkranken Patienten, die Intensivstation, die Infektionsabteilung und die onkologische Tagesklinik und Kinderdialyse Internetzugriff.

10.2.1   Technische Ausstattung

Die technische Infrastruktur wurde durch die zentrale EDV des Universitätsklinikums bereitgestellt, die sich davon die Erprobung drahtloser Netze in einem überschaubareren Rahmen versprach. Ein Funknetz mit Anbindung an die vorhandene Technik war die einzige Möglichkeit zur Realisierung, da eine Verlegung von neuen Leitungen in die einzelnen Krankenzimmer viel zu hohe Kosten verursacht hätte. Der Internetzugang wurde preiswert über einen vom Kliniknetz physikalisch getrennten Breitbandzugang ermöglicht, der bis heute privat über eine Elterninitiative finanziert wird.

Laptops und Internetzugang

Das Onko-Kids-Projekt stellt Kindern und Jugendlichen ab ca. 10 Jahren während der stationären Behandlung Laptops mit Internetzugang zur Verfügung. Wird ein Kind neu aufgenommen, wird der Kontakt zur Betreuerin entweder über das Pflegepersonal oder das psychosoziale Team hergestellt. Die Betreuerin spricht mit Kind und Eltern über die Möglichkeiten am Projekt teilzunehmen. Ein wichtiges Kriterium ist der eigene Wunsch des Patienten nach Kommunikationsmöglichkeiten mit seinem sozialen Umfeld.

Die Laptops haben auf die Kinder und Jugendlichen allein deshalb eine hohe Anziehungskraft, da man auch mit ihnen spielen kann. Dies wird im Rahmen des Projekts zwar »geduldet«, ist aber eindeutig zweitrangig. Die Benutzung des Laptops ist an das Vorhandensein einer E-Mail-Adresse gekoppelt. Der Laptop wird jeweils für die Dauer des stationären Aufenthaltes ausgegeben.

❗ Eine Einverständniserklärung der Eltern ist unverzichtbar, um Problemen mit der Einhaltung des Jugendmedienschutzes vorzubeugen. Deshalb ist ein Aufklärungsgespräch mit den Eltern und dem Kind bzw. Jugendlichen verpflichtend. Die Eltern übernehmen mit ihrer Unterschrift die Verantwortung für die Internetseiten, die angesurft werden. Zusätzlich erfolgt eine Filterung über den Server und eine regelmäßige Kontrolle der besuchten Seiten.

Prinzipiell ist auch die Einbindung selbst mitgebrachter Laptops möglich, die den Minimalanforderungen des Netzes genügen. Die Einverständniserklärung ist auch für diesen Bereich notwendig, da ein Internetzugang für Minderjährige zur Verfügung gestellt wird und die gesetzlichen Bestimmungen eingehalten werden müssen. Wir orientieren uns dabei an den Vorschriften, die auch für Schulen gelten (Jugendmedienschutz 2006).

Accesspoints, WLAN und Server

Auf jeder der angeschlossenen Stationen kann auf das Internet über sog. »Accesspoints« zugegriffen werden. So kann an praktisch jedem Punkt der Station gesurft werden, sei es das Krankenbett oder der Stationstreffpunkt. Die Laptops verfügen standardmäßig bereits über eine entsprechende WLAN-Empfangskarte, die mit den Zugangsdaten des Netzwerks konfiguriert wird.

Der Server verfügt auf der Eingangsseite über einen DSL-Anschluss, der das Internet zur Verfügung stellt. Es besteht die Möglichkeit, die Benutzer in vier Gruppen einzuordnen und so ihre Rechte zu steuern (Internetzugriff, Möglichkeit zum Herunterladen von Programmen usw.). Über den Server werden auch die Filter gesetzt und ein personenunabhängiges Berichtswesen über die besuchten Seiten, Tageszeit, Häufigkeit der Zugriffe usw. tage- bzw. wochenweise geführt.

Angebotene Programme

Die Laptops sind vorkonfiguriert mit den wichtigsten Standardprogrammen:
- Messenger-Programme wie ICQ und MSN zum Echtzeitkontakt,
- Mediaplayer wie Quicktime und Real Player für Video, DVD und Webradio,
- kostenfreie Office-Ersatzprogramme zum Schreiben,
- allgemeine Tools: Brennsoftware, Webcam-Software, Flashplayer, PDF-Reader.

Ein lokaler E-Mail-Client wird nicht angeboten, d. h., E-Mails müssen direkt beim jeweiligen Internetanbieter abgeholt werden. Für jeden Benutzer wird ein Benutzerprofil mit eigenem Passwort angelegt, sodass z. B. Bildschirmschoner, Favoriten, eigene Dateien usw. dauerhaft erhalten bleiben. Ein weiterer Vorteil dieses Systems ist, dass die Profile mit jedem Laptop aufrufbar sind, so ist die Ausleihe flexibler gestaltbar. Ist die Therapie dauerhaft beendet, wird der persönliche Account gelöscht.

10.2.2   Inanspruchnahme

Teilnehmer

Kinder der entsprechenden Altersgruppe nutzen die Möglichkeiten des Internetzugangs zu nahezu 100%; ein Kind, das keinen Laptop möchte, ist die absolute Ausnahme. In diesen seltenen Fällen sind meistens Vorbehalte der Eltern der Grund. Derzeit stehen für die Ausleihe 8 Laptops zur Verfügung. Da viele der Jugendlichen ihre eigenen Laptops mitbringen, kann der Bedarf gut ohne größere Wartezeiten abgedeckt werden. Insgesamt haben bisher 178 Kinder und Jugendliche am Projekt teilgenommen.

Die Kinder und Jugendlichen gehen mit den Geräten sehr sorgsam um, sodass bisher wenige Schäden aufgetreten sind. Die Laptops hatten bisher eine durchschnittliche Lebensdauer von gut 3 Jahren. Diebstähle kamen nicht vor.

> **Exkurs**
>
> **Einige Aussagen von Projektteilnehmern**
> - »Wenn ich einen Laptop habe, muss ich nicht so oft erbrechen.«
> - »Von meinen Freundinnen besucht mich nur noch eine, aber im ICQ sind alle da und es ist alles wie immer,«
> - »Ich habe im Chat mit einem Jungen geflirtet und er hatte keine Ahnung, dass ich in Wirklichkeit keine Haare mehr habe. Das war super.«
> - »Mein Lehrer schickt mir immer E-Mails mit Hausaufgaben.«

Internetnutzung

Aus den bisher erfolgten Befragungen lässt sich eine klare Rangfolge der Nutzung festlegen (eine systematische Erfassung der Nutzungsprioritäten ist in Vorbereitung): Wie zu erwarten, werden am häufigsten empfangene E-Mails abgerufen und selbst E-Mails verschickt. Die meisten Kinder und Jugendlichen verfügen über eine eigene E-Mail-Adresse, auf die sie über das Internet zugreifen können.

Jugendliche ab etwa 13 Jahren nutzen gerne die Messenger-Programme, die eine Unterhaltung in Echtzeit erlauben und alle Kontakte anzeigen, die gerade online sind. Diese Unterhaltungen können viel diskreter und persönlicher ablaufen als z. B. ein

Handygespräch und sind zudem kostenlos. Gruppenbildung und Gespräche gleichzeitig mit mehreren Freunden sind möglich. Jugendliche ab 14/15 Jahren gehen gerne in Chaträume, da sich dort in gezielter Anonymität eine gewisse Normalität leben lässt, da andere Teilnehmer nicht wissen, dass das Gegenüber nur noch ein Bein hat oder keine Haare mehr und in einem Krankenhaus liegt. Diese Möglichkeit der idealisierten Selbstdarstellung und die »Maskierung von Handicaps« (Döring 2003) kann Kontaktschwellen in der Kommunikation abbauen. Sofern diese »defensive Selbstdarstellung« (Döring 2000) einen gewissen Rahmen der Täuschung nicht übersteigt, ist es ein hilfreiches Mittel, das angeschlagene Selbstbild zu stützen und die Ausgrenzung aufgrund der Krebserkrankung und ihrer sichtbaren Folgen zu vermeiden.

Nur wenige Kinder machen von der Möglichkeit Gebrauch, über das Internet medizinische Informationen zur Krankheit zu recherchieren oder den Kontakt zu anderen Betroffenen mit Krebs zu suchen. Mit dem Alter scheint dieses Bedürfnis aber zuzunehmen. Bei den Eltern der Betroffenen spielt der Austausch mit anderen Eltern eine erhebliche Rolle.

nach dem Kurs eine kleine Prüfung machen und einen Internetführerschein erhalten.

Dieses Angebot ist hauptsächlich für Kinder zwischen 8 und 12 Jahren gedacht. In Planung ist die Durchführung des Internetführerscheins durch Mitglieder der Jugendgruppe ehemaliger krebskranker Patienten, die die Bedürfnisse und Möglichkeiten der jungen Patienten aus eigener Erfahrung kennt.

Exkurs

Nichtkommerzielle Portalseiten für Kinder bis 12 Jahre im Internet
- **Blinde-Kuh**: Suchmaschine für Kinder (@ http://www.blinde-kuh.de))
- **Klicktipps**: wöchentlich wechselnder Themenkatalog (@ http://www.klicktipps.net)
- **Kidkit**: Hilfe für Kinder (@ http://www.kidkit.de)
- **Internet-ABC**: Internetführerschein und Medienkompetenz (@ http://www.internet-abc.de)
- **MediZity**: Medizinische Informationen für Kinder (@ http://www.medizity.de)
- **Frag Finn**: Whitelist für Kinder (@ http://www.fragfinn.de)

10.2.3 Medienpädagogische Angebote

Die Computer- und Internetkenntnisse der Jungen ab etwa 12 Jahren sind als ziemlich gut einzuschätzen, Mädchen haben in diesem Alter eher noch defizitäre Kenntnisse und brauchen mehr Anleitung. Allen gemeinsam ist, dass die Kinder nur wenige Webseiten kennen, die sie dann immer wieder aufsuchen, und der Wunsch, die Möglichkeiten des Internet besser kennenzulernen im Sinne von: »Was kann man damit noch machen?«

In Zusammenarbeit mit Studentinnen der Pädagogik bzw. Medienpädagogik haben wir einen Internetkurs erstellt. Die Kinder bekommen Grundkenntnisse des Surfens und Sicherheitstipps vermittelt, lernen eine E-Mail-Adresse einzurichten und mit Messenger-Programmen umzugehen. Die Kenntnis allgemeiner Kinderportalseiten (▶ Exkurs) erleichtert den Zugang zu sinnvollen Angeboten je nach Interessenlage. Sie lernen die wichtigen Seiten über Krebs bei Kindern kennen. Wer möchte, kann

10.2.4 Videokonferenzen mit der Schule

Ein wichtiger Bestandteil des Zielkonzepts war von Anfang an die Ermöglichung von Videokonferenzen mit der Heimatschule (Sedlak et al. 2002). Aufseiten der Klinik und aufseiten der Schule sind außer einem Internzugang und einer einfachen Webcam keine weiteren Installationen notwendig.

Die ersten Versuche können als ermutigend, technisch bescheiden, für ernsthaften Schulunterricht jedoch nicht brauchbar zusammengefasst werden. Die Vorbereitung einer Videokonferenz ist aufwändig. Schulleiter, Lehrer und Eltern müssen einverstanden sein, wenn ein solcher Versuch gewagt wird. Eine zusätzliche Hürde stellen die EDV-Einrichtungen der Schulen dar. Wenn die notwendige Technik vorhanden ist, sind die Netzwerke oft so abgesichert, dass Videofunktionen nicht nutzbar sind. Und Lehrer haben zumeist weder das technische

Know-how noch die Berechtigung zu Modifikationen (Birkelbach 2002).

Mit der Webcam gesendete Bilder reichen völlig aus, um persönliche Kontakte zu pflegen und miteinander zu sprechen. Das ganze Klassenzimmer abzubilden oder gar die Aktionen an der Schultafel mitzuverfolgen ist jedoch nur unbefriedigend möglich und nach kurzer Zeit sehr anstrengend. Es gibt zwar einige Werkzeuge, die das gemeinsame Arbeiten an Aufgaben über den Bildschirm zwischen Lehrer und Schüler möglich machen, allerdings die gesamte Konzentration des Lehrers auf einen Schüler erfordern. Die Idee, die kranken Schüler am normalen Unterricht ohne zusätzlichen Aufwand aus der Klinik teilnehmen zu lassen, konnte so nicht verwirklicht werden.

Im Verlauf des Projekts gestaltete es sich zunehmend schwieriger Patienten zu finden, die diese Technik nutzen wollten, da die Schüler z. B. nicht in ihrem Zustand gesehen werden möchten (z. B. wegen ihrer fehlenden Haare). Selbst die Teilnehmer am Videoprogramm setzten vor der Webcam eine Mütze oder einen Hut auf. Einige wollten nicht, dass ihre Mitschüler überhaupt von der Krebserkrankung erfahren.

Professionelle Videokonferenzen mit der Schule werden vom Bonner Projekt »Klassissimo« angeboten (Pfeifer 2004). Das speziell für diesen Zweck entwickelte System erfordert allerdings einen hohen technischen Aufwand von Klinikseite und von Schulseite und ist recht kostenintensiv. Vorteil ist die komplette Aufzeichnung des Unterrichts mit einer fest installierten Kamera, sodass die Kinder die Kassetten auch zeitversetzt zum Unterricht anschauen können. Nachteil ist die einseitige Verbindung von Krankenhaus zu Schule, die keine Interaktion erlaubt.

Es bleibt abzuwarten, ob die rasante Entwicklung der modernen Videokonferenzsysteme zu Verbesserungen auch in diesem speziellen Bereich führen kann. Die aktuelle Videotechnik mit lebensgroßer Darstellung des Gesprächspartners und ohne Breitbandverluste in Ton und Grafik lässt hoffen. Leider sind diese Systeme derzeit noch so teuer, dass ein Einsatz für den Unterricht krebskranker Kinder bisher nicht denkbar ist.

Mit der Weiterentwicklung der technischen Möglichkeiten ist das Benutzen von Videokontakten mit den Messenger-Programmen allerdings bereits heute sehr einfach geworden. Diese werden häufig von ausländischen Patienten nachgefragt, die vom Großteil ihrer Familienangehörigen lange getrennt sind. Neue Programme zur Internettelefonie, wie z. B. Skype, bieten ebenfalls eine einfach zu nutzende Videotechnik an, die bei den Jugendlichen gerne zu kostenlosen Telefonaten weltweit genutzt wird.

10.2.5   Missbrauch

Innerhalb der 6 Projektjahre kam es bisher lediglich in 5 Fällen zu Missbrauch des Internets mit der Konsequenz, dass der Laptop bzw. das Passwort für den Internetzugang entzogen wurden. Ursache war in 3 Fällen das Aufrufen pornografischer Seiten durch männliche Jugendliche bzw. junge Erwachsene. Ein Jugendlicher nutzte das Netz, um eine große Menge an Musik herunterzuladen und auf CD zu brennen. Ein weiterer Patient zeigte Mitpatienten Internetseiten, auf denen Kinder zu sehen waren, die durch Unfälle ums Leben gekommen waren.

> **Checkliste für die Einrichtung eines Patientennetzes für Kinder und Jugendliche**
> - Eltern und Kinder instruieren
> - Schriftliches Einverständnis
> - Jugendmedienschutz beachten
> - Pädagogische Begleitung des Projekts
> - Eigene Betreuer, die zuständig sind
> - Heranführen an wichtige Angebote
> - Bereitstellung wichtiger Kommunikationsprogramme
> - Kontrollierte Ausleihe der Geräte

10.3   Onko-Kids-Online im Internet

Die Projektseiten im Internet informieren über Inhalte und Fortschritte des Projekts. Die wichtigste Aufgabe ist die Herstellung des Kontaktes zwischen Betroffenen. So bilden der Chat und das Forum die zentralen Bereiche. Die Onko-Kids-Website ist im

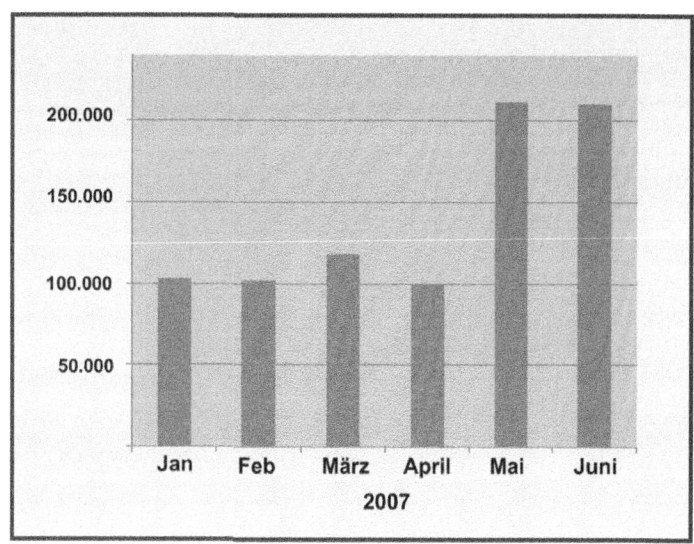

deutschsprachigen Raum die größte Community für krebskranke Kinder und Jugendliche.

10.3.1 Besucher

Die Seite@ http://www.onko-kids.de ist seit Mai 2002 online und erreichte bis zum Juni 2007 über 5 Mio. Aufrufe. Die Anzahl der Seitenaufrufe im ersten Halbjahr 2007 sind in ◘ Abb. 10.1 dargestellt. Die Nutzungszahlen nehmen weiterhin stetig zu.

Das Haupteinzugsgebiet ist Deutschland. Es kommen jedoch auch viele Besucher aus dem deutschsprachigen Ausland (Schweiz und Österreich). Zwischen Januar und Juni 2007 waren bereits Besucher aus 98 Nationen mindestens einmal auf der Onko-Kids-Seite. (Diese Statistiken sind insofern ungenau, als die Länderkennungen die Statistik bestimmen und die allgemeinen Endungen .com und .net nicht eindeutig zuordenbar sind, aber mehr als 70% der Domainendungen ausmachen).

10.3.2 Onlinebefragung krebskranker Jugendlicher

Zum Nutzungsverhalten und der Kenntnis weiterer Internetangebote zu Krebserkrankungen führten wir 2005 eine Onlinebefragung unter den Besuchern der Onko-Kids-Seite durch. Im Zeitraum von März bis Juni 2005 wurde der Fragebogen 566 Mal aufgerufen, 259 Mal gestartet und 104 Mal beantwortet.

Demnach sind fast 75% der Websitebesucher zwischen 13 und 29 Jahre alt, wobei die unter 20-Jährigen überwiegen. Es gibt aber auch eine Gruppe von älteren Benutzern, die sich von der Onko-Kids-Seite angesprochen fühlen. Interessant ist ein deutliches Überwiegen weiblicher Benutzer (N=85) gegenüber nur 19 männlichen Besuchern (die den Fragebogen ausgefüllt haben).

Die meisten Besucher sind regelmäßige Internetnutzer, die jeden Tag ins Internet gehen, was bei der vorgefundenen Altersstruktur zu erwarten ist. Etwa 50% besuchen die Onko-Kids-Website mehrmals pro Woche (◘ Tab. 10.1).

Die Gründe, die Onko-Kids-Seite aufzusuchen, sind vielfältig. 32 Besucher haben selbst Krebs oder waren früher erkrankt 20 sind Eltern eines krebs-

◘ Tab. 10.1. Onlinebefragung krebskranker Jugendlicher. (Nach Sedlak 2005)

Wie oft gehst du auf die Onko-Kids-Seite?	N
Überhaupt nicht	3
Ab und zu	33
Höchstens 1 Mal pro Woche	18
Mehrmals pro Woche	37
Jeden Tag	10

Tab. 10.2. Besonders wichtige Aspekte der Internet-angebote. (Nach Sedlak 2005)

Antwort	N
Informationen über das Leben mit Krebs	100
Verständliche medizinische Informationen über Krebs	99
Berichte von Betroffenen	99
Wie geht es nach der Erkrankung weiter	97
Heilungschancen der Erkrankung	95
Kontakte zu anderen Betroffenen	94
Forum zum Austausch	92
Chat mit anderen Betroffenen	88

Tab. 10.3. Was ist dir bei den Onko-Kids besonders wichtig? (Nach Sedlak 2005)

Antwort	N
Altersgerechte Informationen über Krebs	91
Kontakt zu Betroffenen	80
Kontakt zu anderen Leuten	69
Chat	58
Forum	65

Tab. 10.4. Wie hältst du Kontakt zu den Leuten, die du bei Onko-Kids kennengelernt hast? (Nach Sedlak 2005)

Antwort	N
Wir treffen uns im Chat	47
Wir haben Kontakt über das Forum	22
Wir schreiben uns	35
Wir telefonieren	18
Wir haben uns schon besucht	14
Wir wollen uns bald besuchen	3
Der Kontakt ist wieder abgebrochen	15

N = 64; Mehrfachnennungen möglich

kranken Kindes, 17 haben ein Geschwister oder einen Freund bzw. eine Freundin, der/die an Krebs erkrankt ist oder erkrankt war, 12 Nutzer stammen aus psychosozialen Berufsgruppen.

Dass die Zielgruppe sich von der Website angesprochen fühlt, belegt die Beantwortung der Frage, für wen die Onko-Kids-Seite besonders geeignet erscheint. 101 Befragte finden, dass die Onko-Kids-Seite für betroffene Kinder und Jugendliche gemacht ist, 74 Personen bejahen dies auch für betroffene Eltern und 20 Befragte sind der Meinung, dass auch Ärzte und andere Fachleute von einem Besuch profitieren können.

Als besonders wichtig für Internetangebote zum Thema i. Allg. werden von den 104 Befragten die in ☐ Tab. 10.2 genannten Aspekte genannt (Mehrfachnennungen waren möglich).

Demgegenüber als weniger wichtig werden sozialrechtliche und psychologische Informationen, Links zu anderen Krebsseiten, Hinweise auf Bücher und Fernsehsendungen erachtet. Ein Teil der Betroffenen würde gerne Kontakte zu Fachleuten herstellen und Ärzten Fragen stellen können.

Dieselben Ergebnisse spiegeln sich auch in den speziell an die Onko-Kids-Website geäußerten Wünschen wider (☐ Tab. 10.3).

Mehr als die Hälfte der Befragten (N=64) haben bei den Onko-Kids neue Leute kennengelernt. Dies sind bei 57 Personen krebskranke Jugendliche, bei 28 Personen Jugendliche mit anderen chronischen Krankheiten außer Krebs und 30 Personen haben betroffene Eltern kennengelernt.

Der Kontakt zu den neuen Bekannten wird auf unterschiedliche Weise aufrechterhalten. Dabei ist festzustellen, dass der Kontakt häufig ins reale Leben übertragen wird und Briefe, Telefonate und persönliche Besuche zur Folge hat. Allerdings kommen auch Kontaktabbrüche in nicht geringer Anzahl vor; deren Gründe wurden nicht erfasst (☐ Tab. 10.4).

Die Onko-Kids-Besucher kennen nur wenige andere professionelle Internetseiten über Krebs bzw. suchen sie nur selten auf (☐ Tab. 10.5). Dies mag insofern nicht verwundern, als die meisten Seiten von ihrer Sprache und Aufmachung her für Erwachsene konzipiert sind. Manchen Nutzern waren kleinere Websites bekannt, die Einzelprojekte zu Krebs beschreiben oder eigene Websites betroffener Jugendlicher und auch Eltern.

Von den 104 Befragten fanden 99 das Angebot der Onko-Kids gut bzw. sehr gut. Vier Benutzer waren lediglich zufrieden. 94 von 97 Besuchern würden die Onko-Kids sehr vermissen, wenn es die Seite nicht mehr gäbe. Insgesamt geben die Antworten der befragten Nutzer deutlich wieder, dass die Onko-

❏ Tab. 10.5. Welche Krebsseiten kennst du noch? (Nach Sedlak 2005)

Organisation bzw. Betreiber	Website	Kenne ich nicht (N)
Deutsche Kinderkrebsstiftung	http://www.kinderkrebsstiftung.de	11
Kinderkrebsinfo der GPOH	http://www.kinderkrebsinfo.de	37
Krebskompass	http://www.krebskompass.de	23
Cancernet Bonn	http://www.cancernet.de	47
Krebsinformationsdienst des DKFZ	http://www.krebsinformationsdienst.de	44
Medizinische Leitlinien zur Behandlung	http://www.awmf.org/	44
Kompetenznetz maligne Lymphome	http://www.kompetenznetze.de/navi/de/Kompetenznetze/maligne-lymphome.html	40
Deutsche Krebshilfe	http://www.krebshilfe.de	17
Deutsche Krebsgesellschaft	http://www.krebsgesellschaft.de/	30
Inka	http://www.inkanet.de	36
Kompetenznetz akute und chronische Leukämien	http://www.kompetenznetz-leukaemie.de/content/e20/index_ger.html	41

Kids-Internetseite den Bedürfnissen von krebskranken Kindern und Jugendlichen und ihrem sozialen Umfeld entspricht.

10.3.3 Onko-Kids-Forum

Das Forum ist das zentrale Element der Onko-Kids-Seite mit dem höchsten Besucheraufkommen. Weit über 50% aller gezählten Zugriffe sind hier zu verzeichnen (Stand Juni 2007). Zum aktuellen Zeitpunkt verfügt das Forum der Website über 2.167 eingetragene Benutzer und 6.211 Einzelbeiträge.

Die meisten dieser Nutzer sind passive Leser. In der Regel beteiligen sich ca. 30 Nutzer zu einem Zeitpunkt aktiv mit eigenen Beiträgen und Kommentaren an der Diskussion. Es gibt eine kleine Gruppe von »Dauernutzern«, die das Forum seit Beginn begleiten und eine feste Gruppe, die nach überstandener Erkrankung dem Forum treu geblieben ist. Diese Gruppe aktiver Nutzer betreut (ehrenamtlich) neu hinzukommende Benutzer intensiv. Auf diese Weise kann innerhalb kurzer Zeit ein intensiver Kontakt hergestellt werden und bei Bedarf Hilfe geleistet werden. Bei akuten Problemen wird oft zum persönlichen Gespräch in den Chat eingeladen.

Im Forum ist eine umfangreiche Linkliste zu eigenen Seiten von krebskranken Kindern und Ju-

gendlichen zu finden. Durch die Sortierung nach Krankheitsbildern kann jeder Besucher schnell zu den ihn interessierenden Bereichen gelangen.

Auffällig ist, dass das Onko-Kids–Forum nicht nur durch die Zielgruppe, sondern auch durch andere Personen genutzt wird. Dies sind beispielsweise Mädchen, die nicht erkrankt sind, aber anderen helfen möchten. Sie bieten z. B. Gespräche und Brieffreundschaften an oder schreiben Gedichte und Geschichten, um ihren Gefühlen Ausdruck zu geben. Es kommt mitunter vor, dass die Kontaktangebote von Gesunden die Anzahl der Hilfesuchenden übersteigen.

Missbrauch

Seit der Einführung sind einige Fälle von Missbrauch vorgekommen. So waren im Forum beispielsweise eine Zeitlang Nutzer aktiv, die versucht haben, mit Geschichten über angebliche Krebserkrankungen Geschenke von anderen Nutzern zu erschleichen. Es ist wichtig, diesem Missbrauch des Forums durch eine aktive Aufklärung der Nutzer vorzubeugen.

Gelegentlich werden auch alternative Heilmethoden oder neue Medikamente gegen Krebs angeboten. Eine Diskussion in diesem Bereich wird nicht gefördert, da sie eher zu Verunsicherung als zur Wissenserweiterung führt. Anders als im Erwachsenenbereich wird Krebs bei Kindern nach Therapieoptimierungsstudien behandelt, an denen über 97% der Kinder partizipieren. Die Heilungsrate beträgt je nach Erkrankung über 50 bis 98%. Zwei Drittel der Kinder können dauerhaft geheilt werden (Gutjahr u. Alzen 2003).

Entsprechend werden Beiträge über alternative Krebstherapien gelöscht, ebenso wie Werbung für kommerzielle Flirt- und Chatseiten.

Generell scheint der Missbrauch in Foren für erwachsene Krebspatienten jedoch höher zu sein als im Onko-Kids-Forum. Gründe dafür sind primär kommerzielle Absichten, Verbreitung medizinischer Ideologien und Persönlichkeitsstörungen einzelner Personen, die eine schwere Krankheit nur vorspiegeln, um sich emotionale oder finanzielle Vorteile zu erschleichen (Oehlrich u. Stroh 2004).

> ❗ Zusammenfassend lässt sich sagen, dass eine regelmäßige Kontrolle des Forums unbedingt notwendig ist, da die Nutzer in die Beiträge im Onko-Kids-Forum einen Vertrauensvorschuss setzen.

Zu den notwendigen Schutzmechanismen gehört auch die verbindliche Anmeldung im Forum, wenn man eigene Beiträge schreiben möchte und die Möglichkeit der Nachverfolgung der IP-Adresse. Die Kontrolle ist auch durch die regelmäßigen Nutzer des Onko-Kids-Forums selbst sehr groß. Wenn ein Beitrag Misstrauen erweckt, wird der verantwortliche Betreuer sofort per E-Mail informiert und kann Beiträge prüfen und ggf. löschen.

10.3.4   Onko-Kids-Chat

Der Austausch von Betroffenen bzgl. ihrer Erkrankung und Therapie im Sinne der Selbsthilfe ist das primäre Ziel des Chats. Die Erfahrung, dass man mit seiner Erkrankung nicht alleine steht und andere Kinder und Jugendliche Ähnliches durchmachen müssen spendet Trost, gibt Mut und hilft beim emotionalen Bewältigungsprozess (Häberle u. Niethammer 1995; Tautz 2002).

Im Chat sind derzeit (Juni 2007) 209 aktive Nutzer angemeldet. Accounts, die 3 Monate lang nicht benutzt wurden, werden gelöscht. Der Chat ist rund um die Uhr geöffnet. Damit man sich als neuer Benutzer schneller anderen anschließen kann, gibt es

feste Zeiten, an denen man sich orientieren kann. So ist donnerstags abends ein Elterntreff fester Bestandteil des Programms. Die Chatgruppen sind meistens klein und umfassen zwischen 2 und 8 Personen.

Themenchat

Etwa zweimal im Jahr gibt es einen angekündigten Themenchat zu medizinischen oder psychologischen Themen. Der letzte Themenchat behandelte sozialrechtliche Fragen. Zu diesen Chats wird jeweils ein Experte eingeladen, z. B. ein Arzt, Psychologe oder Sozialarbeiter. An den Themenchats nehmen erfahrungsgemäß mindestens 15 Interessierte teil, um ihre Fragen zu stellen.

Chatbetreuung

In der Chatbetreuung werden Administratoren eingesetzt, die selbst als Erkrankte oder als Angehörige betroffen sind und bereits längere Zeit im Chat als aktive Besucher teilgenommen haben. Es gibt einige wenige feste Chatbetreuer, die ihre Position von Anfang an inne haben. Daneben gibt es Betreuer »auf Zeit«, um zu gewährleisten, dass jeder Interessierte die Chatbetreuung für eine bestimmte Zeit übernehmen kann. Die Position des Chatadministrators ist sehr begehrt, da sie den eigenen Status in der Gruppe deutlich erhöht und mit zusätzlichen Rechten verbunden ist. Über die Möglichkeit, die Chatbetreuer aus der Gruppe der Betroffenen selbst zu »rekrutieren« wird gleichzeitig die Stabilität der Chatgemeinschaft gestärkt (Kim 2001).

Die Funktion des Chatbetreuers ist eine technische, keine therapeutische. Neu hinzukommende Gäste sollen mit der Benutzung des Chats vertraut gemacht werden, die Chatzeiten kennenlernen und evtl. Kontakt zu anderen Betroffenen mit der gleichen Erkrankung vermittelt bekommen. Die Administratoren schlichten aber auch Streitigkeiten unter Benutzern und kümmern sich um die Einhaltung von Regeln bezüglich angemessenem Sprachgebrauch, Themenwahl und auch Störungen durch Gäste.

Chatbesucher

Grundsätzlich ist der Chat für alle Altersgruppen offen. Das jüngste teilnehmende Kind war 8 Jahre alt. Meistens kommen aber Jugendliche und junge

Erwachsene zwischen 12 und 25 Jahren. Die erste Frage ist meistens: »Wie alt bist du?«, die zweite Frage: »Bist du betroffen?«

Die hilfsbereite Zuwendung ist Voraussetzung dafür, dass sich die Chatteilnehmer kennenlernen wollen. Mit diesem Erleben wird die anfängliche Anonymität innerhalb der Gruppe sehr schnell aufgegeben, die Gespräche werden als informativ und hilfreich empfunden. Aus der kurzfristigen und unverbindlichen Begegnung kann so durch den intensiven Austausch eine starke Bindung entstehen (Döring 2003).

Im persönlichen Gespräch entsteht zuweilen eine tiefe Intimität, welche die Besucher für viele Monate, zum Teil auch Jahre, eng zusammenschweißt. Lang andauernde Freundschaften können gebildet werden, wenn es gelingt, auch persönliche Treffen zu arrangieren. Durch den Tod eines Chatmitglieds entsteht immer große Betroffenheit. Nicht selten kommen in einem solchen Fall Freunde oder Familienangehörige des Verstorbenen in den Chat, um dessen letzte Gesprächspartner kennenzulernen und Trost zu suchen. Auch dies zeigt, dass es sich bei der Chatgruppe um eine echte Gemeinschaft handelt (Tautz 2002).

Persönliche Treffen

Das Bedürfnis engagierter Chatteilnehmer sich persönlich zu treffen ist sehr groß. Inzwischen wird in Eigeninitiative jedes Jahr ein Chattertreffen an unterschiedlichen Orten im Bundesgebiet organisiert, an dem alle Interessierte teilnehmen können. Freundschaften, die online geschlossen werden und in die Realität übergeführt werden, sollen stabiler und intensiver sein, als nur real geschlossene Freundschaften (Baker 1998; nach Tautz 2002).

Probleme im Chat

Jeder Chat bringt durch die hohe innere Dynamik und die Anonymität der Teilnehmer allgemeine Probleme mit sich wie z. B. Streitereien, Pöbeleien, Belästigungen und Konflikte. Dies kommt auch im Onko-Kids-Chat vor, ist aber im Normalfall durch die Administratoren regelbar.

Besondere Probleme können durch emotionale Belastungen von Betroffenen, Angehörigen oder Freunden im Zusammenhang mit Krankheit und Tod entstehen. Die Chatbetreuer sind angewiesen,

bei größeren psychologischen Problemen im Chat, Kontakt mit dem Zentrum aufzunehmen. Dies betrifft vor allem Selbstmordgefahr, anhaltende emotionale Instabilität, Depressionen u. Ä. Die Administratoren sind angehalten, nicht selbst therapeutisch tätig zu werden. In Notfällen wird versucht, einen Kontakt vor Ort für den Betroffenen zu finden, was jedoch nur gelingen kann, wenn die Anonymität aufgegeben wird.

10.3.5 Vernetzung pädiatrisch-onkologischer Zentren

Die ursprüngliche Idee, zwischen den pädiatrisch-onkologischen Zentren eine eigene Verbindung mit einem geschlossenen Netzwerk zu schaffen, musste aufgegeben werden. Das gemeinsame Netzwerk hätte eine geschlossene Oberfläche verlangt, mit dem Nachteil, dass ein Zugriff nur von der Klinik aus möglich gewesen wäre und nicht in den Therapiepausen von zu Hause. Dies wird von der überwiegenden Mehrzahl der Kliniken abgelehnt. Auch ergab die Nutzerbefragung der Onko-Kids-Website, dass die meisten Befragten (98 von 104) von zu Hause auf die Website zugriffen (Sedlak 2005). Die uneingeschränkte Erreichbarkeit stellt also ein wichtiges Merkmal dar.

Die technische Umsetzung eines gemeinsamen Netzwerkes verlangt einen gemeinsamen Mindeststandard in den teilnehmenden Zentren. Die Kliniken favorisieren demgegenüber eigene selbstbestimmte Netzwerke. Da die Patientennetze in vielen Fällen von Elterninitiativen finanziert werden, kommt hinzu, dass die eigene Lösung auch als »Marketingmittel« gebraucht wird, um weitere Spenden zu akquirieren.

Die Website der Onko-Kids funktioniert deshalb als offenes Angebot, dem sich jede Klinik, in der Patienten Zugang zum Internet haben, anschließen kann, indem sie die krebskranken Kinder und Jugendlichen darauf hinweist und z. B. die Onko-Kids-Website als Startseite einrichtet.

10.4 Mobile Systeme zur Unterstützung jugendlicher Krebspatienten in der ambulanten Betreuung

10.4.1 Hintergrund

Die zunehmende Verkürzung stationärer Aufenthalte bei krebskranken Patienten führt dazu, dass immer mehr Aufgaben, die früher dem pflegerischen und psychosozialen Team der Klinik zugeordnet waren, an die Familien delegiert werden.

Dazu zählen beispielsweise folgende Aspekte:

- Der Patient bzw. seine Eltern müssen bei tagesstationärer und ambulanter Behandlung eine Vielzahl von Terminen verwalten. Im Normalfall erhält der Patient ein kleines Notizheft, in das er in Absprache mit der Ambulanz seine Termine einträgt.
- In der ambulanten Behandlung muss eine größere Anzahl von Medikamenten zur Therapie und zur Vorbeugung von Nebenwirkungen eingenommen werden. Manche Patienten müssen über 30 verschiedene Medikamente pro Tag zu unterschiedlichen Tageszeiten einnehmen.
- Bei den regelmäßigen Ambulanzterminen bespricht der Patient mit dem Arzt das gesundheitliche Befinden während der Therapiepause. Temperatur, Übelkeit und andere Nebenwirkungen und Vorkommnisse werden retrospektiv erfasst und in die Akte eingetragen.
- Der ambulante Patient muss in der Regie seiner Therapie mobil sein und in der Regel diverse Anlaufstellen aufsuchen, wodurch seine Kommunikationsmöglichkeiten beeinträchtigt und die freie Zeit zur Kontaktaufnahme beschränkt werden.

10.4.2 Onko-Connect

Die Zusammenarbeit mit der TU München (wissenschaftliche Begleitung: Dr. M. Leimeister) ermöglichte es, in einem Feldversuch mit krebskranken Jugendlichen den Einsatz mobiler Systeme zu testen, um diese Situation im Sinne der Patienten zu verbessern und ihre Lebensqualität in der Nachsorge zu erhöhen (Knebel 2005; Leimeister et al. 2005).

Wesentliche Ziele des Projekts Onko-Connect
- die Optimierung der Selbstkoordination der Patienten,
- das Einhalten von Nachsorgeterminen zu verbessern,
- eine zuverlässige Medikamenteneinnahme zu erreichen,
- die Selbstbeobachtung der gesundheitlichen Befindlichkeit zu validieren,
- die Kontaktpflege mit dem sozialen Umfeld zu erleichtern und
- die Einbindung in eine Community von anderen Betroffenen anzuregen.

10.4.3 Technische Geräte

Die Jugendlichen bekamen einen internetfähigen PDA (»personal digital assistent«) zur dauerhaften Verfügung. Aufgrund der Komplexität der Geräte konnten erst Jugendliche ab 14 Jahren teilnehmen.

Als Programme kamen zum Einsatz:

- ein Kalender zur Termin- und Medikamentenverwaltung,
- ein Patiententagebuch für Einträge über den Gesundheitszustand,
- eine Kontaktliste mit den anderen Teilnehmern,
- Möglichkeit zu E-Mail, MMS, SMS und ICQ sowie
- Internetzugriff.

Die Betreuung der Nutzer wurde neben dem persönlichen Kontakt auch über ein eigenes Forum durchgeführt (◘ Abb. 10.2), welches über die Onko-Kids-Seite zu erreichen war. Zum Austausch und zur Kontaktherstellung zwischen den Nutzern wurden mehrmals Chatsitzungen durchgeführt und Newsletter versendet.

10.4.4 Erste Erfahrungen

Insgesamt nahmen 16 Jugendliche an dem Projekt teil (◘ Tab. 10.6).

Die Nutzer wurden zu Beginn und am Ende des Feldversuchs schriftlich befragt. Eindeutig festzu-

Forum × einloggen × registrieren

| Alle Boards | Themen: 23 |
| Favoriten | Nachrichten: 93 |

Board	Nachrr.	Zuletzt
XDA Probleme/Support		
Probleme Hilfe für Probleme	60	03.04.05 0:24 XDA Probs mit Ladestation by 🔗
Anregungen Verbesserungen?	19	25.11.04 16:34 Werbung für das XDA-Forum! by Cocolady 🔗
Coole Tipps habt ihr das schon probiert?	12	28.10.04 22:09 Neu: XDA2-Software-Update! by 🔗
XDA-NEWS Alle Newsletter zum Nachlesen		
📁 Newsletter	8	22.11.04 13:11 Anpassung der Nutzungsbedingungen by c.mauro 🔗

🐞 neue Nachrichten
📇 zu Favouriten hinzufügen (nur für registrierte Benutzer)

◼ **Abb. 10.2.** Onko-Connect Xda-Forum

◼ **Tab. 10.6.** Teilnehmer Onko-Connect. (Nach Knebel, Leimeister u. Krcmar 2004)

Erkrankung	Geschlecht		
	Männlich	Weiblich	Gesamt
Leukämie	2	2	4
Knochentumor	3	1	4
Lymphom	2	1	3
Sonstiger Tumor	2	0	2
Mukoviszidose	0	3	3
Gesamt	9	7	16

10.4.5 Patiententagebuch MPAS (Mobiles Patientenassistenzsystem)

In einer Erweiterung des Projektes wurde ein eigens dafür entwickeltes Patiententagebuch eingesetzt, welches gekoppelt mit einer internetbasierten Datenbank das systematische Erfassen von Befindlichkeiten durch die Patienten selbst erlaubt. Dieses auf die medizinischen Notwendigkeiten abgestimmte Patiententagebuch wurde aufgrund seiner guten Funktionalität und professionellen Umsetzung sehr gut angenommen. In die Bewertung flossen außer den Meinungen der Jugendlichen auch die von teilnehmenden Ärzten (N=3) und psychosozialen Mitarbeitern (N=4) ein.

Vom Arzt in der Internetdatenbank erstellte und freigegebene Medikamentenpläne konnten patientenspezifisch auf das jeweilige mobile Gerät übertragen werden. Zu verschiedenen Zeitpunkten wurde per Klingelton an die Medikamenteneinnahme erinnert. Einmal am Tag fand eine Übertragung aller eingegebenen Werte auf den Server statt.

◼ Abb. 10.3 und ◼ Abb. 10.4 vermitteln einen Eindruck des MPAS.

MPAS zielte vornehmlich auf die Nutzung im medizinischen Bereich ab. Die Programmiermöglichkeit für beliebige Fragestellungen und die Datenbankanbindung machen MPAS allerdings zu einem sehr flexiblen System auch für weitere Einsatzbereiche (Esch et al. 2005).

stellen war die Verbesserung der Einhaltung von Terminen. Die meisten Jugendlichen empfanden die Terminverwaltung als hilfreich und nutzten die Erinnerungsfunktion. Dies konnte auch für die Einnahme der Medikamente bestätigt werden. Das Tagebuch zur Aufzeichnung von Nebenwirkungen und gesundheitlichen Ereignissen wurde allerdings wenig genutzt und nicht als hilfreich empfunden. Allerdings war das eingesetzte Tagebuch nicht speziell für die Bedürfnisse von Krebskranken programmiert, da zu diesem Zeitpunkt keine derartige Software zur Verfügung stand (Leimeister et al. 2005). Intensiv genutzt wurde erwartungsgemäß die Möglichkeit zur Kommunikation mit den elektronischen Geräten, die bei Jugendlichen generell einen hohen Stellenwert besitzt. Am häufigsten eingesetzt wurden (nach Häufigkeit): SMS, E-Mail, Telefon, Chat/Messenging. Die Kontakte fanden dabei hauptsächlich mit dem eigenen sozialen Umfeld statt, weniger mit den anderen Projektteilnehmern.

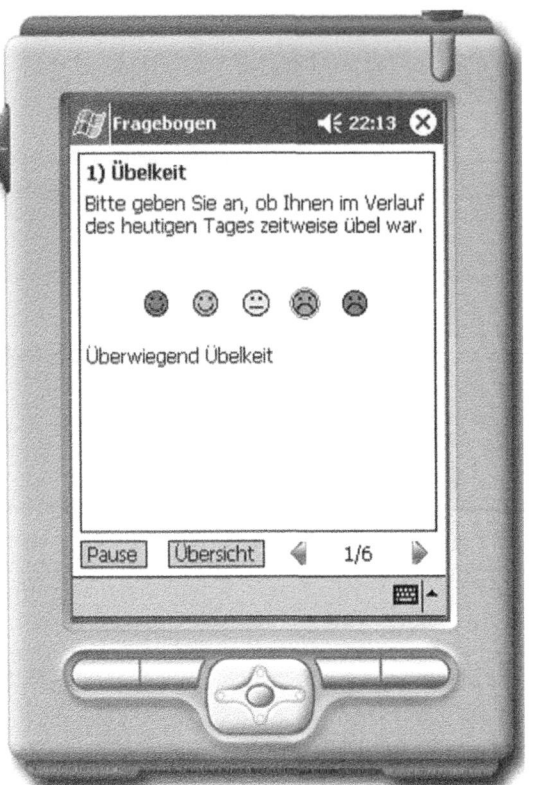

Abb. 10.3. MPAS: Fragebogen1, Dateneingabe

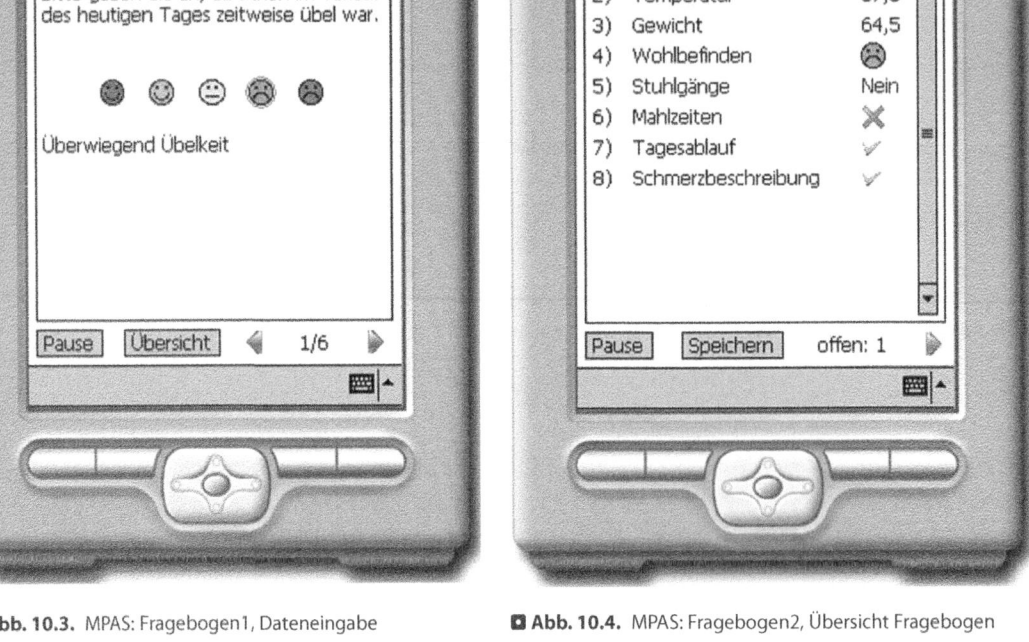

Abb. 10.4. MPAS: Fragebogen2, Übersicht Fragebogen

10.4.6   Bewertung

Insgesamt war die Gruppe der Teilnehmer am Versuch sehr klein und der Zeitraum für den Einsatz zu kurz, um den wirklichen Nutzen abschätzen zu können. Besonders die Nützlichkeit zur Einbindung in eine Community anderer Betroffener kann in solch einem kurzen Zeitraum nicht genügend evaluiert werden. Die Mobilität, die hohe Akzeptanz der Geräte bei den Jugendlichen und die intensive Nutzung kommunikationsbezogener Dienste versprechen jedoch vielfältige Einsatzmöglichkeiten wie z. B.:

- eine niederschwellige Vernetzungsmöglichkeit der Patienten mit anderen Betroffenen als Hilfe zur Selbsthilfe durch Einbeziehung existierender Patientencommunity-Lösungen;

- durch zeit- und ortsunabhängige Kontaktmöglichkeiten und die Einbindung in die Community die Sicherheit in jeder psychosozialen Notsituation einen Gesprächspartner zu finden;
- den Aufbau eines sozialen Unterstützungssystems durch Messenger-Programme sowie die Zur-Seite-Stellung eines erfahrenen »Paten«, der die ersten Schritte in der Krankheitsbewältigung begleitet;
- die Entwicklung von Patienteninformationssystemen zur aktiven und passiven Informationsvermittlung über die Erkrankung, abgestimmt auf den jeweiligen Therapiezeitpunkt.

Fazit

Aufgrund der langjährigen Erfahrung mit dem Projekt Onko-Kids und seinem breiten Anwendungsspektrum kann zweifelsfrei bestätigt werden, dass das Internet krebskranken Kindern und Jugendlichen auf vielfältige Weise helfen kann. Diese Kinder und Jugendlichen unterscheiden sich in der Nutzung des Internets kaum von Gesunden im gleichen Alter. In der Bewältigung der Krankheit bekommt das Internet jedoch zusätzlich eine herausragende Bedeutung, um Kontakte zu anderen Betroffenen herzustellen, Kommunikationsmöglichkeiten mit dem eigenen sozialen Umfeld nicht abreißen zu lassen und Informationen zur Erkrankung zu erhalten.

Dabei sind die Möglichkeiten bislang bei weitem nicht ausgeschöpft. Insbesondere in der altersgemäßen Informationsvermittlung und der Einbindung in eine Community ebenfalls Betroffener sehen wir wichtige Entwicklungschancen.

Nicht nur krebskranke Kinder, sondern alle chronisch kranken Kinder, die von der Familie und Bezugsgruppe getrennt sind, können von diesem orts- und zeitunabhängigen Medium profitieren. Entscheidend ist es, die technischen Voraussetzungen dafür zu schaffen und die Kinder bzw. Jugendlichen mit den Möglichkeiten der Nutzung vertraut zu machen.

Dabei bieten diejenigen Medien die besten Chancen, die von den Jugendlichen in anderen Bereichen bereits selbstverständlich genutzt werden. Wir haben die Aufgabe, diese Medien zur Krankheitsbewältigung im weitesten Sinne nutzbar zu machen.

Literatur

Baker A (1998) Wenn zarte Bande im Internet geknüpft werden. Bild der Wissenschaft, Meldung vom 3.11.1998. http://www.wissenschaft.de. Stand: 20.12.1998

Birkelbach J (2002) Schulen am Netz – was nun? c't 8:96

Creutzig U (2006) Umsetzung des G-BA-Beschlusses am 1. Januar 2007. Mitteilungen von GPOH und KPOH November 2006:4

Döring N (2000) Identitäten, soziale Beziehungen und Gemeinschaften im Internet. In: Batinic B (Hrsg) Internet für Psychologen. Hogrefe, Göttingen, S 379–415

Döring N (2003) Sozialpsychologie des Internet. Hogrefe, Göttingen

Esch S, Mauro C, Weyde F, Leimeister JM, Krcmar H, Sedlak R, Stockklausner C, Kulozik A (2005) Design und Test eines mobilen Assistenzsystems für krebskranke Jugendliche. Arbeitspapier, München

Gutjahr P, Alzen G (2003) Krebs bei Kindern und Jugendlichen. Deutscher Ärzteverlag, Köln

Häberle H, Niethammer D (1995) Leben will ich jeden Tag. Herder, Freiburg im Breisgau

Kim A J (2001) Community Building. Galileo Press, Bonn

Kinderkrebsregister Mainz (2005) http://info.imsd.uni-mainz.de/K_Krebsregister/texte05pdf/8_22.pdf. Stand: 8.6.2007

Knebel U (2005) Exploration mobiler Dienste für krebskranke Kinder. Diplomarbeit, Universität Hohenheim

Knebel U, Leimeister JM, Krcmar H (2004) Empirische Ergebnisse eines Feldversuchs: Mobile Endgeräte für krebskranke Jugendliche - Arbeitspapier Nr. 4. Technische Universität München, Lehrstuhl für Wirtschaftsinformatik, München

Leimeister JM, Krcmar H, Sedlak R, Stockklausner C, Kulozik A (2005) MPAS - ein mobiles Patientenassistenzsystem für krebskranke Jugendliche. In: Eymann T, Koop A, Strasser M (Hrsg) Mobiles Computing in der Medizin: Proceedings zum 5. Workshop der GMDS-Projektgruppe Mobiles Computing in der Medizin, Universität Freiburg, 15. September 2005. Shaker, Aachen, S 83–94

Leimeister JM, Knebel U, Daum M et al. (2005) OnkoConnect – Exploration mobiler Informationssysteme zur Verbesserung der Lebensqualität krebskranker Jugendlicher. In: Krcmar H, Reichwald R, Schlichter J, Baumgarten U (Hrsg) Community Services: Healthcare. Eul-Verlag, Lohmar, S 249–282

Oehlrich M, Stroh N (2004) e-Patients in der Onkologie. In: Jähn K, Nagel E (Hrsg) e-Health. Springer, Berlin Heidelberg, S 289–295

Pfeifer R (2004) Erfahrungsbericht »Klassisimo«. Wir 2:9–11

Pfeiffer U, Knab D, Häcker W, Klemm M, Böpple E (Hrsg) (1998) Klinik macht Schule. Die »Schule für kranke« als Brücke zwischen Klinik und Schule. Attempto, Tübingen

Schröder J, Hiller-Ketterer J, Häcker W, Klemm M, Böpple E (2000) Liebe Klasse, ich habe Krebs. Attempto-Verlag, Tübingen

Sedlak R (2001) Onko-Kids-Online. Ein Internet – Pilotprojekt für onkologisch erkrankte Kinder und Jugendliche und ihre Familien. Wir 1:19–26

Sedlak R, (2005) Online-Befragung der Besucher der Onko-Kids-Website vom März 2005 bis Juni 2005, Heidelberg (unveröffentlicht)

Sedlak R, Geib G, Häberle H (2002) Videokonferenzen mit krebskranken Schülern, Heidelberg (unveröffentlicht)

Tautz F (2002) E-Health und die Folgen. Campus, Frankfurt New York

11 Internetbasierte Therapie von Essstörungen

Peter Musiat, Miriam Grover, Ulrike Schmidt

11 Internetbasierte Therapie von Essstörungen

Peter Musiat, Miriam Grover, Ulrike Schmidt

11.1   Hintergrund

Essstörungen treten besonders häufig in der Adoleszenz sowie im frühen Erwachsenenalter auf. Doch gerade diese jungen Patientinnen scheuen sich oft davor, bei gesundheitlichen Problemen einen Arzt oder Therapeuten aufzusuchen (Oliver et al. 2005). (Da Essstörungen vorwiegend bei Frauen auftreten, wird im Folgenden stets die weibliche Form verwendet; die männliche Form ist gleichermaßen gemeint.) Gleichzeitig nutzt gerade diese Altersgruppe den Computer und das Internet ausgesprochen häufig und ist daher sehr gut mit diesem Medium vertraut. Beispielsweise nutzten in Deutschland im ersten Quartal 2006 etwa 92% der 10- bis 25-Jährigen das Internet (Statistisches Bundesamt Deutschland 2007). Insofern erscheint es besonders bei diesem Störungsbild lohnend, eine speziell für die Vermittlung über das Internet und den Computer gestaltete Selbsthilfe anzubieten.

Die in diesem Kapitel vorgestellten Programme wurden in Großbritannien entwickelt. Dort ist die Versorgungslage hinsichtlich der Wartezeiten für eine Therapie ähnlich wie in Deutschland, wo sie je nach Region zwischen 3 und 6 Monate beträgt. Diese Notsituation macht unmittelbar verfügbare Unterstützungsangebote, wie sie diese internetgestützten Programme bieten, für viele Patientinnen attraktiv (Helbig et al. 2004). Zusätzlich bieten solche internetbasierten Ansätze deutlich mehr zeitliche Flexibilität für die Betroffenen als eine herkömmliche Psychotherapie. Dieser Vorteil ist insbesondere bei essgestörten Patientinnen von erheblicher Bedeutung, da viele sich noch in einer Schul- oder Berufsausbildung befinden.

Bisher gibt es für Patientinnen mit Essstörungen leider nur sehr wenige wissenschaftlich untersuchte Programme zur Therapie oder Selbsthilfe via CD-ROM oder Internet. Zudem beschränken sich diese entweder auf die Psychoedukation essgestörter Patientinnen (Andrewes et al. 1996, 1995), auf die Prävention von Essstörungen für verschiedene Zielgruppen (z. B. Winzelberg et al. 2000; Jacobi et al. 2005; ► Kap. 7) oder die Nachsorge im Anschluss an eine Psychotherapie (► Kap. 16). Dem steht eine hohe Zahl an Internetseiten gegenüber, die sich mit diesem Störungsbild befassen. Darunter fallen zahlreiche Informationsseiten von Vereinigungen, von Selbsthilfegruppen oder auch von Krankenkassen und öffentlichen Einrichtungen. Die Qualität dieser Seiten ist sehr unterschiedlich und oft wenig patientenorientiert. Dennoch wird den Betroffenen auf der Mehrzahl der Seiten zumindest eine psychotherapeutische Behandlung nahegelegt (Murphy et al. 2004). Gleichzeitig finden sich (viel zu) viele Seiten und Foren, in denen Essstörungen verharmlost und oft sogar idealisiert werden. Auf den sog. »Pro-Ana«- oder »Pro-Mia«-Seiten geben sich Betroffene Tipps bezüglich möglichst schneller Gewichtsreduktion oder tauschen Fotos von besonders schlanken Models oder Schauspielerinnen aus. Solche Webseiten stellen nicht nur für essgestörte Patientinnen selbst eine große Gefahr dar, sondern können generell das Selbstbewusstsein oder die wahrgenommene Attraktivität der Leser negativ beeinflussen (Bardone-Cone u. Cass 2006).

> ❗ Internetbasierte Therapien eignen sich in besonderem Maße für Patientinnen mit Essstörungen, da diese sich oft vor einer Therapie scheuen, jedoch mit dem Internet ausgesprochen gut vertraut sind.

Im Folgenden wird zunächst ein internetbasiertes Programm zur Behandlung von Bulimia nervosa vorgestellt. Anschließend wird auf ein neues Programm eingegangen, mit dem Angehörige von Patientinnen mit Anorexie unterstützt werden können.

11.2   »Overcoming Bulimia« – Internetbasierte Therapie bei Bulimia nervosa

11.2.1   Entwicklung

»Overcoming Bulimia« wurde ursprünglich für die Verwendung über CD-ROM entwickelt und wird auch heute noch in dieser Form eingesetzt (Williams et al. 1998). Dem Programm liegt ein kognitiv-verhaltenstherapeutischer Ansatz zugrunde, der sich bei der Bulimia nervosa als effektiv erwiesen hat. Es eignet sich für Bulimiepatientinnen jeden Alters, die bereit sind, sich selbstständig und regelmäßig mit dem Selbsthilfeprogramm auseinanderzusetzen. Die Betroffenen benötigen nicht zwingend einen eigenen Computer mit Internetzugang. Die einzelnen Sitzungen können z. B. auch in der Klinik bearbeitet werden. Die zeitliche Flexibilität ist in diesem zweiten Fall allerdings eingeschränkt, da die Räumlichkeiten nur innerhalb der normalen Geschäftszeiten zugänglich sind und eine Terminabsprache notwendig ist. Dennoch erschien dieser Weg aufgrund des Gesundheitsrisikos für die Patientinnen, z. B. durch selbstverletzendes Verhalten, zum Zeitpunkt der Entwicklung des Programms (1998) als geeignet. Zudem erfordert die multimediale Oberfläche mit Sound und Videos eine schnelle Internetverbindung sowie einen leistungsfähigen Computer, über den zumindest damals nicht alle Patientinnen verfügten.

Aufgrund der gewachsenen Erfahrungen mit dem Programm in der Praxis und der zwischenzeitlichen technischen Entwicklungen wurde mittlerweile eine internetbasierte Version entwickelt. Diese ermöglicht es den Anwenderinnen von jedem internetfähigen PC aus jederzeit auf das Programm zuzugreifen. Die Kosten für die Bereitstellung des Programms über das Internet sind verhältnismäßig gering und umfassen lediglich die Kosten für das Web-

hosting und für die Wartung des Programms. Hinzu kommen Personalkosten für die Betreuung der Teilnehmerinnen sowie Kosten für die Arbeitsmaterialien der Patientinnen.

11.2.2 Programminhalte

Die Oberfläche des Programms ist überschaubar und multimedial gestaltet. Dabei wurde auf viele Elemente zurückgegriffen, die den potenziellen Anwenderinnen ohnehin aus ihrer Arbeit mit den herkömmlichen Betriebssystemen bekannt sind. »Overcoming Bulimia« wird größtenteils mit der Maus bedient, Eingaben der Benutzerinnen erfolgen ggf. über die Tastatur. Somit verlangt das Programm keine wesentlichen Vorkenntnisse im Umgang mit dem PC oder dem Internet. Ein Großteil der Inhalte wird mit Tönen, Animationen oder Videos dargeboten (◘ Abb. 11.1). Dies erleichtert das Verständnis der dargebotenen Inhalte und unterstützt durch die ansprechende Art der Präsentation darüber hinaus die Motivation der Anwenderinnen. Für die Nutzung

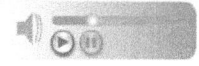

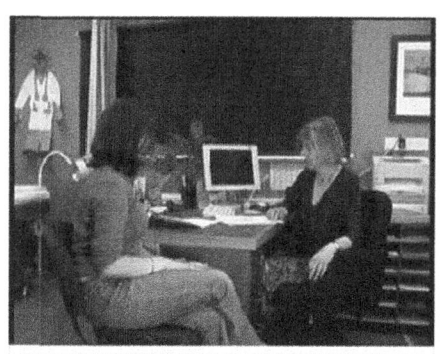

Establish a new eating pattern.

Eating more regularly will help establish a new eating pattern and help break the vicious circle of bulimia. Eating more regularly is also healthier and acts to reduce craving. This means that you will actually decrease your total calorie intake. Changing your eating pattern in this way therefore won't cause you to gain weight. You may also begin to notice other benefits with less bloating, better skin quality and more regular and less painful periods.

At the same time, it is important to begin to try to reduce dieting. Being on a diet is part of what keeps your problems going. It is because of restricting what you eat that craving and bingeing occurs.

A common concern that people have when thinking about these sorts of changes to their eating pattern is the fear that eating more regularly and giving up dieting will cause significant weight gain. This is very unlikely.
Key point: For almost all people, the amount of calories actually falls when you stop dieting and start to eat three regular meals each day.
Try to move your mind away from the everyday stresses that you have.

When you are ready **click the play button to start the video.**

Next

◘ Abb. 11.1. Beispielwebsite aus »Overcoming Bulimia«

des Programms erhält jede Teilnehmerin ein eigenes Profil mit Benutzernamen und Passwort. Sowohl in der CD-ROM- als auch in der internetbasierten Version erhalten die Nutzerinnen nur mithilfe dieser Daten Zugriff auf das Programm. In einer Datenbank werden die Eingaben der Anwenderinnen sowie ihre Fortschritte bei der Bearbeitung gespeichert.

Das Programm umfasst 8 Sitzungen, die über einen Zeitraum von etwa 8–12 Wochen absolviert werden sollen. Jede Sitzung dauert durchschnittlich etwa 45–60 Minuten, wobei keine zeitlichen Grenzen gesetzt sind. Alle 8 Sitzungen müssen in der vorgegebenen Reihenfolge absolviert werden; erst mit Beendigung einer Sitzung wird die jeweils nächste freigeschaltet. Da die einzelnen Module aufeinander aufbauen, wird zu Beginn jeder Sitzung eine kurze Zusammenfassung der zuletzt bearbeiteten Inhalte gegeben. Bereits bearbeitete Sitzungen können jederzeit wiederholt werden. In diesem Fall wird zunächst eine Zusammenfassung der Sitzung dargeboten und anschließend werden einzelne ausgewählte Inhalte erneut präsentiert. Schriftliche Aufgaben oder Fragebögen, welche die Patientinnen zu bearbeiten hatten, werden jedoch nicht noch einmal vorgelegt.

Zu jeder Sitzung erhalten die Patientinnen ein Arbeitsheft, in dem die bearbeiteten Inhalte noch einmal stichpunktartig zusammengefasst sind. Außerdem befinden sich darin Arbeitsmaterialien sowie Vordrucke für ein Esstagebuch, welche die Anwenderinnen bis zur nächsten Sitzung bearbeiten sollen.

Sitzung 1

In der ersten Sitzung erfahren die Patientinnen zunächst Näheres über die Inhalte und den konkreten Ablauf des Gesamtprogramms. Im Mittelpunkt stehen Informationen über das Störungsbild der Bulimia nervosa, die Entstehung der Erkrankung und mögliche Folgeschäden. Darüber hinaus werden schädigende Maßnahmen zur Gewichtskontrolle erläutert. Im Rahmen dieser Sitzung erhalten die Anwenderinnen die Möglichkeit, anhand einfacher Eingabemasken einen persönlichen Teufelskreis der Bulimie zu erarbeiten. Dabei sollen sie beschreiben, in welchen Situationen es bei ihnen persönlich zu Essanfällen kommt, welche Emotionen dabei eine Rolle spielen und welche Nahrungsmittel sie dabei zu sich nehmen, welche Gefühle sie nach einem Essanfall haben und wie sie sich nach einem Essanfall verhalten (◩ Abb. 11.2). Dies ist einer der wesentlichen Bestandteile des Programms und wird auch in den folgenden Sitzungen wiederholt. Die Auseinandersetzung mit den eigenen Essanfällen und deren auslösenden Bedingungen stellt einen ersten wichtigen Schritt zum Ausweg aus der Essstörung dar.

Essstörungen wirken sich ähnlich wie andere psychische Störungen auf verschiedene Lebensbereiche der Betroffenen aus. Ein entscheidender Schritt in der Therapie besteht deshalb darin, dass sich die Betroffenen damit befassen, inwieweit sich die Probleme mit dem Essen auf den eigenen Körper, Emotionen, Gedanken oder Beziehungen mit anderen auswirken. Den Patientinnen werden im Laufe dieser Sitzung zahlreiche typische Auswirkungen der Bulimie beschrieben und deren Ursache erläutert. Im Anschluss sollen sie entscheiden, inwieweit jede dieser spezifischen Auswirkungen auf sie selbst zutrifft.

Zu Beginn einer jeden Sitzung werden die Teilnehmerinnen über die Anzahl von Heißhungeranfällen und die Verwendung kompensatorischer Maßnahmen in der vergangenen Woche befragt. Außerdem werden sie gebeten, ihre Stimmung und Ängstlichkeit auf der »Hospital Anxiety and Depression Scale« einzuschätzen (Zigmond u. Snaith 1983). Die Ergebnisse werden den Teilnehmerinnen in jeder Sitzung zurückgemeldet. Auf diese Weise bekommen die Patientinnen nicht nur einen Überblick über den Verlauf ihrer Stimmung und die Anzahl von Heißhungerattacken, diese Daten steuern auch einen erheblichen Beitrag zur Wirksamkeitsüberprüfung des Programms bei. Zum Abschluss dieser ersten Sitzung werden die Patientinnen in ein Entspannungsverfahren eingeführt. Die Entspannungsübung ist Bestandteil einer jeden Sitzung und soll von den Patientinnen darüber hinaus auch zu Hause regelmäßig durchgeführt werden. Entspannungsübungen helfen den Betroffenen mit schwierigen Situationen oder Heißhungeranfällen umzugehen und sind daher im Rahmen eines integrativen Therapiekonzepts empfehlenswert (Fairburn 1981).

Sitzung 2

In dieser Sitzung wird näher auf die Entstehungsbedingungen einer Bulimie eingegangen. Dabei steht insbesondere die Rolle von Gewicht, Figur und Es-

OVERCOMING BULIMIA: Helping you get better

Vicious Circle of Bingeing
This is the Vicious Circle of Bingeing modified to show the items you have noticed were present in the time leading up to your binge.

Click on each main segment of the circle to see a summary of the factors that affected you leading up to the binge and how what you thought and felt affected what you ate and did afterwards.

Events, Thoughts, Feelings, and Dieting or other reversing behaviours leading up to the binge

Craving

Reversing behaviours

Food eaten during the binge.

Thoughts and emotional feelings after the binge.

Events, thoughts, feelings, dieting and other reversing behaviours leading up to the binge :

I was at home
I was alone
I was hungry
I had been dieting or missing meals
I was not happy (Your rating was 68 %)
I was feeling sad and depressed (Your rating was 70 %)
I was feeling angry at myself (Your rating was 63 %)

Next

◻ Abb. 11.2. Individueller Teufelskreis einer Teilnehmerin

sen in der Gesellschaft und in den Medien im Vordergrund. Die Patientinnen lernen, wie diese und andere Faktoren dazu beigetragen haben können, dass sie Schwierigkeiten mit dem Essen entwickelt haben. In dieser Sitzung wird den Teilnehmerinnen auch erläutert, wie sie ein Esstagebuch führen. Außerdem wird die Veränderungsmotivation thematisiert. Zu diesem Zweck erhalten die Patientinnen die Aufgabe, zwei Briefe zu verfassen. Im ersten Brief sollen sie beschreiben, wie ihr Leben in den nächsten 10 Jahren aussähe, wenn die Essstörung anhielte. Im zweiten Brief hingegen sollen sie beschreiben, wie ihr zukünftiges Leben ohne Essstörung aussähe. Auf diese Weise wird erneut die Auseinandersetzung mit den Konsequenzen der Essstörung für das eigene Leben angeregt. Dieses Thema spielt auch in späteren Sitzungen eine wesentliche Rolle.

Sitzung 3
In dieser Sitzung stehen die Heißhungeranfälle im Vordergrund. Nachdem sich die Anwenderinnen bereits in den vorhergehenden Sitzungen mit den auslösenden Bedingungen für einen Heißhungeranfall auseinandergesetzt haben, werden nun Möglichkeiten diskutiert, wie man einen solchen Anfall verhindern kann. Hierzu können die Patientinnen ihr Esstagebuch heranziehen, um nachzuvollziehen, ob Heißhungeranfälle stets zu bestimmten Zeiten oder nach bestimmten Ereignissen auftreten. Im Hinblick auf die bereits erarbeiteten individuellen Teufelskreise der Bulimie lernen die Teilnehmerinnen Regeln für ein gesundes Essen. Dabei steht allerdings weniger die Zusammensetzung der Mahlzeiten selbst im Vordergrund, als vielmehr die Regelmäßigkeit und eine angenehme Atmosphäre. Anhand dieser Hilfsmittel soll den Betroffenen ermöglicht werden, die Teufelskreise selbst zu durchbrechen. Um die Umsetzung dieser Maßnahmen zu erleichtern,

sollen die Patientinnen sich einige konkrete Maßnahmen aussuchen, die sie innerhalb der Woche bis zur nächsten Sitzung durchführen möchten.

Sitzung 4

In dieser Sitzung geht es um die Rolle dysfunktionaler Gedanken bei der Aufrechterhaltung der Essstörung. Die Patientinnen lernen, wie Gedanken, Gefühle, körperliche Empfindungen und das eigene Verhalten zusammenhängen. Anhand verschiedener typischer Gedanken wie »Ich wäre glücklich, wenn ich weniger wiegen würde« oder »Um schön zu sein, muss ich schlank sein« wird ihnen dieser Zusammenhang verdeutlicht. Mithilfe eines dreistufigen Plans sollen die Betroffenen lernen, dysfunktionale Gedanken zu erkennen, die zugrunde liegenden Denkmuster zu identifizieren und diese Gedanken zu hinterfragen. Im Sinne der kognitiven Verhaltenstherapie geht es hierbei um das Finden von Argumenten, die den Gedanken unterstützen oder widerlegen. Anhand mehrerer Videosequenzen, in denen eine Patientin selbst ihre eigenen Gedanken schildert und hinterfragt, sollen die Patientinnen dieses Vorgehen nachvollziehen und lernen.

Sitzung 5

Im Rahmen der fünften Sitzung werden die Patientinnen angeregt, sich damit auseinanderzusetzen, welche Aktivitäten sie aufgrund der Essstörung seltener oder gar nicht mehr unternehmen und wie sie diese wieder schrittweise in das eigene Leben integrieren können. Hierzu werden sie gebeten, über einen Zeitraum von einer Woche ein Aktivitätentagebuch zu führen, in dem neben Zeit und Dauer vor allem festgehalten wird, wie angenehm die jeweilige Aktivität war und inwieweit sie ein Erfolgserlebnis darstellte. Die Anwenderinnen sollen sich überlegen, in welchen Lebensbereichen sie Veränderungen herbeiführen möchten und eine entsprechende Liste mit konkreten und realistischen Zielen erarbeiten. Zusätzlich wird in dieser Sitzung auch das eigene Durchsetzungsvermögen thematisiert. Häufig fehlt Patientinnen mit Essstörungen die Fähigkeit, eigene Gefühle, Wünsche oder Bedürfnisse adäquat zu kommunizieren. Aus diesem Grund erscheint es sinnvoll, im Rahmen der Therapie auch diese grundlegenden sozialen Kompetenzen zu thematisieren. Neben generellen Regeln der Kommunikation lernen die Anwenderinnen drei konkrete Techniken, mit denen man sich anderen Menschen gegenüber durchsetzt. In dieser Sitzung werden außerdem Hinweise gegeben, wie man mit Kritik umgehen kann.

Sitzung 6

Im Rahmen der sechsten Sitzung geht es um Stressbewältigung und den Umgang mit Problemen. Erneut wird auf den Zusammenhang zwischen Gedanken, Gefühlen und Verhalten eingegangen und dieser Sachverhalt auf alltägliche Probleme übertragen. Die Teilnehmerinnen sollen eine Liste mit Problemen erstellen, die sie in der Vergangenheit sehr gut bewältigen konnten. Ihnen wird ein siebenstufiger Plan zum Problemlösen vorgestellt, in dem es vor allem darum geht, Probleme zunächst in kleine lösbare Einheiten zu zerlegen, um anschließend diese Teilprobleme Schritt für Schritt zu lösen. Um diesen Prozess zu veranschaulichen, wird den Anwenderinnen ein Videobeispiel dargeboten.

Sitzung 7

Innerhalb dieser Sitzung geht es vor allem um die Wiederaufnahme von Aktivitäten, die aufgrund der Essstörung vernachlässigt oder gemieden wurden. Viele Betroffene ziehen sich immer mehr in ihre Essstörung zurück, meiden den Kontakt zu anderen und widmen sich nur selten angenehmen Aktivitäten. Es entsteht ein Teufelskreis, in dem die Patientinnen verlernen, für sich selbst zu sorgen oder sich einfach etwas Gutes zu tun. Aus diesem Grund sollen sich die Patientinnen im Rahmen dieser Sitzung mit Aktivitäten auseinandersetzen, die ihnen Freude bereiten und gleichzeitig einen Plan erarbeiten, wie diese Aktivitäten wieder schrittweise in das alltägliche Leben integriert werden können. Für einige typische Beispiele, wie »mit anderen zusammen essen« oder »den eigenen Körper zeigen«, werden konkrete Hilfestellungen zur Umsetzung gegeben.

Sitzung 8

In der letzten Sitzung sollen die Patientinnen ihre Fortschritte resümieren und sich überlegen, wie sie das Gelernte in künftigen Lebenssituationen anwenden können. Vor allem aber werden in dieser Sitzung ein Warnsystem und ein Notfallplan erarbeitet, mit deren Hilfe die Betroffenen rechtzeitig erkennen können, wenn sich ihre Symptomatik verschlechtert. Gleichzeitig sollen sie über ein Repertoire an Handlungsmöglichkeiten verfügen, um einer Verschlechterung der Essstörung entgegenzuwirken.

Die Beschreibung des Programms macht deutlich, dass diese internetgestützte Behandlung von Essstörungen viele der Inhalte bearbeitet, die auch im Rahmen eines herkömmlichen kognitiv-verhaltenstherapeutischen Vorgehens thematisiert werden. Im Verlauf des Programms wandert der Fokus dabei von den unmittelbaren Symptomen hin zu den Bereichen des alltäglichen Lebens. Gleichzeitig nimmt der Anteil wissensvermittelnder Elemente zugunsten praktischer Übungen ab. Über die Symptomreduktion hinaus stellt dieses internetvermittelte Programm auch eine Vorbereitung auf weitergehende persönliche Therapieangebote dar. Es gibt deutliche Hinweise darauf, dass Patientinnen, die zuvor dieses Angebot in Anspruch genommen haben, deutlich mehr von einer anschließenden Therapie profitieren können (Schmidt et al., in Vorb.).

11.2.3 Erfahrungen mit dem Einsatz des Programms

Seit seiner Entwicklung wurde das Programm von vielen Patientinnen genutzt. Mittlerweile liegt eine Reihe wissenschaftlicher Untersuchungen vor, die sich mit der Wirksamkeit von »Overcoming Bulimia« befasst haben. So wurde beispielsweise in einer Studie von Murray et al. (2003) untersucht, welche Faktoren die Inanspruchnahme des Programms beeinflussen. Den Patientinnen war es dabei selbst überlassen, ob sie zusätzlich vor Beginn einer ambulanten Therapie die CD-ROM-Version des Programms in Anspruch nehmen. Dabei zeigte sich zunächst, dass die Patientinnen, die sich für die Durchführung des Programms entschieden (74%), sich nicht hinsichtlich demografischer oder essstörungsspezifischer Variablen von jenen Patientinnen unterschieden, die das Programm nicht nutzen wollten. Zudem gaben die Teilnehmerinnen an, dass sie die Möglichkeit einer unmittelbaren Behandlung ohne Wartezeit sehr begrüßten. Die Erwartungen bezüglich der Wirksamkeit eines solchen Selbsthilfeprogramms unterschieden sich in den beiden Gruppen allerdings. So glaubten die Nutzerinnen eher, dass sie von einer solchen Therapiemöglichkeit profitieren können. Im Gegensatz dazu sahen diejenigen Personen, die sich gegen die Durchführung des Selbsthilfeangebots entschieden, das Programm lediglich als einen unpersönlichen Ersatz für einen menschlichen Therapeuten. Die Untersuchung macht deutlich, wie wichtig eine angemessene Aufklärung über den Zweck und die Möglichkeiten eines computergestützten Selbsthilfeprogramms ist. Darüber hinaus gilt es aber auch, den Bedürfnissen der Patientinnen nach einem direkten therapeutischen Kontakt gerecht zu werden.

Exkurs

Brauchen Patientinnen therapeutische Unterstützung bei der Durchführung eines internetbasierten Selbsthilfeprogramms?
Befragt man Nutzer von internetbasierten Selbsthilfeprogrammen bezüglich ihrer Wünsche und Vorschläge für eine Verbesserung, dann erfährt man oft, dass ihnen insbesondere der persönliche Kontakt zu einem Therapeuten fehlt. Nicht zuletzt gilt diese therapeutische Beziehung zwischen Patient und Therapeut als einer der wichtigsten unspezifischen Wirkfaktoren von Psychotherapie (Horvath u. Luborsky 1993). Studien zu internetbasierten Therapien für andere Störungsbereiche legen ebenfalls nahe, dass persönlicher Kontakt auch in diesem technischen Umfeld die Wirkung eines Programms positiv beeinflussen kann (Tate et al. 2003). Aus diesem Grund wurde auch für »Overcoming Bulimia« untersucht, inwieweit sich eine therapeutische Unterstützung bei der Durchführung des Programms auf die Akzeptanz und die Wirksamkeit auswirkt (Murray et al. 2007). Dabei erhielten Patientinnen entweder nur eine minimale Unterstützung (in Form einer Einweisung in das CD-ROM-Programm) oder zusätzliche therapeutische Unterstützung im Umfang von 3-mal 20 Minuten. In diesen zusätzlichen Sitzungen wurden lediglich Inhalte bearbeitet, die im Zusammenhang mit der Durchführung des Programms standen. Der Inhalt des Selbst-

▼

hilfeprogramms wurde durch sie nicht erweitert. Eine Steigerung der Motivation zur Durchführung des Programms zeigte sich nicht und es gab keine Unterschiede zwischen den Gruppen hinsichtlich der Anzahl tatsächlich absolvierter Sitzungen. Die Symptomatik verbesserte sich in beiden Gruppen signifikant; bedeutsame Unterschiede zwischen den Gruppen zeigten sich nicht.

Auch wenn in dieser Studie die zusätzliche persönliche Unterstützung weder einen Einfluss auf die Wirksamkeit des Programms noch auf die Akzeptanz zeigte, sollte man wegen des Gesundheitsrisikos und aufgrund ethischer Überlegungen dem Wunsch der Patientinnen nach einer persönlichen Betreuung nachkommen – zumindest bei Bedarf.

In einer Pilotstudie zur Wirksamkeit des Programms (Bara-Carril et al. 2004) konnte gezeigt werden, dass die Patientinnen nach der Durchführung des Programms weniger Heißhungeranfälle hatten und seltener selbstinduziert erbrachen. Keine Veränderungen ergaben sich jedoch hinsichtlich der Nutzung von Abführmitteln, restriktivem Essen oder exzessivem Sport. Zudem nahmen Patientinnen mit deutlich ausgeprägten Symptomen das Programm weniger in Anspruch. Diese Ergebnisse stützen die Erwartung, dass mithilfe dieses computergestützten Programms eine Symptomreduktion in der Größenordnung mittlerer bis großer Effektstärken erreicht werden kann. Das ist besonders bedeutsam, insofern Patientinnen, denen es gelingt Heißhungeranfälle und Erbrechen frühzeitig zu reduzieren, eine deutlich bessere Prognose in Hinblick auf ihren Krankheitsverlauf haben (Agras et al. 2000).

> ❗ »Overcoming Bulimia« ist ein internetbasiertes kognitiv-verhaltenstherapeutisches Programm für Patientinnen mit Bulimie. Es wird von den meisten Patientinnen sehr gut angenommen und reduziert die Symptomatik erheblich.

Ein Problem bei der Nutzung internetbasierter Therapiemöglichkeiten besteht darin, die regelmäßige Bearbeitung der einzelnen Sitzungen und der entsprechenden Hausaufgaben zu gewährleisten. Ohne beträchtlichen Personaleinsatz ist dies nur schwer zu erreichen. Auch die Auswertung der Hausaufgaben gestaltet sich in der Praxis oft schwierig, und zwar sowohl in Bezug auf die Ergebnisse als auch im Hinblick auf die Art und Weise der Durchführung. Bisher werden die Patientinnen im Rahmen von »Overcoming Bulimia« lediglich jeweils befragt, ob es ihnen gelungen ist, alle Aufgaben der letzten Sitzung umzusetzen. Ist dies nicht der Fall, werden sie er-

muntert, sich zusätzlich zum regulären Inhalt der jeweiligen Sitzung mit ihrer eigenen Veränderungsmotivation auseinanderzusetzen. Inwieweit die Patientinnen wahrheitsgemäß antworten, kann allerdings nicht geprüft werden.

11.3 Internetbasierte Intervention bei Anorexia nervosa

11.3.1 Konzept

Während sich der Einsatz des beschriebenen Programms bei der Behandlung von Bulimie als vielversprechend erweist, ist fraglich, inwieweit sich internet- oder CD-ROM-basierte Selbsthilfeprogramme auch für den Einsatz bei Anorexia nervosa eignen. Die gesundheitlichen Risiken sowie die Sterberate sind bei diesem Störungsbild ausgesprochen hoch, sodass hier eine regelmäßige psychotherapeutische und medizinische Überwachung indiziert ist. Insofern sollte die Priorität hier auf dem schnellstmöglichen Beginn einer Psychotherapie oder eines Klinikaufenthalts liegen.

Im Folgenden soll ein Programm vorgestellt werden, das sich nicht direkt an Patientinnen mit Anorexie richtet, sondern an deren Angehörige oder Freunde. Wie bei zahlreichen anderen chronischen psychischen Störungen empfiehlt es sich auch bei Anorexie, Angehörige eng in die Therapie mit einzubinden. Doch gerade Familienmitglieder haben oft nur wenig Zeit dazu. Zudem ist eine Familientherapie im engeren Sinne oft nicht zwingend erforderlich. Angehörige oder Freunde können auch in Workshops mehr über das Störungsbild und den Umgang mit Betroffenen lernen. Solche Seminare oder Workshops sind allerdings auch nur Angehörigen zugänglich, die über die notwendige Zeit verfügen. Zudem ist die Gestaltung und Bereitstellung solcher Workshops mit einem enormen Zeit-, Personal- und Geldaufwand verbunden. Aus diesem Grund wurde am Maudsley Hospital London in Zusammenarbeit mit dem Institute of Psychiatry eine internetbasierte Intervention entwickelt, die sich an nahestehende Personen von Patientinnen mit Anorexie richtet.

> Patientinnen mit Anorexia nervosa sollten stets unmittelbar psychotherapeutisch behandelt werden. Allerdings können die Angehörigen der Patientinnen durch internetgestützte Programme unterstützt werden.

11.3.2 Programminhalte

Das Programm besteht aus 9 multimedialen Modulen, welche Videomaterial, Fallbeispiele, interaktive Übungen sowie Beispiele für alltägliche Situationen enthalten. Auch in diesem Programm können die Anwender Fragebögen bearbeiten und erhalten dann direkte Rückmeldung. Die ersten 5 Module bilden die Grundlage und sind gleichermaßen für alle Anwender vorgesehen, während die verbleibenden 4 Module optional sind und je nach Bedarf durch die Anwender genutzt werden können. Ziel der Intervention ist es, den Angehörigen Fähigkeiten zu vermitteln, die für die Betreuung von Patientinnen mit Anorexie erforderlich sind. Zusätzlich sollen die Anwender aber auch Unterstützung für den emotionalen Umgang mit den Betroffenen erhalten. Im Folgenden sollen die neun Module kurz vorgestellt werden.

Sitzung 1
In der ersten Sitzung erhalten die Anwender eine Einführung zur allgemeinen Orientierung. Schwerpunktmäßig geht es dabei zunächst um das bereits vorhandene Wissen der Teilnehmer über die Magersucht. Daran anschließend lernen die Teilnehmer die Schlüsselsymptome detaillierter kennen, sodass sie diese bei ihren eigenen Angehörigen oder in ihrem Umfeld erkennen können. Sie werden auf die erheblichen Gefahren und möglichen gravierenden Folgeschäden für Betroffene aufmerksam gemacht

sowie auf potenzielle Auswirkungen auf das Umfeld hingewiesen. Gleichzeitig werden aber auch einige Mythen zum Thema Essstörung hinterfragt.

Sitzung 2
Im Rahmen der zweiten Sitzung wird das Transtheoretisches Modell der Verhaltensänderung (TTM) (Prochaska u. DiClemente 1982) vorgestellt. Es hilft den Eltern, den Veränderungsprozess nachzuvollziehen und zu verstehen, warum es den an Magersucht Erkrankten oft so schwer fällt, aktiv gegen die Essstörung zu kämpfen. Den Anwendern werden einige Kommunikationsstrategien vermittelt, mit denen sie überprüfen können, welche Veränderungsbereitschaft bei den Betroffenen vorhanden ist und wie sie diese Veränderungsmotivation ggf. stärken können.

Sitzung 3
In der dritten Sitzung wird thematisiert, wie sich Essstörungen und besonders Anorexie auf die ganze Familie auswirken können und wie auch nicht betroffene Familienmitglieder in einen Teufelskreis ungeeigneter oder vermeidender Verhaltensweisen im Umgang mit den Schwierigkeiten einer Essstörung geraten können. Die Anwender erhalten Hilfestellung bei der Identifikation solcher Teufelskreise und erlernen Möglichkeiten, diese zu durchbrechen.

Sitzung 4
Die vierte Sitzung befasst sich mit gesunder und ausgewogener Ernährung und damit, wie dieses Thema mit den Betroffenen gemeinsam bearbeitet werden kann. Dabei wird den Teilnehmern erklärt, an welcher Stelle die Patientinnen am besten in Bezug auf ihre Ernährung unterstützt werden können.

Sitzung 5
Im Rahmen des fünften Moduls werden die körperlichen und psychologischen Risiken der Anorexie thematisiert. Den Anwendern wird erläutert, wie sie diese Risiken überwachen und mit Patienten oder Ärzten besprechen können.

Sitzung 6
In der sechsten (optionalen) Sitzung erfahren die Teilnehmer mehr darüber, wie Patientinnen in Teufelskreise ungünstiger Verhaltensweisen wie Essan-

fälle oder Erbrechen geraten und welche Funktion dieses Verhalten für die Betroffenen einnimmt. Dieses Modul gibt den Anwendern praktische Möglichkeiten an die Hand, die Patientinnen bei der Überwindung dieser Schwierigkeiten zu unterstützen. Innerhalb dieser Sitzung werden die Teilnehmer auch daran erinnert, sich nicht nur auf die Essstörung und die Betreuung der Betroffenen zu konzentrieren, sondern auch auf ihr eigenes Leben.

Sitzung 7

Auch die Durchführung der siebten Sitzung ist freiwillig. Sie thematisiert Remission und Rückfall. Die Anwender sollen lernen, die Wahrscheinlichkeit einer Verschlechterung der Symptome realistisch einzuschätzen, um die Betroffenen bei der Aufrechterhaltung des bereits Erreichten bestmöglich zu unterstützen oder ihnen bei Zwischenfällen zur Seite zu stehen. Den Teilnehmern wird das Handwerkszeug vermittelt, um bevorstehende Rückschläge zu erkennen und den Umgang mit diesen zu planen.

Sitzung 8

Im achten Modul werden die Teilnehmer dazu angeregt, sich damit auseinanderzusetzen, welchen Einfluss die Betreuung einer Patientin mit Anorexie auf die eigene Lebensqualität hat. Den Anwendern wird gezeigt, wie Stress sich auf das eigene Verhalten auswirken und Prioritäten und Bedürfnisse verschieben kann. Dabei sollen die Teilnehmer lernen, diesen Einfluss wahrzunehmen und einzuschätzen, sowie für sich und das eigene Wohlbefinden zu sorgen.

Sitzung 9

In der freiwilligen neunten Sitzung werden den Teilnehmern verschiedene Einrichtungen und Behandlungsmöglichkeiten für Patientinnen mit Essstörungen und deren Betreuer innerhalb Großbritanniens vorgestellt. Neben den wichtigsten Ansprechpartnern im Gesundheitssystem werden den Anwendern beispielsweise auch Internetseiten oder Bücher zum Thema empfohlen.

Ähnlich wie bei »Overcoming Bulimia« haben die Teilnehmer die Möglichkeit, jedes einzelne Modul zu wiederholen. Auch im Rahmen dieses Programms wird den Teilnehmern ein Entspannungsverfahren vorgestellt, mit welchem sie durch regelmäßiges Üben lernen können, mit besonders stressigen Situationen umzugehen. Derzeit wird das Programm am Maudsley Hospital London hinsichtlich seiner Wirksamkeit untersucht.

Fazit

Internetgestützte Interventionen können bei der Behandlung von Essstörungen sinnvoll eingesetzt werden. Die hier vorgestellten Programme stellen eine Erweiterung der vorhandenen therapeutischen Möglichkeiten dar und zielen darauf, Versorgungslücken, z. B. aufgrund langer Wartezeiten, effektiv zu überbrücken. Auch wenn sich dabei für einige Patientinnen die Notwendigkeit einer Behandlung relativieren kann, ist nicht beabsichtigt, die herkömmlichen Behandlungen technisch zu ersetzen. Dies gilt umso mehr, da diese neuen Angebote zwar von dem Großteil der Patientinnen sehr gut angenommen werden, einige aber starke Vorbehalte und Skepsis bezüglich einer computervermittelten Intervention äußerten.

Mit »Overcoming Bulimia« liegt ein Programm vor, welches sich im Vorfeld der Therapie von Patientinnen mit Bulimie gut einsetzen lässt. Damit können z. B. Wartezeiten überbrückt und somit die Versorgungslage für diese Patientinnen erheblich verbessert werden. Das Programm verspricht bereits eine bedeutsame Symptomreduktion. Darüber hinaus zeigte sich, dass Patientinnen nach einer solchen Vorbereitung von einer anschließenden Psychotherapie mehr profitieren können. Das zweite hier vorgestellte internetgestützte Programm richtet sich an Angehörige von Patientinnen mit Anorexia nervosa und soll diese im Umgang mit Betroffenen unterstützen.

Aufgrund des erheblichen Versorgungsbedarfs für Patientinnen mit Essstörungen, der erheblichen Risiken für die körperliche und psychosoziale Gesundheit der Betroffenen und der beträchtlichen Belastungen für Angehörige und die Gesellschaft sollten derartige Programme weiterentwickelt und einer größeren Patientenzahl zugänglich gemacht werden.

Literatur

Andrewes DF, O'Connor P, Mulder C, McLennan J, Derham H, Weigall S, Say S (1996) Computerized psychoeducation for patients with eating disorders. Aust NZ J Psychiatr 30:492–497

Andrewes DF, Say S, McLennan J (1995) A self-administered computer-based educational program about eating-disorder risk factors. Aust Psychol 30:210–212

Agras WS, Crow SJ, Halmi KA, Mitchell JA, Wilson GT, Krämer HC (2000) Outcome predictors for the cognitive behavior treatment of bulimia nervosa: Data from a multi-site study. Am J Psychiatr 157:1302–1308

Bara-Carril N, Williams C, Pombo-Carril M, Reid Y, Murray K, Aubin S, Harkin P, Treasure J, Schmidt U (2004) A preliminary investigation into the feasibility and efficacy of a CD-ROM-based cognitive-behavioral self-help intervention for bulimia nervosa. Int J Eat Disorder 35:538–548

Bardone-Cone AM, Cass KM (2006) Investigating the impact of pro-Anorexia Websites: A pilot study. Eur Eat Disord Rev 14:256–262

Fairbum CG (1981) A cognitive behavioral approach to the management of bulimia. Psychol Med 11:707–711

Helbig S, Hähnel A, Weigel B, Hoyer J (2004) Wartezeit für PsychotherapiePatientinnen – und wie sie zu nutzen ist. Verhaltenstherapie 14:294–302

Horvath AO, Luborsky L (1993) The role of the therapeutic alliance in psychotherapy. J Consult Clin Psych 61:561–573

Jacobi C, Morris L, Bronisch-Holtze J, Winter J, Winzelberg A, Taylor CB (2005) Reduktion von Risikofaktoren für gestörtes Essverhalten: Adaptation und erste Ergebnisse eines Internet-gestützten Präventionsprogramms. Z Gesundheitspsychol 13:92–101

Murray K, Pombo-Carril MG, Bara-Carril N, Grover M, Reid Y, Birchall H, Williams C, Treasure J, Schmidt U (2003) Factors determining uptake of a CD-ROM based CBT self-help

treatment for bulimia: Patient characteristics and subjective appraisals of self-help treatment. Eur Eat Disord Rev 11:243–260

Murray K, Schmidt U, Pombo-Carril MG, Grover M, Alenya J, Treasure J, Williams C (2007) Does therapist guidance improve uptake, adherence and outcome from a CD-ROM based cognitive-behavioral intervention for the treatment of bulimia nervosa? Comput Hum Behav 23 (1):850–859

Murphy R, Frost S, Webster P, Schmidt U (2004) An evaluation of web-based information. Int J Eat Disord 35:145–154

Oliver MA, Pearson N, Coe N, Gunnell D (2005) Help-seeking behaviour in men and women with common mental health problems: Cross-sectional study. Brit J Psychiatr 186:297–301

Prochaska JO, DiClemente CC (1982) Transtheoretical therapy: Toward a more integrative model of therapy. Psychother Theor Res 19:267–288.

Statistisches Bundesamt Deutschland (2007) Informationsgesellschaft. In: Statistisches Jahrbuch 2007, Wiesbaden.

Schmidt U, Andiappan M, Grover M, Robinson S, Perkins S, Dugmore O, Landau S, Treasure J, Eisler I, Williams C (submitted) A Randomised controlled trial of the effectiveness of a CD-ROM based cognitive behavioural self-care intervention for bulimia nervosa.

Tate DF, Jackvony EJ, Wing RR (2003) Effects of Internet behavioral counseling on weight loss in adults at risk for Type 2 diabetes: A randomized trial. J Am Med Assoc 289:1833–1836

Williams CJ, Aubin SD, Cottrell D, Harkin PJR (1998) Overcoming bulimia: a five-areas approach. Leeds: University of Leeds Press

Winzelberg AJ, Eppstein D, Eldredge KL, Wilfley D, Dasmahapatra R, Dev P, Taylor CB (2000) Effectiveness of an internet-based program for reducing risk factors for eating disorders J Consult Clin Psych 68:346–350

Zigmond AS, Snaith RP (1983) The hospital anxiety and depression scale. Acta Psychiat Scand 67:361–370

2 Binge-Eating-Störung: Der Einsatz moderner Informationstechnologien im Rahmen einer kognitiv-verhaltenstherapeutischen Behandlung

Jennifer R. Shapiro, Cynthia M. Bulik
Übersetzung: Sabine Mehl, Tübingen

12.1 Hintergrund

12.1.1 Binge-Eating-Störung: Definition

Obgleich »binge-eating« bereits 1959 von Stunkard (Stunkard 1959) als Symptom identifiziert wurde, wurde das Syndrom der »Binge-Eating-Störung« (»binge eating disorder«; BED) noch nicht als offizielle Diagnose anerkannt und wird im DSM-IV-TR (American Psychiatric Association 2000) als Syndrom bezeichnet, für das noch weitere Studien erforderlich sind. Die BED weist einige Gemeinsamkeiten mit Bulimia nervosa (BN) auf, vor allem in Hinblick auf die Kerndefinition von Essanfällen und die als Diagnosekriterium geforderte Auftretenshäufigkeit dieses Verhaltens. Zur Definition eines Essanfalls gehört das Essen von ungewöhnlich großen Nahrungsmengen in Verbindung mit dem Gefühl des Kontrollverlusts. Zwar wird als Häufigkeitskriterium »zweimal wöchentlich« genannt, doch wird dieses Kriterium von der Literatur über BN nicht unbedingt gestützt und wurde für die BED noch nicht validiert (Berkman et al. 2007). Im Gegensatz zu BN treten bei der BED keine kompensatorischen Verhaltensweisen (wie selbst induziertes Erbrechen, Missbrauch von Laxanzien, exzessive sportliche Aktivitäten) auf. Die Differenzialdiagnose zwischen BED und BN vom Non-Purging-Typus gestaltet sich durch diesen Unterschied besonders schwierig. Typisch für Personen mit BN vom Non-Purging-Typus sind Verhaltensweisen wie Fasten oder anstrengende körperliche Aktivitäten als Kompensation für einen Essanfall. Während diese Patienten auch dazu neigen, vor einem Essanfall Diät zu halten oder Gewicht zu verlieren, scheinen dem Binge-Eating-Verhalten bei BED-Patienten mehrere Variablen vorauszugehen (Santonastaso et al. 1999).

Für die vorläufigen Kriterien der BED gilt, dass der Essanfall mit mindestens drei der folgenden Kriterien einhergeht (American Psychiatric Association 2000):

a) schneller essen als normal,
b) essen ohne Hungergefühl,
c) essen bis zu einem unangenehmen Völlegefühl,
d) alleine essen, weil man sich schämt,
e) Ekel und Schuldgefühle oder Deprimiertheit, nachdem zuviel gegessen wurde.

Außerdem ist eine erhebliche subjektive Belastung mit den Essanfällen verbunden. Es liegen Daten vor, die darauf hinweisen, dass dieser Leidensdruck als Kriterium ein besserer Indikator für die Schwere der Störung sein könnte als die Liste der damit in Zusammenhang stehenden Merkmale (Bulik, unveröffentlichte Daten).

12.1.2 Krankheitsverlauf

Derzeit liegen nur wenige Daten zur Morbidität und Mortalität der BED vor. Eine Studie von Fichter et al. (1998) zeigt, dass die Mehrzahl der Frauen (57,4%) 6 Jahre nach einer BED-Therapie (n=68, Durchschnittsalter 29,3 Jahre) ein gutes Ergebnis zeigte, während nur 5,9% ein schlechtes Ergebnis und 35,7% ein mittelmäßiges Ergebnis aufwiesen. Eine Patientin war verstorben und nur 6% erfüllten noch immer die Diagnosekriterien für BED. 7,4% erfüllten die Diagnosekriterien einer BN vom Purging-Typus und 7,4% erfüllten die Kriterien einer »nicht näher bezeichneten Essstörung«. Bevölkerungsstudien mit Frauen, die unter einer BED leiden, zeigten, dass nach 6 Monaten etwa die Hälfte der Frauen weiterhin die vollen Diagnosekriterien für die BED erfüllten, während die andere Hälfte sich in partieller Remission befand (Cachelin et al. 1999). Um festzustellen, ob sich das Befinden der Frauen in Partialremission weiter verbessert oder ob sie in die volle BED-Symptomatik zurückfallen, was auf ein natürliches Auf und Ab der Symptome hinweisen würde, werden weitere Follow-up-Studien benötigt (Berkman et al. 2007).

Etwa 34% der Patienten mit Adipositas leiden an einer BED (Yanovski et al. 1993). Die Kombination von starkem Übergewicht und BED ist assoziiert mit einem früheren Einsetzen von Übergewicht und restriktivem Essen, stärkeren Gewichtsschwankungen (de Zwaan et al. 1994) und mehr kognitiven Merkmalen eines gestörten Essverhaltens (Wilson 1993). Im Vergleich zu adipösen Personen ohne BED zeigen adipöse Personen mit BED neben einem gestörten Essverhalten auch eine höhere Lebenszeitprävalenz für affektive Störungen, Angststörungen, Persönlichkeitsstörungen (Yanovski et al. 1993), größere Unzufriedenheit mit ihrer Gesundheit, häufiger medizinische Krankheiten sowie eine erhöhte Lebenszeitprävalenz für psychiatrische Syndrome und Substanzmissbrauch (Bulik et al. 2002). Eine große norwegische Zwillingsstudie zeigte, dass Binge Eating unabhängig vom BMI sowohl bei Frauen wie auch bei Männern eine erhöhte Komorbidität mit verschiedenen psychiatrischen Symptomen aufweist (Reichborn-Kjennerud et al. 2004). Daraus ergibt sich, dass eine Behandlung der BED unabhängig vom Körpergewicht erforderlich ist, da diese Störung mit diversen körperlichen und psychischen Komorbiditäten assoziiert ist.

12.1.3 Die Behandlung der BED

Das Hauptziel einer BED-Behandlung besteht darin, die wiederkehrenden Essanfälle zu verhindern. Daneben ist bei übergewichtigen Betroffenen ein weiteres Ziel auch der Verlust von Gewicht. Zusätzlich sollte das Behandlungsprogramm auch auf Angst und Depression ausgerichtet sein, die beide häufig mit BED einhergehen. Eine BED-Behandlung besteht typischerweise aus Pharmakotherapie, Psychotherapie, Selbsthilfe oder einer Kombination dieser Ansätze. Entsprechend der Richtlinien für Essstörungen des National Institute for Clinical Excellence (NICE) sollte erwachsenen Patienten mit BED eine speziell auf BED zugeschnittene Form der kognitiven Verhaltenstherapie angeboten werden. Außerdem sollten BED-Patienten in einem ersten Schritt ermutigt werden, an einem evidenzbasierten Selbsthilfeprogramm teilzunehmen und darüber informiert werden, dass alle psychologischen BED-Behandlungen nur einen begrenzten Effekt auf das Körpergewicht haben. Auch die Pharmakotherapie unter Einbeziehung von Antidepressiva der zweiten Generation, von Antikonvulsiva und Medikamenten gegen Fettleibigkeit kann nachgewiesenermaßen zu einem verringerten Auftreten von Essanfällen und in manchen Fällen auch zu einer Reduktion des negativen Affekts führen. Da es in diesem Kapitel um eine computerbasierte kognitiv-verhaltenstherapeutische Intervention geht, soll im Folgenden lediglich die kognitive Verhaltenstherapie im Detail vorgestellt werden.

12.1.4 Kognitive Verhaltenstherapie

Die der kognitiven Verhaltenstherapie (CBT) zugrunde liegende Theorie besagt, dass Gedanken und Gefühle dem Verhalten vorausgehen. Entsprechend sollen bei Essstörungen ungünstige Gedanken über Lebensmittel, Figur und Gewicht ungesundes Essverhalten begünstigen. So mag z. B. ein Gedanke wie »Ich habe zwei Kekse gegessen. Jetzt ist eh alles egal und ich kann auch gleich die ganze Schachtel leer essen«, zu einem Verhalten führen, das diesem Gedankengang entspricht. Die Person bekommt das Gefühl, die Kontrolle zu verlieren und handelt entsprechend, indem sie im genannten Beispiel tatsächlich die gesamte Keksschachtel auffisst. Das Ergebnis ist, dass sie sich noch mehr schuldig oder depressiv fühlt, wodurch der Kreislauf des stimmungsabhängigen Essens aufrechterhalten wird. Im Rahmen des CBT-Modells kann die Person lernen, die dysfunktionalen Gedanken zu identifizieren und durch alternative Gedanken zu ersetzen, die dann gesünderes Verhalten nach sich ziehen. Bei dem oben erwähnten Beispiel könnte ein Alternativgedanke etwa folgendermaßen lauten: »Zwar wollte ich die zwei Kekse gar nicht essen, aber das ist auch kein Weltuntergang. Ich habe immer noch die Kontrolle und kann die restliche Schachtel wegräumen und für ein anderes Mal aufheben.« Dieser Gedanke kann dabei helfen, einer Fortsetzung des Essanfalls zu widerstehen, indem die Betroffenen fühlen, dass sie die Kontrolle über ihr Essverhalten haben. Durch kontinuierliches Üben und den damit einhergehenden Erfolg lernen sie, den vernünftigeren Gedanken Glauben zu schenken. Neben der Arbeit an der Beziehung zwischen Gedanken und Gefühlen werden im Kontext der CBT mit BED-Patienten auch andere Aspekte abgedeckt (Bulik 1997).

1. Es wird eine Ernährungsberatung empfohlen, die den Patienten dabei unterstützt, ungesundes Essverhalten zu reduzieren (z. B. Essen aus emotionalen Gründen, Verlangen nachgeben, sich überessen, gesundheitsschädliche Diäten). Ein gesundes Essmuster, welches drei Mahlzeiten und zwei bis drei kleine Zwischenmahlzeiten pro Tag umfassen sollte, wird empfohlen. Angesichts der Tatsache, dass eine Kalorienrestriktion während des Tages zu physiologisch bedingtem heftigem Hungergefühl und zu Essanfällen später am Tag führt, lässt man die Patienten alle

3–4 Stunden eine Mahlzeit einplanen, wobei das Überspringen von Mahlzeiten vermieden werden soll. Das hilft, den Kreislauf zwischen restriktivem Essen und Essanfällen zu durchbrechen (Fairburn et al. 1993).

2. Da Selbst-Monitoring für alle Verhaltensänderungen wichtig ist, gehört zur BED-Behandlung auch ein tägliches Protokoll der Essgewohnheiten, wobei auch aufgeführt werden soll, in welchem Zusammenhang diese Gewohnheiten zu Gedanken, Gefühlen und Situationen stehen. Selbst-Monitoring ist insofern eine Hilfe für den Patienten, als es hilft, ungesunde Essgewohnheiten zu verstehen und zu ändern. Dazu gehören auch die Art der Nahrung, die Tageszeit, die Auslöser und konkrete Situationen, die zu Essanfällen führen.

3. Die Patienten lernen, Gedanken und Gedankenmuster zu identifizieren sowie den Zusammenhang zwischen Denken und Verhalten zu erkennen (sei es vor der Handlung oder eine Folge der Handlung). Sie lernen auch, automatische Gedanken, die oft negativ und falsch sind, plötzlich und ohne Bewertung und oft in Form von Gedankenmustern auftauchen, zu identifizieren und zu hinterfragen. Da sie immer wieder kommen, ist man geneigt, sie für richtig und wahr zu halten und verhält sich entsprechend; die Folge ist eine verstärkte Überzeugung, dass diese Gedanken richtig sind. Mit fortschreitender Übung nimmt man den automatischen Gedanken wahr, stellt ihn in Frage und bewertet, ob dieser Gedanke bestätigt wird oder nicht, nimmt eine andere Perspektive ein, stellt fest, in welcher Weise der automatische Gedanke andere Gedanken, Gefühle und Verhalten beeinflusst, identifiziert typische Denkfehler (◘ Tab. 12.1; Beck 1995) und entwickelt rationale alternative Gedanken.

4. Die Betroffenen sollen sowohl die Auslöser als auch die Konsequenzen des Essverhaltens verstehen lernen. Alles Mögliche kann als Signal dienen, das zu einem speziellen Gedanken, Gefühl oder Verhalten führt. Menschen, die unkontrolliert essen, denken wahrscheinlich nicht daran, wodurch ihre Essanfälle

◘ Tab. 12.1. Denkfehler

Alles oder Nichts (Schwarz-Weiß-Denken, polarisiertes oder einseitiges Denken)	Eine Situation nicht als Kontinuum wahrnehmen, sondern als zwei einander ausschließende Kategorien. Beispiel: »Wenn ich anfange, Kekse zu essen, kann ich auch gleich die ganze Schachtel aufessen. Ich hab's sowieso vermasselt.«
Übergeneralisieren	Wegen eines einzigen Ereignisses überkritisch mit sich selbst sein oder glauben, dass, wenn etwas einmal schief gegangen ist, es immer schief gehen wird. Beispiel: »Diese Woche hatte ich einen Essanfall. Ich bin ein totaler Versager und werde mich nie bessern.«
Gedankenfilter (selektives Denken)	Mehr auf ein negatives Detail achten, statt auf das Gesamtbild zu schauen. Beispiel: »Heute hatte ich einen Essanfall und das macht mich total wütend.« Unbeachtet bleibt: »Ich habe diese Woche 5 Tage ohne Essanfall durchgestanden (und für mich ist das viel!)«
Rationalisieren	Das Verhalten mit Entschuldigungen rechtfertigen. Beispiel: »Heute habe ich mir einen Essanfall verdient. Ich war die ganze Woche im Stress.«
Katastrophen vorhersehen (oder Wahrsagerei betreiben)	Vorhersagen, dass alles schlecht enden wird. Beispiel: »Ich werde nie abnehmen, nichts scheint irgendeine Wirkung zu haben.«
Gedanken lesen	Versuchen zu erraten, was andere wohl denken mögen. Beispiel: »Bei diesem Treffen schauen alle zu, wie viel Essen ich mir auftue. Alle denken, ich sei zu fett.«
Magisches Denken	Dinge, die nichts miteinander zu tun haben, zueinander in Beziehung setzen. Beispiel: »Schlanke Leute leben insgesamt besser. Ich weiß, dass mein Leben glücklicher sein wird, wenn ich abnehme.«
Eigene Machtlosigkeit	Die Überzeugung, nichts tun zu können, um die eigene Situation zu verändern. Beispiel: »Mein Mann bringt jede Woche dreimal Eis mit nach Hause. Dann muss ich es einfach essen, da kann ich gar nichts machen.«

ausgelöst werden, sie erkennen nicht, welche Situationen gefährlich sind und denken nicht im Voraus an die Konsequenzen ihres gesundheitsschädlichen Essverhaltens. Die CBT hilft den Betroffenen, die Auslöser zu identifizieren und schon vor einem Essanfall die Konsequenzen zu bedenken.

5. Bestimmte CBT-Verhaltenstechniken helfen beim Vermeiden von gesundheitsschädlichem Essverhalten. Zu diesen Techniken gehören

- das Vermeiden von gefährlichen Auslösereizen wie z. B. nur eine Sache auf einmal zu tun (nicht fernsehen und gleichzeitig essen),
- die Auslösereize für das gewünschte Verhalten verstärken (für den Nachmittag eine Aktivität einplanen, statt nach Hause zu gehen und zu essen),
- eine Pause einzulegen zwischen dem Gedanken, etwas zu essen, und der tatsächlichen Handlung,
- sich für ein anderes Verhalten als für ungesundes Essen zu entscheiden,
- dem Verlangen widerstehen und sich die Konsequenzen vorstellen.

6. Schließlich werden in der CBT auch Methoden zur Rückfallprophylaxe vermittelt, um positive Ergebnisse zu stabilisieren. Die Patienten lernen gefährliche Situationen zu erkennen und planen den konkreten Umgang mit diesen Situationen, um Rückfällen vorzubeugen.

12.1.5 Empirische Befunde

Eine aktuelle Literaturübersicht zeigt, dass CBT zur Reduktion der Tage mit Essanfällen sowie zur Reduktion der Essanfälle insgesamt führt. Ferner wurden positive Effekte auf restriktives Essen, Hunger und Kontrollverlust berichtet. Der Medianwert der Abstinenzrate von Essanfällen bei Teilnehmern, die die Behandlung nicht abbrechen, liegt bei 47% (Streuung: 20–76%; Agras 1993); doch sinkt dieser Wert im 3-Monats-Follow-up auf ca. 32% (Olmsted et al. 1991). Was den Gewichtsverlust betrifft, so scheint die CBT bei BED-Patienten nicht zu einer deutlichen Gewichtsabnahme zu führen. Dies ist ein beunruhigender Aspekt für viele Personen, die an BED leiden und übergewichtig sind. Eine Studie mit 90 übergewichtigen BED-Patienten verglich CBT mit einer verhaltensorientierten Behandlung zur Gewichtsabnahme sowie mit einem Programm zur Aufmerksamkeitssteuerung. Es zeigte sich, dass die CBT zwar zu einer signifikant höheren Remissionsrate führte (46%) als das verhaltensorientierte Programm zur Gewichtsabnahme (18%) und das Aufmerksamkeitsprogramm (13%). In Bezug auf den Gewichtsverlust zeigte sich jedoch kein Unterschied zwischen den drei Bedingungen (Grilo & Masheb 2005).

12.1.6 Grenzen der aktuellen Behandlungsansätze

Leider brechen viele Betroffene die Behandlung ab; die Drop-out-Rate bei CBT beträgt 14–34%. Hinzu kommt, dass die CBT keine konsistenten Effekte bezüglich des Gewichtsverlusts zeigen konnte und auch die Rückfallrate gibt Anlass zur Sorge (Agras et al. 1994). Wie bei anderen Krankheiten kommt zusätzlich hinzu, dass viele Gruppen unterversorgt bleiben (Hudson et al. 2007); dazu gehören Personen mit voll- oder subsyndromalen Essstörungen, die keinen Zugang zum traditionellen Versorgungssystem haben, sowie Personen, die eine Behandlung abbrechen und schließlich Personen, die nicht auf CBT, andere Psychotherapieformen oder Medikation ansprechen.

Selbsthilfeprogramme haben sich in der Behandlung von BED als durchaus vielversprechend erwiesen. Die Weiterentwicklung von praktikablen, gut akzeptierten und wirksamen Selbsthilfeangeboten, die als erster Behandlungsschritt eingesetzt werden können, ist deshalb unbedingt wünschenswert. Der Einsatz moderner Informationstechnologien (wie z. B. E-Mail, Internet, PDA oder SMS) könnte dabei helfen, die oben genannten unterversorgten Gruppen zu erreichen. Diese Betroffenen leiden unter Scham, Verleugnung und interpersonellen Schwierigkeiten oder haben keinen Zugang zu einer Behandlung in einer spezialisierten Einrichtung. In Anbetracht der vielerorts fehlenden Möglichkeiten einer adäquaten Behandlung sowie der langen Wartelisten und der Schwierigkeiten vieler Betroffener, regelmäßig wöchentlich an einer Therapiegruppe teilzunehmen, könnten computerbasierte Programme dazu führen, dass die Behandlung besser akzeptiert und seltener abgebrochen wird und so mehr Betroffene die Behandlung regulär abschließen und von ihr profitieren.

12.1.7 Der Einsatz von Informationstechnologien in der Behandlung von BED und Adipositas

Computerbasierte Interventionen haben sich bereits für eine Vielzahl von Störungen als gut akzeptiert und effektiv erwiesen. Auch für die Behandlung von BED mithilfe von Informationstechnologien liegen bereits empirische Befunde vor. In einer Studie, welche die Behandlung mittels eines Selbsthilfemanuals in Verbindung mit acht Telefonsitzungen untersuchte, zeigte sich, dass acht von neun Teilnehmern das gesamte Programm absolvierten; drei berichteten, dass sie keine Essanfälle mehr hatten, bei zwei Teilnehmern zeigte sich eine Abnahme der Essanfälle und die meisten Teilnehmer bewerteten das Programm als sehr hilfreich (Wells et al. 1997). Daraus ließ sich schlussfolgern, dass Sitzungen mit einem Therapeuten nicht unbedingt für alle BED-Patienten erforderlich sind. In Hinblick auf die Gewichtsreduktion erwies sich ein internetbasiertes verhaltensorientiertes Programm zur Gewichtsabnahme als effektiver als ein internetbasiertes psychoedukatives Programm (Tate et al. 2001). Bei Erwachsenen mit Diabetesrisiko war die Gewichtsreduktion signifikant größer, wenn das Behandlungsprogramm durch eine Beratungskomponente via E-Mail ergänzt wurde (Tate et al. 2003). Es zeigte sich außerdem, dass die Ergänzung einer Internetbehandlung zur Gewichtsreduktion durch monatliche Face-to-Face-Kontakte über 12 Monate hinweg nicht zu einer größeren Gewichtsreduktion führte (Micco et al. 2007).

Insgesamt lässt sich schlussfolgern, dass der Einsatz von neuen Informationstechnologien als Interventionsmittel bei der Behandlung von Adipositas und Übergewicht durchaus vielversprechend zu sein scheint. Angesichts der begrenzten Möglichkeiten für traditionelle Standardbehandlungen und persönliche Therapiesitzungen sowie der vielversprechenden Ergebnisse, die durch den Einsatz von Neuen Medien bei der Behandlung von Anorexie

(Andrewes et al. 1996) und Bulimie (Bara-Carril et al. 2004) erzielt wurden, erschien es logisch, eine computerbasierte Behandlung für BED zu entwickeln.

12.2 Behandlung der BED mittels eines CD-ROM-basierten Programms

Für Übergewichtige mit BED entwickelte unser Team ein CD-ROM-basiertes Behandlungsprogramm mit dem Namen »Preventing Overweight with Exercise and Reasoning« (POWER). Der Schwerpunkt des Programms liegt auf ausgewogener Ernährung, vernünftigen Nahrungsmengen, Essen aus nicht emotionalen Gründen und regelmäßiger körperlicher Aktivität. Das Programm enthält psychoedukative Komponenten zu den Themen »ungesundes Essen« und »Körpergewicht«. Ferner werden die Grundkonzepte und die Anwendung der CBT ausführlich erklärt. Dazu gibt es viele anschauliche Beispiele sowie individuelle und interaktive Übungen für die Anwendung der CBT-Techniken. Darüber hinaus gibt cs Tipps wie mit »Ausrutschern« umgegangen werden kann sowie Strategien zur Rückfallprophylaxe. Das Programm ist so konzipiert, dass sich ein breites Spektrum von erwachsenen Frauen und Männern angesprochen fühlt, wobei weder die ethnische Zugehörigkeit noch das Bildungsniveau eine Rolle spielen sollten. Insgesamt handelt es sich bei POWER um ein ausgesprochen interaktives Programm, das anschauliche Beispiele, hochwertige Fotos, Übungen und Videoclips umfasst, die der CBT einen lebendigen Charakter verleihen.

POWER enthält sechs Hauptmodule, die durch entsprechende Buttons im Programm gekennzeichnet sind. Zu jedem Hauptmodul gehören mehrere Untermodule. Während des gesamten Programmdurchlaufs bleiben die Buttons sichtbar und es ist stets das Modul hervorgehoben, mit dem gerade gearbeitet wird. Die Anwender können sich über die Buttons im Programm vor- und zurückbewegen, um beispielsweise Bereiche aufzurufen, zu denen sie zusätzliche Übungen absolvieren möchten.

Das erste Modul (»Getting Started«) beinhaltet psychoedukative Informationen zu Adipositas, Binge Eating und anderen Formen von gestörtem Essverhalten. Es vermittelt Informationen zur CBT bei BED und Adipositas und erläutert die Grundprinzipien des Behandlungsansatzes. Ferner wird erklärt, was die Anwender von POWER erwarten können und es werden Empfehlungen für die optimale Nutzung des Programms sowie Hinweise bezüglich der Navigation innerhalb des Programms gegeben. Nach der Bearbeitung dieses Moduls sollte ein Patient die Merkmale und Ursachen von Adipositas und Binge Eating sowie die Rolle von sportlichen und nichtsportlichen Aktivitäten zur Gewichtskontrolle kennen und die Grundprinzipien der CBT verstanden haben. Er sollte imstande sein, sich mithilfe der Buttons und Unterbuttons im Programm vor und zurückzubewegen und bei Bedarf die Hilfefunktion zu nutzen.

Das zweite Modul (»Persönliches Profil«) dient der Erfassung des Ist-Zustands vor Beginn der Behandlung, welcher an den Patienten in Form eines schriftlichen Berichts über seine Ess- und Gewichtsproblematik zurückgemeldet wird. Der Patient macht Angaben zu seiner Körpergröße und seinem Gewicht sowie zur Entwicklung seines Essverhaltens und seines Körpergewichts. Ferner wird eine Körperbild- und Körperzufriedenheitsanalyse durchgeführt und ein einfaches Esstagebuch angefertigt. Schließlich macht der Anwender Angaben zum sog. »emotionalen Essen« und füllt einen Fragebogen zu seiner körperlichen Aktivität aus. Das Feedback, das der Teilnehmer nach dem Ausfüllen erhält, ist ein grafisch aufbereiteter Bericht, der sich auf die individuellen Ess- und Gewichtsprobleme des Patienten bezieht. Diese Analyse kann nach Abschluss des Programms wiederholt werden, um die erzielten Veränderungen zu beurteilen. Nach der Bearbeitung dieses Moduls sollte der Patient seinen aktuellen BMI kennen und über den Zusammenhang zwischen seinem Gewicht und möglichen Gesundheitsrisiken Bescheid wissen. Er sollte auch seine Essgewohnheiten besser verstehen und wissen, ob er aus emotionalen Gründen isst. Das Feedback betont die Vorteile, die durch die Kontrolle von Essanfällen und anderen schädlichen Essgewohnheiten sowie durch eine moderate Gewichtsreduktion erzielt werden können. Das Programm unterstreicht immer wieder, dass es wichtig ist, sich sinnvolle Behandlungsziele zu setzen und keine unrealistischen Erwartungen zu haben.

Das dritte Modul (»Grundlagen der CBT«) umfasst speziell didaktisch aufbereitetes Material, das den Patienten mit der Ausdrucksweise und den Basistechniken der CBT vertraut machen soll. Um die Aufmerksamkeit des Anwenders aufrechtzuerhalten, wurden etliche Beispiele, Grafiken, interaktive Übungen und anschauliches Material eingearbeitet. Nach Beendigung dieses Moduls ist der Patient in der Lage, zwischen Gedanken, Gefühlen und Verhalten sowie zwischen gesunden und ungesunden Gedanken und Verhaltensweisen zu unterscheiden. Ferner kann er automatische Gedanken und die zugrunde liegenden Annahmen identifizieren und verschiedene Auslöser für ungesundes Essverhalten und dessen Folgen erkennen. Das erste Untermodul in diesem Modul heißt »Automatische Gedanken«. Die dazugehörige Startseite enthält eine Definition des Begriffs:

> Automatische Gedanken kommen einem plötzlich in den Sinn, ohne dass man Zeit hat, darüber nachzudenken, ob sie den Tatsachen entsprechen. Oft sind es negative Gedanken; sie machen einen ängstlich, traurig oder depressiv, sie sorgen dafür, dass man sich schlecht, schuldig oder hoffnungslos fühlt. Sie tauchen oft auf und sind meistens falsch. Aber da man sie so oft denkt, glaubt man schließlich selbst an sie. Im Programm werden verschiedene Beispiele für automatische Gedanken gegeben, wie z. B. »Immer wenn ein Dessert in meiner Nähe ist, muss ich es komplett aufessen« oder »Ich nehme ja doch nicht ab, da kann ich genauso gut ein Eis essen.«

In dieser Phase erwarten wir von den Teilnehmern nicht, sich mit den eigenen automatischen Gedanken auseinanderzusetzen. Sie sollen sie zu Beginn einfach nur erkennen lernen. Dazu wird ein anschauliches Beispiel aus einer BED-Therapiegruppe gezeigt, in dem Schauspieler vor Beginn einer Sitzung über ein paar Themen diskutieren. Nach diesem Video wird ein Multiple-choice-Fragebogen eingeblendet und der Patient soll unter verschiedenen Möglichkeiten den automatischen Gedanken herausfinden. Das Programm gibt dann ein Feedback entsprechend der Antwort und ermuntert den Teilnehmer, sich das nächste Beispiel vorzunehmen. Am Ende dieser Übung sollte der Patient in der Lage sein, automatische Gedanken innerhalb eines Re-

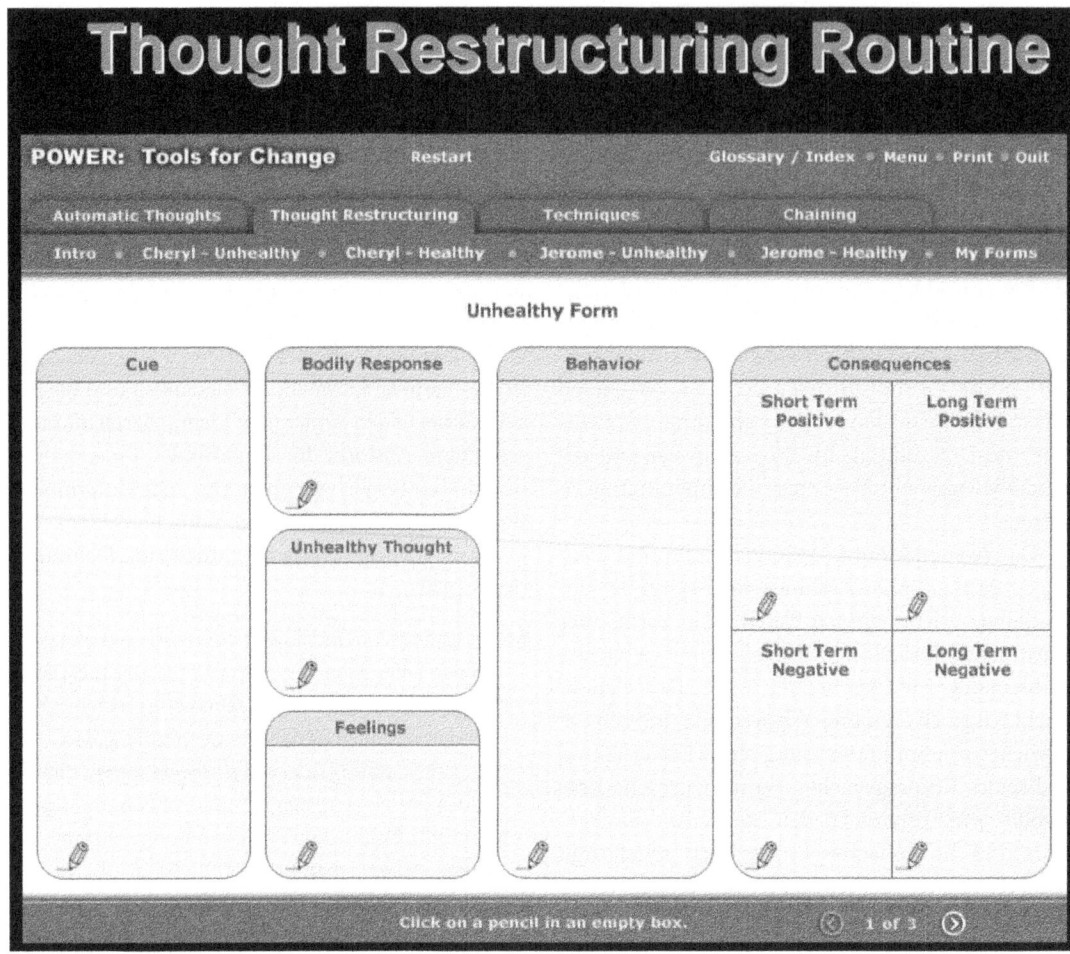

Abb. 12.1. Gedanken umstrukturieren

pertoires anderer Gedanken zu identifizieren. Dies dient der Vorbereitung auf das folgende Modul, in dem die Teilnehmer beginnen, ihre eigenen automatischen Gedanken zu erkennen und Strategien zu entwickeln, sich mit ihnen auseinanderzusetzen.

Das vierte Modul (»Mittel zur Veränderung«) baut logisch auf Modul drei auf und wendet die dort gelernten Konzepte an. Nun lernen die Patienten kognitive und Verhaltenstechniken wie z. B. sich mit automatischen Gedanken auseinanderzusetzen, Gedanken umzustrukturieren, der Gier nach Essen zu widerstehen, Auslöser für Essanfälle zu identifizieren und Verhaltensketten zu rekonstruieren (■ Abb. 12.1 und 12.2). Es werden viele Beispiele gezeigt, die mit Videoclips illustriert sind. Der Patient interagiert mit dem Programm, um gesunde Veränderungsstrategien zu entwickeln. Außerdem werden die Patienten

ermutigt, die am Computer trainierten Techniken auch in vivo anzuwenden. Nach Abschluss dieses Moduls sollte ein Patient über eine Auswahl an kognitiven und Verhaltensstrategien verfügen, die er anwenden kann und die ihn dabei unterstützen, gesundes Essverhalten und körperliche Aktivitäten beizubehalten. Er sollte sich kompetent genug fühlen, diese Strategien im Alltag anzuwenden.

Das fünfte Modul (»Aufrechterhaltung eines gesunden Lifestyles«) soll Strategien für Situationen vermitteln, die bei der Behandlung von Adipositas und Essstörungen jederzeit auftreten können, d. h., es geht um die Rückfallprävention. Das Programm vermittelt wichtige Informationen zum Rückfallrisiko und der Patient erarbeitet einen Plan zum Umgang mit Ausrutschern und Rückfällen sowie einen Notfallplan für Situationen, in denen er sich außer-

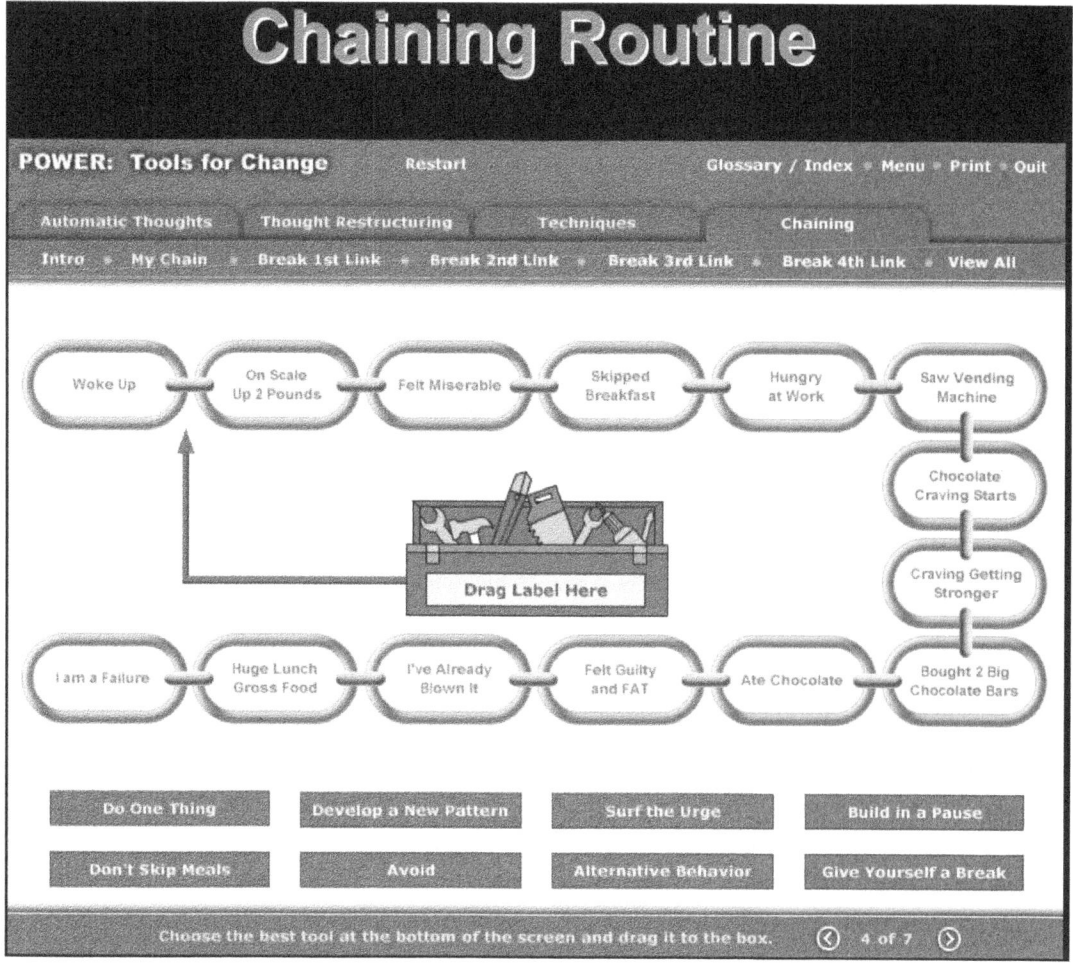

◘ Abb. 12.2. Gedanken- und Verhaltensketten

stande fühlt, kognitive und behaviorale Techniken anzuwenden. Nach der Bearbeitung dieses Moduls sollte der Patient ein realistisches Verständnis für das Rückfallrisiko entwickelt haben; er sollte fähig sein, zwischen einem Ausrutscher und einem Rückfall zu unterscheiden und er sollte für beide Situationen konkrete adäquate Reaktionen ausgearbeitet haben.

Das sechste Modul (»Fragen und Antworten«) zeigt den Patienten, wie sie auf die Website für das Programm gelangen und erläutert die Möglichkeit, Kontakt mit dem Behandlungsteam per E-Mail aufzunehmen. Das Modul enthält auch einen FAQ-Bereich zu den Themen Adipositas, Binge Eating und Essstörungen sowie zu einer Reihe anderer Themen.

POWER zeigt sechs verschiedene Personen beim Durcharbeiten der Übungen, die alle Probleme mit ihrem Körpergewicht haben. Diese Personen sollen Modellcharakter für den Benutzer haben. Die persönlichen Berichte der unterschiedlichen Charaktere führen den Anwender durch das Programm und dienen so als Ansporn. Die Charaktere wurden speziell so ausgewählt, um das Programm für ein breites Spektrum von Benutzern so attraktiv wie möglich zu machen. Es sind drei männliche und drei weibliche Charaktere im Alter zwischen 20 und 60 Jahren aus verschiedenen ethnischen Gruppen. In den Beispielen, mit denen der Patient arbeitet, sind alle Charaktere vertreten, doch ist es nicht unüblich, dass manche Benutzer sich besonders mit einem oder zwei spezifischen Charakteren identifizieren. Während der Entwicklung der CD-ROM wurden spezielle Testsitzungen mit weißen und afroamerikanischen Männern und Frauen durchgeführt.

12.3 Erfahrungen mit der Anwendung des Programms

Um die Praktikabilität und Akzeptanz dieser CD-ROM-basierten Behandlung für BED zu prüfen, wurde eine Pilotstudie mit 66 übergewichtigen Teilnehmern durchgeführt. Die Teilnehmer wurden der CD-ROM-Bedingung oder einer herkömmlichen Gruppen-CBT oder einer Wartelistenbedingung zugewiesen. Eingeschlossen wurden übergewichtige Frauen (BMI>27) im Alter zwischen 18 und 60 Jahren mit einer aktuellen BED-Diagnose auf der Basis des strukturierten Interviews für DSM-IV (First et al. 1997) oder mit subsyndromaler BED (mit mindestens zwei objektiven Essanfällen pro Monat), die regelmäßig Zugang zu einem IBM-kompatiblen Computer hatten. Ausgeschlossen wurden Personen mit aktueller Anorexia nervosa, Bulimia nervosa, schwerer Depression oder suizidalen Tendenzen sowie Personen, die Medikamente zur Gewichtskontrolle einnahmen oder kognitive Beeinträchtigungen aufwiesen.

Die Teilnehmer der Gruppenbedingung erhielten zehn wöchentliche CBT-Sitzungen. Die Sitzungen dauerten je 90 Minuten, die Gruppe umfasste 7–10 Teilnehmer und wurde von einem promovierten klinischen Psychologen geleitet. Grundlage war das Handbuch »Cognitive-Behavioral Treatment for Healthy Eating and Weight Control« (Bulik 1997). Zum Inhalt der Behandlung gehörten die Psychoedukation zum Thema gesunde Ernährung, das Führen eines Ess- und Verhaltenstagebuchs, das Erkennen von Gedanken, Gefühlen und Verhaltensweisen im Zusammenhang mit Binge-Eating-Episoden, der Umgang mit automatischen Gedanken und deren Umstrukturierung sowie Techniken zur Vermeidung von ungesundem Essverhalten. Die Teilnehmer der CD-ROM-Bedingung erhielten das POWER-Programm mit der Empfehlung, es innerhalb von 10 Wochen durchzuarbeiten. Den Teilnehmern war ein kurzer Telefonkontakt pro Woche mit dem Projektteam gestattet, um technische Aspekte des Programms abzuklären. Die Patienten in der Warteliste-Bedingung wurden darüber informiert, dass sie nach 10 Wochen zu einem erneuten Interview eingeladen würden und dann entscheiden könnten, ob sie an der Gruppentherapie teilnehmen oder das CD-ROM-basierte Behandlungsprogramm absolvieren möchten.

Die Ergebnisse zeigten, dass 68% der Teilnehmer der CD-ROM-Bedingung bis zum Ende der Studie dabei blieben, in der Gruppenbehandlung waren es 59% und in der Warteliste-Bedingung 91% (Shapiro et al. 2007). Dieser hohe Anteil in der Warteliste-Bedingung hat seine Ursache vermutlich darin, dass die Warteliste keine Aktivität verlangte und/oder, dass die Teilnehmer Aussicht auf eine kostenlose Behandlung in 10 Wochen hatten. Die CD-ROM-basierte Behandlung erwies sich als gut akzeptiert; 67% der Teilnehmer berichteten, dass sie die CD-ROM in den 2 Monaten nach Abschluss der Studie weiterhin nutzten. Nach Ablauf der 10 Wochen für die Warte-listen-Teilnehmer, entschieden sich 75% dieser Gruppe dafür, lieber an der CD-ROM-basierten Behandlung als an der Gruppenbehandlung teilzunehmen. Es scheint also, dass Patienten, wenn sie die Wahl haben, ein computergestütztes, in Hinblick auf das Tempo flexibles und interaktives Selbsthilfeprogramm, das sie nach Belieben anwenden können, gegenüber einer strukturierten Gruppentherapie bevorzugen. Außerdem scheint die Abbruchquote bei der CD-ROM-basierten Behandlung niedriger zu sein als bei der strukturierten Gruppentherapie. Die Teilnehmer in der CD-ROM-Bedingung arbeiten auch nach Abschluss des Programms mit dem Material weiter, sei es, um die Behandlung weiterzuführen oder zu wiederholen oder um erreichte Veränderungen zu stabilisieren. Insgesamt konnten also erste positive Ergebnisse für diese kostengünstige Intervention nachgewiesen werden. Neben der eigentlichen Behandlung kann die CD-ROM auch als Ergänzung zu einer Gruppen-, Einzel- oder Pharmakotherapie eingesetzt werden, aber auch zur Erhaltungstherapie sowie zur Rückfallprävention. Diese Behandlungsform ist u. U. besonders hilfreich für Personen, die keine traditionelle Behandlung aufnehmen möchten oder Probleme mit den Anforderungen haben, sei es aufgrund des finanziellen oder zeitlichen Aufwands oder aufgrund anderer logistischer Hindernisse.

> ❶ Zusammenfassend konnte die beschriebene Studie zeigen, dass das CD-ROM-basierte Programm POWER praktikabel ist; alle Teilnehmer waren im-
> ▼

stande, ohne Probleme mit dem Programm umzugehen. Außerdem stieß das Programm sowohl bei denjenigen auf Akzeptanz, die es benutzten, als auch bei Patienten auf der Warteliste, die es erst noch bekommen sollten. Ein Problem bei der Evaluation des Programms besteht darin, dass weder die Häufigkeiten der Benutzung noch die mit dem Programm verbrachte Zeit erfasst werden konnten. Entsprechend wäre es wichtig, die Teilnehmer aufzufordern, diese Aspekte zu protokollieren oder eine systemimmanente Kontrolleinrichtung zu entwickeln, um genauere Informationen zu erfassen. Dies ist insofern relevant, als man bevor man definitive Aussagen über die Effektivität des Programms bei einem Teilnehmer machen kann, zunächst Informationen darüber braucht, ob er es überhaupt im therapeutisch empfohlenen Umfang benutzt hat.

12.4 Ausblick

Die Pilotstudie wurde konzipiert, um die Praktikabilität und die Akzeptanz des Programms zu testen. Es ist geplant, in weiteren Studien die Dosis der Intervention zu erhöhen (sowohl bezüglich der Intensität als auch der Dauer), um einen Effekt auf die Abstinenz von Binge Eating und auf das Gewicht der Teilnehmer zu erreichen. Die hier vorgestellte Studie war zur Klärung der genannten Fragen (Machbarkeit und Akzeptanz) geeignet; für die Untersuchung der Effektivität in Hinblick auf diese Behandlungsziele wird jedoch eine längere Behandlungszeit benötigt. Außerdem muss darauf hingewiesen werden, dass an der Pilotstudie Patienten teilnahmen, die wir typischerweise in unserer Klinik antreffen (d. h. Patienten, die nicht die vollen BED-Kriterien erfüllen, aber mindestens zweimal im Monat eine Essattacke erleben). Entsprechend können die Ergebnisse nur begrenzt auf Patienten mit voll ausgeprägten BED-Kriterien generalisiert werden. Künftige Studien sollten deshalb computerbasierte Interventionen auch speziell mit stärker beeinträchtigten Teilnehmern durchführen.

Berichte der Teilnehmer an POWER (s. Exkurs) bestätigen, dass das Programm vielen Teilnehmern Spaß gemacht hat; andere dagegen wünschten sich mehr Unterstützung und mehr Interaktion. Ziel ist es deshalb, eine internetbasierte Version von POWER zu entwickeln. Dabei sollen Möglichkeiten zur Interaktion zwischen den Teilnehmern sowie zur Beratung durch einen Therapeuten realisiert werden. Derartige Maßnahmen haben sich bei Gewichtsabnahmeprogrammen in Stichproben mit adipösen Patienten als effektiv erwiesen (Tate et al. 2001, 2003) und auch bei Programmen zur Aufrechterhaltung der Behandlungserfolge bei Bulimia nervosa (Bara-Carril et al. 2004). Da in den USA die große Mehrheit der Bevölkerung einen Internetzugang zu Hause hat (http://www.nielsen-netratings.com/pr/pr_060314.pdf), kann man davon ausgehen, dass viele Patienten das geplante Programm in ihrer privaten Umgebung nutzen können.

Exkurs

Berichte von Teilnehmern
Tanya:
»Ein typischer Essanfall sah bei mir so aus: Ich gehe zum Kühlschrank (wenn mich niemand sieht) und sage zu mir: ,Ich will ja nur einen winzigen Löffel von dem Eis, einen einzigen Löffel, dann halt noch einen, und das Nächste, was ich sehe, ist, dass da nur noch 2 Löffel Eis in der Schachtel sind. Ich stelle die dann wieder in den Kühlschrank und hoffe einfach, dass niemand bemerkt hat, dass ich das alles auf einmal, gewissermaßen im Vorbeigehen, aufgegessen habe. Und wenn ich gefragt werde,

leugne ich es einfach. Und dann bekomme ich Schuldgefühle und schwöre mir, dass ich das nie wieder tue. Und bis zum nächsten Mal tue ich es auch nicht mehr … Ich gehe mit mir ins Gericht, weil ich keine Willenskraft habe und ich hasse es, wie ich im Spiegel aussehe, mein Spiegelbild ekelt mich an.

Als ich mit der CD-ROM arbeitete, fand ich es hilfreich, auf den Videoclips zu sehen, wie die echten Menschen mit ihren Schwierigkeiten fertig werden. Es hilft dir zu sehen, dass du nicht die Einzige bist, die ein Problem hat und das wiederum hilft dir, mit den Gefühlen von Scham und Peinlichkeit fertig

▼

zu werden. Und es macht Hoffnung zu sehen, wie sie allmählich über ihre Probleme wegkommen. Und dann bringt die CD ja hilfreiche Ratschläge, wie man Schritt für Schritt das tut, was machbar ist, um da rauszukommen. Wenn es möglich wäre, beim Arbeiten mit dem Programm die eigenen Gedanken und Handlungen direkt auf der CD zu dokumentieren (Interaktion mit der CD), würde man sich vielleicht noch aktiver und selbstverantwortlicher fühlen.«

Weitere Kommentare von Teilnehmern:

»Für mich war das Programm sehr hilfreich … Ich habe eine Menge darüber gelernt, warum ich manchmal die Kontrolle über mein Essverhalten verliere und was ich tun sollte, um sie wieder zu gewinnen.«

»Mir gefiel das Konzept, mit einer CD zu arbeiten, denn das kann ich immer dann tun, wenn es mir gerade passt.«

»Der psychologische Aspekt der CD-Behandlung (POWER) hat mir besonders gut gefallen. Ich weiß, dass ich selbst mein schlimmster Feind bin und mithilfe von POWER konnte ich Distanz gewinnen und meine mentalen und emotionalen Prozesse analysieren und dann schauen, wie ich die Erkenntnisse in Handlung umsetze.«

»Mir hat die CD-ROM (POWER) sehr gut gefallen. Sie lieferte mir eine Fülle nützlicher Informationen. Es tat mir gut, zu sehen wie andere, die so sind wie ich, Informationen über vernünftige Essgewohnheiten bekamen.«

»Die CD war toll: Benutzerfreundlich und voll wichtiger Informationen. Sehr hilfreiche Tipps, wie man das eigene Verhalten verändern kann. Das Einzige, was man braucht, ist die Bereitschaft, die CD zu benutzen.«

Fazit

Etwa 3,5% Frauen und 2% Männer erfüllen die Kriterien einer BED (Hudson et al. 2007). Etwa 34% der adipösen Patienten leiden unter Binge Eating (Yanovski et al. 1993). Angesichts der steigenden BED-Prävalenz, der in der Bevölkerung immer häufiger auftretenden Adipositas (Hedley et al. 2004) und der damit verbundenen Risiken für die körperliche und seelische Gesundheit (Reichborn-Kjennerud et al. 2004) ist es von erheblicher Bedeutung, neue Behandlungsmethoden zu entwickeln. Für verschiedene Krankheits- und Störungsbilder liegen vielversprechende Ergebnisse für computerbasierte Interventionen vor. Diese Ansätze können möglicherweise eine sinnvolle Alternative zu Face-to-Face-Interventionen sein, sodass beispielsweise Personen, die sich nicht in eine traditionelle Behandlung begeben können oder wollen, eine Therapiealternative angeboten werden kann. Auch für Patienten, die auf die Standardbehandlungen nicht ansprechen, könnten computervermittelte Interventionen eine alternative Behandlungsmöglichkeit darstellen. Ferner ist es denkbar, existierende Behandlungsansätze durch eine computerisierte Komponente zu ergänzen; sie könnten Menschen zu einem Verständnis der kognitiven Verhaltenstherapie verhelfen, sodass sie sich daraufhin eventuell entscheiden, sich in eine Einzeltherapie zu begeben. Darüber hinaus kann ein computervermitteltes Selbsthilfeprogramm Teil einer Stepped-Care-Behandlung sein, in welcher eine intensivere Behandlung (beispielsweise Einzeltherapie) für Patienten zum Einsatz kommt, die nicht von leichter erreichbaren und kostengünstigen Behandlungsformen (wie etwa Selbsthilfe oder Gruppentherapie) profitieren (Bower u. Gilbody 2005). Die Entwicklung weiterer Behandlungsprogramme sowie die Verbreitung effektiver Interventionen sind dringend erforderlich, damit diese innovative Form der Unterstützung sowohl Patienten als auch Therapeuten in der Gesamtpopulation zur Verfügung gestellt werden kann.

Literatur

Agras WS (1993) Short-term psychological treatments for binge eating. In: Fairburn C, Wilson G (eds.) Binge eating: nature, assessment and treatment. Guilford Press, New York, pp 270–286

Agras WS, Telch C, Arnow B, Eldredge K, Wilfley D, Raeburn S et al. (1994) Weight loss, cognitive-behavioral, and desipramine treatments in binge eating disorder: An additive design. Behav Res Ther 25:225–238

American Psychiatric Association (2000) Diagnostic and statistical manual of mental disorders. Fourth edition text revision. American Psychiatric Association Press, Washington D.C.

Andrewes DG, O'Connor P, Mulder C, McLennan J, Derham H, Weigall S, Say S (1996) Computerised psychoeducation for patients with eating disorders. Aust N Z J Psychiatry 30(4):492–497

Bara-Carril N, Williams CJ, Pombo-Carril MG et al. (2004) A preliminary investigation into the feasibility and efficacy of a CD-ROM-based cognitive-behavioral self-help intervention for bulimia nervosa. Int J Eat Disord 35(4):538–548

Beck JS (1995) Cognitive Therapy: Basics and Beyond. Guilford Press, New York

Berkman ND, Lohr KN, Bulik CM (2007) Outcomes of eating disorders: A systematic review of the literature. Int J Eat Disord 40:293–309

Bower P, Gilbody S (2005) Stepped care in psychological therapies: Access, effectiveness and efficiency. Narrative literature review. Br J Psychiatry 186:11–17

Bulik CM, Sullivan PF, Kendler KS (2002) Medical and psychiatric morbidity in obese women with and without binge-eating. Int J Eat Disord 32:72–78

Bulik CM (1997) Cognitive-behavioral modules for successful weight control. Unpublished manual. Eating Disorders Clinic, MCV Hospitals at Virginia Commonwealth University

Cachelin FM, Striegel-Moore RH, Elder KA, Pike KM, Wilfley DE, Fairburn CG (1999) Natural course of a community sample of women with binge eating disorder. Int J Eat Disord 25(1):45–54

de Zwaan M, Mitchell J, Seim H, Specker S, Pyle R, Raymond N, Crosby RB (1994) Eating related and general psychopathology in obese females with binge-eating disorder. Int J Eat Disord 15:43–52

Fairburn CG, Marcus MD, Wilson GT (1993) Cognitive behavioural therapy for binge eating and bulimia nervosa: A comprehensive treatment manual. Guilford Press, New York

Fichter MM, Quadflieg N, Gnutzmann A (1998) Binge eating disorder: Treatment outcome over a 6-year course. J Psychosom Res 44(3-4):385–405

First M, Spitzer R, Gibbon M, Williams J (1997) Structured Clinical Interview for DSM-IV Axis I Disorders, Research Version, Patient Edition. Biometrics Research, New York

Grilo CM, Masheb RM (2005) A randomized controlled comparison of guided self-help cognitive behavioral therapy and behavioral weight loss for binge eating disorder. Behav Res Ther 43(11):1509–1525

Hedley AA, Ogden CL, Johnson CL, Carroll MD, Curtin LR, Flegal KM (2004) Prevalence of overweight and obesity among US children, adolescents and adults, 1999–2002. Jama 291(23):2847–2850

Hudson JI, Hiripi E, Pope HG Jr, Kessler RC (2007) The prevalence and correlates of eating disorders in the National Comorbidity Survey Replication. Biol Psychiat 61:348–358

Micco N, Gold B, Buzzell P, Leonard H, Pintauro S, Harvey-Berino J (2007) Minimal in-person support as an adjunct to Internet obesity treatment. Ann Behav Med 33:49–56

NICE (2004) In: National Institute for Clinical Excellence. http://www.nice.org.uk/page.aspx?o=101239

Nielson Net Ratings (2006) Two-thirds of active US web population using broadband, up 28 percent year-over-year to an all time high, according to Nielson/Net Ratings. http://www.nielsen-netratings.com/pr/pr_060314.pdf

Olmsted MP, Davis R, Garner DM, Eagle M, Rockert W, Irvine MJ (1991) Efficacy of a brief group psychoeducational intervention for bulimia nervosa. Behav Res Ther 29(1):71–83

Reichborn-Kjennerud T, Bulik CM, Sullivan PF, Tabmbs K, Harris JR (2004) Psychiatric and medical symptoms in binge eating in the absence of compensatory behaviors. Obes Res12(9):1445–1454

Santonastaso P, Ferrara S, Favaro A (1999) Differences between binge eating disorder and nonpurging bulimia nervosa. Int J Eat Disord 25(2):215–218

Shapiro J, Reba-Harrelson L, Dymek-Valentine M, Woolson S, Hamer R, Bulik CM (2007) Feasibility and acceptability of CD-ROM-based cognitive-behavioural treatment for binge-eating disorder. Eur Eat Disord Rev 15:175–184

Stunkard AJ (1959) Eating patterns and obesity. Psychiatr Q 33:284–295

Tate DF, Jackvony EJ, Wing, RR (2003) Effects of Internet behavioral counseling on weight loss in adults at risk for Type 2 diabetes: A randomized trial. JAMA 289:1833–1836

Tate DF, Wing RR, Winett, RA (2001) Using Internet technology to deliver a Behavioral weight loss program. JAMA 285:1172–1177

Wells A, Garvin V, Dohm FA, Striegel-Moore RH (1997) Telephone-based guided self-help for binge eating disorder: A feasibility study. Int J Eat Dis 21:341–346

Yanovski SZ, Nelson JE, Dubbert. BK, Spitzer RL (1993) Association of binge eating disorder and psychiatric comorbidity in obese subjects. J Psychiatry150:1472–1479

8 Expositionsbehandlung von Flugphobie mithilfe virtueller Realität

Andreas Mühlberger, Harald Krebs, Paul Pauli

13.1   Hintergrund

13.1.1   Therapie spezifischer Phobien

Die kognitive Verhaltenstherapie ist die Standardbehandlung spezifischer Phobien. Ziel der Behandlung ist eine Verringerung der durch bestimmte Situationen oder Objekte ausgelösten phobischen Angst und des damit verbundenen Vermeidungsverhaltens. Speziell die **Reizexposition und Reaktionsverhinderung**, häufig als Expositionstherapie bezeichnet, hat sich als äußerst erfolgreiche Methode zur Bewältigung spezifischer Phobien bewährt. Die Erfolgsquote der Expositionstherapie liegt zwischen 77-95% (Öst 2000). Die theoretische Grundlage beschreiben Netzwerktheorien der Emotionsverarbeitung (z. B. Foa u. Kozak 1986).

Bei der Expositionstherapie werden die Patienten dazu angeleitet, angstbesetzte Objekte oder Situationen nicht mehr zu vermeiden, sondern gezielt aufzusuchen. Wichtig ist dabei die vorhergehende gemeinsame Erarbeitung des Therapierationals. Zunächst werden Informationen zur Angst vermittelt und danach für jeden Patienten individuell der Verlauf und die Symptomatik der Störung sowie im Rahmen einer Verhaltensanalyse die auslösenden Bedingungen, die Reaktionen und die Konsequenzen der Angst oder des Vermeidungsverhaltens exploriert. Der Patient soll verstehen, dass es aufgrund von kognitiven und biopsychologischen Mechanismen notwendig ist, sich ganz auf die erlebte Angst einzulassen und keine Vermeidungsstrategien oder Rituale zur Verminderung der Angst anzuwenden. Nur so kann er erleben, dass die Angst unbegründet ist, sich die Angst im Verlauf der Exposition vermindert (Habituation), die befürchteten Katastrophen nicht eintreten und er die Situation ohne Vermeidung bewältigen kann.

Die verhaltenstherapeutische Methode der Exposition zur Behandlung von Angststörungen eignet sich aufgrund der Möglichkeit eines standardisierten Vorgehens besonders gut für den Einsatz von Computern. Computersysteme zur Behandlung von Angststörungen untersuchten schon Peter Lang und Kollegen im Jahre 1970 (Lang et al. 1970). Die neueste Entwicklung geht in Richtung einer Simulation von angstauslösenden Umwelten mittels virtueller Realität (VR).

Virtuelle Realität ist eine neue Form der Mensch-Computer-Interaktion, bei der der Nutzer nicht mehr nur Beobachter von Bildschirmpräsentationen, sondern ein aktiver Teilnehmer in einer computergenerierten dreidimensionalen Umgebung ist. Der Nutzer soll sich in der virtuellen Realität möglichst natürlich bewegen können, Feedback über seine Aktivitäten bekommen und gegebenenfalls mit der dargebotenen Welt oder anderen Nutzern interagieren. Das Ziel ist, eine möglichst hohe Immersion (Abdeckung der Sinne mit virtuellen Sinneseindrücken) zu erreichen und damit das Gefühl von Präsenz (subjektives Gefühl des Eintauchens) in der virtuellen Realität zu ermöglichen.

Virtuelle Realitäten wurden erfolgreich zur Behandlung von verschiedenen Phobien, insbesondere spezifischen Phobien, eingesetzt. Inzwischen wurden Studien durchgeführt, die VR-Expositionstherapie (VRET) mit Exposition in vivo verglichen und keine Unterschiede in der Effektivität fanden (z. B. Emmelkamp et al. 2001). Mehrere Überblicksarbeiten fassen den aktuellen Forschungsstand zusammen (Anderson et al. 2004; Krijn et al. 2004b; Pull 2005). Ein wichtiges Fazit dieser Studien ist, dass die VRET umso erfolgreicher ist, je einfacher der phobische Reiz oder die phobische Situation in der virtuellen Welt nachgebildet werden kann. Besonders intensiv wurde in den vergangenen Jahren die Behandlung der Flugangst untersucht, auf die auch das hier dargestellte Therapieprogramm abzielt.

13.1.2   Virtuelle Realität bei Flugphobie

In Deutschland geben nach repräsentativen Umfragen 10-16% der Bevölkerung an, unter Flugangst zu leiden, weitere 20% fliegen nur mit deutlichem Unbehagen (Institut für Demoskopie Allensbach 2003). Spezifische Phobien mit Angst vor dem Fliegen als zentrale Symptomatik haben eine Punktprävalenz von 2,6% (Fredrikson et al. 1996). Neben der weiten Verbreitung der Flugangst ist ein zusätzliches Problem, dass die Betroffenen sehr häufig versuchen, ihre Angst durch Alkohol, Medikamente oder sonstige Drogen zu bewältigen (Wilhelm u. Roth 1997).

Viele flugängstliche Patienten berichten, dass sie immer wieder Flugreisen unternehmen und sich damit ihrer Angst aussetzen, die Angst während der Flüge aber nicht nachlässt und ihre Flugangst insgesamt nicht geringer werde. Gezieltes Nachfragen zeigt, dass diese Patienten sich während der Flüge ablenken, Medikamente einnehmen oder mit »Ritualen« die Angst zu kontrollieren versuchen. Solches Vermeidungsverhalten verhindert aber eine Habituation und die effektive Bewältigung der Angst (Foa u. Kozak, 1986). Für Patienten, denen es schwer fällt, sich auf die Expositionsübung einzulassen und die aufkommende Angst ohne Vermeidungsverhalten zu erleben, wird bei der Behandlung oft ein graduiertes Vorgehen gewählt, bei dem die Exposition mit weniger angstauslösenden Situationen beginnt. Die Möglichkeit einer graduierten Reizexposition in vivo ist aber bei der Flugangst nicht gegeben. Hier kann VRET Abhilfe schaffen.

Zur Verwendung für die VRET wird gewöhnlich der Innenraum einer Passagiermaschine als dreidimensonales Modell erstellt und mit entsprechenden Texturen möglichst realistisch modelliert. Die virtuellen Flüge mit Start und Landung werden über ein Head Mounted Display (HMD) mit integriertem Kopfhörer dargeboten und beinhalten Fluggeräusche und verschiedene Ansagen des Flugpersonals. Meist werden in einer oder wiederholten Sitzungen mehrere virtuelle Flüge durchgeführt, bei denen man z. B. beim Blick aus dem Fenster den Flughafen oder während des Fluges die Wolken sehen kann. Die Systeme werden teilweise unterstützt durch Subwoofer, mit denen Vibrationen simuliert werden, oder Bewegungsplattformen, die Beschleunigungen sowie Turbulenzen simulieren können. Neben der Auswahl von verschiedenen Flugphasen und einer variablen Gestaltung der Länge der Flüge

kann der Therapeut je nach Bedarf akustische (z. B. Donner) oder vestibuläre Reize (z. B. Turbulenzen) aktivieren, um so eine optimale individuelle Anpassung der Simulation an die speziellen Anforderungen zu erreichen. Während der Exposition bleibt der Therapeut über Mikrofon und Lautsprecher mit dem Klienten in Kontakt und kann z. B. kognitive Interventionen durchführen. Die Art und Dauer der Therapie ist sehr unterschiedlich. So wurde VRET als alleinige Therapie sowie als Teil einer längeren Therapie mit zusätzlichen Komponenten eingesetzt und die Dauer der VR-Exposition variierte zwischen einer und fünf Sitzungen.

Kürzlich erschienene Reviews geben einen umfassenden Überblick über den aktuellen Forschungsstand zur VRET bei Flugangst (Anderson et al. 2004; Krijn et al. 2004b; Pull 2005). Kombinationsbehandlungen, die aus der Vermittlung und dem Üben von Angstbewältigungstechniken sowie VRE bestehen, sind besonders häufig (z. B. Rothbaum et al. 2000; Wiederhold u. Wiederhold, 2003). Allerdings liegen auch Studien vor, die Flugangst unter alleiniger Anwendung der VRET erfolgreich behandeln konnten (z. B. Mühlberger et al. 2003).

> Da die Expositionstherapie in vivo besonders bei Flugangst sehr zeit- und kostenintensiv ist (zusätzliche Flugkosten für Patient und therapeutische Begleitung) und deshalb meist nicht oder nur sehr begrenzt durchgeführt wird, kann die Exposition in virtueller Realität (VR) eine interessante Alternative darstellen.

Insbesondere hervorzuheben sind die hohe Akzeptanz bei Betroffenen (Garcia-Palacios et al. 2001) sowie die optimalen Möglichkeiten, die Exposition zu wiederholen und an die individuelle Angst der Patienten anzupassen.

Vorteile der VRET bei Flugangst

- Kostengünstiger als In-vivo-Exposition (realer Flug)
- Geringerer organisatorischer Aufwand als ein realer Flug
- Wiederholte Exposition ist einfach realisierbar
- Einzelne Flugphasen (z. B. der Start) und spezifische Angstauslöser (z. B. Turbulenzen) sind nach Bedarf realisierbar und wiederholbar
- Die Stimuli sind vollständig kontrollierbar

- Die Reaktionen des Patienten können genau beobachtet und erfasst werden
- Die Patienten können leicht motiviert werden, alternatives Verhalten zu erproben
- Es bestehen eine hohe Akzeptanz und eine niedrige Schwelle für die Inanspruchnahme
- Im Gegensatz zur In-sensu-Exposition sind auch Personen mit geringem Imaginationsvermögen behandelbar

Andere IT-basierte Programme zur Behandlung von Flugangst

Zur Behandlung der Flugangst wurden neben VRET auch Multimediaanwendungen (in Deutschland: Psycho-Vision GmbH in Kempten) und computerisierte Formen der graduierten Reizkonfrontation in sensu (Bornas et al. 2001, 2002) entwickelt. Außerdem existieren Therapiemanuale als Selbsthilfeanleitungen (Beckham et al. 1990). Solche Selbsthilfeanleitungen werden auch in Form von CD unter Nutzung von Bild und Ton angeboten und haben sich in ersten Untersuchungen als erfolgreich erwiesen. Bei diesen Anwendungen ist eine entscheidende Frage, inwieweit es möglich ist, die Teilnehmer durch die Anleitung zu einer effektiven Selbstexposition zu motivieren.

13.2 Beschreibung der VR-Expositionstherapie (VRET)

13.2.1 Beschreibung des Mediums, technische Aspekte

Flugsimulator

Grundsätzlich kann eine virtuelle Welt von Standardcomputern (PC) mit einer aktuellen Grafikkarte erzeugt werden, es sind keine aufwändig zu bedienenden und teuren Rechnersysteme mehr notwendig. Die Darbietung der virtuellen Welt erfolgt meist mittels eines Head Mounted Display (HMD; ◻ Abb. 13.1). Dieses vermittelt die visuellen Informationen über zwei kleine LCD-Bildschirme, die mittels einer Kopfhalterung direkt vor dem Auge positioniert werden. Über diese LCD-Displays wird die virtuelle Realität präsentiert und die reale Umgebung gleichzeitig ausgeblendet. Die Kopfbewegungen werden über einen integrierten Bewegungs- bzw. Orientierungsdetektor (Trackingsystem) erfasst, sodass die visuellen Informationen den Kopfbewegungen in Echtzeit angepasst werden. Zusätzlich sind am HMD Kopfhörer angebracht, über die akustische Informationen präsentiert werden.

> ❗ Bei der Simulation mit einem Head Mounted Display (HMD) sorgt ein Orientierungsdetektor dafür, das die visuelle Simulation den Kopfbewegungen angepasst wird. Dies trägt wesentlich zum Gefühl der Präsenz bei.

Zur Vermittlung taktiler Informationen wird oft ein Basslautsprecher verwendet, der Vibrationen erzeugt. Zusätzlich möglich ist die Verwendung einer Bewegungsplattform, die Bewegungen und Beschleunigungen simuliert. Die Bewegungssimulation erfolgt an der Universität Würzburg mit einer Bewegungsplattform von Kraus-Maffei-Wegmann mit 6 Freiheitsgraden, die von einem eigenen 6 D. O.F. Micro-Motion-System von Hydraudyne Systems Engineering gesteuert wird (◻ Abb. 13.1).

Simulation

Während der Simulation befindet sich der Proband in einer virtuellen Boeing 737 Passagiermaschine (◻ Abb. 13.2). Es können standardisierte Flüge von jeweils 20 Minuten Dauer präsentiert werden. Ein solcher Standardflug besteht aus sechs Flugphasen. Nach der Begrüßung durch die Stewardess und den Sicherheitsinstruktionen, die als Video eingespielt werden, erfolgt der Start mit Simulation der Beschleunigung (1), eine erste ruhige Flugphase (2) gefolgt von der ersten Turbulenzphase (3), eine zweite ruhige Flugphase (4), einer zweiten Turbulenz-

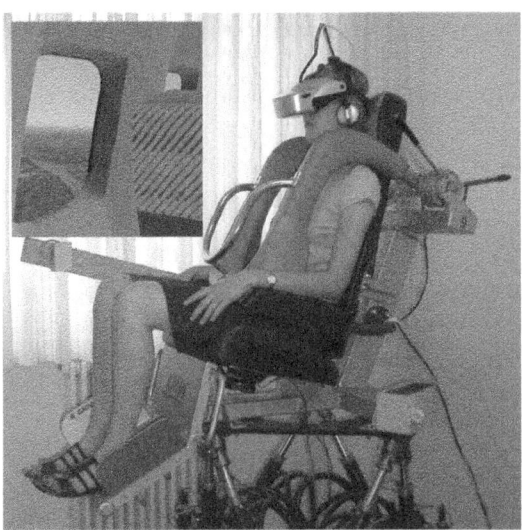

◻ **Abb. 13.1.** Bewegungsplattform

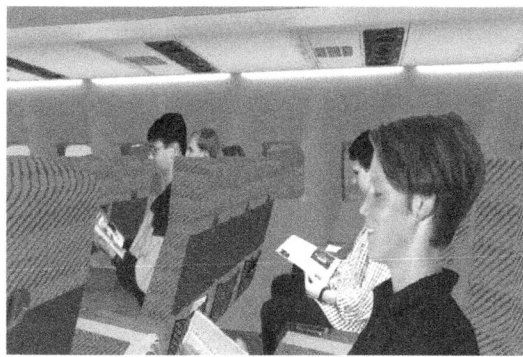

◘ Abb. 13.2. Virtuelle Welten zur Therapie von Flugphobie

phase (5) und der abschließenden Landung (6). Die Turbulenzen werden durch Translations- und Rotationsbewegungen der Bewegungsplattform realisiert. Während der Flüge werden per Kopfhörer Fluggeräusche und originale Ansagen einer Stewardess eingespielt.

13.2.2 Bausteine und Ablauf der VRET zur Behandlung von Flugangst

Das Programm baut auf dem wirksamen verhaltenstherapeutischen Konzept der Exposition in vivo zur Angstbehandlung auf. Da für verschiedene Phobien (z. B. Öst 1996; Öst et al. 1997) nachgewiesen werden konnte, dass für die Exposition in vivo auch eine einzige, zeitlich ausgedehnte Sitzung effektiv ist, haben wir für die Flugangst eine VRET, die in insgesamt vier Stunden an einem oder zwei Terminen durchgeführt wird, entwickelt und wissenschaftlich untersucht (Mühlberger et al. 2003, 2006).

Die Therapie umfasst die folgenden fünf Bausteine, die im Weiteren kurz beschrieben werden:
1. Informationsbroschüre zu Angst und zum Therapierational, die der Patient alleine zuhause bearbeitet,
2. Diagnostik und kognitive Vorbereitung auf die VR-Exposition (1 Stunde),
3. VR-Exposition (3 Stunden),
4. Umsetzung in vivo (realer Flug), die der Patient alleine durchführt,
5. telefonische Nachbesprechung der Erfahrungen.

1. Informationsbroschüre
Die Informationsbroschüre wird dem Patienten eine Woche vor dem Therapietermin per Post zugesandt. Sie vermittelt Information über die Emotion Angst. Stichworte sind die drei Ebenen der Angst, die Funktion des sympathischen und des parasympathischen Nervensystems, das Zusammenwirken der Gedanken, des Verhaltens und der Gefühle sowie die positiven Feedbackschleifen, die zu einer Aufschaukelung der Angst im Sinne eines Teufelskreises führen können. Zusätzlich werden die Entstehung und Aufrechterhaltung von Ängsten erklärt und an Beispielen veranschaulicht. Anschließend werden kurz die Grundlagen von Aerodynamik und technische Aspekte des Fliegens vermittelt. Abschließend wird das Rational der Reizexposition erklärt und der Angstverlauf wird anhand von Schaubildern verdeutlicht. Die Beschäftigung mit der Broschüre kann je nach Bearbeitungsintensität unterschiedlich viel Zeit in Anspruch nehmen. Als Richtwert kann ca. eine Stunde Bearbeitungszeit angenommen werden.

2. Diagnostik und kognitive Vorbereitung
Zu Beginn der Therapiesitzung wird durch eine ausführliche Exploration der Symptomatik die Diagnose bestätigt und notwendige Informationen für die Exposition werden erfasst. Zusätzlich wird mit dem Patienten ausführlich besprochen, wie er das Therapierational auf seine individuellen Ängste und Befürchtungen anwenden kann. Wichtig ist an dieser Stelle, dass das Rational für den Patienten plausibel ist und er die Erklärung auf seine Situation und seine Ängste anwenden kann. Nur so kann gewährleistet sein, dass er auch in der Lage ist, die Exposition erfolgreich durchzuführen. Als abschließende Vorbereitung auf die Exposition in VR wird sowohl der Fall, dass keine Angst auftritt, als auch der Fall, dass starke Angst auftritt, besprochen und es wird vermittelt, dass beide Fälle eine positive Konsequenz für die Bewältigung haben.

3. Exposition in VR
Im Anschluss an die kognitive Vorbereitung wird eine VRE in der Flugsimulation durchgeführt. Dabei wird der Patient in das virtuelle Flugzeug gesetzt und die Simulation beginnt mit den Sicherheitsinstruktionen. Der erste Flug ist meist ein Standardflug von 20 Minuten Dauer. Im Anschluss werden wichtige

Flugphasen individuell für jeden Patienten angepasst, um ihn mit den für ihn relevanten Angstreizen zu konfrontieren. Zusätzlich wird der Patient über automatische Ansagen aufgefordert, seine Angst einzuschätzen. Vom Therapeuten werden zusätzlich die erlebten körperlichen Angstsymptome abgefragt und der Patient wird aufgefordert, sich aktiv den angstauslösenden Symptomen, Gedanken oder Angstreizen zuzuwenden. Dies bedeutet beispielsweise aus dem Fenster zu sehen oder den Gedanken, dass das Flugzeug abstürzen werde, auszuhalten und sich nicht abzulenken. Der Therapeut beobachtet dabei genau, welche Reize Angst auslösen (z. B. bestimmte Turbulenzen) und präsentiert diese Reize wiederholt bis eine Habituation eingetreten ist. Angstauslösende Gedanken sollen nicht vermieden werden, bis ihre Bedrohlichkeit nachlässt. In manchen Fällen wird zusätzlich auch die Methode des »zu Ende Denkens« angewendet, insbesondere wenn Gedanken mit unkonkreten Bedrohungsgefühlen verbunden sind.

Abschließend wird mit dem Patienten der reale Flug vorbereitet. Insbesondere wird besprochen, wie er das Expositionsrational für sich umsetzen kann und wie er das Verhalten, das er in der Simulation geübt hat, auch in der realen Angstsituation einsetzen wird.

4. Realer Flug

Möglichst kurz nach der VRE sollen die Patienten die erlernten und in der Simulation geübten Verhaltensweisen während eines realen Linienfluges anwenden. Dieser Flug findet ohne Therapeut statt, wie dies auch bei späteren Flügen des Patienten der Fall sein wird. Der Patient kann dabei nach seinen eigenen Bedürfnissen und Wünschen einen privaten oder geschäftlichen Flug nutzen oder speziell für die Therapie einen Flug buchen.

5. Nachbesprechung

Die neuen Erfahrungen, die der Patient bei diesem realen Flug gemacht hat, werden in einem Telefongespräch besprochen. Daraus abgeleitet werden mit dem Patienten Möglichkeiten erarbeitet, wie er weiter an der Bewältigung seiner Angst arbeiten oder verhindern kann, dass sich die Angst wieder verstärkt.

13.2.3   Kostenaspekte

Kosten für den Patienten

Die gesetzliche Krankenversicherung übernimmt die Kosten nur für *notwendige* Leistungen unter den Gesichtspunkten von Zweckmäßigkeit und Wirtschaftlichkeit im Rahmen eines begrenzten Leistungskataloges. Die Behandlung von Flugangst ist nach der Definition der Krankenversicherungen aber keine notwendige, sondern eine wünschenswerte Leistung. Deshalb müssen aktuell die Kosten für eine Behandlung an der Hochschulambulanz für Psychotherapie an der Universität Würzburg (300 € plus Flugkosten) vom Patienten selbst getragen werden. Die Kosten liegen über denen für Selbsthilfemanuale, aber deutlich unter den Kosten für eine klassische kognitive Verhaltenstherapie oder Wochenendseminare, die an verschiedenen Flughäfen in Deutschland angeboten werden. Trotz der bestätigten Effektivität muss jedoch berücksichtigt werden, dass eine solche kurze Intervention nicht für alle Patienten im gleichen Maße effektiv ist.

Kosten für Therapeuten oder Kliniken

Die Kosten für die Anschaffung von VR-Systemen sind in den letzten Jahren deutlich gesunken, so dass eine weitere Verbreitung auch in psychotherapeutischen Praxen zu erwarten ist.

> ⓘ Als Ausstattung zur Durchführung einer VRET genügt ein handelsüblicher PC mit aktueller Grafikkarte, ein kostengünstiges HMD sowie die Simulationssoftware.

Die Hardware inklusive HMD und Head Tracking Systemen kann aktuell für ungefähr 2500 € erworben werden. Zusätzliche Kosten entstehen für die Anschaffung einer Bewegungsplattform oder eines Vibrationssystems, die aber keine notwendige Voraussetzung für die Effizienz darzustellen scheinen.

Die notwendige Software ist allerdings kaum kommerziell erhältlich. Die angebotenen Shareware Programme sind nicht sehr benutzerfreundlich. Die Installation, Inbetriebnahme und Wartung können schwierig sein und erfordern technische Kompetenz. Unser VR-System wird zurzeit in einer psychosomatischen Klinik mit durchweg positivem Feedback genutzt.

13.3 Erfahrungen mit dem Einsatz der VRET

13.3.1 Evaluationsstudien

Mehrere kontrollierte Untersuchungen haben belegt, dass die von uns entwickelte VRET bei Flugangst effektiv ist (Mühlberger et al. 2001, 2003, 2006). Aktuell werden mehrere Untersuchungen durchgeführt, bei denen einzelne Aspekte der Exposition variiert werden, um deren Wirkfaktoren weiter aufzuklären und so die Therapieeffektivität zu verbessern. Die Hochschulambulanz für Psychotherapie der Universität Würzburg bietet die VRET aufgrund der belegten Effektivität seit mehreren Jahren erfolgreich an (@http://www.hochschulambulanz.psychologie.uni-wuerzburg.de). Das Therapieangebot wird kontinuierlich wissenschaftlich evaluiert. Erste Analysen der bislang erhobenen Daten zeigen, dass das Programm auch außerhalb kontrollierter Studien effektiv ist. Weitere vergleichbare Angebote in Deutschland sind uns nicht bekannt, werden aber in verschiedenen Zentren in den USA angeboten.

13.3.2 Was gilt es beim Einsatz der VRET zu beachten?

Simulator Sickness

Ein Problem virtueller Welten ist die Möglichkeit, dass Übelkeit oder gar Erbrechen (»simulator sickness«) induziert wird. Die Häufigkeit von Simulator Sickness ist je nach Simulation sehr unterschiedlich. Bei unserer Flugsimulation ist das Problem sehr gering. Durch Vorbefragung kann für jeden Patienten ermittelt werden, wie sehr er für Übelkeit anfällig ist (z. B. auch beim Autofahren). Zusätzlich ist es wichtig, bei stärkerer Übelkeit die Simulation zu unterbrechen und die Gesamtdauer der Simulation zu reduzieren. Unsere Erfahrungen zeigen, dass die Angst in der virtuellen Realität nach 30 Minuten Exposition deutlich abnimmt, also keine länger dauernde ununterbrochene Exposition notwendig ist.

Angst während der Exposition

Ähnlich wie dies auch bei In-vivo-Exposition vorkommen kann, erleben nicht alle Patienten während der VR-Exposition Angst. Um negativen Auswirkungen durch Erwartungseffekte vorzubeugen (»Die VR-Exposition hilft mir nur, wenn ich auch Angst bekomme«), wird vor der Exposition das Rational vermittelt, dass sowohl das Auftreten von Angst als auch das Erleben des Fluges ohne Angst für die Therapie hilfreich ist. Beim Erleben von Angst kann geübt werden, mit dieser besser umzugehen; wenn keine Angst erlebt wird, wird dadurch die Verknüpfung zwischen Flugsituation und Angst geschwächt.

Realer Flug nach der VR-Exposition

Der reale Flug ist kein notwendiger Bestandteil unseres Therapieangebots an der Hochschulambulanz. Die Patienten werden aber motiviert, für die Zeit nach der VR-Exposition einen Flug zu buchen, um das Erlernte möglichst direkt in einem realen Flug zu üben. Auch wenn uns keine wissenschaftlichen Daten dazu vorliegen, gehen wir davon aus, dass es von Vorteil ist, möglichst bald nach der VR-Exposition einen realen Flug zu absolvieren, um eine optimale Generalisierung zu erreichen. Nach unseren Erfahrungen entscheiden sich die meisten Patienten, die Therapie auf einen Zeitpunkt direkt vor einer ohnehin geplanten Flugreise zu legen und keinen zusätzlichen Flug für die Therapie zu buchen.

Exkurs

Fallbeispiel

Die 48-jährige Patientin Frau P. nahm Kontakt mit der Hochschulambulanz für Psychotherapie der Universität Würzburg auf, nachdem sie auf das Behandlungsangebot »Flugangst« durch einen Zeitungsartikel aufmerksam geworden war.

In einem kurzen telefonischen Informationsgespräch wurde das Behandlungskonzept erläutert und Rahmenbedingungen vonseiten der Patientin erfragt, um Indikation und Prognose der Behandlung abzuschätzen. Im Falle von Frau P. fielen beide Einschätzungen positiv aus, sodass sie sich schließ-

▼

lich für das Behandlungsprogramm entschied. Da das Training zur Vorbereitung auf einen bereits geplanten Flug dienen sollte, wurde ein Termin für die 4-stündige Blocksitzung in der Woche vor der Abreise vereinbart. Die Informationsbroschüre »Flugangst« und ein Anamnesefragebogen wurden Frau P. zur Vorbereitung auf die Behandlungssitzung zugesandt.

Am Beginn der Behandlungssitzung wurde der Anamnesefragebogen mit Frau P. besprochen. Sie schilderte, dass sie 1975 zum ersten Mal geflogen sei und zunächst keine Angst gehabt habe. 1994 habe sie, ausgelöst durch starke Turbulenzen, erstmals Flugangst während eines Inlandfluges erlebt. Zu dieser Zeit sei sie durch familiäre Probleme (Sorgen um den Sohn) sehr belastet gewesen. Nach 2 Jahren Pause ohne Flugreise habe sie 1996 einen weiteren Flug unternommen, auf dem sie noch stärkere Flugangst erlebt habe. Obwohl sie vorher ein Beruhigungsmittel eingenommen und versucht habe sich abzulenken, sei keine Entspannung eingetreten. Dies sei schließlich ihr letzter Flug gewesen.

Jetzt sei sie nach mehr als 10 Jahren ohne weiteren Flug entschlossen, etwas gegen ihre Flugangst zu unternehmen. Sie fühle sich durch die Flugangst sehr eingeschränkt, da sie mit ihrem Ehemann eine Reise nach Rom unternehmen wolle. Die Anreise mit dem Auto sei umständlich, weswegen sie sich mit dem Training auf den anstehenden Flug vorbereiten wolle. Zusätzlich habe sie Verwandte in den USA, die sie gerne einmal besuchen würde, dies aber aufgrund ihrer Flugangst nicht könne. Sie habe außerdem bemerkt, dass sie mittlerweile auch in anderen Situationen (engen Räumen) zu Angstreaktionen neige, was früher nie der Fall gewesen sei.

Im Hinblick auf den bevorstehenden Flug habe sie am meisten davor Angst, einen Angstanfall im Flugzeug zu erleiden und in dieser Situation keine Hilfe zu bekommen. Insbesondere mache sie sich um möglicherweise auftretende Turbulenzen Sorgen, da sie nicht wisse, wie sie darauf reagieren werde und befürchte, dass diese Panik auslösen werden.

Die kognitive Vorbereitung fiel in diesem Fall sehr kurz aus, da Frau P. die Informationsbroschüre zuhause sehr intensiv bearbeitet und das Behandlungskonzept verstanden hatte. Dennoch wurde noch einmal deutlich gemacht, dass es Ziel der Flugsimulation ist, sie in die angstauslösende Situation zu versetzen. Dies könne – müsse aber nicht – zu Angstreaktionen führen. Im Gegensatz zu ihren früheren Bewältigungsversuchen sei es entscheidend, dass sie sich während des Fluges nicht ablenke. Für das Gelingen der Behandlung sei wichtig, dass sie sehr genau auf ihre körperlichen und gedanklichen Reaktionen während des Fluges achte und sich in die Situation hineinversetze, als ob sie an einem realen Flug teilnehme.

Anschließend wurde mit ihr vor Beginn der virtuellen Flüge kurz besprochen, wie die Simulation gestaltet sein sollte, um Angst auszulösen. Sie schilderte, dass überraschende Bewegungen des Flugzeuges (Turbulenzen) ziemlich sicher Angst bei ihr auslösen würden. Dementsprechend wurden in die drei geplanten Testflüge jeweils zwei Turbulenzphasen eingebaut, wobei Zeitpunkt, Dauer und Intensität zufällig variiert wurden, um Unvorhersagbarkeit und Unkontrollierbarkeit für die Patientin zu maximieren.

Der erste Flug löste bei Frau P. vor allem in der ersten Turbulenzphase deutliche Angstreaktionen aus, die sich auf körperlicher Ebene vor allem in Muskelanspannung und Schwitzen äußerten. Auch in der zweiten Turbulenzphase reagierte sie mit Angst. Auf die Frage, ob sie die erste bzw. die zweite Turbulenzphase unterschiedlich erlebt habe, schilderte sie, dass ihre Angst in der zweiten Phase schon etwas weniger stark gewesen sei. Diese Erfahrung wurde in der Nachbesprechung des ersten Fluges hervorgehoben und betont, dass dies die natürlich eintretende Habituation des Organismus an die Situation anzeige. Spannend sei daher, ob sich dieser Prozess auch in den weiteren Testflügen fortsetze, weswegen sie wiederum ganz genau auf ihre Reaktionen während der Flüge achten und Unterschiede registrieren solle.

Frau P. berichtete in den Folgeflügen einen weiteren Abfall der Angst, was als praktischer Beweis

▼

für das dem Behandlungskonzept zugrunde liegende Angst- und Habituationsmodell gewertet wurde und zu einer Entkatastrophisierung der Angst aufseiten der Patientin führte. Anschließend konnte mit Frau P. der bevorstehende reale Flug geplant werden. Ihr wurde vermittelt, dass es günstig sei, die gleiche Einstellung wie in der Simulation beizubehalten und die eigenen Reaktionen im Flugzeug so zu beobachten, wie es ein Forscher in einem Experiment tun würde. Auch für die Nachbesprechung der Flugangstbehandlung sei dies äußerst wichtig.

Nach ihrer Urlaubsreise meldete sich Frau P. per E-Mail in der Ambulanz, um über ihre Erfahrungen während der beiden Flüge zu berichten. Sie schilderte, dass die Angst so verlaufen sei, wie es in der Blocksitzung vorbesprochen und während der Flugsimulation auch von ihr erfahren worden sei. Während des 90-minütigen Hinfluges habe sie zu Beginn starke Angst erlebt, die im weiteren Verlauf abgenommen habe, nachdem sie die Angst zum ersten Mal auch in einem realen Flug habe »zulassen« können. Auf dem Rückflug sei die Angst sowohl vor als auch während des Fluges bereits wesentlich schwächer gewesen.

Insgesamt sei sie sehr froh über den Ausgang der Behandlung und habe sich fest vorgenommen, in Kürze eine weitere Flugreise zu unternehmen. Langfristig habe sie vor, ihre Verwandten in den USA zu besuchen, was sie bislang immer abgelehnt habe.

In der Katamnese sechs Wochen nach der Behandlung gab die Patientin an, dass sie inzwischen ein weiteres Mal geflogen sei. Auf der Flugangstskala (0 »gar nicht« – 10 »extrem«) schätzte sie ihre aktuelle Flugangst mit 4, ihre Vermeidungstendenz mit 3 ein. Die korrespondierenden Ausgangswerte vor der Behandlung waren 9 bzw. 10. Insgesamt stufte sie das Programm als sehr hilfreich ein.

Weitere Beispiele zur Behandlung von Patienten mit VRET finden sich auch bei Mühlberger et al. (2005, 2007b).

13.4 Ausblick

Neben der Therapie von Angststörungen werden virtuelle Welten auch zur Ablenkung bei Schmerzen (Hoffman et al. 2000), zur Reizexposition bei Abhängigkeit (Lee et al. 2004) sowie zur Diagnostik und Therapie von Aufmerksamkeitsstörungen (Rizzo et al. 2006) erprobt. Insbesondere der Einsatz virtueller Realität zur Diagnostik von psychischen Störungen bietet vielfältige Möglichkeiten (Mühlberger et al. 2007a; Sorkin et al. 2006). Es ist zu erwarten, dass neue Entwicklungen die Einsatzfelder erweitern werden.

Neben dem Einsatz in der klinischen Praxis ist auch die Anwendung von virtuellen Welten für die Therapieforschung durch die gute Kontrolle der Situation hervorzuheben. So wird beispielsweise untersucht, wie die virtuelle Welt gestaltet sein muss, um die Effektivität der Behandlung zu verbessern. Erste Ergebnisse deuten darauf hin, dass die virtuelle Realität nicht notwendigerweise alle Aspekte der realen Situation vermitteln muss (Krijn et al. 2004a). Durch Variation der Exposition kann auch untersucht werden, ob das vermittelte Rational zur Exposition einen Einfluss auf die Effektivität hat oder ob zusätzliche Strategien wie eine Anleitung zur Entspannung oder Atemkontrolle die Effektivität von Expositionsbehandlungen erhöhen können. In einer Studie konnte auch bestätigt werden, dass D-Cycloserine, ein Medikament, das Lernleistungen verbessert, die Effektivität von Expositionsübungen in virtueller Realität verbessern kann, wenn es vor der Sitzung verabreicht wird (Ressler et al. 2004).

Die rasant fortschreitenden Möglichkeiten der Computertechnologie, insbesondere bei der Bereitstellung virtueller Umgebungen, wird die psychische Diagnostik und Therapie von spezifischen Phobien vermutlich entscheidend verbessern. Als zukünftige Entwicklungen sind abzusehen, dass Verhaltensparameter und physiologische Maße zunehmend in die computergestützte Diagnostik und Therapie integriert werden. Dadurch lassen sich relevante Informationen immer zuverlässiger und kostengünstiger erfassen und in entsprechende Therapiemodule integrieren. Es ist zu erwarten, dass die Wirksamkeit der Verfahren auch durch die Vermittlung von VR-Exposition über das Internet und die Rückmeldung physiologischer oder Verhaltensmaße durch Biofeedback während der VR-Exposition gesteigert werden kann.

Fazit

Die Effektivität der VR-Exposition zur Angstbehandlung konnte für Flugangst mehrfach belegt werden (Maltby et al. 2002; Mühlberger et al, 2001; Rothbaum et al. 2002; Wiederhold et al. 2002). Eine Verkürzung von Therapien (sog. One-Session-Therapien) erscheint aufgrund aktueller Forschungsergebnisse eine viel versprechende Möglichkeit, die Kosten-Nutzen-Relation von Interventionen zu erhöhen (Öst 2000). In ersten Untersuchungen erwies sich eine One-Session-Expositionstherapie auch in virtuellen Welten zur Therapie von Flugphobie als erfolgreich (Mühlberger et al. 2003, 2006). Eine ausführliche Vorbesprechung zu Angst und Strategien zur Angstbewältigung steht auch bei der Exposition in virtuellen Welten am Beginn der Behandlung. Es ist zu erwarten, dass die Verfügbarkeit von VR-Systemen zur Angstbehandlung in den nächsten Jahren deutlich zunehmen wird. Die VR-Exposition wird vermutlich auch als Routine-Behandlungsansatz für andere Phobien, bei denen eine Reizexposition in vivo aufwändig ist, eine hohe Verbreitung finden, was eine Effizienzsteigerung verspricht.

Literatur

Anderson P, Jacobs C, Rothbaum BO (2004) Computer-supported cognitive behavioral treatment of anxiety disorders. J Clin Psychol 60:253–267

Beckham JC, Vrana SR, May JG, Gustafson DJ, Smith GR (1990) Emotional processing and fear measurement synchrony as indicators of treatment outcome in fear of flying. J Behav Ther Exp Psy 21:153–162

Bornas X, Tortella-Feliu M, Llabrés J, Fullana MA (2001) Computer-assisted exposure treatment for flight phobia: A controlled study. Psychother Res 11:259–273

Bornas X, Tortella-Feliu M, Llabrés J, Mühlberger A, Pauli P, Barcelo F (2002) Clinical usefulness of a simulated exposure treatment for fear of flying. Int J Clin Hlth Psyc 2:247–262

Emmelkamp PM, Bruynzeel M, Drost L, van der Mast CA (2001) Virtual reality treatment in acrophobia: A comparison with exposure in vivo. Cyberpsychol Behav 4:335–339

Foa EB, Kozak MJ (1986) Emotional processing of fear: Exposure to corrective information. Psychol Bull 9:20–35

Fredrikson M, Annas P, Fischer H, Wik G (1996) Gender and age differences in the prevalence of specific fears and phobia. Behav Res Ther 34:33–39

Garcia-Palacios A, Hoffman HG, See SK, Tsai A, Botella C (2001) Redefining therapeutic success with virtual reality exposure therapy. Cyberpsychol Behav 4:341–348

Hoffman HG, Doctor JN, Patterson DR, Carrougher GJ, Furness TA (2000) Virtual reality as an adjunctive pain control during burn wound care in adolescent patients. Pain 85:305–309

Institut für Demoskopie Allensbach (2003) Allensbacher Berichte Nr. 16: Wieder mehr Flugreisen. Institut für Demoskopie Allensbach

Krijn M, Emmelkamp PM, Biemond R, de Wilde de Ligny C, Schuemie MJ, van der Mast CA (2004a) Treatment of acrophobia in virtual reality: the role of immersion and presence. Behav Res Ther 42:229–239

Krijn M, Emmelkamp PM, Olafsson RP, Biemond R (2004b) Virtual reality exposure therapy of anxiety disorders: A review. Clin Psychol Rev 24:259–281

Lang PJ, Melamed BG, Hart J (1970) A psychophysiological analysis of fear modification using an automated desensitization procedure. J Abnorm Psychol 76:220–234

Lee J, Lim Y, Graham SJ, Kim G, Wiederhold BK, Wiederhold MD, Kim IY, Kim SI (2004) Nicotine craving and cue exposure therapy by using virtual environments. Cyberpsychol Behav 7:705–713

Maltby N, Kirsch I, Mayers M, Allen GJ (2002) Virtual reality exposure therapy for the treatment of fear of flying: A controlled investigation. J Consult Clin Psych 70:1112–1118

Mühlberger A, Herrmann MJ, Wiedemann G, Ellgring H, Pauli P (2001) Repeated exposure of flight phobics to flights in virtual reality. Behav Res Ther 39:1033–1050

Mühlberger A, Wiedemann G, Pauli P (2003) Efficacy of a one-session virtual reality exposure treatment for fear of flying. Psychother Res 13:323–336

Mühlberger A, Herrmann MJ, Bassler M (2005) Spezifische (isolierte) Phobien. In: Bassler M, Leidig S (Hrsg) Psychotherapie der Angsterkrankungen. Thieme, Stuttgart, pp 102–116

Mühlberger A, Weik A, Pauli P, Wiedemann G (2006) One-session virtual reality exposure treatment for fear of flying: One year follow-up and graduation flight accompaniment effects. Psychother Res 16:26–40

Mühlberger A, Bülthoff HH, Wiedemann G, Pauli P (2007a) Virtual reality for psychophysiological assessment of phobic fear: responses during virtual tunnel drives. Psychol Assessment 19:340–346

Mühlberger A, Chatziastros A, Pauli P (2007b) Virtuelle Welten als Therapiesystem gegen Ängste bei Flugreisen und Tunnelfahren. In: Günther A, Hopfinger H, Kagelmann J, Kiefl W (Hrsg) Tourismusforschung in Bayern. Profil Verlag, München, S 343–351

Öst LG (1996) One-session group treatment of spider phobia. Behav Res Ther 34:707–715

13

Öst LG (2000) Spezifische Phobien. In: Margraf J (Hrsg) Lehrbuch der Verhaltenstherapie. Springer, Berlin, pp 29–42

Öst LG, Brandberg M, Alm T (1997) One versus five sessions of exposure in the treatment of flying phobia. Behav Res Ther 35:987–996

Pull CB (2005) Current status of virtual reality exposure therapy in anxiety disorders. Curr Opin Psychiatr 18:7–14

Ressler KJ, Rothbaum BO, Tannenbaum L, Anderson P, Graap K, Zimand E, Hodges L, Davis M (2004) Cognitive enhancers as adjuncts to psychotherapy: use of D-cycloserine in phobic individuals to facilitate extinction of fear. Arch Gen Psychiatr 61:1136–1144

Rizzo AA, Bowerly T, Buckwalter JG, Klimchuk D, Mitura R, Parsons TD (2006) A virtual reality scenario for all seasons: the virtual classroom. CNS Spectr 11:35–44

Rothbaum BO, Hodges L, Smith S, Lee JH (2000) A controlled study of virtual reality exposure therapy for the fear of flying. J Consult Clin Psych 68:1020–1026

Rothbaum BO, Hodges L, Anderson PL, Price L, Smith S (2002) Twelve-month follow-up of virtual reality and standard exposure therapies for the fear of flying. J Consult Clin Psych 70:428–432

Sorkin A, Weinshall D, Modai I, Peled A (2006) Improving the accuracy of the diagnosis of schizophrenia by means of virtual reality. Am J Psychiatr 163:512–520

Wiederhold BK, Jang DP, Gevirtz RG, Kim SI, Kim IY, Wiederhold MD (2002) The treatment of fear of flying: A controlled study of imaginal and virtual reality graded exposure therapy. IEEE T Inf Technol B 6:218–223

Wiederhold BK, Wiederhold MD (2003) Three-year follow-up for virtual reality exposure for fear of flying. Cyberpsychol Behav 6:441–445

Wilhelm FH, Roth WT (1997) Clinical characteristics of flight phobia. J Anxiety Disord 11:241–261

14 Online psychologisch beraten, psychotherapeutisch behandeln und Unfallnachsorge leisten: Das Beispiel www.webtherapie.info

Wilfried Echterhoff

14.1   Hintergrund

14.1.1   Die Notwendigkeit einer internetbasierten Intervention für Unfallopfer

Die im Internet verfügbare Dienstleistung zu Onlineberatung, -unfallnachsorge und -therapie auf @ http://www.webtherapie.info entwickelte sich aufgrund verschiedener praktischer Erfahrungen und Notwendigkeiten aus der therapeutischen Arbeit und der Kooperation mit Organisationen im Bereich Unfallmanagement. Was heute als umfassendes psychologisches Onlineangebot auftritt, ist keinesfalls ein Angebot »um der Möglichkeit technologischer Errungenschaften willen«, sondern stellt eine sinnvolle Ergänzung zur traditionellen Infrastruktur und Methodik psychologischer Arbeit dar und verfügt über eine eigene Geschichte der Entwicklung aus Erfahrung. Erste Ansatzpunkte für die Nutzung der Möglichkeiten moderner Informations- und Kommunikationstechnologien, welche in der Entwicklung von www.webtherapie.info resultierten, stammen aus der Arbeit im Bereich Unfallnachsorge und psychologisches Unfallmanagement.

Für den berufsgenossenschaftlichen Bereich in Deutschland wurde in Kooperationen mit der Berufsgenossenschaft der Straßen-, U-Bahnen und Eisenbahnen sowie den Kölner Verkehrsbetrieben das sog. »Kölner Modell« entwickelt, das nach und nach von den meisten öffentlichen Verkehrsbetrieben in Deutschland übernommen wurde (Echterhoff 2003, in Druck; Halama u. Schwarz 1999; zu den einzelnen Aspekten des Kölner Modells s. Übersicht). Ziel dieses Modells ist es, in enger Kooperation mit arbeitsmedizinischen Diensten und Sozialberatungen der teilnehmenden Organisationen psychologisches Unfallmanagement zu entwickeln, das eine hoch effektive Unfallnachsorge ermöglicht. Insbesondere das Aufgreifen und die Behandlung von akuten Belastungsreaktionen nach einem Unfall sollen der möglichen Ausbildung von posttraumatischen Belastungsstörungen entgegenwirken und eine Chronifizierung negativer Konsequenzen des Extremerlebnisses verhindern. Zentral ist hierbei die Erarbeitung von Erlebens- und Handlungskompetenzen, die durch das Extremerlebnis gestört wurden.

> **Merkmale des Kölner Modells**
> - Integration des Unfallmanagements in die Organisation
> - Präventive Schulungsmaßnahmen für Vorgesetzte und Mitarbeiter
> - Psychologische Ersthilfe am Unfallort
> - Beratung nach dem Unfallereignis
> - Psychotherapie nach dem Unfallereignis
> - Rückkehr in den Alltag
> - Nachsorgephase nach Abschluss der Psychotherapie (z. B. Kontrollgespräch nach etwa 6 Monaten)

Von der psychologischen Ersthilfe am Unfallort bis hin zur vollständigen Wiederherstellung der Fähigkeit, in den beruflichen Alltag zurückzukehren, ergibt sich immer wieder die Notwendigkeit, dass der Klient (alle Personen, die psychologische Hilfe in Form von Beratung, Unfallnachsorge oder Psychotherapie in Anspruch nehmen, werden zur Vereinfachung hier als Klienten bezeichnet) die Dokumentation seiner therapeutischen Arbeit, wie z. B. kontinuierlich zu führende Therapietagebücher oder selbstständig zu bearbeitende Übungsaufgaben, regelmäßig und kurzfristig an den zuständigen Therapeuten übermittelt. Im Rahmen der Entwicklung des Kölner Modells wurde die Möglichkeit des Versands entsprechender Dokumente per E-Mail im Einvernehmen mit den Klienten umgesetzt, da diese Kommunikationsform regelmäßigen und umgehenden Kontakt zwischen Klient und Therapeut erlaubt, ohne auf Erreichbarkeitszeiten Rücksicht nehmen zu müssen. Der Therapeut reagierte auf die übersandten Dokumentationen und erhielt so die therapeutischen Abläufe kontinuierlich aufrecht, was sich positiv auf die Beziehung zwischen Klient und Therapeut auswirkte und die Psychotherapie gut unterstützte. Dieser Eindruck steht in Einklang mit den Arbeiten Pennebakers (z. B. 1997), die darauf hinweisen, dass sich die schriftliche Darstellung eigener Probleme positiv auf das Wohlbefinden auswirken kann.

Ein Ziel bei der Entwicklung des Onlineberatungsangebotes war es, ein sofortiges Hilfeangebot für Personen nach Arbeitsunfällen speziell in kleinen und mittleren Unternehmen verfügbar zu machen, da diese kaum über eigene Mechanismen und personelle Ressourcen zur psychologischen Betreuung unmittelbar nach Unfällen verfügen. Kontakte zu externen Spezialisten sind, auch wenn vorhanden, in der Regel problematisch, da selten ein sofortiger persönlicher Kontakt hergestellt werden kann, der psychologische Ersthilfe und Beratung zum weiteren Vorgehen leisten kann. Es darf letztlich nicht vergessen werden, dass durch den Unfall nicht nur das beteiligte Individuum, sondern gewissermaßen auch die Organisation als Ganzes einem Extremerlebnis ausgesetzt war, wofür womöglich Handlungsmöglichkeiten fehlen.

Etwa zeitgleich wurden im Bereich der Psychotraumatologie verschiedene Onlineangebote entwickelt: Beispielhaft seien hier die Beratung von Kindern und Jugendlichen (Lang 2002), die Behandlung von Traumaopfern und die Beratung von verwaisten Eltern über »Interapy« (@ http://www.interapy.nl) sowie die Prävention von komplizierter Trauer (Wagner et al. 2006) genannt. Weitere Beispiele stellen die Programme »levante« in den Niederlanden (@ http://levante-onlinetherapie.nl) und »Onlinetherapie« in Belgien (@ http://www.onlinetherapie.be) dar.

14.1.2 Das Ziel von www.webtherapie.info

Das erarbeitete Konzept wurde unabhängig von bestimmten Kostenträgern oder spezifischen Einrichtungen konzipiert. Ziel der Entwicklung war es, neue Perspektiven für die psychologische Beratung und die psychologische Psychotherapie zu prüfen und ein entsprechend innovatives Beratungskonzept zu entwickeln. Das entstandene Onlineangebot, welches als fachliche und ökonomische Investition in die Zukunft verstanden werden sollte, wurde als Ergänzung in die übliche Arbeit der psychologischen Psychotherapeuten integriert.

Zur Zielgruppe gehören Personen mit Extremerlebnissen und psychischen Beeinträchtigungen anderer Verursachung. In jedem Fall handelt es sich um Personen, bei denen sowohl eine krankheitswertige Störung als auch psychologischer Beratungsbedarf vorliegt.

🛑 Das Online-Angebot soll

1. Personen in akuten Krisensituationen unmittelbar auffangen,
2. Hilfestellung zur Sondierung von Therapiemöglichkeiten geben bzw. entsprechende Maßnahmen bereitstellen und darüber hinaus
3. in Übergangsphasen (z. B. bei einem Wechsel von stationärer zu ambulanter Behandlung, bei einem Ortswechsel oder bei Wartezeiten in mehrstufigen Rehabilitationsmaßnahmen) Brückenfunktionen erfüllen.

Dabei bleibt der Grundgedanke, dass psychologische Hilfestellung in den meisten Fällen der persönlichen Interaktion zwischen Klient und Berater oder Therapeut bedarf, unangetastet. www.webtherapie.info stellt einen neuen, sich der technischen Möglichkeiten der Gegenwart bedienenden Rahmen für psychologische Intervention zur Verfügung. Inwieweit dieser neue Rahmen Einfluss auf die Inanspruchnahme durch Hilfesuchende sowie auf therapeutische Methoden und Erfolge hat, lässt sich zurzeit nur ansatzweise abschätzen.

14.2 Die Entwicklung von www.webtherapie.info

14.2.1 Konzeptionelle Überlegungen

Zu Beginn der Überlegungen im Jahr 2000 gab es weltweit deutlich weniger praktische und fachliche Vorerfahrungen als heute. Angeregt durch die interdisziplinäre Arbeit im Feld der psychologischen Unfallnachsorge und dem konkret geäußerten Bedarf vonseiten verschiedener Organisationen stellte sich die Frage nach der Möglichkeit, elektronische Kommunikationsmedien für die beratende und therapeutische Arbeit nutzbar zu machen. Insbesondere die »Veröffentlichung« eines solchen Zugangs zu psychologischer (Erst-)Hilfe, indem er unabhängig von Arbeitgebern und anderen Kostenträgern als Onlineangebot im Internet frei verfügbar ist, erschien vielversprechend. Das Internet erlaubt es nicht nur, einer breiten Öffentlichkeit Informationen zur Verfügung zu stellen, sondern es erlaubt ebenfalls, unabhängig von Ort und Tageszeit Anfragen anzunehmen, die unter anderen Umständen womöglich nie geäußert werden würden.

❗ Insbesondere Hilfsbedürftige mit wenig zuverlässigen sozialen Kontakten oder mit psychischen Beeinträchtigungen, bei denen die Inanspruchnahme von professioneller Hilfe aufgrund von Hemmschwellen erschwert wird und Personen, die nur eingeschränkt mobil sind, sollten durch ein entsprechendes Onlineangebot angesprochen und unterstützt werden.

Wesentlich bei den konzeptionellen Überlegungen waren die folgenden Themen, die jeweils für psychologische Beratung und für psychologische Psychotherapie getrennt behandelt wurden:

1. Welche rechtlichen Möglichkeiten und Beschränkungen gibt es für psychologische Interventionen über elektronische Kommunikationsmedien?

2. Welche psychologischen Interventionen über elektronische Kommunikationsmedien könnten erfolgreich sein?

Insgesamt war beabsichtigt, ein multimediales System anzubieten, das folgende Kommunikationsmöglichkeiten erlaubt: Schrift, Sprache, bewegtes Bild und persönlicher Kontakt. Die technischen Voraussetzungen für ein derartiges System sind längst vorhanden und bereits weit verbreitet. Zwar verfügen noch nicht alle potenziellen Klienten über die technische Ausstattung, aber entsprechend dem exponentiell steigenden Verbreitungsgrad solcher Technologien ist die Mehrzahl bereits entsprechend ausgerüstet. Ebenso sind viele Personen bereits daran gewöhnt, ihre persönlichen Kontakte auch (oder sogar ausschließlich) mithilfe elektronischer Kommunikationsmedien zu pflegen oder aufzubauen. Beispiele für Mittel, die den Aufbau emotionaler Beziehungen zwischen Menschen im Internet erlauben, sind Chatrooms, Internetforen und auch das System »Second Life«. Nach Durchsicht der relevanten Literatur folgert auch Ott (2003), dass zwischen Therapeuten und Patienten im Internet eine brauchbare und tragfähige therapeutische Beziehung aufgebaut werden kann.

Daneben steht dem potenziellen Klientenkreis ein deutschlandweites Netz von psychologisch tätigen Beratern und Therapeuten gegenüber, die nach langjähriger Zusammenarbeit (seit 1996) nach wie vor dezentral, d. h. am jeweiligen Ort, aber auch on-line zur Verfügung stehen. Dieses Netz ermöglicht die Annahme von Beratungs- und Therapieanfragen sowohl für den elektronischen Beratungskontext als auch für persönliche (Face-to-Face-) Kontakte.

14.2.2   Welche rechtlichen Möglichkeiten und Beschränkungen gibt es für psychologische Interventionen im Internet?

Die deutsche Ärzteschaft befasst sich seit einigen Jahren regelmäßig mit dem Einsatz von elektronischen Medien in der medizinischen Behandlung. Im Jahresbericht 2005 heißt es dazu:

> Die Berufsordnungsgremien haben sich im Weiteren damit befasst, ob die sog. Onlineberatung berufsrechtlich zulässig ist. Der Ausschuss hat hierzu die Auffassung vertreten, dass eine ausschließliche Onlineberatung ebenso unzulässig ist, wie eine ausschließlich telefonische Beratung und somit gegen § 7 Abs. 3 der (Muster-) Berufsordnung verstößt. Soweit aber im Rahmen einer bestehenden Arzt-Patienten-Beziehung eine Onlineberatung Teil einer Gesamtbehandlung ist, sieht der Berufsordnungsausschuss darin keinen Verstoß gegen § 7 Abs. 3 (Muster-) Berufsordnung, soweit sichergestellt ist, dass auch bei der Nutzung dieses Mediums die Vertraulichkeit der Arzt-Patienten-Beziehung gewahrt ist. (Bundesärztekammer 2006, S. 368)

Mit der Frage der elektronischen Kommunikation zwischen Patient und Arzt befasst sich die Bundesärztekammer in ständigen Ausschüssen. Im Tätigkeitsbericht 2006 teilt sie mit:

> Telematik im Gesundheitswesen (auch Gesundheitstelematik) bezeichnet die gleichzeitige oder verbundene Anwendung von Telekommunikation und Informatik im Gesundheitswesen. International sind auch die Begriffe »e-Health«, »Telehealth« oder »Telemedicine« (Nordamerika) gebräuchlich. Zur Gesundheitstelematik gehören u. a. die Übermittlung medizinischer Daten, der Zugriff auf verteilte elektronische Patientenakten und auch die Telemedizin. Telemedizin weist als

Teilmenge der Telematik einen direkten Zusammenhang zur medizinischen Behandlung auf. Beispiele sind das Telemonitoring von Risikopatienten (z. B. Telekardiologie), die Fernbeurteilung von medizinischen Bilddaten (z. B. Teleradiologie), die Fernmanipulation bei Eingriffen (z. B. Telechirurgie) oder die Beratung von Patienten oder Kollegen über das Internet (Telekonsultation bzw. -konsil). (Bundesärztekammer 2006, S. 279)

Der 109. Deutsche Ärztetag formulierte im Jahr 2006:

> Die Ärztinnen und Ärzte in Deutschland unterstützen den Einsatz neuer Informations- und Kommunikationstechnologien solange diese zum Wohl der Patienten eingesetzt werden und zur Verbesserung von Arbeitsabläufen im Gesundheitswesen beitragen … (Bundesärztekammer 2007, S. 279)

Die Ausführungen der Bundesärztekammer enthalten Begriffsdefinitionen und bereits bekannte Grundsätze, jedoch keine Handlungsanleitungen für die Praxis. Ein besonderer Schwerpunkt wurde bei der Entwicklung von www.webtherapie.info auf berufsrechtliche Themen gelegt, die u. a. durch die Berufsordnung der zuständigen Psychotherapeutenkammer ausformuliert werden. Die erhoffte Orientierungshilfe nach Kontaktierung der zuständigen Psychotherapeutenkammer bzw. deren Vorläufer blieb zu Beginn der Entwicklungsarbeit leider aus. Erst im Jahr 2006 gab die Musterberufsordnung der Bundespsychotherapeutenkammer dazu Auskunft (§ 5, Abs. 5) (▶ Kap. 2 für weitere Erläuterungen zu berufsrechtlichen Aspekten):

> Psychotherapeuten erbringen psychotherapeutische Behandlungen im persönlichen Kontakt. Sie dürfen diese über elektronische Kommunikationsmedien nur in begründeten Ausnahmefällen und unter Beachtung besonderer Sorgfaltspflichten durchführen. Modellprojekte, insbesondere zu Forschung, in denen psychotherapeutische Behandlungen ausschließlich über Kommunikationsnetze durchgeführt werden, bedürfen der Genehmigung durch die Kammer und sind zu evaluieren.

Da eine ausschließliche Behandlung über elektronische Kommunikationsmedien im Rahmen von www.webtherapie.info nicht beabsichtigt war, entfiel die Notwendigkeit einer Genehmigung. Neben rechtlichen Aspekten sind auch ethische Verpflichtungen von Diplom-Psychologen, wie sie vom Berufsverband Deutscher Psychologinnen und Psychologen (BDP) formuliert werden, zu berücksichtigen. Der BDP führt seit einigen Jahren auch Zertifizierungen für psychologische Onlineberatungen durch. Diese Zertifizierung wurde nach entsprechender Prüfung für www.webtherapie.info vorgenommen. www.webtherapie.info verfolgt keine gewinnorientierten Ziele; es wird lediglich eine Gebühr erhoben, die der Sicherung des laufenden Betriebs sowie der kontinuierlichen Weiterentwicklung des Angebots dient.

Da bislang weder eine rechtlich verbindliche Regelung für psychologische Internetberatung und -therapie noch berufsrechtlich verbindliche Vorgaben durch die Ärzte- und Psychotherapeutenkammern existieren, gibt es auf der einen Seite keine Orientierungshilfen für Onlineanbieter. Auf der anderen Seite können derzeit aber auch noch Gestaltungsspielräume genutzt werden, die die Möglichkeit bieten, Neues zu entwickeln und zu erproben. Dieses Neue könnte im Falle der erfolgreichen Entwicklung die Chance haben, ebenfalls neu entstehende Regelungen mit zu prägen.

14.2.3 Welche psychologischen Interventionen über elektronische Kommunikationsmedien können erfolgreich sein?

Psychologische Interventionen über Medien gibt es, wie das Beispiel des in Zeitschriften Rat gebenden Arztes zeigt, schon sehr lange. Über elektronische Kommunikationsmedien erfolgen Beratungen in verschiedener Form, z. B. in der Telefonseelsorge (▶ Kap. 3), in Ratgebersendungen in Rundfunk und Fernsehen, in Chatforen im Internet und auch in Form von Bildungsangeboten (z. B. Fernschulen, Fernuniversität Hagen). Vor allem in Bildungsangeboten werden immer wieder Präsenzphasen verpflichtend eingebaut, um den persönlichen Kontakt zwischen Lehrenden und Lernenden zu fördern.

Auch Mitglieder von Chatforen suchen immer wieder den persönlichen Kontakt zu anderen Mitgliedern. Die Empathie und emotionale Beziehung in Chatforen können sich offenbar so weit aufbauen, dass der Wunsch entsteht, das online gewonnene Bild des Kommunikationspartners durch ein persönliches Treffen zu verifizieren.

Erfolgreich dürften Onlineinterventionen dann sein, wenn sie einen Beziehungsaufbau zwischen Klient und Berater oder Psychotherapeut ermöglichen. Dies verlangt vor allem eine kontinuierliche und detaillierte Kommunikation und technisch störungsfreie Abläufe.

14.3 Die Angebote von www.webtherapie.info

14.3.1 Therapeutisches Vorgehen

Im Rahmen der internetbasierten Angebote von www.webtherapie.info kommen ausschließlich approbierte psychologische Psychotherapeuten zum Einsatz. Die Qualitätssicherung der Angebote erfolgt über gemeinsame Entwicklungsarbeit, Schulungen, Intervision und Supervision. Für die individuellen Störungs- und Problembereiche werden anerkannte Therapieverfahren angewandt. Zum Einsatz kommen u. a. Behandlungsprotokolle, Tagebücher, Psychoedukation, störungsspezifische Übungen, klärungsorientierte Aufträge, Anleitungen zu imaginativen Übungen, thematisch gezielte und organisatorisch strukturierte Schreibaufträge.

Die Entscheidung, ob das internetbasierte Angebot für einen Klienten geeignet ist, erfolgt über eine Eingangsdiagnostik. Eingesetzt werden dabei standardisierte Fragebögen und offene Fragen, die über Onlineformulare beantwortet werden. Diese Anfangsphase erlaubt den Beteiligten (Klient und Therapeut) eine erste Einschätzung der Eignung dieser Form der Kommunikation.

Der Klient erhält Informationen darüber,

- ob die Behandlungsmöglichkeit über www.webtherapie.info seinem persönlichen Bedarf entspricht,
- mit welchem Aufwand und welcher Dauer voraussichtlich zu rechnen ist und welche Kosten damit verbunden wären,
- wie gemeinsame Zielvereinbarungen mit einer ersten prognostischen Einschätzung ausfallen können und

- welche Methoden voraussichtlich eingesetzt werden, um seine Therapieziele zu erreichen und wie sein Behandlungsplan aussehen würde.

Für Klienten mit komplexer Psychopathologie (z. B. Suizidalität, dissoziative Zustände, psychotische Symptomatik) sind die Möglichkeiten von www.webtherapie.info nicht geeignet. Diesen Klienten wird die Nichteignung begründet dargestellt und ihnen werden geeignete Hilfsangebote zur ambulanten bzw. stationären Versorgung mit konkreten Informationen zur Kontaktaufnahme möglichst wohnortnah vermittelt. www.webtherapie.info kann auf ein deutschlandweites Netz erfahrener psychologischer Psychotherapeuten zurückgreifen. Es bestehen Kontakte zu Einrichtungen mit unterschiedlichen Ausrichtungen und Versorgungsformen und www.webtherapie.info verfügt über entsprechende zusätzliche personelle Ressourcen zur organisatorischen und administrativen Unterstützung.

14.3.2 Praktisches Vorgehen

Da es in der Vergangenheit vorkam, dass Besucher der www.webtherapie.info-Seiten durch die Sicherheitsabfragen irritiert wurden, werden auf der Startseite Informationen über die Sicherheitsmaßnahmen und -zertifikate dargestellt (◘ Abb. 14.1).

Anschließend erhält der Anfragende Erläuterungen zu den Möglichkeiten und Grenzen des Onlineangebots (◘ Abb. 14.2).

Durch das Anklicken der Quicktour kann der Interessierte sich über den Ablauf des Angebots informieren (◘ Abb. 14.3).

Mit seinem Benutzernamen und seinem Kennwort kann sich der Klient in das System einloggen. In einem persönlichen virtuellen Therapieraum kann er sein Anliegen formulieren und mit dem Therapeuten in Schriftverkehr treten. Der persönliche Therapieraum erlaubt außerdem den Austausch von Dokumenten und anderen Materialien wie Ton-, Bild- und Videodateien, die zur Kommunikation, zum Austausch im Rahmen von Psychoedukation sowie der Dokumentation der Bearbeitung therapeutischer Übungen dienen können.

Zugang zum www.webtherapie.info-System erhält der Klient durch seine Onlineanmeldung. Auf-

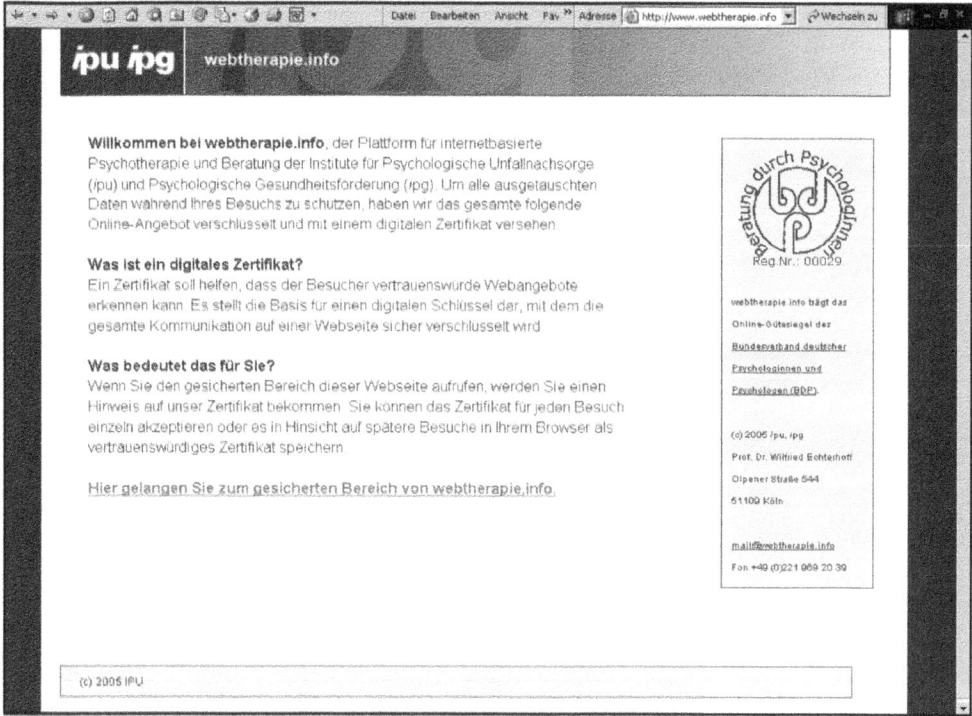

Abb. 14.1. Eingangseite von www.webtherapie.info mit Sicherheitshinweisen

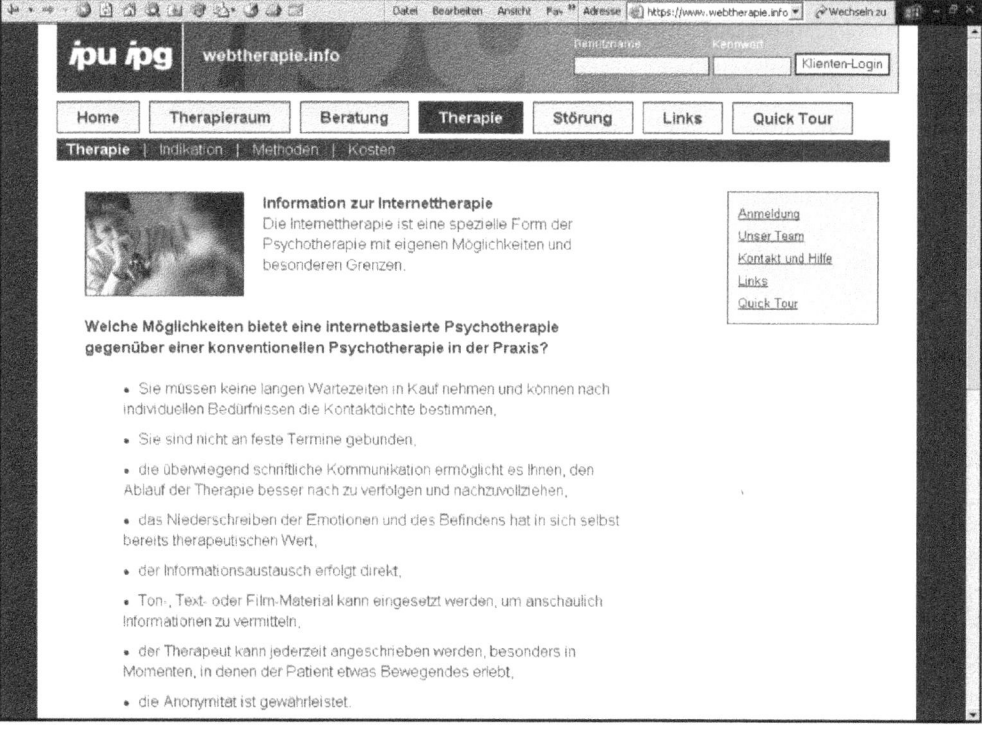

Abb. 14.2. Erläuterungen zu Möglichkeiten und Grenzen einer Onlinetherapie (Auszug) in www.webtherapie.info

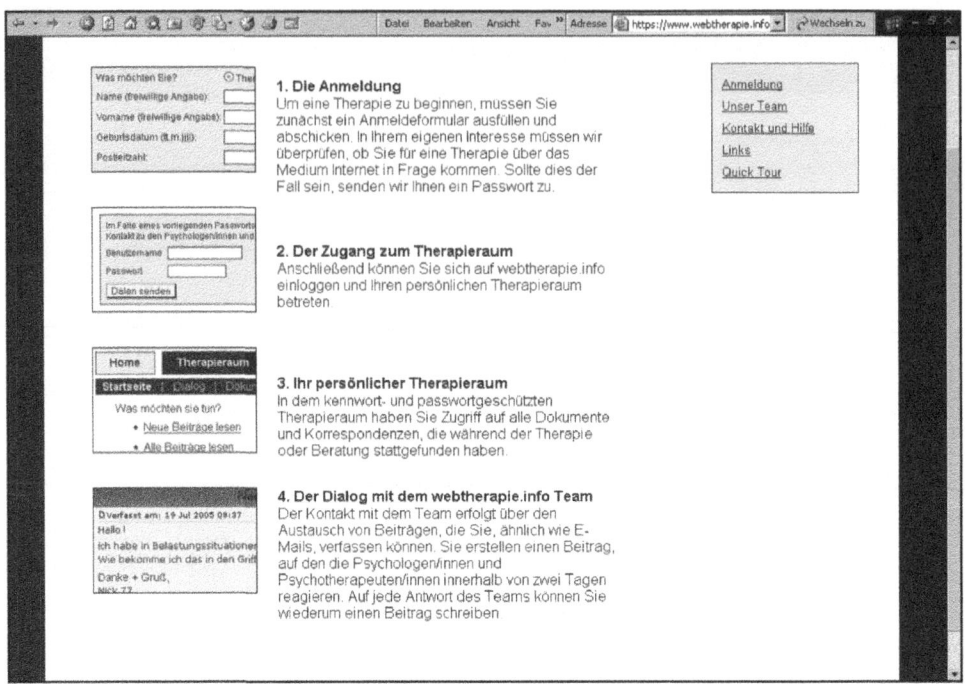

Abb. 14.3. Kurzeinführung in den Ablauf von www.webtherapie.info durch eine sog. Quicktour

grund der Informationen aus dem Anmeldevorgang wird eine erste grobe Einstufung hinsichtlich der persönlichen Umstände und des Anliegens des Klienten vorgenommen. Jede Anmeldung wird manuell bearbeitet und vom zuständigen Psychotherapeuten daraufhin beurteilt, ob sie sich grundsätzlich zur therapeutischen Behandlung oder Beratung unter Zuhilfenahme elektronischer Kommunikationsmedien eignet. Ist dies nicht der Fall, werden dem Klienten Alternativen angeboten, die seinem Anliegen vermutlich eher gerecht werden. Dieser verhältnismäßig aufwändige Vorlauf wird für beide Seiten dadurch erleichtert, dass der Klient alle Angaben über Onlineformulare macht. Weiterhin ist es für den Klienten hilfreich, dass vom ersten Kontakt an und unabhängig vom weiteren Vorgehen der persönliche Therapieraum zur Verfügung gestellt wird, der durch Moderatoren betreut wird, die den Vorgang bis zum Beginn des Beratungs- oder Therapieprozesses lenken. Sie stehen auch nach dem Beginn psychologischer Interventionen zur Verfügung und stellen somit einen Ansprechpartner im virtuellen Raum dar, der für alle Rahmenbedingungen zuständig ist.

Grundlegend für das Konzept und die Angebote von www.webtherapie.info ist die Annahme, dass nicht das Medium den Klienten bestimmen sollte, sondern der Klient das Medium auswählen kann, das ihm angenehm ist und das eine effektive Problembearbeitung ermöglicht.

Im virtuellen persönlichen Therapieraum wird ebenso respektvoll und, abgesehen von der zusätzlichen eher administrativen Moderation, persönlich gearbeitet, wie das im persönlichen Kontakt mit einem Klienten der Fall ist. www.webtherapie.info, bzw. der darüber zur Verfügung gestellte Therapieraum, stellt eine Erweiterung eines realen oder persönlichen Angebots dar. Das Programm steht nicht für sich allein, sondern bietet mit niedrigschwelligen Informations- und Beratungsangeboten einen weiteren Zugang zu psychologischer Lebenshilfe. Der Klient hat jederzeit die Möglichkeit, die betreuenden Berater oder Therapeuten auf anderem Wege als über das Internet zu kontaktieren und das telefonische oder persönliche Gespräch in Anspruch zu nehmen.

Abb. 14.4 gibt einen Überblick über den Ablauf einer Beratung oder Behandlung über www.webtherapie.info.

Phase 1: Kennenlernen

Perspektive Klient

- Sucht Zugang zu Onlineberatung oder -therapie
- Benötigt Informationen über
  - Möglichkeiten
  - Vorgehensweise
  - Bedingungen
  - Vertrauenswürdigkeit

Perspektive webtherapie.info-Team

- Stellt Informationen via Homepage zur Verfügung
- Beantwortet Rückfragen persönlich

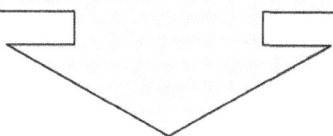

Phase 2: Kontaktaufnahme

Perspektive Klient

- Erhofft sich Verbesserung für seine Problematik
- Evtl. Ergänzung / Kontrolle anderer Maßnahmen
- Wünscht Wahrung seiner Anonymität
- Möchte Internet als vertrautes Medium nutzen

▷ Sendet erste kurze Schilderung der Problematik

Perspektive webtherapie.info-Team

- Annahme der Anfrage durch Moderation
- Einrichtung eines persönlichen virtuellen Raums

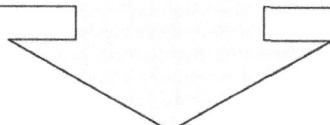

◘ **Abb. 14.4.** Flussdiagramm zum Ablauf einer Webtherapie

Phase 3: Entscheidung und Eintritt

Perspektive Klient

- Entscheidung über Beratungs- oder Therapiebeginn
- Bearbeitung erster therapeutischer Aufgaben:
  - ausführliche Problembeschreibung
  - ggf. Auskunft über Anamnese

Perspektive webtherapie.info-Team

- Bearbeitung der Anfrage durch Therapeuten
- Einschätzung der Behandlungsnotwendigkeit
- Einschätzung der Behandlungsmöglichkeiten
- Ggf. Vermittlung alternativer Hilfsangebote

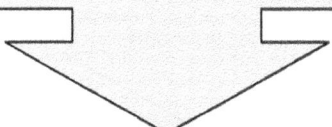

Phase 4: Beratungs- / Therapiephase

- Interaktion zwischen psychologischem Psychotherapeuten und dem Klienten mit dem Ziel der Hilfe zur Selbsthilfe

- Moderation als administrativer und neutraler Kontakt im Hintergrund

- Austausch je nach Bedarf via:
  - E-Mail
  - Chat (mit oder ohne Einsatz von Webcam und Headset)
  - Arbeitsmaterialien, die zum Download zur Verfügung stehen
  - telefonische Gespräche
  - persönliche Gespräche

◻ Abb. 14.4 Fortsetzung: Flussdiagramm zum Ablauf einer Webtherapie

Phase 5: Abschluss der Onlinemaßnahme

Perspektive Klient

- Wünscht Abschluss oder Unterbrechung:
    - Beendigung durch Abmeldung
    - Pausieren des Kontakts durch Schlaffunktion

Perspektive webtherapie.info-Team

- Beendet Kontakt nach Abschluss von Phase 4
- Leitet ggf. alternative Hilfsmaßnahmen ein
- Steht nach Pausieren ggf. wieder zur Verfügung

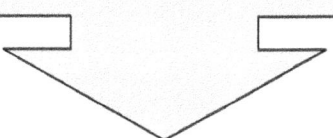

Phase 6: Rückkehr ermöglichen

Perspektive Klient

- Angaben zu Befinden und Wünschen bei Ende
- Sofortige Wiederherstellung des Kontakts möglich
- Vermittlung weiterer Hilfsangebote möglich
- webtherapie.info-Team bleibt präsent

Perspektive webtherapie.info-Team

- Informationen gewinnen über:
    - Befinden und Wünsche des Klienten
    - Erfahrungen des Klienten mit der Onlinemaßnahme
    - Versorgungsstatus des Klienten
- Ggf. weitere Hilfsmaßnahmen einleiten
- Nachbetreuung und Katamnese

◙ **Abb. 14.4 Fortsetzung:** Flussdiagramm zum Ablauf einer Webtherapie

Exkurs

Fallbeispiel

Herr J. meldet sich am 2. März 2006 im System www.webtherapie.info an. Er klagt über folgende Beschwerden: »Schlechtes Schlafen, Lustlosigkeit, Rückzug, Probleme am Arbeitsplatz«. Am selben Tag setzt sich die Moderatorin von www.webtherapie.info, eine Diplom-Psychologin, mit ihm in Verbindung, indem sie die Anfrage bestätigt, einen persönlichen Zugangscode mitteilt und erklärt, dass noch weitere Informationen erforderlich sind. Sie fragt an, ob er sich einen Anamnesebogen aus dem Netz herunterladen möchte. Am darauf folgenden Tag gibt es noch keine Reaktion von Herrn J. Die Moderatorin ruft Herrn J. an, der zusätzlich seine Telefonnummer angegeben hatte, und erfragt die aktuelle Lage und wie er wohl weiter vorgehen möchte. Die Antworten von Herrn J. kommen leise und zögerlich, seine Informationen bleiben unklar. Daraufhin nimmt die Moderatorin Kontakt zu einem Psychotherapeuten von www.webtherapie.info auf und berichtet über Herrn J. Die Moderatorin bittet auf Empfehlung des Webtherapeuten einen Vertragstherapeuten in Wohnortnähe von Herrn J., sich kurzfristig Herrn J. anzusehen. Über diese Möglichkeit informiert sie Herrn J. in Textform innerhalb des geschaffenen Therapieraums in www.webtherapie.info. Herr J. möchte jedoch derzeit keinen persönlichen Kontakt zu einem Behandler: Dies sei ja auch der Grund, warum er über das Internet nach Behandlungsmöglichkeiten suche.

Herr J. übersendet über Internet einen ausgefüllten, verkürzten Anamnesebogen. Die von ihm angegebenen Vorbehandlungen geben Hinweise auf somatische Probleme mit Körperbehinderungen (u. a. ausgeheilte Verletzungen im Gesicht) und auf eine zunehmende Angststörung. »Mein Leben hat keine Zukunft«, schreibt er kommentierend.

Der zuständige Webtherapeut nimmt telefonisch Kontakt zu Herrn J. auf, um Hinweise auf eine akute Suizidgefahr herauszufinden. Herr J. berichtet allerdings über Wünsche und Hoffnungen, beispielsweise wieder eine Partnerin zu finden. Die zermürbenden Enttäuschungen in der Vergangenheit haben ihn weitgehend entmutigt. Vollständig aufgeben will Herr J. jedoch nicht: »Dazu bin ich irgendwie zu jung.« Für eine Einweisung nach dem PsychKG oder analogen Vorschriften findet der Webtherapeut keine ausreichenden Informationen.

Beim nächsten Kontakt bittet der Webtherapeut darum, eine Bildverbindung mit Herrn J. herstellen zu dürfen. Dies lehnt Herr J. nicht sofort ab. Er ist u. a. daran interessiert zu erfahren, wie so etwas gehen soll und wie eine solche Kommunikation auf ihn wirkt. Nach einigen technischen Vorkehrungen funktioniert die Bild- und Sprechverbindung. Herr J. weicht immer wieder auf die Klärung technischer Besonderheiten aus, lässt jedoch erkennen, welche Gesichtsverletzungen bei ihm bestehen.

Der Webtherapeut vereinbart mit Herrn J. eine kleine und einfache Übung, die auf eine verbesserte Wahrnehmung eigener Gefühle hinauslaufen soll. Über den Verlauf und über seine Bewertung dieser Übung berichtet Herr J. später schriftlich. Seine Äußerungen enthalten einige schwache positive Erfahrungen. Diese Erfahrungen werden durch Psychoedukation in Form von Erklärungen ausgebliebener und eingetretener Reaktionen gefestigt und ausgebaut.

Mit einem Telefonanruf bei Herrn J. erfährt der Webtherapeut, welche Art von Musik das Wohl- und Harmoniegefühl auslöst und unterstützt. Gemeinsam werden Dauer und Häufigkeit sowie die Art und Weise des Musikhörens festgelegt. Herr J. soll täglich nach festgelegten Kriterien schriftlich darüber berichten.

Er müsse nächste Woche ins Krankenhaus X fahren, sagt Herr J. Ob er nicht bei dieser Gelegenheit bei unserem Vertragstherapeuten hereinschauen könne, fragt ihn der Webtherapeut. Der wohnortnahe Vertragstherapeut wird informiert. Ein Treffen findet jedoch nicht statt, obwohl Herr J. dies für möglich hielt.

Herr J. intensiviert im Laufe der Zeit die Kommunikation mit dem Internettherapeuten. Er lässt auch zu, dass ihn eine Vertretung während des Urlaubs des Webtherapeuten weiter betreut. Herr J. erhält

▼

14

kurze Videoausschnitte für die Psychoedukation, Aufträge für Übungen und schriftlich gefasste Interpretationen seines Verhaltens. Herr J. will auch bewertet werden. Nach einiger Zeit verlässt ihn seine neu gefundene Partnerin. Herr J. meldet sich kaum noch. Auf Nachfrage des Webtherapeuten lässt Herr J. zu, dass der wohnortnahe Vertragstherapeut ihn aufsucht. Aus diesem Besuch entsteht eine Präsenzphase in Form von regelmäßiger, ambulanter Psychotherapie. Nachdem einige Erfolge eingetreten sind, sucht Herr J. wieder den Kontakt zum Webtherapeuten. Herrn J. neue Verhaltensmöglichkeiten werden gemeinsam interpretiert und bewertet. Allerdings kommt Herr J. nicht vollständig aus den Verhaltensprägungen seiner Kindheit heraus, denn immer wieder verfällt er in Mutlosigkeit, obwohl sein Umfeld ihm nur wenig Anlass dazu gibt.

Diese »Mutlosigkeitsattacken« soll Herr J. zu provozieren versuchen (Paradoxe Intention nach Frankl) und im Einzelnen und regelmäßig darüber ausführlich berichten. Acht Wochen sind bereits seit dem Beginn der Therapie vergangen. Nach weiteren 9 Wochen sagt Herr J. dem Webtherapeuten, dass er in den nächsten Wochen erst einmal allein bestehen möchte, zudem sei die Finanzierung seiner Webtherapie ungewiss. Nach 4 Wochen berichtet der wohnortnahe Vertragstherapeut, dass Herr J. bei ihm gewesen sei, um über einige positive Beispiele aus seinem »neuen Leben« zu berichten. Nach und nach löste sich Herr J. aus der Psychotherapie heraus. Er sei »mutiger und stärker geworden«, er könne nunmehr viel besser seine Gefühle wahrnehmen und einbringen und das käme bei anderen Menschen ganz gut an.

Nach einem halben Jahr erfolgte auf Veranlassung und durch den Kontakt der Moderatorin zu Herrn J. und in Absprache mit dem Webtherapeuten eine Nachbetreuung und Katamnese, die weitgehend positiv ausfiel. Gemeinsam mit dem Klienten wurde festgestellt, dass vorerst keine weiteren Maßnahmen erforderlich seien.

14.4 Vor- und Nachteile einer internetbasierten psychologischen Beratung und Therapie

Aufgrund der Erfahrungen mit www.webtherapie.info werden folgende **Vorteile** einer internetbasierten psychologischen Beratung und Therapie gesehen:

- Der Zugang zu psychologischer Hilfe und Intervention kann motivational erleichtert werden.
- Der Zugang zu psychologischer Hilfe und Intervention kann technisch in sinnvoller Weise erleichtert werden.
- Für den Klienten entsteht zeitliche Flexibilität, da er die Kontaktzeitpunkte selbst festlegen kann.
- Die medial vermittelte Kommunikation zwingt den Klienten zu einer eigenständigen Strukturierung seiner individuellen Problematik, was ihm bereits therapeutisch nützlich sein kann.
- Die systembedingt verzögerten Antwortzeiten bieten dem Klienten Möglichkeiten zu selbst veranlassten Heilungsprozessen.
- Der Ablauf der Beratung oder Psychotherapie wird für den Klienten und für andere (z. B. Gutachter) transparenter und besser nachvollziehbar.
- Der Aufbau einer psychologischen Beratung und Therapie kann in dem formalen Rahmen des Onlinesettings möglicherweise durchgängiger eingehalten werden, da alle Schritte und Informationen leicht abrufbar sind.
- Die eintretenden Erfolge sind für den Klienten leicht erkennbar, da sie im Einzelnen dokumentiert werden.
- Ein internetbasiertes System kann Menschen mit bestimmten Behinderungen (z. B. Gehbehinderungen) oder Lebenseinschränkungen (z. B. Aufenthalt in einem Heim) neue Versorgungsmöglichkeiten eröffnen und sich an die Bedürfnisse und Möglichkeiten dieser Personengruppen anpassen.

- Die vorhandene Versorgungsstruktur im Gesundheitswesen kann durch internetbasierte Angebote räumlich ergänzt und qualitativ verbessert werden.
- Für den Berater oder Behandler können durch ein internetbasiertes System neue und einfache Möglichkeiten der Nachbetreuung und der Katamnese entstehen.
- Im Rahmen einer ambulanten Behandlung kann eine internetbasierte Kommunikation die therapeutische Arbeit vorübergehend tragen oder die selbstständige Alltagsbewältigung des Klienten unterstützen.
- Nach einer stationären oder teilstationären Heilmaßnahme kann eine internetbasierte Kommunikation mit dem Klienten die bereits erzielten Behandlungserfolge festigen oder ausbauen helfen.
- Die technisch basierte Vorgehensweise kann Möglichkeiten empirischer Therapieforschung erleichtern.

Demgegenüber können folgende **Nachteile** von internetbasierten Interventionen gesehen werden:

- Bei nicht ausreichender Therapiemotivation wird die Therapie wegen des leichten Zugangs zwar aufgenommen, aber womöglich nicht durchgehalten.
- Eine sofortige Reaktion des Therapeuten ist selten möglich; sie erfordert in der Regel einen bis zwei Tage Wartezeit.
- Die Auswahl an Interventionen ist aufgrund der technischen Möglichkeiten begrenzt.
- Beiläufig positive Einflüsse des persönlichen Kontakts zwischen Klient und Therapeut, wie z. B. ansprechend gestaltete Therapieräumlichkeiten und freundliche Mitarbeiter eines Psychotherapeuten, entfallen.
- Die emotionale Nähe zwischen Psychotherapeut und Klient bleibt wegen fehlender räumlicher Nähe möglicherweise begrenzt.

Fazit

Das Internetangebot www.webtherapie.info stützt sich derzeit vornehmlich auf schriftliche Kommunikation mit ergänzenden telefonischen Gesprächen und wird vorwiegend in den Kontext einer persönlichen psychologischen Beratung oder Psychotherapie eingebettet. Die Kommunikation über das Internet entspricht den derzeit höchsten Sicherheitsstandards, die mit denen von Onlinebanking vergleichbar sind.

Von Klienten, die den Umgang mit PC und Internet aus beruflichen oder privaten Gründen gewohnt sind, wird dieses ergänzende Angebot sehr gut angenommen. Externe Anfragen, die sich allein auf das Angebotsspektrum von www.webtherapie.info beziehen, richten sich bisher vor allem auf das Beratungsangebot, was den Bedarf in der Öffentlichkeit belegt. Insgesamt hat die Nachfrage nach internetbasierter Beratung noch nicht das Ausmaß an Nachfrage nach persönlicher Beratung erreicht. Dies kann neben klientenseitigen Hemmschwellen auch den Grund haben, dass es sich bei solchen Angeboten in Deutschland noch um ein

verhältnismäßig neues Konzept handelt, dem generell noch mit Skepsis begegnet wird. Dafür spricht auch die hohe Quote von Anfragenden, die zwar eine Anmeldung vornehmen, danach aber nicht weiter auf die Funktionen zugreifen. Von breiterem Wirkungsgrad ist demgegenüber derzeit die Einbindung der Funktionen von www.webtherapie.info in unternehmerische Unfallmanagementsysteme als Werkzeug der psychologischen Unfallnachsorge. Der Ausbau erfolgt nun nach Sicherstellung des reibungslosen technischen Betriebs wie folgt:

- Sprach- und Bildkommunikation über Internet
- Aktualisierung der Software-Plattform
- Einbindung von therapeutischem Ton- und Videomaterial
- Systematische Einordnung von Präsenzphasen, die das persönliche Gespräch zwischen Klient und Psychotherapeut institutionalisieren.

Da im ärztlichen Bereich eine internetbasierte Behandlung abgelehnt wird (Bundesärztekammer 2006) und die Psychotherapeutenkammer sich

▼

restriktiv geäußert hat, wird die Integration einer spezifischen Vergütung internetbasierter psychotherapeutischer Leistungen noch auf sich warten lassen. Ungeachtet dieser Schwierigkeiten entstehen in Deutschland immer mehr internet- basierte Beratungs- und Therapieangebote und es ist zu erwarten, dass mit der steigenden Verbreitung und Nutzung solcher Angebote auch die Implementierung in bestehende Versorgungsstrukturen einhergeht.

Literatur

Bundesärztekammer (2006) Tätigkeitsbericht 2005. Berlin: Bundesärztekammer

Bundesärztekammer (2007) Tätigkeitsbericht 2006. Berlin: Bundesärztekammer

Echterhoff W (2003) Praktische und konzeptionelle Arbeit in der psychologischen Unfallnachsorge. Referentialtherapie als neue Behandlungsmethode für Posttraumatische Belastungsstörungen. In: Möller S, Hünerfauth T (Hrsg) Notfallpsychologie. Ein Arbeitsschwerpunkt der Zukunft. Deutscher Psychologen Verlag, Bonn, S 17–27

Echterhoff W (in Druck) Psychologische Unfallnachsorge. In: Krüger HP (Hrsg) Verkehrspsychologie (Enzyklopädie der Psychologie). Hogrefe, Göttingen

Halama M, Schwarz R (1999) Betreuungskonzept der Kölner Verkehrsbetriebe: Psychische Beeinträchtigungen nach Unfällen im Fahrdienst. Das Warnkreuz (Sonderdruck Oktober 1999). BG Bahnen

Koch S (2002) Therapie im Internet. Psychologie Heute 9:42–47

Lang J (2002) Onlineberatung ist anders – Möglichkeiten und Grenzen einer neuen Beratungsform. Vortrag auf der Tagung der Kinderschutz-Zentren 2002 in Köln. Hilfe auf den ersten Klick. Psychosoziale Beratung für Kinder und Jugendliche im Internet

Ott R (2003) Klinisch-psychologische Intervention und Psychotherapie im Internet: Ein Review zu empirischen Befunden. In: Ott R, Eichenberg C (Hrsg) Klinische Psychologie und Internet. Potenziale für klinische Praxis, Intervention, Psychotherapie und Forschung. Hogrefe, Göttingen, S 128–147

Pennebaker JW (1997) Writing about emotional experiences as a therapeutic process. Psychol Sci 8:162–166

Wagner B, Laessle R, Maercker A (2006) Evaluation eines internet-basierten Präventionsprogramms für Komplizierte Trauer. Unveröffentlichtes Manuskript. Trier: Universität Trier

15 Virtuelle Realität und psychologische Behandlungen

Rosa Maria Baños, Cristina Botella, Azucena Garcia-Palacios,
Soledad Quero, Mariano Alcañiz, Verónica Guillén
Übersetzung: Sabine Mehl, Tübingen

15.1   Hintergrund

15.1.1   Was ist virtuelle Realität?

Bei virtueller Realität (VR) handelt es sich um eine Technologie für die Interaktion zwischen Mensch und Computer in computergenerierten 3D-Umgebungen. Für die Nutzung der VR benötigt man einen Computer, eine Vorrichtung wie z. B. eine Bildschirmbrille (»head mounted display«, HMD), um die 3D-Umgebung zu visualisieren und ein Hilfsmittel wie etwa eine Maus oder einen Joystick, um sich in der virtuellen Umgebung zu bewegen, sowie eine Computersoftware zur Herstellung solcher 3D-Umgebungen. Eine VR-Umgebung vermittelt dem Nutzer eine mit nichts anderem zu vergleichende Erfahrung: Er hat den Eindruck, sich wirklich in der computergenerierten Umgebung zu »befinden« und mit den VR-Objekten zu interagieren. Diese Eigenschaft der VR wird als Präsenz bezeichnet. Sie ist hoch relevant für ihre Verwendung in der Klinischen Psychologie.

Vor mehr als 10 Jahren begannen Forscher in verschiedenen Teilen der Welt, VR-Anwendungen für die Behandlung psychischer Störungen zu entwerfen und zu testen. Das Hauptinteresse galt dabei der Frage, ob die Verwendung dieses neuen Hilfsmittels die Wirksamkeit psychologischer Behandlungen erhöhen und/oder einige ihrer Beschränkungen überwinden könnte. Der erste Bericht über den Einsatz eines VR-Programms zur Behandlung einer psychischen Störung ist die Arbeit von Rothbaum et al. zur Therapie von Akrophobie (Höhenangst) aus dem Jahre 1995. Seitdem wurden zahlreiche Wirksamkeitsstudien veröffentlicht, in denen der Nutzen dieses neuen Mittels bei der Behandlung verschiedener psychischer Störungen und gesundheitlicher Beeinträchtigungen untersucht wurde: bei Angststörungen (spezifische Phobien, Panikstörungen im Zusammenhang mit Agoraphobie, soziale Phobie, posttraumatische Belastungsstörungen), Essstörungen (Anorexia und Bulimia nervosa), Suchterkrankungen, akuten Schmerzen etc. Eine umfassende Besprechung all dieser Studien würde den Rahmen dieses Kapitels sprengen. Nähere Informationen finden sich in Übersichten von Anderson et al. (2004); Krijn et al. (2004); Pull (2005) oder Rothbaum (2006).

15.1.2   Konfrontationstherapie mithilfe virtueller Realität

Eine der erfolgreichsten Anwendungen von VR in der Klinischen Psychologie war bisher ihr Einsatz in der Konfrontationstherapie. Diese gilt als wirkungsvolle kognitiv-verhaltenstherapeutische Technik bei der Behandlung von Angststörungen. Der Kern der Konfrontationstherapie besteht darin, den Patienten oder die Patientin wiederholt, stufenweise und systematisch der Situation auszusetzen, die er aufgrund irrationaler Ängste zu vermeiden versucht. Durch Gewöhnung und emotionale Verarbeitung überwindet die betroffene Person ihre Angst (Foa u. Kozack 1986). Diese Technik wird in vivo, d. h. durch Konfrontation mit realen Situationen, oder unter Nutzung der Einbildungskraft angewandt.

Mit der Konfrontation in einer VR-Umgebung können einige der Beschränkungen von In-vivo- oder Imaginationskonfrontation überwunden werden:

1. Die Akzeptanz der Konfrontationstechnik wird verbessert. Bei einigen Patienten sind die Ängste zu groß, um sich der realen Situation auszusetzen. Diese könnten die VR-Konfrontation eher akzeptieren. Das wäre für die Praxis ein erheblicher Vorteil, denn derzeit lehnen rund 25% der Patienten mit Phobien die Konfrontationsbehandlung ab oder geben sie vorzeitig auf. In einer Studie wurden 150 Patienten mit spezifischer Phobie gefragt, welcher Therapieform sie angesichts einer anstehenden Behandlung den Vorzug geben würden. 76% der Befragten gaben der VR-Konfrontation den Vorzug gegenüber der In-vivo-Konfrontation (Garcia-Palacios et al., in Druck).

2. Die einzelnen Konfrontationsschritte können mithilfe der VR sehr fein abgestuft werden. Da die angstbesetzten Objekte und Situationen computergeneriert sind, haben Therapeut und Patient die volle Kontrolle über sie. Zum Beispiel kann bei der Konfrontation mit einer virtuellen Spinne das Tier während der programmierten Zeit entweder stets in derselben Position gehalten werden oder aber ihm können nur bestimmte, kontrollierte Bewegungen erlaubt werden. Dies ermöglicht exakte Wiederholungen derselben Konfrontationsschritte, was das Überlernen der Angstreaktionen erleichtert.

3. Die Grenzen der Realität können durch VR erweitert werden. Patienten können – in fortgeschrittenen Phasen der Behandlung – Situationen ausgesetzt werden, die in der realen Welt nur schwer oder sogar unmöglich darzustellen sind, z. B. kann eine Wand eines Raumes sich auf eine Person zubewegen, die an Klaustrophobie leidet. Dies fördert das Überlernen und stärkt die Selbstwirksamkeit.
4. Die praktische Umsetzung einer Konfrontation wird durch VR erleichtert. Zum Beispiel kann man einen Patienten mit Agoraphobie unterschiedlichen Situationen aussetzen, etwa einem Bus, einem Tunnel, einem Aufzug, einer Fußgängerzone usw., ohne den Therapieraum zu verlassen. Das spart Zeit und Geld.
5. Die Möglichkeit, computergenerierte Situationen für die Konfrontation zu nutzen, verbessert die Vertraulichkeit. Der Patient braucht seine Angstsymptome nicht in der Öffentlichkeit zu zeigen, da die Konfrontation im Behandlungsraum durchgeführt werden kann.

VR-Konfrontation hat sich bei der Behandlung von spezifischen Phobien (Akrophobie, Spinnenphobie, Klaustrophobie etc.) als effektiv erwiesen. Auf diesen Erfolgen aufbauend wurden VR-Umgebungen auch für die Anwendung von Konfrontationstherapie bei komplexeren Angststörungen wie etwa Panikstörungen mit Agoraphobie, sozialer Phobie oder posttraumatischer Belastungsstörung entwickelt. Erste kontrollierte Studien liefern positive Hinweise für die Wirksamkeit von VR-Konfrontation bei Panikstörungen mit Agoraphobie (z. B. Botella et al. 2007b) und sozialer Phobie (Klinger et al. 2005).

15.1.3 VR bei der Behandlung posttraumatischer Belastungsstörung

Das in diesem Kapitel beschriebene VR-System wurde für die Behandlung von posttraumatischen Belastungsstörungen (PTBS) entwickelt. Der Einsatz der VR-Konfrontation bei diesen Störungen unterscheidet sich von dem Einsatz bei der Behandlung von Phobien. Im Falle der PTBS wird der Patient den traumatischen Erinnerungen über seine

Vorstellungskraft ausgesetzt, d. h., es wird eine imaginative Konfrontation verwendet. Allerdings haben einige Patienten Schwierigkeiten, sich etwas vorzustellen. Andere können zwar an die traumatische Situation denken, sind aber zugleich emotional von ihr distanziert. Auch ist es typisch für eine PTBS, dass die Patienten alles daransetzen, um zu vermeiden, an das Trauma zu denken oder sich daran zu erinnern, da dies zutiefst schmerzhafte Emotionen hervorruft. Aus diesem Grund kann es geschehen, dass sie Widerstände entwickeln oder sich mittels kognitiver Vermeidungsstrategien weigern, sich während der imaginativen Konfrontation an das traumatische Ereignis zu erinnern. VR reduziert all diese möglichen Belastungen und ist daher ein vielversprechender Weg Patienten dabei zu helfen, ihre Probleme mit der imaginativen Konfrontation zu überwinden.

Die virtuelle Umgebung kann die Situation, in der sich das Trauma ereignete, von Neuem entstehen lassen. Der Patient erlebt eine Wiederholung des Geschehens, was eine kognitive Vermeidung erschwert. Weiter erlaubt die computergenerierte Umgebung sehr feine Abstufungen der Traumakonfrontation. Zum Beispiel kann das Opfer eines terroristischen Anschlags zunächst den weniger belastenden Teilen des Traumas ausgesetzt werden, um dann Schritt für Schritt zu den problematischeren Aspekten geführt zu werden. Rothbaum et al. (1999) veröffentlichten die erste Fallstudie über den Einsatz von VR-Konfrontation bei der Behandlung von PTBS bei einem Kriegsveteranen. Die Konfrontation bestand in einer virtuellen Nachstellung von Kampfszenen im Vietnamkrieg. Darauf aufbauend wurde eine Studie mit 10 Vietnamveteranen durchgeführt, wobei sich eine deutliche Verringerung einiger PTBS-Symptome zeigte (Rothbaum et al. 2001). Das war insofern ermutigend, da Vietnamveteranen zumeist an chronischen und sehr schweren PTBS leiden. Ähnlich positive Hinweise ergaben sich in einer nicht kontrollierten Studie, in der die Verwendung von VR-Konfrontation bei der Behandlung von PTBS bei Opfern des 11. Septembers evaluiert wurde (Difede u. Hoffman 2002; Difede et al. 2006). Die Patienten hatten auf das traditionelle kognitiv-verhaltenstherapeutische Programm mit imaginativer Konfrontation nicht angesprochen. Die Ergebnisse unterstützen die Hoffnung, dass sich VR-Konfrontation in solchen Fällen als Alternative erweisen könnte, in denen die Standardbehandlung versagt.

> Zusammenfassend lässt sich festhalten: Bei VR handelt es sich um eine Technologie, die sich bei der Anwendung der Konfrontationstherapie zur Behandlung verschiedener Angststörungen bereits als nützlich erwiesen hat. In kontrollierten Studien erwies sich die VR-Konfrontation im Vergleich zu einer Warteliste als wirksam. Äquivalente Ergebnisse zu einer In-vivo-Konfrontation ergaben sich bei der Behandlung von spezifischen Phobien, sozialen Phobien und Panikstörungen mit Agoraphobie. Vorläufige Ergebnisse einer 1-Jahres-Untersuchung deuten darauf hin, dass die Ergebnisse über einen längeren Zeitraum stabil bleiben.

Die Datenlage über die Wirksamkeit der VR-Ansätze zur Behandlung von PTBS ist sicher noch nicht ausreichend. Allerdings sind die Hinweise doch vielversprechend. Die VR-Konfrontation könnte sich gerade bei solchen Patienten mit chronischer PTBS als geeignete Anwendungsvariante erweisen, die auf imaginative Konfrontation nicht ansprechen. Auf diese Weise könnte eine der wirkungsvollsten Techniken der Klinischen Psychologie, die Konfrontationstherapie, durch VR weiter verbessert werden.

15.2 EMMA: Über virtuelle Konfrontation hinaus

Im vorhergehenden Abschnitt wurde die Anwendung von VR-Konfrontation bei der Behandlung von PTBS beschrieben. Dabei wird VR dazu verwendet, das traumatisierende Geschehen mit hoher Wirklichkeitsnähe zu simulieren und das Ziel verfolgt, die Betroffenen mit den angstbesetzten Aspekten ihres Traumas zu konfrontieren. Dieser Ansatz beinhaltet die Entwicklung sehr konkreter VR-Umgebungen für die Behandlung von Patienten, die spezifische Traumata erlitten haben wie etwa die Opfer des 11. September, Soldaten nach militärischen Einsätzen etwa im Nahen Osten, Opfer von Naturkatastrophen wie dem Tsunami in Südostasien oder aber auch Opfer von schweren Unfällen oder Kriminalität. Die Anwendung dieser Methode ist insofern beschränkt, als sie nicht auf andere Formen

von PTBS, z. B. durch Vergewaltigung traumatisierte Opfer, angewandt werden kann.

Im Folgenden wird ein VR-Ansatz vorgestellt, bei dem das Opfer eines Traumas gezielt zwischen der »realen Welt« und der »virtuellen Welt« wechseln kann. Anstatt in einer für ein Trauma standardisierten virtuellen Umgebung bewegt sich die traumatisierte Person bei diesem Ansatz innerhalb der komplexen virtuellen Welt zu vielen verschiedenen Örtlichkeiten und kann viele unterschiedliche Ereignisse und Situationen erleben – ganz wie in der realen Welt. Diese komplexe virtuelle Umgebung muss dazu so eingerichtet werden, dass der Nutzer sich zu jedem Zeitpunkt sicher fühlt und es ihm so möglich wird, die unterschiedlichen Situationen angstfrei zu erleben. Schließlich, und dies wäre ein deutlicher Schritt über traditionelle VR-Systeme hinaus, stellt sich die Frage, inwieweit es möglich ist, diese virtuelle Welt so flexibel zu gestalten, dass sie jeweils unaufwändig an die individuellen Bedürfnisse des Nutzers angepasst werden kann. Damit wird der »Traum von einem Display, das den Zuschauer berücksichtigt und einbezieht« (Schmeisser 2004) aufgegriffen. Vorgeschlagen wird also ein System, das fähig ist, seine Inhalte automatisch an den ständig wechselnden Zustand des Betrachters anzupassen.

Der gerade skizzierte Ansatz wurde im Rahmen eines europäischen Gemeinschaftsprojektes (EMMA – Engaging Media for Mental Health Application: IST-2001-39192) entwickelt und als VR-System EMMA's Welt speziell für die Behandlung von PTBS umgesetzt.

> Leitend für diese technische Entwicklung war die Idee, klinisch bedeutsame Umgebungen für jeden einzelnen individuellen Patienten zu schaffen. Dabei wurde mehr Wert auf die Bedeutung des Traumas als auf die Wirklichkeitsnähe der VR-Umgebung gelegt, also der Rekonstruktion der Situation mit den konkreten Kennzeichen des Traumas Vorrang gegeben. Es ging also darum, gezielt individuell anpassbare Module bereitzustellen, die helfen können, das Trauma in einer sicheren, geschützten Umgebung zu verarbeiten.

Die Flexibilität dieser VR-Umgebung erlaubt die Behandlung unterschiedlicher Traumata und darüber hinaus auch die Behandlung von Belastungsstörungen wie etwa komplizierter Trauer oder Anpassungsstörungen beispielsweise bei pathologischer Reaktion auf Lebenskrisen wie Scheidung oder massiven Problemen am Arbeitsplatz. Die Behandlung komplizierter Trauer z. B. beinhaltet die therapeutische Arbeit mit Schilderungen, Bedeutungen und Symbolen mit dem Ziel, den Verlust eines geliebten Menschen zu verarbeiten, einen Sinn in diesem Verlust zu erkennen und trotz des Verlustes weiterleben zu wollen. Die gleiche Methode wird angewandt, um Traumata oder stark belastende Ereignisse zu verarbeiten. Symbole und Bedeutungen sind abstrakte Konzepte. Das macht es zuweilen schwierig, mit ihnen in einer traditionellen Therapie zu arbeiten. VR stellt dagegen Repräsentationen des Verlustes oder des Traumas in gegenständlicher Form zur Verfügung, indem es virtuelle Objekte in einem dreidimensionalen computergenerierten Raum bereitstellt. Diese Objekte können sich in der virtuellen Welt ständig ändern, und zwar in dem Maße, wie sich die Bedeutung des Verlustes oder des Traumas im Verlauf der Therapie verändert. Weiter oben wurde bereits die Konfrontation als eine bewährte verhaltenstherapeutische Technik für die Behandlung von PTBS und anderen Belastungsstörungen vorgestellt. VR-Umgebungen erweitern die Einsatzmöglichkeiten der Konfrontationstechnik, indem hier die Betroffenen mit ihren traumatischen Erinnerungen, Vorstellungen, Gedanken und Gefühlen, eventuell im zeitlichen Verlauf abgestuft, konfrontiert werden können. Diese Überlegungen sind in EMMA's Welt technisch umgesetzt. EMMA's Welt soll die therapeutischen Techniken zur Verarbeitung von Traumata oder belastenden Ereignissen erweitern. Dabei geht dieser Ansatz einen Schritt über die traditionellen VR-Systeme hinaus und erzeugt virtuelle Welten, die sich an die individuellen Bedürfnisse des einzelnen Patienten anpassen lassen.

❗ Ein adaptives Display kann als ein Gerät definiert werden, das seine Präsentationen und Aktionen selbstständig anpasst, um den aktuellen Zielsetzungen und individuellen Fähigkeiten des Anwenders bestmöglich zu entsprechen. Nach Rothrock et al. (2002) fordert eine VR-Umgebung dazu heraus, mit Erfahrungsinhalten geeignet zu interagieren. Die Art der Interaktion und der konkrete Erfahrungsinhalt hängen von der spezifischen zu

▼

bewältigenden Aufgabe ab. Auf diese beiden Aspekte bezieht sich daher die Anpassungsfähigkeit eines VR-Systems.

EMMA's Welt kann als ein solches adaptives Display beschrieben werden. Es spricht in seinen Erfahrungsinhalten auf die emotionalen Reaktionen des jeweiligen Anwenders an. Der Patient kann allein oder gemeinsam mit einem Therapeuten mit den negativen Emotionen arbeiten, die mit seinem Trauma oder dem ihn belastenden Ereignis zusammenhängen. Das Trauma oder das belastende Ereignis kann so dargestellt werden, wie es den individuellen Voraussetzungen des Patienten und seinen Bedürfnissen entspricht. Die virtuellen Inhalte ändern sich dynamisch entsprechend den Änderungen der Emotionen des Nutzers. Dazu hält das System verschiedene emotional besetzbare virtuelle Elemente bereit, die flexibel verwendet und verändert werden können, sodass sie die wesentlichen emotionalen Elemente repräsentieren, mit denen genau dieser Patient konfrontiert werden muss, um sein individuelles psychisches Problem zu überwinden. Angestrebt wird dabei eine elektronische Reproduktion des Erlebnisses. Über die emotionale Verarbeitung solcher Erlebnisse soll dem Patienten die Fortführung eines befriedigenden Lebens ermöglicht werden. In EMMA's Welt geschieht dies durch die Verwendung von virtuellen Elementen. Diese bringen die Bedeutung des Traumas oder des belastenden Ereignisses wieder ins Bewusstsein; damit wird es möglich, erneut über diese Geschehnisse nachzudenken und ihre Bedeutung zu verändern.

15.3 EMMA's Welt

15.3.1 Technische Grundlagen

Im Folgenden werden zunächst die technischen Merkmale von EMMA's Welt beschrieben. Um das System in Betrieb zu nehmen, werden folgende Geräte benötigt: Zwei PC, eine große Projektionsleinwand, zwei Projektoren, eine drahtlose Konsole und mehrere Lautsprecher. Anstelle eines sonst häufig eingesetzten HMD wird ein großflächiger Projektionsschirm benutzt. Die VR-Umgebung wird auf diese horizontale Methacrylat-Projektionswand projiziert. Diese neuartige Methode bietet Vorteile, da so sowohl der Therapeut als auch der Patient gleichzeitig in die VR-Welt eintauchen können. Mit einem HMD befände sich dagegen nur der Patient in der virtuellen Welt. In EMMA's Welt sieht der Patient die virtuelle Umgebung und kann sich in ihr über eine drahtlose Konsole bewegen und mit ihren Elementen interagieren. Der Therapeut begleitet den Patienten während der Sitzung. Er spielt eine aktive Rolle bei der individuellen Anpassung der Umgebung. Dazu wurde ein spezielles Interface hergestellt, mit dem der Therapeut das Erscheinungsbild der virtuellen Umgebungen kontrollieren kann. Das Computerprogramm, das diese Kontrolle ermöglicht, läuft auf einem zweiten Rechner, der physisch von dem Rechner getrennt ist, von dem aus die virtuelle Umgebung gesteuert wird. So erzeugt der eine Rechner mit seiner Grafikkarte, die mit zwei Projektoren verbunden ist, die Grafik, während der zweite Rechner das Therapieprogramm und die Eigenschaften der virtuellen Umgebung kontrolliert, die der Patient schließlich sieht.

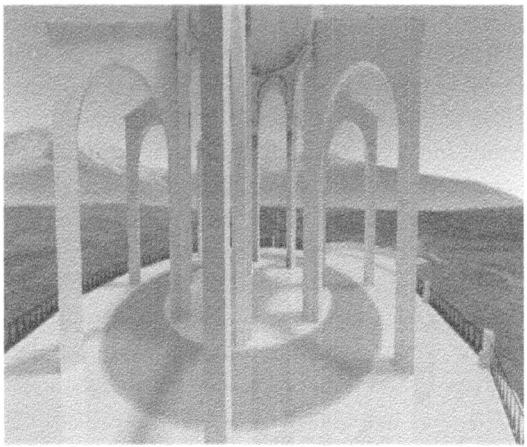

◨ **Abb. 15.1.** Emma's Raum von außen

15.3.2   Die Bestandteile von EMMA's Welt

Die virtuelle Umgebung enthält einen architektonischen Teil, der EMMA's Raum genannt wird (◨ Abb. 15.1). Es handelt sich um einen runden Raum, sodass die äußere Umgebung von seinem Inneren aus sichtbar gemacht werden kann. Der Anwender kann sich sowohl innerhalb als auch außerhalb dieses virtuellen Raums bewegen. Eine Reihe von Hilfsmitteln ist in diesem Raum verfügbar. Eines davon ist ein **Auswahlfenster** (»database screen«), in dem eine Icon-Liste all die Elemente anzeigt, die der Anwender steuern kann: Töne, Musik, dreidimensionale Objekte, Bilder, farbige Lichter, Filme und Texte. Alle diese Elemente können dazu verwendet werden, das belastende Ereignis zu repräsentieren. So kann der Patient beginnen, mit den damit verbundenen Emotionen zu arbeiten. Sobald der Patient Elemente ausgewählt hat, werden diese in einen temporären Speicher kopiert, der **Werkzeugkasten** genannt wird. Aus diesem werden die ausgewählten Elemente an verschiedene Stellen im virtuellen Raum kopiert. Um die Stellen des virtuellen Raums

zu kennzeichnen, an denen Objekte platziert werden können, gibt es sog. **Objekthalter**. Diese sind im ganzen Raum verteilt. Alle Objekte, die sich im **Werkzeugkasten** befinden, können an die Stelle der Objekthalter kopiert werden.

Das Ergebnis ist unterschiedlich und abhängig vom kopierten Objekt. Ein dreidimensionales Objekt erscheint oberhalb des Halters. Ist es ein Ton, so kann dieser gehört werden, sobald sich der Anwender in der VR-Umgebung dem Objekthalter nähert. Handelt es sich um ein Video, so erscheint dieses auf einem kleinen Bildschirm über dem Objekthalter, wenn der Anwender sich diesem nähert. Ein einzelnes Bild wird ebenfalls in einem kleinen Bildschirm über dem Objekthalter gezeigt. Ein Objekthalter kann auch als »Mischgerät« verwendet werden, um verschiedene Elemente zu einem neuen, komplexeren Objekt zusammenzusetzen. Dies wird erreicht, indem verschiedene Elemente aus verschiedenen Kategorien in denselben Objekthalter kopiert werden. Wenn sich der Patient dem Objekthalter nähert, kann ein Objekthalter gleichzeitig einen 3D-Gegenstand, ein Video und ein Bild zeigen sowie einen damit verknüpften Klang hören lassen. Wird ein Farbelement in den Objekthalter kopiert, in dem sich bereits ein 3D-Objekt befindet, wird dieses in dem betreffenden farbigen Licht angestrahlt. Die Größe der verschiedenen im Objekthalter gezeigten Elemente kann vom Patienten kontrolliert werden. Diese persönliche Anpassung ist eine besondere Eigenschaft von EMMA. Das System kann jedes beliebige Element aufnehmen, das für den Patienten von Bedeutung ist, selbst persönliche Dinge wie Zeichnungen, bestimmte Musikstücke, Videos etc.

Ein weiteres wichtiges Mittel ist das **Buch des Lebens**. Dabei handelt es sich um ein virtuelles Buch, in dem die betroffene Person ihre Gefühle, Gedanken, Empfindungen und Erfahrungen reflektieren kann. Dieses Element wird durch ein Buch dargestellt. Seine Seiten repräsentieren die verschiedenen Kapitel. Für jedes Kapitel kann mithilfe einer virtuellen Tastatur ein Titel eingegeben werden. Das Buch des Lebens ist das Instrument, das der Patient dazu verwendet, alle Themen festzuhalten und zu ordnen, die während der Sitzungen mit dem Therapeuten bearbeitet worden sind. Zu Anfang ist das Buch des Lebens leer. Der Anwender kann die Elemente, die er in die Kapitel einfügen will, direkt vom **Auswahlfenster** oder von einem Objekthalter auswählen. Die ausgewählten Elemente werden als Icons dargestellt. Sobald die Elemente ins Buch kopiert worden sind, kann ihre Anordnung jederzeit, auch während der Sitzung verändert werden. Auf diese Weise werden die wichtigsten Momente, Menschen und Erfahrungen im Leben eines Menschen darstellbar. Ein

oder mehrere Kapitel können dem Trauma oder dem belastenden Ereignis gewidmet werden.

Schließlich gibt es den **Papierkorb**, ein spezielles Element, das dazu verwendet wird, um Objekte zu löschen, beispielsweise solche, die nicht länger benötigt werden. Der Anwender kann damit ein Objekt zerstören, indem er das betreffende Element vom Werkzeugkasten in den Papierkorb schiebt.

EMMA's Welt umfasst fünf verschiedene Landschaften (◘ Abb. 15.2): einen Strand, eine Wiese, eine Wüste, einen dunklen Wald und eine Schneelandschaft. Diese Umgebungen wurden entworfen, um verschiedene negative und positive Emotionen widerzuspiegeln: Entspannung, Freude, Traurigkeit, Angst etc. Die Wüste kann z. B. mit Wut in Verbindung gebracht werden. Die Insel kann gezeigt werden, um Entspannung zu induzieren. Der bedrohliche Wald hingegen kann mit Angst verbunden werden. Die schneebedeckte Stadt schließlich kann während der Sitzung verwendet werden, wenn sich der Patient an eine traurige Situation in seinem Leben erinnert. Die Wiesen können verwendet werden, um beim Patienten Glücksgefühle hervorzurufen. Die spezielle Bedeutung, die jeder Umgebung

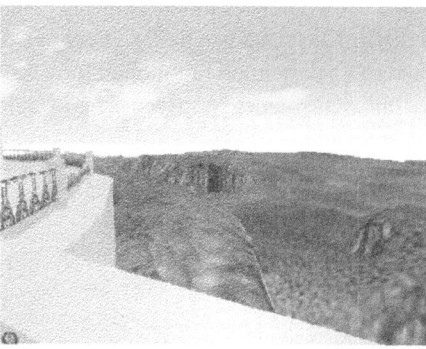
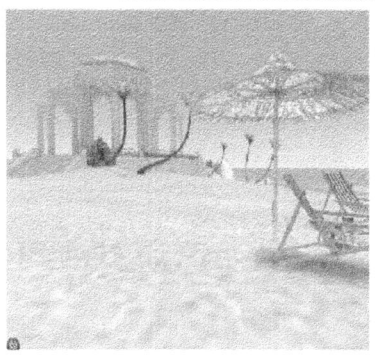
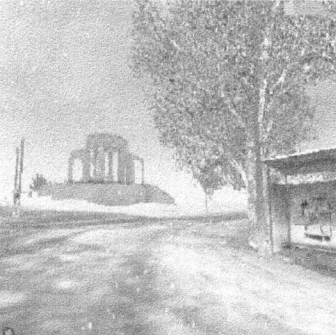
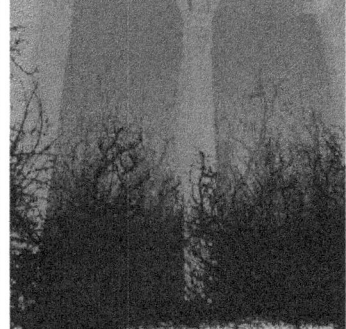

◘ **Abb. 15.2.** Verschiedene Landschaften in EMMA's Welt

gegeben wird, hängt vom jeweiligen Kontext der Sitzung ab und kann vom Therapeuten in Realzeit ausgewählt werden. Außer dieser Grobkontrolle der Veränderung des gesamten Erscheinungsbildes der Außenbereiche der virtuellen Umgebung ist es auch möglich, Modifikationen in das Szenario einzubauen und deren Intensität abzustufen. Auf diese Weise können die Veränderungen in der Stimmung des Patienten reflektiert werden. Weitere unterschiedliche Effekte können zu der Umgebung hinzugefügt werden: ein Regenbogen, Regen, Schnee, ein Erdbeben usw. Darüber hinaus kann sich auch die Tageszeit samt entsprechender Lichtverhältnisse ändern. Eine ausführlichere Beschreibung der Möglichkeiten des Systems ist bei Rey et al. (2005) zu finden.

15.4   Der klinische Nutzen von EMMA

Wie bereits in der Einleitung dargestellt, ergab sich durch das europäische Verbundprojekt EMMA die Möglichkeit, »emotionale Werkzeuge« für die Herstellung von Stimmungszuständen zu entwickeln, die in der Psychotherapie eine zentrale Rolle spielen. Mit diesen »emotionalen Werkzeugen« wurden völlig neuartige technische Hilfsmittel geschaffen, die es erlauben, Patienten mit belastenden Emotionen im Zusammenhang mit verschiedenen psychischen Störungen zu konfrontieren.

> ❗ EMMA's Welt war ursprünglich mit dem Ziel entwickelt worden, die Behandlung von Personen mit PTBS, pathologischer Trauer oder Anpassungsstörungen zu verbessern. Sie kann von Personen genutzt werden, die an einer dieser Störungen leiden, eine stark belastende Erfahrung gemacht haben z. B. einen sexuellen Missbrauch, den Verlust eines geliebten Menschen oder eine Scheidung erlebt haben. Die starke, oft übermächtige Präsenz negativer Emotionen spielt bei all diesen Störungen eine bedeutende Rolle.

Kennzeichnend für Menschen mit PTBS sind extrem starke Gefühle von Angst, Hilflosigkeit oder Entsetzen, die sie als Reaktion auf das Ausgeliefertsein gegenüber einem Stressor entwickeln, der als lebensbedrohlich wahrgenommen wurde (APA 2000). Nachdem sie einem massiven Trauma ausge-

setzt waren, zeigen diese Menschen Symptome, die sich in drei Gruppen einteilen lassen: ständiges Wiedererleben des Traumas (z. B. Flashbacks, Albträume etc.), Vermeidung von mit dem Trauma verbundenen Stimuli und emotionale Taubheit; hinzu kommt oft eine gesteigerte Ruhelosigkeit (z. B. Schlaf- und Konzentrationsstörungen, übersteigerte Alarmreaktion etc.). Bei pathologischer Trauer oder Verlustschmerz steht die Reaktion auf den Tod eines geliebten Menschen im Fokus der klinischen Aufmerksamkeit. Dieses Syndrom umfasst Symptome von Trennungsschmerz (z. B. Sehnsucht, Suche und ständige Beschäftigung mit den Verstorbenen, bis hin zu beeinträchtigter Funktionsfähigkeit) und von traumatischem Schmerz (z. B. innere Erstarrung, Mangel an Vertrauen in andere, Verbitterung und Identitätsprobleme). Das Vorhandensein dieser Symptome macht die betroffene Person dauerhaft anfällig für soziale, psychische und somatische Beeinträchtigungen. Das wesentliche Kennzeichen für Anpassungsstörungen schließlich ist die Entwicklung klinisch bedeutsamer emotionaler oder das Verhalten betreffender Symptome als Reaktion auf einen identifizierbaren psychosozialen Stressor (APA 2000). Dieser Stressor kann ein einzelnes Ereignis sein (z. B. eine Scheidung) oder es handelt sich um multiple Stressoren (z. B. ausgeprägte Schwierigkeiten im Berufsleben plus Eheprobleme). Stressoren können wiederholt auftreten, etwa verbunden mit einer saisonalen Geschäftskrise oder ständig vorhanden sein, etwa ein Leben in einer stark von Verbrechen betroffenen Umgebung. Stressoren können eine einzelne Person betreffen, eine ganze Familie oder auch eine größere Gruppe oder Gesellschaft z. B. im Falle einer Naturkatastrophe.

Mit EMMA können verschiedene Symbole und Aspekte eingesetzt werden, die das traumatische oder belastende Ereignis in virtuellen Szenarien repräsentieren. Dadurch bietet sich die Möglichkeit, die verschiedenen belastenden Ereignisse wieder ins Bewusstsein zu rufen. Nebenbei sei bemerkt, dass dabei alle Vorteile der traditionellen virtuellen Systeme zur Simulation der Realität, die schon in der Einleitung beschrieben wurden, weiterhin erhalten bleiben.

Für psychotherapeutische Behandlungen werden individuell eingerichtete kognitiv-behaviorale Programme für die drei genannten psychischen Störungen verwendet. Genau gesagt, wird bei PTBS eine Adaptation von Foa und Rothbaums Programm (1998) verwendet mit dem Unterschied, dass die Konfrontation mit dem traumatischen Ereignis in EMMA's Welt durchgeführt wird. Für pathologische Trauer wurde ein Behandlungsprogramm gestaltet, das sich an die Vorschläge von Neimeyer (2001) anschließt. Für die Behandlung von Anpassungsstörungen schließlich wurde ein ähnliches kognitiv-behaviorales Therapieprogramm entwickelt.

! Folgende Komponenten sind in allen drei Behandlungsprogrammen vorhanden:

1. eine pädagogische Komponente zur Reaktion auf ein traumatisches oder belastendes Ereignis;
2. eine Konfrontation mit dem traumatischen/negativen Ereignis unter Verwendung von EMMA-Werkzeugen;
3. kognitiv-behaviorale Strategien, wie In-vivo-Konfrontation mit den gemiedenen Stimuli, die mit dem traumatischen bzw. negativen Ereignis verknüpft sind, Handlungsprogrammierung oder Atemübungen für ruhiges Atmen sowie
4. eine Komponente, die Rückfällen vorbeugt.

Die Länge eines Behandlungsprogramms variiert je nach dem psychischen Zustand und den speziellen Bedürfnissen jedes einzelnen Patienten. Die Programme für PTBS und für pathologische Trauer bestehen aus 8–12 wöchentlichen Sitzungen, während das Programm für Anpassungsstörungen nur 6–8 wöchentliche Sitzungen umfasst.

15.5 Erfahrungen mit der Anwendung von EMMA's Welt

15.5.1 Empirische Befunde

Der potentielle Nutzen von EMMA's Welt für die Behandlung der oben beschriebenen psychischen Störungen wurde in einer Reihe von Studien nachgewiesen: PTBS (Botella et al. 2006a, 2006c), pathologische Trauer (Baños et al. 2005, 2007; Botella et al.

2005) und Anpassungsstörungen (Botella et al. 2007a; Baños et al. 2007).

Darüber hinaus konnten kürzlich auch die Vorteile der Flexibilität des offenen VR-Systems EMMA bei der Behandlung von Sturmphobie (Botella et al. 2006a) und bei der psychosozialen Unterstützung von Kindern mit Dunkelheitphobie (Botella et al. 2007c) gezeigt werden.

15.5.2 Ein Anwendungsbeispiel von EMMA's Welt

Bei der Beispielpatientin Sandra handelt es sich um eine 28-jährige alleinstehende Frau. Sie arbeitete als Krankenschwester in einer Klinik und lebte allein in einer eigenen Wohnung. Ihre Eltern lebten in derselben Stadt und sie hatte einen 2 Jahre jüngeren Bruder. Ihr Freund wohnte in einer anderen Stadt. Ihre Störung entsprach den DSM-IV-TR-Kriterien (APA 2000) für PTBS. In einer ganz normalen Samstagnacht kehrte sie nach Hause zurück, nachdem sie mit ihren Freunden in der Disco gewesen war und wurde auf dem Parkplatz, auf dem sie auch sonst immer ihr Auto abstellte, attackiert und vergewaltigt. Der Vergewaltiger bedrohte Sandra mit einem Messer. Sie hatte Todesangst, weil sie das Messer während der Vergewaltigung ständig am Hals spürte. Am Ende schlug der Vergewaltiger ihr auf den Kopf und sie verlor das Bewusstsein. Als sie erwachte, schaffte sie es, ihre Wohnung zu erreichen und in ihrer Nachbarschaft anzurufen. Von dort wurden die Polizei und Sandras Familie benachrichtigt.

Ein Jahr nach der Vergewaltigung bat Sandra um Hilfe. Als sie deshalb in die Ambulanz kam, litt sie unter starken Angstgefühlen, war gedrückter Stimmung und übervorsichtig. Sie verließ die Wohnung praktisch nicht mehr, reagierte äußerst schreckhaft auf laute Geräusche, litt unter Alpträumen von der Vergewaltigung sowie quälend wiederkehrenden und eindringlichen Erinnerungen an das Trauma. Ihr Gefühlsleben war stark eingeschränkt, sie zeigte eine große emotionale Distanz zu Freunden und Verwandten und ein ausgeprägtes Vermeidungsverhalten im Hinblick auf soziale Beziehungen mit Männern, neue Leute kennenzulernen oder sexueller Aktivität. Die klinische Anamnese offenbarte eine persönliche Vorgeschichte von Klaustrophobie

5 Jahre zuvor. Diese war mit gutem Ergebnis psychologisch behandelt worden. Relevante Probleme im sozialen Bereich oder im Berufsleben waren nicht festgestellt worden. Die Patientin wies einen hohen Grad an genereller Funktionsfähigkeit auf und zeigte eine hohe Motivation, die psychologische Behandlung zu beginnen.

Vor der Behandlung wurde eine umfassende diagnostische Untersuchung durchgeführt. Dieselbe Untersuchung wurde dann noch einmal nach der Behandlung wiederholt, um die Wirkung der Behandlung einschätzen zu können. Beide Beurteilungen umfassten folgende Parameter:

- Diagnostisches Instrument (»Clinician Rating Scale for Assessing Current and Lifetime PTSD«, CAPS-1; Blake et al. 1990, 1995): Diese Skala erfasst die traumatischen Ereignisse im Leben eines Menschen und die mit diesen Ereignissen verbundenen Symptome. Der Schweregrad wird durch einen Arzt bzw. Therapeuten fremdeingeschätzt. Die erfassten Kriterien korrespondieren mit den Diagnosekriterien für PTBS nach dem DSM-IV.
- Angst-/Emotionsbelastungs- und Vermeidungsskalen (adaptiert von Marks u. Mathews 1979). Die Patientin und der Therapeut legten zusammen drei bestimmte Verhaltensweisen oder Situationen fest, welche die Patientin aufgrund der traumatischen Erfahrung vermied und mit denen sie am Ende der Behandlung zurechtkommen wollte: Sexuelle Beziehungen zu Männern, das Auto auf dem Parkplatz zu parken, auf dem die Vergewaltigung stattgefunden hatte und das Haus zu verlassen. Die Patientin bewertete den Grad der Vermeidung auf einer Skala von 0–10, wobei 0 »Ich vermeide es niemals« und 10 »Ich vermeide es stets« bedeutete. Die Angst/emotionale Belastung wurde auf einer weiteren Skala von 0–10 erfasst. Die Patientin und der Therapeut legten des Weiteren drei bestimmte Erinnerungen bzw. Vorstellungen fest, die mit dem traumatischen Ereignis verbunden waren und die sie vermied: Der Song, der im Radio gespielt wurde, während sie kurz vor dem Überfall ihr Auto parkte und das Bild vom Gesicht des Vergewaltigers. Schließlich wurde die Stärke der Angst bzw. emotionalen Belastung und die der Vermeidung in solchen Situationen ebenfalls auf einer Skala von 0–10 eingeschätzt.

- Skalen für positive und negative Gefühle (PANAS; Watson et al. 1988). Dabei handelt es sich um einen 20-Item-Fragebogen zur Einschätzung der zwei Gefühlspole: positiv und negativ. Die einzelnen Aspekte werden auf einer 5-stufigen Skala bewertet.
- Beck-Depressionsinventar (BDI; Beck et al. 1961). Dies ist das am häufigsten verwendete Messinstrument zur Beurteilung von depressiven Belastungen. Es umfasst 21 Items.
- Fehlanpassungsskala (MS; nach Echeburua et al. 2000). Dieses psychometrische Beurteilungsinstrument erfasst den Grad der Beeinträchtigung, die das Problem in verschiedenen Lebensbereichen (Arbeit, Sozialleben, Freizeit, Partner, Familie und Gesamtbehinderung) verursacht. Verwendet wird eine Skala von 0–8.
- Erwartungen und Zufriedenheit der Teilnehmerin: Hierzu wurde ein eigenes Instrument in Anlehnung an Borkovec und Nau (1972) entwickelt. Es erfasst die Erwartungen der Teilnehmerin in Bezug auf die Behandlung bzw. ihre Zufriedenheit mit der schließlich erhaltenen Behandlung.

Die Beurteilung vor der Behandlung wurde in zwei Sitzungen durchgeführt. In der zweiten Beurteilungssitzung wählte die Patientin aus einer in EMMA's Welt vorgegebenen Liste 3D-Objekte und Bilder aus, die aus ihrer persönlichen Sicht, ihre Gefühle hinsichtlich der Vergewaltigung widerspiegelten. Vor Beendigung dieser Sitzung wurde eine erste VR-Übung durchgeführt, in der die Patientin ersten Kontakt mit der EMMA-Umgebung hatte und das VR-System zu steuern lernte. Sie wählte des Weiteren ein Musikstück aus, das mit den Gefühlen verknüpft war, die sie hinsichtlich des traumatischen Ereignisses empfand.

Die Behandlung erfolgte nach einer entsprechenden Adaptation von Foa und Rothbaums (1998) Behandlungsprogramm für diese Störung. Sie umfasste 12 Sitzungen von je 90 Minuten Dauer. Die verwendeten Komponenten schließen u. a. Atemübungen und Konfrontation mit dem Trauma ein. Die virtuellen Umgebungen und EMMA's Werkzeuge wurden verwendet, um die Konfronta-

15

tion herbeizuführen und die Verarbeitung der mit dem Trauma verbundenen negativen Emotionen zu erleichtern. Ziel war es, der Patientin dabei zu helfen, einen neuen Weg aufzubauen, negative und positive Emotionen zu erfahren, um so das Trauma zu überwinden und normal weiterleben zu können.

Exkurs

Ablauf der Behandlung

Die Behandlung wurde in 12 wöchentlichen Sitzungen von ungefähr anderthalb Stunden Dauer durchgeführt. Die ersten beiden Sitzungen beinhalteten eine Erläuterung des Behandlungsprogramms, eine Einführung in die üblichen Reaktionen auf ein traumatisches Ereignis, eine Übung in langsamem Atmen und eine Erarbeitung der Situationen, welche Sandra wegen ihres Zusammenhangs mit dem Trauma vermied. In der dritten Sitzung wurde die kognitive Restrukturierungskomponente eingeführt. Ab der vierten Behandlungssitzung wurden EMMA's Werkzeuge eingesetzt. In der ersten Sitzung mit EMMA wählte die Patientin die Wüstenumgebung bei Nacht, die ihre Gefühle bezüglich des Überfalls widerspiegelten (Angst, Wut sich selbst und dem Vergewaltiger gegenüber, Traurigkeit ...). Später wurde eine Konfrontation mit diesem traumatischen Ereignis durchgeführt, wobei die von der Patientin ausgewählten Objekte verwendet wurden. Den allgemeinen Leitlinien für die imaginative Konfrontation mit traumatischen Ereignissen entsprechend, wurde die Patientin aufgefordert, sich so deutlich wie möglich an die Vergewaltigung zu erinnern und das Ereignis in 30–60 Minuten in Gegenwartsform wiederzugeben, während sie das/die ausgesuchte/n Objekt/e und die gewählte Umgebung betrachtete. Am Ende der Konfrontationssitzung konnte sich die Patientin entscheiden, Änderungen an der EMMA-Umgebung vorzunehmen, um ihre Emotionen zu diesem Zeitpunkt darzustellen. Diese Vorgehensweise wurde in allen weiteren VR-Sitzungen beibehalten, wobei die im Folgenden beschriebenen Objekte verwendet wurden:

In den Sitzungen 4 und 5 wählte Sandra ein Seil und ein Musikstück, das sie mit dem Trauma verband, und zwar den Song, der im Radio gespielt wurde, als sie ihr Auto kurz vor dem Überfall parkte. Dieses Bild spiegelte laut ihrer Aussage wider, wie sie sich während der Vergewaltigung fühlte, »hoffnungslos in einer Falle gefangen« und gleichzeitig auch das Gefühl von »Chaos«, das sie mit diesem Ereignis verbunden hatte.

In den Sitzungen 6, 7 und 8 wählte Sandra eine Abbildung von »Mann-Frau-Aggression« und dasselbe Musikstück wie in den Sitzungen 4 und 5. Nach zwei Konfrontationssitzungen mit EMMA tauschte Sandra das Seil gegen eine andere Repräsentation aus. Die Landschaft war weiterhin die Wüste, nun aber bei Tag. Die Traurigkeit begann zu verschwinden, doch die Wut blieb vorhanden.

In den Sitzungen 9, 10 und 11 verwendete Sandra ebenfalls eine Abbildung von »Mann-Frau-Aggression«, aber in Sitzung 11 änderte sie die Landschaft in einen Strand. Damit drückte sie aus, dass sie sich an das Ereignis zwar weiterhin mit Schmerz und Wut gegenüber dem Vergewaltiger erinnerte, aber nicht länger voller Angst und Wut sich selbst gegenüber war.

In einigen Sitzungen, in denen besonders starke Angstgefühle hervorgerufen wurden (z. B. in den Sitzungen 6 und 8), wurde zusätzlich die Wiesenumgebung an einem sonnigen Tag gewählt und das Langsamatmen in dieser Umgebung geübt, bevor die Sitzung beendet wurde.

Sitzung 12 war einer weiteren Traumakonfrontation zur Einleitung der Rückfallprävention gewidmet. Nach dieser letzten Sitzung wurde die Abschlussuntersuchung durchgeführt.

In allen Parametern der Abschlussuntersuchung zeigten sich bedeutsame Verbesserungen. Die Patientin äußerte sich sehr zufrieden mit der Behandlung: Sie hielt die Behandlung für sinnvoll, sie war mit der Durchführung zufrieden und würde sie einer anderen Person weiterempfehlen, die unter demselben Problem litt; sie schätzte die Behandlung als potenziell nützlich auch bei anderen Problemen ein; sie hielt sie für sich selber für nützlich und bewertete sie als wenig aversiv.

Zusammenfassend lässt sich sagen, dass vieles darauf hindeutet, dass die Behandlung für diese Patientin hilfreich war. In Bezug auf die Nützlichkeit spezifischer EMMA-Werkzeuge benannte die Patientin vor allem die Möglichkeit als sehr hilfreich, ihre Emotionen mithilfe der Landschaft und der virtuellen Elemente widerzuspiegeln. Dies hätte ihr geholfen, die sie überwältigenden Emotionen, die sie bezüglich des Traumas empfunden hatte, zu identifizieren und sich über diese klarzuwerden. Sie habe das Gefühl gehabt, in die Umgebung einzutauchen. Das habe ihr geholfen, ihre Emotionen zu verstehen und besser mit ihnen umzugehen.

Fazit

Die Wirksamkeit von VR für die Behandlung von PTBS wurde in einer Reihe von Studien erfolgreich überprüft. Dabei wurden Opfer unterschiedlicher traumatischer Ereignisse behandelt wie beispielsweise Erdbebenopfer, Vietnamveteranen, Opfer des Anschlags vom 11. September auf das World Trade Center usw. Gemeinsam war diesen Studien, dass das traumatische Ereignis mit hoher Wirklichkeitsnähe simuliert wurde, um die Teilnehmer in einem sicheren Rahmen mit den gefürchteten Aspekten des Traumas zu konfrontieren. Der Ansatz in EMMA unterscheidet sich von den bisher verwendeten VR-Anwendungen durch seine hohe Personalisierung. In EMMA's Welt werden klinisch bedeutsame Umgebungen für jeden einzelnen Teilnehmer individuell entworfen. Dabei wird die individuelle Bedeutung des Traumas für diese Person zum Maßstab der Simulation und ersetzt die Orientierung an der Wirklichkeitsnähe zu den physischen Eigenschaften des traumatischen Ereignisses. In einem Behandlungsfall z. B. hatte die Patientin einen geliebten Menschen bei einem Autounfall verloren. Der bloße Anblick roter Farbe rief eine heftige emotionale Reaktion und die Erinnerung an den blutüberströmten Leichnam hervor. Die Patientin versuchte, dieses für sie sehr schmerzvolle Bild loszuwerden. In einem solchen Fall ist es weniger wichtig, ein realistisches Szenario zu finden; man muss vielmehr versuchen, einen Weg zu finden, die mit dem traumatischen Ereignis verbundenen negativen Emotionen so hervorzurufen, dass sie verarbeitet werden können, sowie positive Emotionen zu aktivieren und herauszuarbeiten, um der Person dabei zu helfen, den therapeutischen Prozess auszuhalten.

Der Vorteil einer VR-Umgebung wie EMMA's Welt ist die große Flexibilität. Das erhöht die Chance, dass unterschiedliche Personengruppen von der VR-Vorlage profitieren könnten: Kriegsveteranen, Opfer sexueller Übergriffe, Opfer von Kindesmissbrauch, Katastrophenopfer, Opfer von Verkehrsunfällen usw., aber auch viele andere emotionale Störungen wie pathologische Trauer, Anpassungsstörungen, Major Depression, Phobien etc. Dagegen würde eine spezifische Simulation des World Trade Centers für Opfer des 11. September z. B. Opfern anderer terroristischer Ereignisse wie denen vom 11. März in Madrid nichts nützen. EMMA's Welt könnte für beide Gruppen von Opfern eingesetzt werden.

Einschränkend muss gesagt werden, dass die Erfahrungen mit VR im Allgemeinen und EMMA's Welt im Speziellen noch am Anfang sind, wenngleich sie sehr vielversprechend sind. Bei den meisten Studien handelt es sich nur um Fallstudien oder Fallreihen mit niedrigen Teilnehmerzahlen. Zudem liegen bisher noch keine Follow-up-Daten vor. Gegenwärtig ist eine erste kontrollierte Studie im Gange, in der zwei Behandlungsbedingungen verglichen werden. Beide Bedingungen enthalten die vorher erwähnten therapeutischen Komponenten und unterscheiden sich lediglich in der Komponente der Konfrontation mit dem traumatischen bzw. negativen Ereignis: In der einen Bedingung wird EMMA's Welt verwendet, in der anderen Bedingung werden traditionelle Konfrontationsstrategien eingesetzt.

Spannende Ergebnisse sind in der Zukunft aus solchen systematischen Vergleichen zwischen dem in EMMA umgesetzten individualisierten Ansatz und

▼

anderen, eher traditionellen VR-Umgebungen zu erwarten. Sollte sich dabei EMMA als mindestens äquivalent erweisen, würde das die Einführung von VR-Instrumenten in die therapeutische Routi-

ne erheblich erleichtern, da aufgrund der Flexibilität von EMMA die Implementation in der Praxis unaufwändiger und kostengünstiger würde.

Literatur

American Psychiatric Association (2000) Diagnostic and statistical manual of mental disorder (4th ed.) (DSM-IV-TR). APA, Washington DC

Anderson P, Jacobs C, Rothbaum B (2004) Computer-supported cognitive behavioural treatment of anxiety disorders. J Clin Psych 60:253–267

Baños RM, Botella C, García-Palacios A, Quero S, Osma J, Lasso de la Vega N, et al. (2005) Using »traditional« strategies in a »virtual world« for the treatment of pathological grief. Cybertherapy, Basel

Baños RM, Botella C, Guillén V, García-Palacios A, Quero S, Bretón-López J Alcaniz M (2007) An adaptive display to treat stress-related disorders: The EMMA'S World. ESF Exploratory Workshop: Technology in Counselling and Psychotherapy: Mental Health Education and Service Delivery at University Dublin

Beck AT, Ward CH, Mendelson M, Mock J, Erbaugh J (1961) An inventory for measuring depression. Arch Gen Psychiat 4:561–571

Blake DD, Weathers FW, Nagy LM, Kaloupek DG, Klauminzer G, Charney DS, Keane TM (1990) A clinician rating scale for assessing current and lifetime PTSD: The CAPS-1. The Behavior Therapist 13:187–188

Blake DD, Weathers FW, Nagy LM, Kaloupek DG, Gusman FD, Charney DS, Keane TM (1995) The development of a clinician-administered PTSD scale. J Trauma Stress 8:75–90

Borkovec TD, Nau SD (1972) Credibility of analogue therapy rationales. J Behav Ther Exp Psychol 3:257–260

Botella C, Baños RM, García-Palacios A, Quero S, Guerrero B, Liaño V et al. (2005) Using »tradicional« strategies in a »virtual World« for the treatment of pathological grief. Presented at 5th International Congress of Psychotherapy, Goteborg

Botella C, Baños RM, Guerrero B, García-Palacios A, QueroS Alcañiz M (2006a) Using a flexible virtual environment for treating a storm phobia. PsychNology J 4:129-144

Botella C, Baños RM, Rey B, Alcañiz M, Guillén V, Quero S García-Palacios A (2006b) Using an adaptive display for the treatment of emotional disorders: A preliminary analysis of effectiveness. CHI 2006, April 22–27, 2006, Montreal, Canada

Botella C, Quero S, Lasso de la Vega N, Baños RM, Guillén V, García-Palacios A Castilla D (2006c) Clinical issues in the application of virtual reality to the treatment of PTSD. In: M. Roy (Ed.) Novel approaches to the diagnosis and treatment of posttraumatic stress disorder. NATO Security Through Science Series vol. 6. IOS Press, Amsterdam

Botella C, Baños RM, Quero S, García-Palacios A, Guillén V, Alcañiz M (2007a) The use of »adaptive displays« for the treatment of psychological problems. Presented at V World Congress of Behavioural & Cognitive Therapies, Barcelona

Botella C, Garcia-Palacios A, Villa H, Baños R, Quero S, Alcañiz M, Riva G (2007b) Virtual reality exposure in the treatment of panic disorder and agoraphobia: A controlled study. Clin Psychol Psychother 14:164–175

Botella C, Lasso de la Vega N, Castilla D, García-Palacios A, López-Soler C, Baños RM Alcañiz M (2007c) Virtual Reality for the application of psychological treatments in children: Darkness phobia. CyberTherapy, Washington DC

Difede J, Hoffman H (2002) Virtual reality exposure therapy for World Trade Center post-traumatic stress disorder: A case report. Cyber Psychol Behav 5:529–535

Difede J, Cukor J, Patt I, Giosan C, Hoffman H (2006) The application of virtual reality to the treatment of PTSD following the WTC attack. Ann NY Acad Sci 1071:500–501

Echeburua E, Corral P, Fernandez-Montalvo J (2000) Escala de inadaptacion (EI): Propiedades psicometricas en contextos clinicos. Análisis y Modificación de Conducta 107:325–338

Foa EB, Kozack MJ (1986) Emotional processing of fear: Exposure to corrective information. Psychol Bull 99:20–35

Foa EB, Rothbaum BO (1998) Treating the trauma of rape. Guildford, New York

Garcia-Palacios A, Botella C, Hoffman H, Fabregat S (in press) Comparing acceptance and refusal rates of virtual reality exposure versus in vivo exposure by patients with specific phobia. Cyberpsychol Behav

Klinger E, Bouchard S, Légeron P, Roy S, Lauer F, Chemin I, Nugues P (2005) Virtual reality therapy versus cognitive behaviour therapy for social phobia: A preliminary controlled study. Cyber Psychol Behav 8:76–88

Krijn M, Emmelkamp, PMG, Olafsson R, Biemond R (2004) Virtual reality exposure therapy of anxiety disorders: A review. Clinl Psychol Rev 24:259–281

Marks IM, Mathews AM (1979) Case histories and shorter communication. Behav Res Ther 17:263–267

Neimeyer R (2001) Meaning reconstruction and the experience of loss. APA Books, New York

Pull CB (2005) Current status of virtual reality exposure therapy in anxiety disorders. Curr Opin Psychiatry 18:7-14

Rey B, Montesa J, Alcañiz M, Baños R, Botella C (2005) A Preliminary Study on the use of an adaptive display for the treatment of emotional disorders. PsychNology J 3:101–112

Rothbaum, BO (2006) Pathological anxiety: Emotional processing in etiology and treatment. Guilford, New York

Rothbaum BO, Hodges LF, Kooper R, Opdyke D, Williford J, North M (1995) Virtual-reality graded exposure in the treatment of acrophobia – A case report. Behav Ther 26:547-554

Rothbaum BO, Hodges L, Alarcon RD, Ready D, Shahar F, Graap K, Pair J, Herber P, Gotz D, Wills B, Baltzell D (1999) Virtual reality exposure therapy for Vietnam veterans with post-traumatic stress disorder. J Traum Stress 12:263–271

Rothbaum BO, Hodges L, Ready D, Graap K, Alarcon RD (2001) Virtual reality exposure therapy for Vietnam veterans with posttraumatic stress disorder. J Clin Psychiatry 62:617–622

Rothrock L, Koubek R, Fuchs F, Hass M, Salvendy G (2002) Review and reappraisal of adaptive interfaces: towards biologically inspired paradigms. Theor Iss Ergonomic Sci 3:47–84

Schmeisser E (2004) Dream of a display that pays attention to the viewer, Cyberpsychol Behav 7:607–609

Watson D, Clark LA, Tellegen A (1988) Development and validation of brief measures of positive and negative affect: The PANAS scales. J Pers Soc Psychol 54:1063–1070

15

Nachsorge und Rückfallprävention

16 Nachsorge über SMS

Stephanie Bauer, Eberhard Okon, Rolf Meermann

16.1   Hintergrund

16.1.1   Notwendigkeit der Nachsorge bei Bulimia nervosa

Zahlreiche Studien konnten die Wirksamkeit psychotherapeutischer Behandlungen für Bulimia nervosa belegen. Die kognitive Verhaltenstherapie gilt derzeit als Methode der Wahl (Shapiro et al. 2007). Trotz guter Responseraten beendet jedoch ein beträchtlicher Teil der Patientinnen die Therapie nicht frei von Symptomen (Hay et al. 1999). Hinzu kommt ein erhebliches Rückfallrisiko von schätzungsweise 20 bis 50%, insbesondere in den ersten Monaten nach Beendigung der Behandlung (Halmi et al. 2003; Olmsted et al. 2005; Richard et al. 2005). Diese Punkte verdeutlichen, dass für viele Patientinnen eine Nachsorge nach Abschluss einer Therapie sinnvoll ist, um das Erreichte zu stabilisieren, weitere Verbesserungen zu erzielen und Rückfällen vorzubeugen.

In Deutschland wird Bulimie häufiger als in den meisten anderen Ländern stationär behandelt. Der Mehrzahl der Patientinnen in stationärer Behandlung wird von therapeutischer Seite eine weiterführende ambulante Therapie empfohlen (Okon et al. 2005). Nicht in allen Fällen kommt diese jedoch auch zustande. Die Gründe dafür sind vielfältig: Sofern nicht vor der Klinikbehandlung bereits ein ambulanter Kontakt bestand, dauert es mitunter viele Wochen bis Monate ehe ein freier Platz zur Verfügung steht. Dies kann dazu führen, dass der in der Klinik vorhandene Vorsatz, sich in eine ambulante Behandlung zu begeben, in den Hintergrund tritt. Hinzu kommt, dass Patientinnen nach einem mehrwöchigen Aufenthalt in der Klinik in ihr »normales« Leben zurückkehren. Berufliche und familiäre Verpflichtungen können dazu führen, dass Patientinnen sich außerstande sehen, z. B. wöchentliche ambulante Therapietermine wahrzunehmen oder lange Wegzeiten in Kauf zu nehmen, um an Treffen von Selbsthilfegruppen teilzunehmen.

Aus welchem Grund auch immer, ist es eine Tatsache, dass zumindest ein Teil der Patientinnen in der kritischen Zeit unmittelbar nach der Entlassung aus der Klinik völlig ohne therapeutische Unterstützung bleibt. Wie intensiv eine Nachbetreuung nach Verlassen der Klinik sein muss, ist eine offene Frage.

In diesem Kapitel wird eine SMS-basierte Minimalintervention vorgestellt, die entwickelt wurde um Patientinnen nach ihrer Entlassung eine unmittelbare Weiterbetreuung anzubieten.

> ❗ Programme zur nachstationären Betreuung zählen zu den sog »Step-down-Interventionen«: Einer intensiven ersten Intervention (in diesem Fall der stationären Therapie) schließt sich eine weniger intensive zweite Stufe (das Nachbetreuungsprogramm) an.

Wenngleich sie in der Praxis häufig zum Einsatz kommen, gibt es bislang kaum Versuche, gestufte Behandlungskonzepte systematisch zu untersuchen. Entsprechend wenig weiß man über Strategien, die helfen Therapieeffekte langfristig zu stabilisieren (Shapiro et al. 2007).

16.1.2   Warum SMS?

Mittlerweile wurden im Bereich der Prävention (▶ Kap. 7), Behandlung (▶ Kap. 11 und 12) und Selbsthilfe von Essstörungen zahlreiche technikbasierte Interventionen entwickelt und erprobt (vgl. Schmidt 2003). Das Spektrum der eingesetzten Medien umfasst u. a. CD-Rom, E-Mail, Chat sowie Foren und Messageboards (z. B. Murray et al. 2003; Norton et al. 2003; Robinson u. Serfaty, im Druck; Williams 2003). Mobiltelefone und SMS wurden bislang in der Behandlung von Bulimie noch nicht eingesetzt.

Folgende Vorteile haben zur Entscheidung beigetragen, SMS als Kommunikationsmedium für das Nachsorgeprogramm zu wählen:

1. **Verbreitung**: Ein Großteil der Bevölkerung besitzt mittlerweile ein Mobiltelefon und die Kommunikation über SMS hat sich insbesondere in den jüngeren Altersgruppen zu einer üblichen und beliebten Kommunikationsform entwickelt.
2. **Flexibilität**: Das Verschicken und Empfangen von SMS ist prinzipiell von überall möglich. Da Teilnehmerinnen ihr eigenes Handy für die Teilnahme am Programm benutzen, können sie unabhängig von Zeit und Ort an der Intervention teilnehmen. Dies bedeutet besipielsweise, dass die Betreuung auch dann gewährleistet ist, wenn sich eine Teilnehmerin im Urlaub befindet.

3. **Einfachheit**: Aufgrund der weiten Verbreitung von Handys und SMS, ist die Programmteilnahme für nahezu jede Patientin möglich. Diejenigen, die mit dem Umgang nicht vertraut sind, können leicht lernen, wie man Kurznachrichten verschickt und empfängt.

4. **Kommunikation**: Wenngleich mit einzelnen SMS keine großen Informationsmengen ausgetauscht werden können, handelt es sich doch um ein interaktives Medium, das sich in den letzten Jahren als eigenständige Kommunikationsform etabliert hat (Döring 2002). An den besonderen Kommunikationsstil ist die Mehrzahl der Patientinnen gewöhnt, sodass erwartet werden konnte, dass die Knappheit der Nachrichten nicht als störend erlebt würde.

5. **Aufwand**: Der Aufwand an dem Programm teilzunehmen ist gering. Das Versenden der wöchentlichen Nachrichten benötigt wenig Zeit. Aufgrund des nachstationären Charakters der Intervention erschien es wichtig ein Programm zu entwickeln, an dem Patientinnen auch dann teilnehmen können, wenn sie aufgrund ihrer Rückkehr in den Alltag stark beansprucht sind.

6. **Kosten**: Das Versenden einer SMS kostet wenige Cent. Damit ist das Programm sowohl für die Teilnehmerinnen als auch für den Anbieter vergleichsweise günstig; ein Aspekt der insbesondere ins Gewicht fällt, wenn man an die langfristigen Nutzungs- und Verwertungsmöglichkeiten einer derartigen Intervention denkt.

16.2 Das SMS-basierte Nachsorgeprogramm

16.2.1 Konzept

Die grundlegende Idee des SMS-basierten Nachsorgeprogramms ist es, Patientinnen im Anschluss an die Klinikbehandlung beim Übergang in den Alltag mit einer Minimalintervention zu unterstützen (vgl. Bauer et al. 2003, 2006). Dazu schickt die Teilnehmerin wöchentliche Informationen bezüglich ihrer bulimischen Symptomatik per SMS und bekommt im Gegenzug einmal pro Woche eine Feedbacknachricht auf ihr Handy geschickt. Die drei von der Patientin jede Woche zu beantwortenden Fragen beziehen sich auf das Körpergefühl, die Häufigkeit von Essanfällen sowie die Häufigkeit von kompensatorischen Maßnahmen (z. B. Erbrechen, Einnahme von Abführmitteln, Entwässerungsmitteln etc.). Die Feedbacknachrichten basieren auf der Veränderung dieser drei Symptome von Woche zu Woche, d. h., sie kommentieren positive bzw. negative Entwicklungen nach vordefinierten Kriterien (s. unten).

Bei der Formulierung der Feedbacknachrichten standen folgende Überlegungen im Vordergrund:

- Die Texte sollen soziale Unterstützung signalisieren; im Sinne von »Wir interessieren uns für Ihre Gesundheit«; »Wir freuen uns, wenn es Ihnen gut geht«; »Wir sind besorgt wenn es Ihnen schlecht geht«.

- Sie sollen positive Veränderungen verstärken; im Sinne von »Weiter so – Sie können stolz auf das sein, was Sie geschafft haben«.

- Sie sollen im Falle negativer Veränderungen alternative Verhaltensweisen aufzeigen; im Sinne von »Nicht aufgeben – Besinnen Sie sich auf Strategien, die Sie in der Klinik gelernt haben«.

Entsprechend bestand der erste Schritt bei der Programmentwicklung darin zu definieren »Was ist eine positive bzw. negative Veränderung?«. Dazu wurden die Antworten auf die drei wöchentlichen Fragen in einen funktionalen und einen nonfunktionalen Bereich eingeteilt: Jede Frage erlaubt Antworten auf einer Skala zwischen 1 und 5, wobei 5 eine maximale und 1 eine minimale Beeinträchtigung anzeigt. Als »funktionaler Bereich« wurden die Antwortkategorien 1 und 2, als »nonfunktionaler Bereich« die Kategorien 3, 4 und 5 definiert. Schickt eine Patientin ihre wöchentliche Nachricht, ergeben sich damit für jedes Symptom die in ◧ Tab. 16.1 dargestellten vier Veränderungsmöglichkeiten im Vergleich zur Vorwoche:

Wendet man diese Bewertungsregel simultan auf die drei wöchentlichen Fragen an, so ergeben sich insgesamt 64 Kombinationsmöglichkeiten bzw. Veränderungsmuster. Eine Patientin kann sich beispielsweise in ihrem Körpergefühl verschlechtern, aber unverändert im funktionalen Bereich bezüglich der Essanfälle und kompensatorischen Maßnahmen bleiben. Die drei Symptome würden in diesem Fall als »1. verschlechtert – 2. unverändert im funktionalen Bereich – 3. unverändert im nonfunktionalen

▣ Tab. 16.1. Veränderungsbewertung

Aktuell	Vorwoche	Bewertung
Funktional	Funktional	Unverändert im funktionalen Bereich
Nonfunktional	Nonfunktional	Unverändert im nonfunktionalen Bereich
Funktional	Nonfunktional	Verbessert vom nonfunktionalen in den funktionalen Bereich
Nonfunktional	Funktional	Verschlechtert vom funktionalen in den nonfunktionalen Bereich

Bereich« bewertet werden. Eine mögliche Feedbacknachricht wäre: »Obwohl Sie sich in Ihrem Körper unwohl fühlen, haben Sie Ihr Essverhalten gut im Griff. Seien Sie stolz auf sich und grübeln Sie weniger über Ihr Gewicht.«

In der Entwicklungsphase des Programms wurden für jedes dieser 64 Muster ca. 10 verschiedene Feedbacknachrichten formuliert, um zu gewährleisten, dass Patientinnen, die im Verlauf der Programmteilnahme mehrmals dasselbe Veränderungsmuster zeigen, nicht identische Feedbacknachrichten geschickt werden. Eine alternative Nachricht für das oben genannte Veränderungsmuster wäre beispielsweise: »Großes Lob für Ihr Essverhalten der letzten beiden Wochen: Je länger dieses stabil bleibt, desto geringer ist das Risiko für Rückfälle!« Auf diese Art wurde versucht, möglichst viele verschiedene Nachrichten zu formulieren, die leicht unterschiedliche Schwerpunkte setzen, wenngleich sie dasselbe Veränderungsmuster kommentieren. Diesem Bestreben sind natürlich u. a. durch die Längenbeschränkung von 160 Zeichen per SMS klare Grenzen gesetzt.

16.2.2   Technischer Hintergrund

Die SMS-Kommunikation erfolgt über ein Modem, das mit dem gesicherten Server der Forschungsstelle für Psychotherapie verbunden ist. Die Teilnehmerinnen schicken ihre Nachrichten von ihrem Handy an eine bestimmte Telefonnummer. Die dazugehörige SIM-Karte befindet sich im Modem, das die Nachrichten an eine eigens für diesen Zweck entwickelte internetbasierte Software weiterleitet. Umgekehrt werden die Nachrichten, die vom Anbieter an die Patientin geschickt werden, von dieser Software generiert und dann über das Modem an das Handy der Teilnehmerin geschickt. Vor Beginn des Programms

wird die Teilnehmerin mit einem Benutzercode und ihrer Handynummer im System angelegt. Eingehende Nachrichten werden dann automtisch dem Patientencode zugeordnet und das Programm stellt die gesamte Kommunikation mit einer Teilnehmerin übersichtlich dar (▣ Abb. 16.1). Durch diese Organisation kann darüber hinaus ausgeschlossen werden, dass eine Nachricht aus Versehen an eine falsche Teilnehmerin geschickt wird.

Die Software nimmt nach dem oben beschriebenen festgelegten Algorithmus automatisch die Bewertung der eingehenden SMS vor, erstellt Verlaufsgrafiken und erlaubt die unaufwändige Versendung der Feedbacknachrichten an die Patientin. Die Software speichert alle ein- und ausgehenden SMS und die Daten können für Auswertungszwecke leicht aus dem Programm in gängige Statistikprogramme exportiert werden. Aufgrund der verwendeten Internettechnologie kann das Programm von überall aus bedient werden.

16.2.3   Ablauf

Ein zentrales Merkmal des SMS-Programms ist seine Anbindung an das stationäre Setting: Die Patientin wird von ihrem Therapeuten in der Klinik auf das Programm aufmerksam gemacht und zur Teilnahme eingeladen. Unmittelbar nach der Entlassung erhält sie dann eine Begrüßungs-SMS mit der Aufforderung mit dem Schicken der wöchentlichen Nachrichten zu beginnen.

Diese Nachrichten werden in einem standardisierten Format geschickt, indem die Patientin als Kurznachricht drei Zahlen schickt, die sich auf die Beantwortung der drei wöchtentlichen Fragen beziehen. Die Kombination »5,1,1« würde beispielsweise bedeuten, dass die Patientin sich in der vergangenen Woche sehr unwohl in ihrem Körper gefühlt

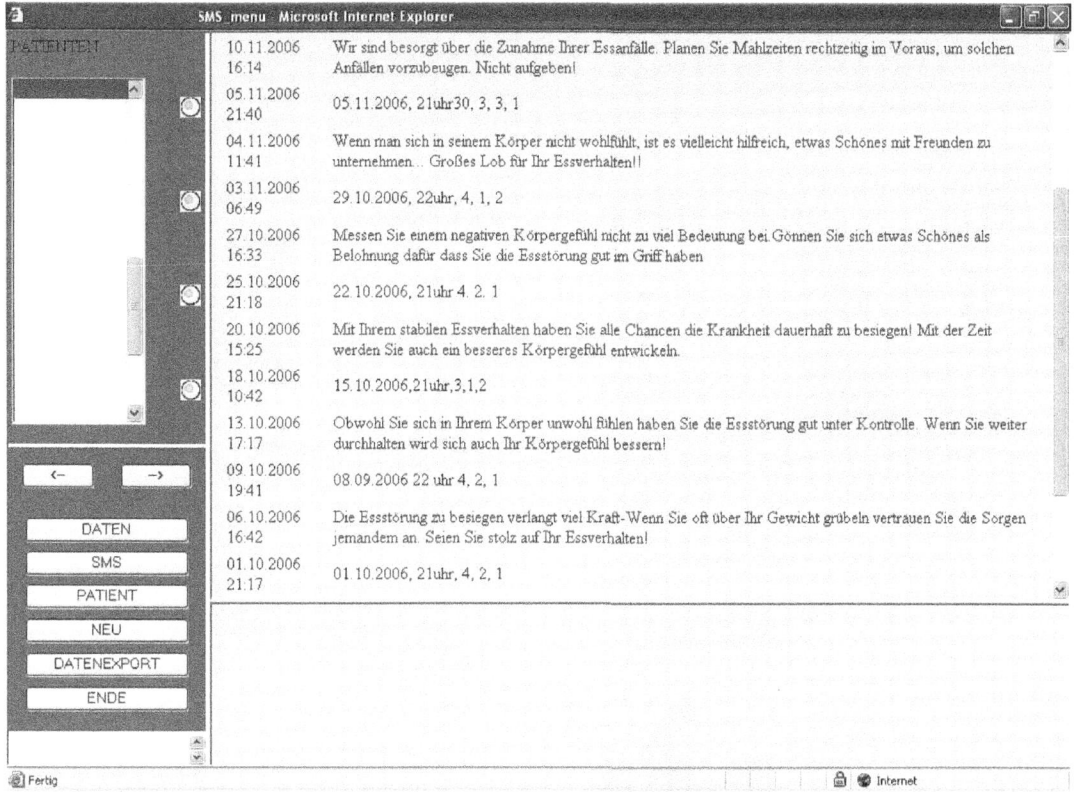

Abb. 16.1. SMS-Kommunikation mit einer Teilnehmerin

hat, sie aber weder Essanfälle hatte noch kompensatorische Maßnahmen angewendet hat. Mit der Nachricht »3,5,5« würde eine Patientin angeben, sich weder wohl noch unwohl gefühlt zu haben, jedoch mehrmals täglich Essanfälle gehabt und kompensatorische Maßnahmen angewendet zu haben.

Neben diesen Angaben zu ihrer Symptomatik, die einmal pro Woche in standardisiertem Format geschickt werden, können die Patientinnen beliebig viele Freitextnachrichten schicken, um beispielsweise Erfahrungen nach der Entlassung, Schwierigkeiten im Alltag oder ihr emotionales Befinden mitzuteilen. Unabhängig von der Anzahl der gesendeten SMS, erhält jede Teilnehmerin eine Feedbacknachricht pro Woche. Diese werden an einem festen Wochentag verschickt, d. h., die Patientinnen bekommen die Antwort-SMS immer am selben Tag, unabhängig davon, wann sie ihre Nachricht geschickt haben. Geht von einer Teilnehmerin keine SMS ein, bekommt sie eine Erinnerungsnachricht

mit der Bitte ihre Angaben zur vergangenen Woche zu schicken.

Über Informationsunterlagen und ein Einführungsgespräch in der Klinik werden die Patientinnen vor Programmbeginn über den Ablauf informiert. Dabei wird insbesondere betont, dass es sich bei den Feedbacknachrichten um vorformulierte Statements handelt und das Vorgehen semi-automatisiert ist (Abb. 16.2): Wie bereits beschrieben, werden die eingehenden Nachrichten von einem Programm nach einem bestimmten Algorithmus bewertet. Die Software wählt daraufhin automatisch eine für das festgestellte Veränderungsmuster passende Feedbacknachricht aus. Eine Mitarbeiterin überprüft diesen Vorschlag auf Plausibilität, wählt gegebenenfalls einen anderen Text aus den für dieses Muster passenden Alternativen aus und verschickt die Nachricht schließlich über die Software an das Handy der Patientin.

Dieses Vorgehen gewährleistet, dass Patientinnen nicht wiederholt dieselbe Feedbacknach-

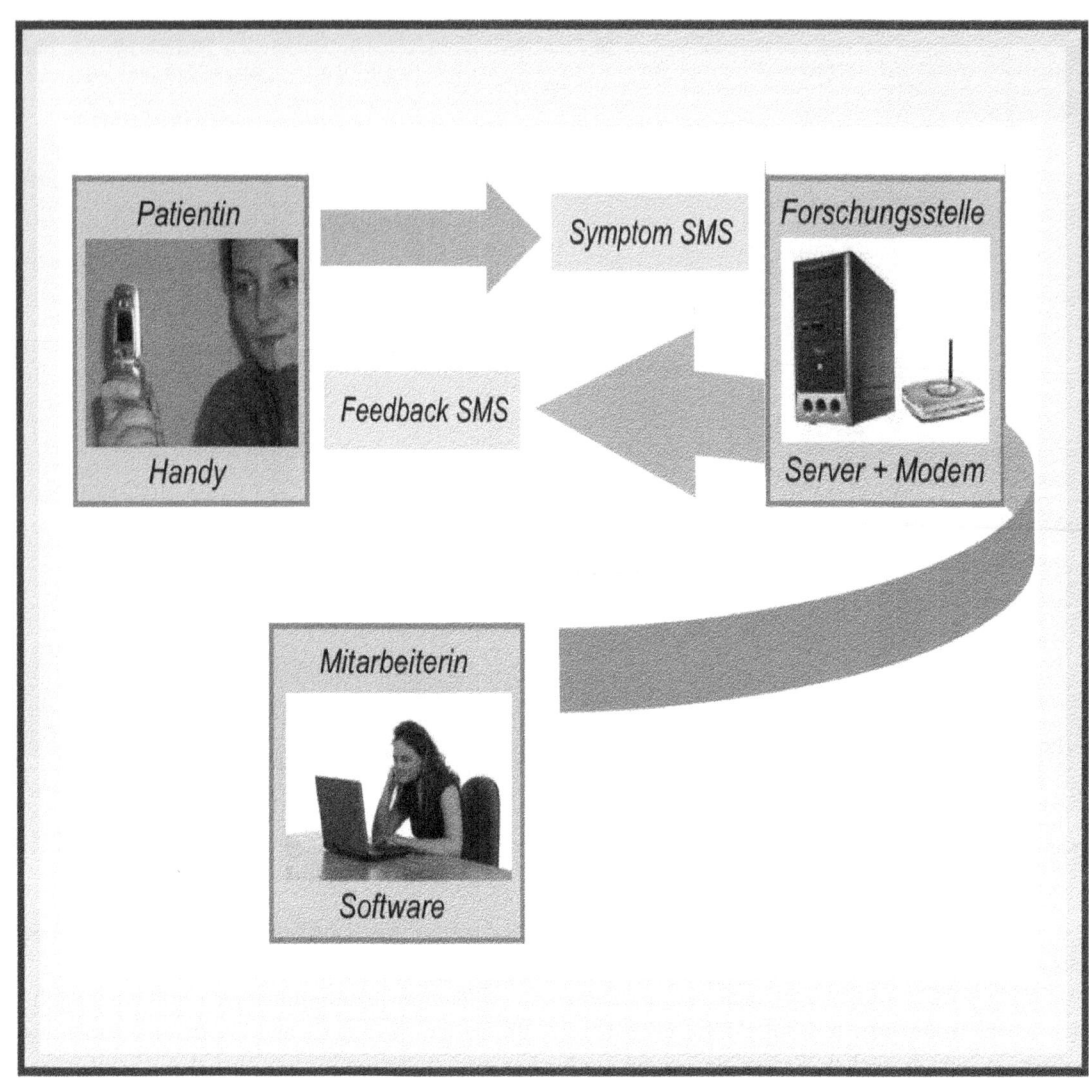

◘ **Abb. 16.2.** Kommunikationswege

16

richt erhalten. Ferner wird so sichergestellt, dass die Feedbacknachrichten nicht eventuell eingegangenen freien Textnachrichten der Patientin widersprechen.

❗ Zusammengefasst bedeutet dies, dass jeder Teilnehmerin eine Feedback-SMS pro Woche geschickt wird. Diese bezieht sich auf die von ihr berichteten Symptomveränderungen im Vergleich zur Vorwoche. Die manuelle Versendung der Nachrichten gewährleistet die Plausibilität des Feedbacks.

Eine immer wieder gestellte Frage bezieht sich auf Notfallmaßnahmen, d. h. auf die Frage, welche Vorkehrungen für den Fall getroffen wurden, dass eine Teilnehmerin eine »kritische« – im schlimmsten Fall Selbstmordabsichten ankündigende – Nachricht an das Programm schickt. Analog zu dem Vorgehen in den Chat- und E-Mail-Nachsorgeprogrammen (▶ Kap. 17) ist auch für die Teilnahme am SMS-Programm Voraussetzung, dass die Patientin vor Beginn ihrer Teilnahme einen sog. »Notfalltherapeuten« in Wohnortnähe benennt. Alle Teilnehmerinnen werden außerdem explizit darauf hingewiesen, dass der

Notdienst der Klinik für Krisensitutationen zur Verfügung steht. Dieser würde im Falle kritischer Nachrichten auch von der Mitarbeiterin, die das SMS-Programm betreut, informiert werden und dann seinerseits die Patientin, ihren Notfalltherapeuten und wenn nötig weitere Notdienste (Polizei, Feuerwehr) kontaktieren. Mit ihrer Einverständniserklärung bestätigen alle Teilnehmerinnen zudem vor Programmbeginn, dass sie darüber informiert wurden, dass die von ihnen geschickten Nachrichten nur einmal wöchentlich gelesen und beantwortet werden.

16.3 Erfahrungen mit dem Einsatz des SMS-Programms

16.3.1 Studien

Entwickelt in 2001/2002, wurde das SMS-Programm zunächst in einer Pilotstudie in Kooperation mit der Psychosomatischen Fachklinik Bad Pyrmont eingesetzt, um die Praktikabilität und Akzeptanz der Intervention zu untersuchen und erste Hinweise auf ihre Wirksamkeit in der Rückfallprävention zu erhalten (Bauer et al. 2003). In dieser Studie erwiesen sich die Teilnahmebereitschaft und die Zufriedenheitsraten als hoch. Die Mehrzahl der Teilnehmerinnen beurteilte die Qualität des Programms als gut und die Feedbacknachrichten als passend. Der Abbruch der Teilnahme war die Ausnahme und auch Unzufriedenheitsäußerungen kamen vergleichsweise selten vor. Einen ersten Hinweis auf die mögliche Wirksamkeit des Programms liefert der Befund, dass zwischen Beginn und Ende des SMS-Programms keine Unterschiede im psychischen und körperlichen Befinden gefunden wurden, was auf die Stabilisierung des Entlassungszustandes hindeutet (Bauer et al. 2006). Die Wirksamkeit der SMS-Intervention zur Prävention von Rückfällen sowie ihre Kosteneffektivität werden derzeit in einer kontrollierten Studie untersucht.

Eine englische Übersetzung des Programms kam in einer Pilotstudie in London zum Einsatz, in der die Praktikabilität und Akzeptanz der SMS-Intervention in der Nachsorge nach ambulanter Psychotherapie untersucht wurde (Robinson et al. 2006).

Die Ergebnisse hinsichtlich Akzeptanz und Zufriedenheit waren weniger positiv als in der deutschen Studie. Als Gründe hierfür wurden primär die Unterschiede im Behandlungssetting diskutiert: Während sich das SMS-Programm in der deutschen Studie unmittelbar an die stationäre Therapie, die durchschnittlich ca. 7 Wochen dauerte, anschloss, nahmen die Patientinnen in der englischen Studie im Anschluss an eine ambulante Behandlung an der Nachsorge über SMS teil. Dabei bestand kein direkter Kontakt zwischen den ambulanten Therapeuten und den Betreuern des Nachsorgeprogramms. Ferner wurden Patientinnen unabhängig von der Dauer und vom Erfolg ihrer ambulanten Therapie zur Teilnahme eingeladen, d. h., es nahmen beispielsweise auch Patientinnen teil, die lediglich drei ambulante Sitzungen in Anspruch genommen hatten. Insgesamt deuten die Ergebnisse darauf hin, dass es wichtig zu sein scheint, das SMS-basierte Nachsorgeangebot eng an die erste Behandlungsstufe anzubinden.

16.3.2 Adaptationen

In Kooperation mit unterschiedlichen Partnern wurden mittlerweile Adaptationen des SMS-Programms für andere Bereiche und Behandlungssettings entwickelt und erprobt. So wurde beispielsweise eine Intervention für junge Patienten mit der Erstmanifestation einer Schizophrenie entwickelt, um eine Nachbetreuung nach Ende des stationären Aufenthaltes zu ermöglichen (Bachmann et al. 2006). Aufgrund des hohen Rückfallrisikos erscheint für diese Patientengruppe eine engmaschige Nachbetreuung von niedriger Intensität ideal, um evtuelle Krisen schnell erkennen und darauf reagieren zu können. Eine weitere Hoffnung ist, die Compliance bezüglich der Medikation durch die Feedbacknachrichten erhöhen bzw. aufrechterhalten zu können und so zu einer Stabilisierung des Zustands beitragen zu können.

Etwas ausführlicher soll im Folgenden eine Variante des SMS-Programms vorgestellt werden, die für die Unterstützung von Kindern und Jugendlichen mit Übergewicht entwickelt wurde, die an einem Ernährungsberatungs- und Gewichtsreduktionsprogramm teilnehmen.

Unterstützung von Kindern und Jugendlichen mit Übergewicht

In Zusammenarbeit mit Kollegen vom Department of Psychiatry der University of North Carolina wurde eine SMS-basierte Intervention für Kinder mit Übergewicht entwickelt, die gemeinsam mit ihren Müttern an einem ambulanten Gruppenprogramm zur Ernährungsberatung und Gewichtsreduktion teilnehmen (Shapiro et al., im Druck). Zentrales Ziel des SMS-Programms ist die Verbesserung des sog. »Sellbst-Monitoring«: In der Behandlung von Übergewicht im Kindesalter wird als wesentlich angesehen, dass die Betroffenen bestimmte Verhaltensweisen in Bezug auf Ernährung und körperliche Aktivität kontinuierlich dokumentieren. Bisher erfolgt diese Dokumentation in der Regel über Papier-Bleistift-Bögen. Dies führt häufig dazu, dass die Informationen nicht wie intendiert täglich, sondern wenn überhaupt mit zeitlicher Verzögerung eingetragen werden, wodurch ihre Reliabilität in Frage gestellt wird. Entsprechend wurde das SMS-Programm so konzipiert, dass die Teilnehmer täglich Informationen zu drei Verhaltensweisen per SMS schicken.

Eine weiteres Problem bei der Behandlung von Übergewicht stellt die häufig fehlende Compliance der Teilnehmer dar. Aus diesem Grund sollte das SMS-Programm dazu genutzt werden, die Teilnehmer »zum Durchhalten« zu ermutigen, indem sie täglich Feedbacknachrichten mit Tipps erhalten.

Die wesentlichen Merkmale des SMS-basierten Interventionsprogramms sind:

- **Teilnehmer**: Teilnehmer sind Kinder im Alter zwischen 5 und 13 Jahren und ihre Mütter. Beide Seiten werden aufgefordert, jeden Abend vor dem Zubettgehen Informationen zu drei Verhaltensweisen per SMS an das Programm zu schicken. Dabei verwenden beide dasselbe Mobiltelefon, schicken ihre Nachrichten jedoch an zwei unterschiedliche Telefonnummern, sodass sie an zwei unterschiedlichen Modems ankommen und entsprechend in verschiedene Softwareprogramme weitergeleitet werden.
- **Verhaltensweisen**: Die drei täglich erfassten Verhaltensweisen sind: a) Anzahl der an diesem Tag gelaufenen Schritte (erfasst über einen Pedometer), b) Anzahl der konsumierten zuckerhaltigen Getränke und c) Anzahl der Minuten, die (außerhalb von schulischen oder beruflichen Verpflichtungen) mit Fernsehen und vor dem Computer verbracht wurden. Das Senden von zusätzlichen freien Textnachrichten ist nicht möglich.
- **Zielkriterien**: Für jede Verhaltensweise wurde ein Zielbereich (Bereich Z) definiert. So sollten die Teilnehmer mindestens 5.000 Schritte pro Tag laufen, keine zuckerhaltigen Getränke konsumieren und maximal 60 Minuten vor dem Fernseher oder PC verbringen. Um bereits die Annäherung an diese Zielkriterien positiv zu verstärken, wurde jeweils ein zweites Kriterium definiert, bei dessen Erreichung dem Teilnehmer ein Feedback im Sinne von »Das Ziel wurde beinahe erreicht« gegeben wird (Bereich Y). Diese Kriterien liegen bei 4.000 Schritten, einem zuckerhaltigen Getränk und 120 TV-/PC-Minuten pro Tag. Angaben außerhalb dieser Bereiche werden als »nonfunktional« bewertet (Bereich X).
- **Bewertung**: Das Softwareprogramm bewertet bei Eingang einer SMS automatisch die Veränderung in den drei Verhaltensweisen im Vergleich zum Vortag. Dabei wird jeweils festgestellt, ob die entsprechende Angabe a) verbessert innerhalb des nonfunktionalen Bereichs liegt (Bewertung »X+«), b) verschlechtert innerhalb des nonfunktionalen Bereichs liegt (Bewertung »X-«), c) im Bereich Y (Bewertung »Y«) oder d) im Bereich Z (Bewertung »Z«) liegt.
- **Feedback**: Im Gegensatz zum beschriebenen Programm für Bulimiepatientinnen erhalten die Teilnehmer eine vollautomatische Rückmeldung zu ihren Angaben. Nach Eintreffen einer SMS wählt die Software per Zufall einen für das Veränderungsmuster passenden Text aus und schickt diesen automatisch an das Handy des Teilnehmers. Die Nachrichten wurden so formuliert, dass sie positive Entwicklungen verstärken und im Falle negativer Veränderungen dazu ermutigen, das jeweilige Ziel weiter zu verfolgen. Beispiele für Feedbacknachrichten sind in ▫ Tab. 16.2 dargestellt. Geht von einem Teilnehmer keine SMS ein, verschickt die Software am nächsten Morgen automatisch eine Erinnerungsnachricht mit der Aufforderung, die Informationen nachzureichen.

◻ Tab. 16.2. Beispiele für Feedbacknachrichten

Schrittzahl	Anzahl zuckerhaltiger Getränke	Anzahl TV-/PC-Minuten	Feedbacknachricht
X+	Y	Z	Wow, big improvement in steps and perfect screen time. Less sugar will improve your health. Try harder next time and you will get there.
Z	X+	Z	Wow – you have mastered both your step and screen time goals! Big improvement in drinks. We are confident that you can meet all three next time.
X-	Z	X	Congratulations on meeting your beverage goal! What happened to your steps? We know these behaviors are difficult to change. Keep working at it.
X-	Y	X-	Just a little more to go for beverages! But what happened to screen time and steps? Now let's focus on your activity level.
Z	Z	Z	You must feel extra proud of yourself for mastering all three of your goals.

X nonfunktionaler Bereich; *X+* verbessert im nonfunktionalen Bereich; *X–* verschlechtert im nonfunktionalen Bereich; *Y* Ziel fast erreicht; *Z* Ziel erreicht

---

Exkurs

SMS zur Verbesserung des Selbstmonitoring-Verhaltens

In einer Studie zur Überprüfung der Akzeptanz und Praktikabilität des Programms wurden Teilnehmer eines 3-wöchigen ambulanten Programms zur Gewichtsabnahme zufällig einer von zwei Gruppen zugeteilt: Während die Teilnehmer in der SMS-Bedingung nach dem oben beschriebenen Vorgehen über einen Zeitraum von 8 Wochen ihre täglichen Angaben machten, waren die übrigen Teilnehmer aufgefordert, diese Angaben auf Papierbögen zu machen. Die Ergebnisse deuten auf eine gute Akzeptanz des SMS-Programms hin. So gaben alle Kinder vor der Randomisierung an, dass sie hofften, der SMS-Bedingung zugelost zu werden. Ferner zeigte sich in der SMS-Gruppe eine niedrigere Drop-out-Rate (28%) als in der Papier-Bleistift-Gruppe (61%). Ein deutlicher Unterschied ergab sich auch in Hinblick auf die Vollständigkeit der täglichen Angaben: Während in der Papier-Bleistift-Bedingung lediglich 19% der Angaben dokumentiert wurden, waren es in der SMS-Bedingung immerhin 43%. Insgesamt deuten die Befunde darauf hin, dass SMS ein geeignetes Medium ist, um das Selbst-Monitoring-Verhalten zu verbessern (Shapiro et al., im Druck). Die Wirksamkeit der SMS-Intervention, d. h., die Frage inwiefern das Programm durch das tägliche Monitoring und die anschließenden Feedbacknachrichten zu einer positiven Veränderung der erfassten Verhaltensweisen beiträgt, ist derzeit Gegenstand einer größeren Studie.

16.4 Ausblick

Neben der Überprüfung der Wirksamkeit des SMS-Programms in kontrollierten Studien, steht die Klärung weiterer Fragen aus. So ist beispielsweise nicht davon auszugehen, dass die Intervention allen Patientinnen helfen kann die ersten Monate nach der Entlassung ohne Rückfälle zu überstehen. Ensprechend stellen sich Fragen wie: »Wer profitiert von der Teilnahme?« bzw. »Wer braucht zusätzliche Unterstützung?« Die derzeit in einer großen Stichprobe von Bulimiepatientinnen erhobenen longitudinalen Daten versprechen neue Einblicke in die Syptomverläufe während und nach stationärer Psychotherapie.

Eine weitere offene Frage betrifft die mögliche Auswirkung der Teilnahme an der SMS-basierten Minimalintervention auf die Inanspruchnahme anderer psychotherapeutischer Angebote. Während Kritiker befürchten, dass die Teilnahme am SMS-Programm Patientinnen womöglich davon abhält, sich in eine notwendige ambulante Therapie zu begeben, ist es umgekehrt denkbar, dass die Teilnahme an der Intervention die Aufmerksamkeit auf die eigene Symptomentwicklung lenkt und dadurch im Falle negativer Entwicklungen zur Therapieplatzsuche motiviert. Die bisherigen Erfahrungen liefern keinen Hinweis darauf, dass die Suche nach oder die Inanspruchnahme von therapeutischen Hilfsangeboten durch die Teilnahme am SMS-Programm beeinflusst werden. Die Daten einer größeren Stichprobe werden Aufschluss über diese Frage liefern.

Aufgrund der bisherigen Erfahrungen ist davon auszugehen, dass der vorgestellte Ansatz zukünftig für weitere Krankheitsbilder adaptiert wird. Der Einsatz erscheint überall dort sinnvoll, wo eine Stärkung von Selbstmanagementkompetenzen erzielt werden soll.

Fazit

Die bisherigen Erfahrungen mit dem Einsatz des SMS-basierten Programms für Patientinnen mit Bulimia nervosa sind überwiegend positiv. Die verwendete Technologie erwies sich als kaum störanfällig und gewährleistet einen technisch reibungslosen Ablauf der Intervention. Die Kommunikation über Mobiltelefone (Patientenseite) bzw. ein internetbasiertes Softwareprogramm (Anbieterseite) machen das Programm unabhängig von Ort und Zeit, d. h. Teilnehmerinnen können ihre Nachrichten zu jeder Zeit und von jedem Ort von ihrem privaten Handy aus schicken und ebenso kann die Versendung der Feedbacknachrichten von überall erfolgen, was eine enorme Flexibilität für beide Seiten bedeutet. Auch für andere Krankheitsbereiche wurden mittlerweile positive Erfahrungen mit dem Einsatz von SMS berichtet (z. B. Diabetes mellitus: Franklin et al.

2003; Bluthochdruck: Márquez Contreras et al. 2004; Asthma: Anhoj u. Moldrup 2004). Die Übertragung des hier vorgestellten Ansatzes auf andere Krankheitsbilder erscheint vielversprechend.

Selbstverständlich erhebt diese Minimalintervention nicht den Anspruch, vorhandene Behandlungsformen zu ersetzen. Vielmehr geht es darum, das bestehende Versorgungssystem zu ergänzen, indem den Patientinnen eine wenig intensive, aber unmittelbar beginnende Anschlussbetreuung nach Verlassen der Klinik angeboten wird. So kann der Übergang von der stationären Therapie in den Alltag, gegebenenfalls mit ambulanter Weiterbehandlung, erleichtert werden.

Aufgrund seines semi-automatisierten Charakters könnte ein derartiges Programm zu vergleichsweise geringen Kosten auch für große Stichproben angeboten werden.

Literatur

Anhoj J, Moldrup C (2004) Feasibility of collecting diary data from asthma patients through mobile phones and SMS (short message service): Response rate analysis and focus group evaluation from a pilot study. J Med Internet Res 2;6(4):e42

Bachmann S, Scholz N, Kordy H, Bauer S, Mundt C, Weisbrod M (2006) Use of SMS in the treatment of schizophrenia. Vortrag auf dem 14th European Congress of Psychiatry, Nizza, März 2006

Bauer S, Percevic R, Okon E, Meermann R, Kordy H. (2003) Use of text messaging in the aftercare of patients with bulimia nervosa. Eur Eat Disord Rev 11:279–290

Bauer S, Hagel J, Okon E, Meermann R, Kordy H (2006) Erfahrungen mit dem Einsatz des Short Message Service (SMS) in der nachstationären Betreuung von Patientinnen mit Bulimia nervosa. Psychodynamische Psychotherapie 3:127–136

Döring N (2002) »Kurzm. Wird gesendet« – Abkürzungen und Akronyme in der SMS-Kommunikation. Muttersprache. Vierteljahresschrift für Deutsche Sprache 112:97–114

Franklin V, Waller A, Pagliari C, Greene S (2003) «Sweet Talk": Text messaging support for intensive insulin therapy for young people with diabetes. Diabetes Technol Therap 5(6):991–996

Halmi KA, Agras WS, Mitchell J, Wilson GT, Crow S, Bryson SW, Kraemer H (2003) Relapse predictors of patients with bulimia nervosa who achieved abstinence through cognitive behavioural therapy. Arch Gen Psychiatr 12:1105–1109

Hay PJ, Bacaltchuk J, Stefano S (1999) Psychotherapy for bulimia nervosa and binging. The Cochrane Database of Systematic Reviews, Issue 4. Art. No.: CD000562

Márquez Contreras E, de la Figuera von Wichmann M, Gil Guillén V, Ylla-Catalá A, Figueras M, Balaña M, Naval J (2004) Effectiveness of an intervention to provide information to patients with hypertension as short text messages of reminders sent to their mobile phone (HTA-Alert). Aten Prim 34:399–405

Murray K, Pompo-Carril MG, Bara-Carril N, Grover M, Reid Y, Langham C, Birchall H, Williams C, Treasure J, Schmidt U (2003) Factors determining uptake of a CD-Rom-based CBTself-help treatment for bulimia: Patient characteristics and subjective appraisals of self-help treatment. Eur Eat Disord Rev 11:243–260

Norton M, Wonderlich SA, Myrers T, Mitchell JE, Crosby RD (2003) The use of palmtop computers in the treatment of bulimia nervosa. Eur Eat Disord Rev 11:231–242

Okon E, Bauer S, Meermann R (2005) Rückfallprävention der Bulimie über Short Message Service (SMS) In: Vogelgesang M, Schuhler P, Zielke M (Hrsg) Essstörungen. Klinische Behandlungskonzepte und praktische Erfahrungen. Pabst Science Publishers, Lengerich

Olmsted MP, Kaplan AS, Rockert W (2005) Defining remission and relapse in bulimia nervosa. Int J Eat Disord 21:1–6

Richard M, Bauer S, Kordy H, COST Action B6 (2005) Predictors of after in-patient treatment. Relapse in Anorexia and Bulimia Nervosa - A 2.5 Year Follow-Up Study. Eur Eat Disord Rev 13:180–190

Robinson S, Perkins S, Bauer S, Hammond N, Treasure J, Schmidt U (2006) Aftercare Intervention through text messaging in the treatment of bulimia nervosa – Feasibility pilot. Int J Eat Disord 39:633–638

Robinson P, Serfaty M (in press) Getting better byte by byte: a pilot randomised controlled trial of email therapy for bulimia nervosa and binge eating disorder. Eur Eat Disord Rev

Schmidt U (2003) Getting technical. Eur Eat Disord Rev 11:147–154

Shapiro JR, Berkman ND, Brownley KA, Sedway JA, Lohr KN, Bulik CM (2007) Bulimia nervosa treatment: A systemativ review of randomized controlled trials. Int J Eat Disord 40:321–336

Shapiro JR, Bauer S, Hamer RM, Kordy H, Ward D, Bulik CM (in press) Use of text messaging for monitoring sugar-sweetened beverages, physical activity, and screen time in children: A pilot study. J Nutr Educ Behav

Williams C (2003) New technologies in self-help: Another effective way to get better? Eur Eat Disord Rev 11:170–182

17 Chat- und E-Mail-Brücke: Nachsorge nach stationärer Psychotherapie

Markus Wolf, Benjamin Zimmer, Peter Dogs

17.1 Hintergrund

In diesem Kapitel werden zwei internetbasierte Programme – Chat- und E-Mail-Brücke – zur Optimierung der integrierten psychosozialen Versorgung vorgestellt. Die Angebote wurden von der Forschungsstelle für Psychotherapie in Zusammenarbeit mit der Panorama-Fachklinik für Psychosomatik, Psychotherapeutische Medizin und Naturheilverfahren Scheidegg/Allgäu konzipiert und entwickelt. Sie richten sich an Patienten, die nach ihrer Entlassung aus der stationären Therapie eine Weiterbetreuung während der kritischen Phase des Übergangs von der Klinik in den Alltag (mit oder ohne ambulante Behandlung) wünschen.

> Ziel der Internetbrücken ist die Stabilisierung des in der Klinik erreichten Gesundheitszustandes der Patienten im Sinne einer Erhaltungstherapie (s. u. a. Kordy et al. 2006a). Da das Versorgungsprofil der Panorama-Fachklinik überregional ausgerichtet ist, kann ein Nachsorgeprogramm, welches möglichst viele Patienten der Klinik erreichen soll, nur internetbasiert realisiert werden. Durch den Einsatz Neuer Medien ist die Reichweite dann weder durch den Wohnort noch durch den Mobilitätsgrad der Patienten beschränkt.

Einzige Vorraussetzung ist ein Internetzugang. Andere evaluierte traditionellere Nachsorgeangebote, wie das Curriculum Hannover (Kobelt u. Grosch 2005), sind für eine Klinik, die nicht in einem Ballungsgebiet lokalisiert ist, dagegen weniger erfolgsversprechend. Des Weiteren bietet der Einsatz computervermittelter Kommunikation (CvK; »computermediated communication«, CMC) durch die automatische, unmittelbare Verfügbarkeit des Textes neue Perspektiven und Möglichkeiten für die Psychotherapieforschung (Haug et al. 2007; für weitere Ausführungen ▶ Kap. 23).

Im Rahmen des Projektes »Internetbrücke« werden seit 2001 Chatgruppen und seit 2003 Einzelkontakte über E-Mail zur Nachbetreuung stationärer Psychotherapiepatienten angeboten. Aus Sicht der Kommunikationswissenschaft lassen sich diese verschiedenen Formen der CvK anhand der Kommunikationsfreiheiten und -restriktionen vergleichen (Götzenbrucker u. Hummel 2001): Während der Chat ein »Live-Medium« ist, das in Echtzeit abläuft und somit synchrone Kommunikation ermöglicht, erfolgt die Kommunikation über E-Mail asynchron, d. h. zeitversetzt. Ein weiterer Unterschied ist durch die Verteilungsstruktur bzw. den Kommunikationsfluss charakterisiert: Der Chat ist auf eine Gruppenkommunikation (»many-to-many«), die E-Mail auf einen Einzelkontakt (»one-to-one«) ausgelegt.

17.2 Internetbrücken zur psychotherapeutischen Nachsorge

17.2.1 Die Chatbrücke

Face-to-Face-(FtF-)Gruppenpsychotherapie gehört in der stationären Psychotherapiebehandlung im deutschsprachigen Raum zu den Standardverfahren. Der Chatbrücke liegt die Idee zugrunde, die Kommunikationsform Chat für eine moderierte, therapeutische Selbsthilfegruppe zur post-stationären Nachsorge zu nutzen. Als Plattform dient ein schriftbasierter Internet Relay Chat, der es den Teilnehmern ermöglicht, in Echtzeit zu kommunizieren und schriftliche Äußerungen auszutauschen. Das Projekt »Internetbrücke« startete im Frühjahr 2001 als ein Gemeinschaftsprojekt der Forschungsstelle für Psychotherapie mit der Panorama-Fachklinik Scheidegg und der Techniker Krankenkasse (TK) (u. a. Golkaramnay et al. 2003). Die Diagnosestellung erfolgt bei den Teilnehmern wie üblich bei Aufnahme in die Klinik. Auch der weitere Klinikaufenthalt bleibt von der anschließenden Teilnahme am Nachsorgeprojekt unbeeinflusst. Während ihres Klinikaufenthaltes nehmen die Patienten u. a. auch an der FtF-Gruppenpsychotherapie teil. Sie haben dadurch die Gelegenheit, den Ablauf und die Regeln einer Gruppentherapiesitzung kennenzulernen und sich mit dieser Therapieform vertraut zu machen. Erfahrungen in der FtF-Gruppentherapie können dann bei der Entscheidung für eine der beiden Nachsorgevarianten (Chat oder E-Mail) helfen. Gegen Ende ihres Aufenthaltes werden die Patienten nochmals auf die Möglichkeit zur Teilnahme an der »Internetbrücke« hingewiesen. Bei Interesse werden ihre Eignung, ihre Motivation und die ihnen zur Verfügung stehenden technischen Voraussetzungen überprüft. Ausschlussgründe sind neben der Nichtverfügbarkeit eines Internetzugangs, eine vorhandene Lese- oder Sehschwäche sowie eine aus therapeutischer Sicht unzureichende psychische Stabilität, eine akute psychotische Symptomatik und Selbst- oder Fremdgefährdung. Beschließen Therapeut und Patient die Teilnahme, erhält der Patient in der Klinik eine ausführliche Einführung in das Programm (Wangemann u. Golkaramnay 2004).

Geleitet werden die Chatgruppen jeweils durch einen approbierten Therapeuten der Klinik mit Zusatzausbildung in Gruppentherapie, der Zugang zu den Krankenakten der Teilnehmer hat und die Teilnehmer seiner Gruppe persönlich von ihrem Klinikaufenthalt kennt. Die Gruppen sind störungsübergreifend ausgerichtet und die Therapeuten verfolgen einen schulenübergreifenden, motivational-supportiven Ansatz (Haug 2006). Die Chatgruppen finden einmal wöchentlich abends statt und dauern 90 Minuten. Dabei ist der Zeitpunkt des Teilnahmebeginns nach dem Prinzip der offenen Gruppe organisiert: Sobald ein Platz in einer der bestehenden Gruppen frei wird, beginnt die Teilnahme und endet nach 12–15 Wochen. Die Gruppengröße ist dabei auf 8 Personen beschränkt. Die gemeinsame Erfahrung einer ca. 5-wöchigen stationären Behandlung in der Panorama-Fachklinik hilft, die durch das Prinzip der offenen Gruppe bedingte Teilnehmerfluktuation aufzufangen. Des Weiteren hat diese Gruppenkonzeption den Vorteil, dass Chatteilnehmer die gerade aus der Klinik entlassen wurden, von den Erfahrungen der anderen Teilnehmer lernen können (Kordy et al. 2006b).

Basierend auf einem frei zugänglichen »Open-Source«-Programm wurde eine Software entwickelt die folgende Charakteristika aufweist:
1. Datensicherheit, Datenspeicherung, Zugangsrechte;
2. Onlinemonitoring, Gruppenevaluation, Projektevaluation;
3. Chat-Kommunikationsplattform;
4. Krisenmanagement.

Datensicherheit, Datenspeicherung, Zugangsrechte

In die Chatsoftware wurden Sicherheitsvorkehrungen eingebaut, um zentrale Forderungen an Online-E-Health-Programme in Bezug auf sicheren Datentransfer und sichere Datenspeicherung zu erfüllen.

🛑 Die umgesetzten datenschutzrechtlichen Maßnahmen wurden vor der Projekteinführung sowohl dem Landesbeauftragen Baden-Württembergs als auch der für die klinische Seite zuständigen Ethikkommission bei der Landesärztekammer Bayern zur Prüfung vorgelegt und als hinreichend sowie als klinisch bzw. ethisch vertretbar beurteilt (Golkaramnay et al. 2003).

Das Programm, die Datenbanken und der Informationsaustausch laufen über einen durch eine Firewall geschützten Server. Alle Daten werden SSL-verschlüsselt übertragen und gespeichert. Die Vergabe unterschiedlicher Zugangsrechte an definierte Nutzergruppen, der passwortgeschützte Zugriff auf Programmteile, die Speicherung der Daten auf verschlüsselten Partitionen und die separate Speicherung persönlicher und projektbezogener Daten auf unterschiedlichen Servern gewährleisten die Datensicherheit und Vertraulichkeit. Nur registrierte Nutzer gelangen passwortgeschützt in den Chatraum bzw. zu den Onlinefragebögen, und nur Chattherapeuten können auf die Gruppenadministrationsseite und das Ergebnismonitoring zugreifen. Zugriff auf die Datenbanken wiederum ist den Chatadministratoren vorbehalten.

Damit ein Patient an einer Chatgruppe teilnehmen kann, müssen zwei voneinander unabhängige Schritte vollzogen werden: Zuerst schaltet der Chattherapeut den neuen Teilnehmer unter Angabe eines Klinikcodes für seine Gruppe frei. Danach meldet sich der neue Teilnehmer auf der Projekt-Homepage unter Angabe seines Klinikcodes, seines Benutzernamens und seiner E-Mail-Adresse an. Zu dieser E-Mail-Adresse wird dann eine automatisch generierte Willkommens-E-Mail geschickt, die Projektinformationen und das Passwort enthält. Der Benutzername ist von dem Teilnehmer frei wählbar. Die Patienten können sich entweder für ihren Namen oder für ein persönliches Pseudonym entscheiden. Durch diese Anmeldeprozedur wird gewährleistet, dass nur berechtigte Patienten Zugang zu den Chatgruppen erhalten (Kordy et al. 2006b).

Onlinemonitoring, Gruppenevaluation, Projektevaluation

Um den Therapeuten Informationen über ihre Gruppenteilnehmer bereitzustellen, ist das Chatprogramm mit einem Online-Monitoringsystem verknüpft. Die Projektteilnehmer füllen vor der Chatsitzung einen kurzen Fragebogen (KPD-38) aus, mit dem zentrale Bereiche ihres Wohlbefindens erfasst werden (Percevic et al. 2005) und nach der Chatsitzung einen Gruppenevaluationsbogen. Das KPD-38 ist ein Selbstbeurteilungsinstrument, das für den Einsatz in Qualitätssicherung und Ergebnismonitoring in der Psychotherapie entwickelt wurde. Die Bearbeitung des Selbstbeurteilungsbogens dauert ca. 10 Minuten. Über die automatische Auswertung des KPD-38 werden dem Therapeuten noch vor der Chatsitzung Informationen über das körperliche und psychische Befinden, soziale Probleme sowie die soziale Unterstützung, Handlungskompetenz und allgemeine Lebenszufriedenheit jedes Teilnehmers zurückgemeldet. Der Onlinezugriff auf die Fragebogenauswertung ermöglicht dem Therapeuten somit eine kontinuierliche Beobachtung des Gesundheitszustandes und -verlaufs. Die Verlaufsdarstellungen erfolgen dabei nach den Konzepten der reliablen Veränderung und der klinischen Signifikanz dieser Veränderung (vgl. Bauer et al. 2004). Eine Veränderung wird demnach als reliabel eingestuft, wenn die Differenz zwischen zwei Messzeitpunkten größer ist als die durch den Messfehler des Instrumentes erwartete. Mithilfe von Normstichproben wird die Frage nach der klinischen Bedeutsamkeit einer Statusveränderung beantwortet. Um funktionale von dysfunktionalen Wertebereichen trennen zu können, wird auf Basis der Werteverteilung einer repräsentativen, nicht klinischen Normstichprobe ein Trennwert festgelegt. Dieser liegt analog zum Stuttgart-Heidelberger-Modell beim 68. Perzentil (▶ Kap. 24). Das heißt, 68% der Werte dieser Normstichprobe liegen unterhalb des Trennwertes, werden also als funktional bewertet, wohingegen 32% der Werte oberhalb des Trennwertes liegen und somit als dysfunktional beurteilt werden. Klinisch signifikant bzw. bedeutsam ist eine reliable Veränderung dann, wenn sich durch die Veränderung zwischen zwei Zeitpunkten die Zugehörigkeit zu einem dieser beiden Bereiche ändert.

Im Anschluss an die Gruppensitzung geben die Teilnehmer eine Kurzbeurteilung der aktuellen Sitzung ab. Dabei werden sie nach ihrem Zugehörigkeitsgefühl zur Gruppe, nach der Unterstützung durch den Therapeuten und zu internalen Kontrollüberzeugungen befragt. Zusätzlich zur direkten Evaluation der einzelnen Gruppensitzungen werden die Chatteilnehmer nach Abschluss der Nachsorge online zu den Rahmenbedingungen des Programms befragt. Darin finden sich Fragen zur Zufriedenheit mit der Sitzungs- und Teilnahmedauer, Chatfrequenz und zur Bedeutung der Anonymität. Außerdem wird um eine abschließende Einschätzung gebeten, wie hilfreich der Therapeut und die Chatgruppe waren.

Kommunikationsplattform

Der eingerichtete Chatraum umfasst folgende Funktionen: Der Bildschirm wird dominiert von einem großen Fenster für die Darstellung der Gesprächsbeiträge. Eine Liste zeigt die aktuell im Chatraum angemeldeten Personen an. Die eigenen Beiträge können in einer Eingabezeile am unteren Bildschirmrand getippt werden. Außerdem besteht die direkte Eingabemöglichkeit von fünf Smileys, die verschiedene Stimmungslagen wiedergeben sollen (☺, 😊, 😠, 😔, 😡). Das Betreten des Chatraumes ist nur möglich, wenn die zuvor präsentierten Chatregeln akzeptiert werden (◘ Abb. 17.1). Jeder Chat beginnt mit einer Gesprächsrunde, in der jeder Teilnehmer seine aktuelle Situation beschreibt und schließt mit einer Feedbackrunde, in der die Teilnehmer gebeten werden, Rückmeldung über ihr jetziges Befinden und die Gruppenarbeit abzugeben. Die weiteren Gesprächsthemen sind nicht vorgegeben, sondern orientieren sich an den Bedürfnissen der Gruppenteilnehmer.

Das Setting eines Chats wird durch seine technischen Bedingungen vorgegeben (Hess-Lüttich u. Wilde 2004): Der »Chatroom« ist ein virtueller Raum, in dem jeder Chatter nur über die Teilnehmerliste sieht, wer sich zurzeit in diesem befindet. Die Textproduktion selbst bleibt verborgen: Jede Aussage (Statement, Turn) wird erst durch Drücken der Enter- bzw. Return-Taste an den Server gesendet und danach für die anderen Teilnehmer sichtbar. Die Beiträge werden nach der Reihenfolge ihres Eintreffens geordnet und erscheinen entweder als »Äußerungs-Turns« (in der ersten Person) oder als »Zu-

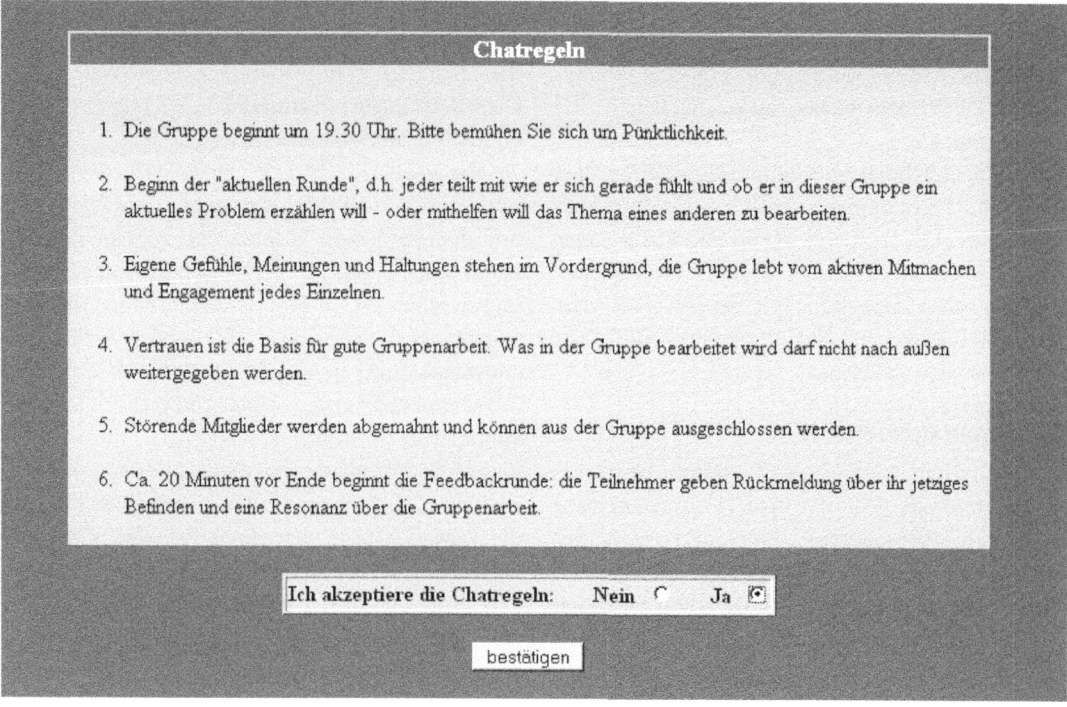

□ Abb. 17.1. Chatregeln für die Gruppensitzung

schreibungs-Turns« (in der dritten Person). Vorherige Aussagen bleiben erhalten, sodass die Gruppenteilnehmer durch Scrollen Gesprächsbeiträge wiederholt lesen können. Im Falle der »Internetbrücke« steht das automatisch abgespeicherte Gesprächstranskript nach der Sitzung allerdings nur dem Therapeuten zur Verfügung. Grundsätzlich ist jedes abgeschickte Statement für alle Teilnehmer sichtbar, nur der Therapeut kann seine Aussagen einzelnen Teilnehmern »zuflüstern«, d. h., dieses Statement kann dann nur dieser Teilnehmer lesen. Eine weitere Funktion hilft Beiträge zu adressieren und unterstützt damit die Übersichtlichkeit: Wird aus der Teilnehmerliste ein Name angeklickt, erscheint dieser zu Beginn des Beitrages.

Die in Chats verwendete Sprache befindet sich an der Schnittstelle Schriftsprache und gesprochene Sprache (Runkehl et al. 1998). Trotzdem kann der Chat kommunikationstheoretisch in die Kategorie »Gespräch« eingeordnet werden (Schönfeldt 2001). Im Gegensatz zu mündlichen Gesprächen wird die Sequenzierung der einzelnen Beiträge nicht durch die Kommunikationsteilnehmer selbst bestimmt. Die Teilnehmer wissen nicht, wer gerade einen Ge-

sprächsbeitrag schreibt. Außerdem ist das Erscheinen auf dem Bildschirm u. a. auch von der Tipp- und Übertragungsgeschwindigkeit abhängig, sodass inhaltlich aufeinander bezogene Beiträge auf dem Bildschirm nicht zwangsläufig aufeinander folgen. Der Hauptunterschied zwischen Gruppenpsychotherapie im Chat und FtF besteht darin, dass die Gruppenteilnehmer sich gegenseitig nicht sehen. Die Kommunikation verläuft schriftlich und nicht verbal. Mimik und Gestik beim Senden und Empfangen von Kommunikationsbeiträgen sind im Chat nicht sichtbar. Durch den Einsatz von Emoticons (z. B. ☺, ☹), Soundwörtern (z. B. hmmmmmm, ahhhhhhh), Aktionswörtern (z. B. *zwinker, *würg, *staun) oder Disclaimern (z. B. »LOL« für »laughing out loud«) stehen allerdings eine Reihe von Möglichkeiten zur Verfügung, die emotionale Expressivität der schriftlichen Sprache zu steigern (Haug 2006). Auch können Selbstzuschreibungen von (Gefühls-) Zuständen und Handlungen zur Übersetzung nonverbaler Signale dienen (Hess-Lüttich u. Wilde 2004).

Aus den beschriebenen Besonderheiten der Chatkommunikation können sich für die therapeutische Arbeit Vor- und Nachteile ergeben (vgl. Haug 2006). Ohne Informationen zu Stimmlage, Mimik oder Körperhaltung kann es schwerer sein, die Bedeutung eines Satzes (richtig) zu erschließen. Andererseits sind Alters-, Geschlechts- oder Statusunterschiede nicht sichtbar. Dies könnte dazu führen, dass offener über Emotionen oder schambesetzte Themen gesprochen wird (vgl. ► Kap. 20). Ein weiterer möglicher Vorteil der Chatkommunikation als Medium für eine Gruppentherapie besteht darin, dass sich jeder Teilnehmer jederzeit mitteilen kann, ohne erst auf eine Gesprächspause warten zu müssen.

Krisenmanagement

Da sich die Teilnehmer einer Chatgruppe über ganz Deutschland verteilen, ist es dem Therapeuten nicht möglich, bei Krisen eines Teilnehmers sofort und persönlich einzugreifen. Um trotzdem ein Krisenmanagement anzubieten, wird nach dem Verlassen des Chatraumes jeder Teilnehmer gefragt, ob er sich bis zum nächsten Chat ausreichend stabil fühlt. Wenn dies verneint wird, folgt die Frage, ob der Teilnehmer Gedanken hat, sich etwas anzutun. Wird diese Frage bejaht, wird dem Therapeuten automatisch eine E-Mail zugesendet und der Therapeut versucht daraufhin umgehend, den Teilnehmer telefonisch zu erreichen. Wird diese Frage verneint, kann der Teilnehmer angeben, ob er sich ein Telefonat mit dem Chattherapeuten wünscht. Auch dann erhält er einen Rückruf. Grundsätzlich sind die Chattherapeuten bis zu 90 Minuten nach Ende des Chats telefonisch erreichbar. Für eventuell notwendige Kriseninterventionen vor Ort gibt jeder Teilnehmer bei der Anmeldung außerdem einen Arzt bzw. einen Psychotherapeuten als Kontaktperson an (Golkaramnay et al. 2003).

17.2.2   Die E-Mail-Brücke

Die elektronische Post ist die älteste und am weitesten verbreitete Variante der CvK. Für viele Menschen ist E-Mail als gleichberechtigtes Medium an die Seite von Telefon und herkömmlicher »gelber« Post getreten. Einer repräsentativen Umfrage zufolge haben im 1. Quartal 2006 in Deutschland 85% der Internetnutzer E-Mails gesendet oder empfangen. Ebenso viele verfügen über eine eigene private E-

Mail-Adresse (Statistisches Bundesamt 2007). Damit stellt die Kommunikation per E-Mail zusammen mit der Suche nach Informationen über Waren und Dienstleistungen mit Abstand die wichtigste Funktion des Internets dar.

Die große Reichweite von E-Mail, verbunden mit den positiven Erfahrungen aus der Chatbrücke und dem expliziten Wunsch der Therapeuten der Panorama-Fachklinik Scheidegg nach einer Betreuungsmöglichkeit im Einzelkontakt, haben die Projektpartner dazu bewogen, eine E-Mail-Variante zu entwickeln und in einer Feldstudie zu erproben (Wolf et al. 2006a). Zur Unterstützung des Projekts konnten die Techniker Krankenkasse, die Siemens Betriebskrankenkasse und die Debeka Krankenversicherung gewonnen werden. Grundsätzlich folgt die E-Mail-Brücke denselben Prinzipien wie die oben beschriebene Chatbrücke; sie dient der Nachbetreuung der an der Panorama-Fachklinik stationär behandelten Psychotherapiepatienten. Ziel ist die Stabilisierung und Erhaltung der in der Klinik erreichten Verbesserungen der psychischen und Gesamtverfassung. Aufgrund der bekannten Risiken und Störfaktoren der Kommunikation über E-Mail (z. B. Spam, Viren, Trojaner etc.) wurde der Datensicherheit und dem Schutz der vertraulichen Kommunikation eine hohe Priorität eingeräumt. Um der Interaktion die im therapeutischen Kontext notwendige Struktur und Zuverlässigkeit zu verleihen, wurde der E-Mail-Brücke ein Setting (s. unten) zugrunde gelegt, das sich vom Chat in einigen Punkten unterscheidet. Da die Kommunikation nicht wie im Chat synchron, also an einem für alle verbindlichen Termin erfolgt, sondern zeitversetzt (asynchron), müssen beispielsweise klare Regeln für das Senden und Beantworten der E-Mails verabredet werden.

Risiken beim Einsatz von E-Mail in der Psychotherapie

Den viel zitierten Chancen des Internets für die psychotherapeutische Versorgung stehen handfeste Risiken gegenüber, die insbesondere E-Mail generell als unzuverlässiges, unter Datenschutzgesichtspunkten bedenkliches Medium in Verruf gebracht haben. Die speziell bezüglich des Einsatzes für therapeutische Zwecke diskutierten Probleme reichen von grundsätzlichen Bedenken gegenüber der rein textbasierten, asynchronen Kommunikation, über ethische und juristische Probleme bis hin zu Fragen der technischen Realisierung und des Datenschutzes (vgl. Baker 2003).

Missverständnisse und Fehlinterpretationen. Da in der asynchronen, textbasierten Kommunikation einerseits non- und paraverbale Informationen nicht verfügbar, andererseits spontane Korrekturen oder Nachfragen nicht möglich sind, besteht die Gefahr von Missverständnissen und Fehlinterpretationen. So können Äußerungen aufgrund der Kanalreduktion als »kühler« oder kritischer empfunden werden als in FtF-Kommunikationen (Döring 2000). Von Therapeuten und Patienten wird die Fähigkeit verlangt, »zwischen den Zeilen« zu lesen. Auch Grenzen müssen in der virtuellen, therapeutischen Beziehung möglicherweise neu definiert werden, da der Anschein einer permanenten Verfügbarkeit und die Nivellierung bzw. Demokratisierung der Kommunikationssituation die Intimität der Beziehung steigern. Günstiger stellt sich die Situation dar, wenn die Kommunikationspartner einander persönlich kennen, im therapeutischen Kontext also ein FtF-Kontakt vorangegangen ist. Die zeitversetzte Kommunikation kann zusätzlich zu Missverständnissen führen. Mit klaren Regeln und Vereinbarungen zwischen den Beteiligten kann dem Problem im Vorfeld wirksam begegnet werden.

Klinisches Urteil über den Zustand. Fehlender FtF-Kontakt erschwert außerdem ein adäquates klinisches Urteil über den Zustand des Teilnehmers. Möglichkeiten der (ausschließlichen) Onlinediagnostik zum Zweck der Ferndiagnose existieren zwar, werden jedoch kontrovers diskutiert und sind hierzulande rechtlich nicht zulässig (► Kap. 2). Selbst- und Fremdgefährdung, bestimmte Persönlichkeitsmuster und die Tendenz zu starken Übertragungsreaktionen sowie mangelhafte Realitätsprüfung gelten beispielsweise als Kontraindikationen für die E-Mail-Kommunikation (Seemann u. Soyka 1998; Suler 2001). Auch die Computerkenntnisse eines Teilnehmers können über die Bedienung der entsprechenden Hard- und Software die Intervention negativ beeinflussen; sie sind vor Beginn einer Internetintervention zu ermitteln und wenn möglich in Probesitzungen zu prüfen. Dasselbe gilt für Lese- und Schreibkompetenzen, denen im textba-

sierten Medium eine entsprechende Rolle zukommt.

Anwenderfehler. Sie stellen mitunter das größte Risiko für den Schutz von Vertraulichkeit und persönlichen Daten dar. Der von Experten empfohlene Double-Check des Adresszeileneintrages vor dem Versenden wird leicht vergessen, Tippfehler oder automatische Adressergänzungen übersehen, was dazu führen kann, dass E-Mails fehlgeleitet werden, im besten Fall an einen nicht existenten Adressaten. Weitere Anwenderfehler bestehen im (unbeabsichtigten) Weiterleiten von E-Mails an Dritte, dem Verfassen von Kettenmails ohne Verblindung der Adresseinträge bis hin zum unbeabsichtigten Löschen einzelner E-Mails oder ganzer Korrespondenzen. Auf Teilnehmerseite besteht zusätzlich das Risiko, dass durch unzureichenden Passwortschutz die therapeutische Kommunikation von dritten Personen, beispielsweise am Familien-PC oder am Arbeitsplatz, eingesehen werden kann und vertrauliche Informationen offenbart werden. Zwar kann Bedienungsfehlern und den daraus resultierenden Risiken durch Tipps und Verhaltenshinweise vorgebeugt werden, es wird aber dringend empfohlen, begleitend entsprechende technische Maßnahmen vorzunehmen (Baker 2003).

Krisenintervention. Die Krisenintervention stellt eine große Herausforderung für jedes therapeutische Onlineangebot dar, das geografische Distanzen überbrückt. Neben der Anschrift und einer Telefonnummer des Patienten, sollte für Notfälle am Heimatort ein Therapeut oder Arzt involviert werden (vgl. Kanani u. Regehr 2003). Im Rahmen der oben beschriebenen Chatbrücke hat sich ein Vorgehen bewährt, bei dem am Wohnort des Patienten eine Kontaktperson, z. B. der Hausarzt, über den Internetkontakt informiert wird, dessen Adresse und Telefonnummer bei den Beteiligten hinterlegt wird (Golkaramnay et al. 2003).

Datensicherheit und Schutz der vertraulichen Kommunikation. Unter den technischen Herausforderungen stehen Datensicherheit und Schutz der vertraulichen Kommunikation an erster Stelle. Herkömmliche E-Mails, die auf ihrem Weg vom Sender zum Empfänger auf zahlreichen Zwischenstationen der Provider (unverschlüsselt) gespeichert werden, sind grundsätzlich für jeden lesbar, der sich Zugang zu diesen Knotenpunkten verschafft (Postkartenphänomen). Maßnahmen wie der Einsatz von Verschlüsselungstechnologien, Zugangsrestriktionen mittels Passwort und getrennte Speicherung sensibler Daten sind daher Bestandteile des geschützten »therapeutischen Settings«. Schließlich führt die bereits erwähnte Beeinträchtigung durch ausuferndem unerwünschten E-Mail-Verkehr (z. B. Spam oder Phishing) zunehmend zu Belastungen nicht nur technischer Ressourcen. Schädliche Programme, sog. Malware und Spyware (z. B. Viren, Trojaner) stellen eine ernsthafte Bedrohung für die therapeutische Kommunikation dar. Mittels invasiver Programme kann das lokale Adressverzeichnis gelöscht oder ausgelesen und zum Versenden sog. Spam-Mails zweckentfremdet werden. Aufwändige technische Vorkehrungen sind notwendig, um dem Problem wirksam zu begegnen, beispielsweise durch die Implementierung einer zentral verwalteten serverbasierten E-Mail-Lösung (Baker 2003).

Technische Organisation und Komponenten der E-Mail-Brücke

Bei der Entwicklung der E-Mail-Brücke wurde versucht, diesen Risiken durch Vorkehrungen auf technischer wie auch inhaltlich konzeptueller Ebene bestmöglich Rechnung zu tragen (vgl. Wolf et al. 2006a). Eine der Herausforderungen bestand darin, einen für alle Seiten tragbaren Kompromiss zwischen Schutz der vertraulichen Kommunikation und Anwenderfreundlichkeit zu finden.

Die E-Mail-Brücke ist eine datenbankgestützte, dynamische Webumgebung für den sicheren Austausch von Textbotschaften. Für die Programmorganisation und die administrativen Werkzeuge sowie das Online-Monitoringsystem wurde wie beim Chat auf freie, sog. Open Source Software, zurückgegriffen. Die Abwicklung des Datentransfers erfolgt über einen Mail-Server an der Forschungsstelle für Psychotherapie. Der Transfer und die Speicherung aller Daten erfolgen verschlüsselt, der Zugang zum Mail-Server wird administrativ kontrolliert. Die Kommunikation ist webbasiert und verschlüsselt, womit der als kritisch zu bewertende Einsatz lokaler E-Mail-Clients umgangen wird. Die Teilnehmer kommunizieren unter einem selbst gewählten Pseudonym und

verwenden ein Passwort für das Log-in auf der Seite. Personenbezogene Daten werden anonymisiert und physikalisch getrennt von den Daten der E-Mail-Brücke gespeichert. Datenbankeinträge können ausschließlich vom Administrator mittels Passwort über eine Datenbankmanagment-Software abgerufen werden.

Die Webumgebung für das Versenden der E-Mails wurde den spezifischen Anforderungen einer vertraulichen, therapeutischen Kommunikation angepasst. So wurden Funktionen wie das Weiterleiten, lokales Speichern, Editieren, Löschen und Ausdrucken von Nachrichten unterbunden. Der Austausch von Nachrichten ist nur zwischen vorab definierten Interaktionspartnern möglich, in der Regel also nur zwischen Teilnehmer, Bezugstherapeut und Administrator. E-Mails können nicht an mehrere Adressaten verschickt werden, außerdem können keine Anhänge verschickt werden. Die gesamte Korrespondenz bleibt während der Teilnahme für alle Beteiligten ausschließlich über die Projekthomepage abrufbar. Durch diese Funktionalität konnte die Beeinträchtigung durch Viren oder Spams vollständig unterbunden werden. Außerdem wurden Vorkehrungen getroffen, die einen erzwungenen Seitenzugriff mittels sog. Backbrowsing verhindern, sodass nachfolgenden Internetnutzern ohne Zugangspasswort der Zugriff auf die Seiten verwehrt wird.

Die E-Mail-Brücke umfasst, ähnlich wie die oben beschriebene Chatbrücke, die in der Übersicht auf der gegenüberliegenden Seite dargestellten Komponenten.

Teilnehmer und Therapeuten greifen über dieselbe URL auf die E-Mail-Brücke zu. Die dargestellten Inhalte und Funktionen der Webumgebung variieren jedoch in Abhängigkeit von den Nutzerrechten; da Therapeuten beispielsweise zu mehreren Teilnehmern simultan Kontakt halten werden, ist ihre Programmoberfläche dafür ausgelegt, die Korrespondenzen mit mehreren Interaktionspartnern übersichtlich darzustellen.

Die eingangs aufgeführten Kritikpunkte zur E-Mail-Therapie werden in ◗ Tab. 17.1 nochmals aufgegriffen und dem in der E-Mail-Brücke realisierten Setting gegenübergestellt.

◻ Tab. 17.1. Gegenüberstellung der Risiken bei E-Mail-basierten Interventionen und dem Setting E-Mail-Brücke

Risiken bei E-Mail-Interventionen		Setting E-Mail-Brücke
Datensicherheit I: Postkartenphänomen	▶	Datentransfer über kontrollierten E-Mail-Server, Verschlüsselung, Firewall
Datensicherheit II: Datenzugriff durch Dritte	▶	Pseudonym, passwortgeschützter Zugang, Onlinekommunikation, eingeschränkte Programmfunktionalität, Ausschluss lokaler E-Mail- Clients
Datensicherheit III: Anwenderfehler, fehlgeleitete E-Mails	▶	Definierte, administrativ kontrollierte Kommunikationspartner, eingeschränkte Funktionalität
Datensicherheit IV: Unerwünschter E-Mail-Verkehr (Spam, Phishing, Viren, Trojaner)	▶	Datentransfer über kontrollierten E-Mail-Server
Kommunikation I: Fehlen paraverbaler Kommunikationskanäle	▶	Nachbetreuung durch Bezugstherapeut, Kontinuität der therapeutischen Beziehung
Kommunikation II: Asynchrone Kommunikation	▶	Jour fixé für strukturiertes Schreiben, Programmfunktionalität (Statusinformationen für Therapeuten), 24-Stunden-Regel für Therapeuten
Klinische Risiken I: Fehlen klinisch relevanter Eingangsdiagnostik	▶	Klinische Entlassdiagnostik durch Bezugstherapeut
Klinische Risiken II: Fehlen standardisierter Verlaufsinformationen	▶	Wöchentliches Feedback via Online-Ergebnismonitoring, Frage zu Suizidgedanken
Klinische Risiken III: Krisenintervention	▶	Informierter Notfalltherapeut vor Ort

Komponenten der E-Mail-Brücke

1. Die Website der E-Mail-Brücke mit der nutzerspezifischen Webumgebung für den Austausch und die Organisation der E-Mails inklusive Link zum Monitoringsystem
2. Das Monitoringsystem, das anders als im Chat das Monitoring über eine angebundene externe Software (Web-AKQUASI; Percevic et al. 2006) organisiert. Die Therapeuten können die vielfältigen Funktionen des Programms für die Beobachtung und Bewertung ihrer Teilnehmer nutzen (Eine Darstellung von Web-AKQUASI findet sich in ▶ Kap. 24). Abweichend vom dort beschriebenen Aufbau des Programms für Zwecke der Qualitätssicherung in der Psychotherapie werden im Rahmen der Nachsorgeprojekte jedoch nur die Fragen des KPD-38 zur Beantwortung vorgegeben, die von den Teilnehmern in etwa 10 Minuten beantwortet werden können
3. Die Datenbanken, die neben den Nutzerdaten, der Systemaktivität und den E-Mails auch die dynamischen Inhalte der E-Mail-Brücke beinhalten (z. B. Was wird im Programm angezeigt? Wer kann mit wem mailen?)

Ablauf und konzeptueller Hintergrund

Das Prozedere unterscheidet sich insbesondere in der Anfangsphase nicht von dem der Chatbrücke. Es lassen sich insgesamt vier Phasen unterscheiden:
1. die Vorbereitung der individuellen Nachbetreuung in der Klinik,
2. die Wartezeit zwischen Entlassung und Start der E-Mail-Brücke,
3. die eigentliche Nachbetreuungsphase und
4. der Abschluss der E-Mail-Brücke.

In der Klinik. Patienten, die grundsätzlich Interesse für die Onlinenachbetreuung bekunden, werden in der Klinik in einer Einführungsveranstaltung über die Internetbrücken der Panorama-Fachklinik informiert. Spätestens im Rahmen der Entlassungsuntersuchung werden interessierte Kandidaten über die Teilnahmebedingungen und das Konzept der Nachbetreuung via E-Mail informiert und über mögliche Risiken der CvK aufgeklärt. Die Teilnahme an der E-Mail-Brücke mit einem fixen Wochentag für das Verfassen der E-Mail wird schließlich mit dem Bezugstherapeuten vereinbart. Da die Betreuung von dem in der Klinik für diesen Patienten zuständigen Therapeuten übernommen wird, bleibt die Kontinuität der therapeutischen Beziehung über die Zeit nach der stationären Therapie hinaus gewahrt. Beim Entlassungsgespräch schätzt der Therapeut die psychische Stabilität des Kandidaten und dessen Computer- und Internetkenntnisse ein und befindet über dessen Eignung für diese Nachbetreuung. Von der Teilnahme ausgeschlossen bleiben psychisch instabile Patienten bzw. Patienten mit Anzeichen für eine potenzielle Fremd- oder Selbstgefährdung sowie Patienten mit psychotischen Symptomen, außerdem Personen, die bereits eine ambulante Therapie vor Ort arrangiert haben. Für rasche Maßnahmen in Krisensituationen geben die Teilnehmer einen Arzt bzw. Psychotherapeuten vor Ort als Kontaktperson an, der über die Teilnahme informiert wird. Der Teilnehmer erklärt abschließend schriftlich sein Einverständnis mit den Regeln der E-Mail-Brücke. Alle Anmeldeinformationen (z. B. Pseudonym, fixer E-Mail-Tag, herkömmliche E-Mail-Adresse, Notfalltherapeut) werden dem Administrator übermittelt, der für den Teilnehmer einen persönlichen Zugang öffnet, Eingangsinformationen (z. B. Instruktion für die E-Mail-Brücke) verschickt und die technischen Schritte für die Kommunikation einleitet.

Zwischen Entlassung aus der Klinik und Start der E-Mail-Brücke. Nach der Freischaltung absolviert der Teilnehmer kleine Übungen, bei denen die grundlegenden Funktionen der E-Mail-Brücke ausprobiert werden können. Er wird zudem aufgefordert online einen kurzen Fragebogen zur Interneterfahrung auszufüllen sowie die erste der wöchentlichen Online-Monitoringbefragungen durchzuklicken. In Einzelfällen wird die Zeit außerdem genutzt, um technische Hürden beim Zugriff der Website zu überwinden (z. B. SSL-Verschlüsselung aktivieren, Pop-up-Blocker deaktivieren). Zweck der E-Mail-Brücke als Nachsorgemaßnahme

ist die möglichst nahtlose Weiterbetreuung nach der Entlassung aus der stationären Psychotherapie; daher ist angestrebt, dass binnen 14 Tage der E-Mail-Kontakt beginnt.

Nachbetreuungsphase. In der Instruktion der E-Mail-Brücke werden die Teilnehmer aufgefordert, am fix vereinbarten Wochentag zunächst den für diesen Tag vom System bereitgestellten kurzen Onlinefragebogen des Monitorings (KPD-38) auszufüllen und direkt im Anschluss eine E-Mail an den Therapeuten zu schicken. Konzeptuell steht das textbasierte Medium schreibtherapeutischen Ansätzen nahe (vgl. Murphy u. Mitchell 1998). Strukturiertes, therapeutisches Schreiben blickt auf eine lange Tradition in der Psychotherapie zurück; als eigenständige Interventionsform hat es sich in einer Reihe experimenteller Studien als effektiv erwiesen (▶ Kap. 20). Es lag demnach nahe, dieses Konzept auf das textbasierte Medium zu übertagen.

> ❗ Die Instruktion der E-Mail-Brücke orientiert sich am schreibtherapeutischen Vorgehen nach James W. Pennebaker, dem sog. »Written Disclosure Paradigm«. Pennebaker (1997) zufolge sollen Probanden für einen begrenzten Zeitraum (etwa 4 Sitzungen à 30 Minuten), ohne Unterbrechung, möglichst offen, »expressiv« und spontan über ein für sie emotional negatives Erlebnis von persönlich großer Bedeutung schreiben. Sie sollen dabei keine Rücksicht auf korrekte Rechtschreibung, Grammatik etc. nehmen.

Im Regelfall erstreckt sich die Nachbetreuung über 3 Monate. Die Teilnehmer mailen mindestens einmal pro Woche an ihren Therapeuten. Es steht ihnen jedoch offen, zwischenzeitlich weitere E-Mails zu senden. Auf Wunsch der beteiligten Therapeuten wurde von einer konkreten Therapeuteninstruktion abgesehen. Getragen von der Kontinuität der therapeutischen Beziehung sollen sich ihre E-Mails lediglich an den folgenden allgemeinen Prinzipien orientieren:

1. Der Verstärkung positiver Entwicklungen und
2. der Ermunterung zu alternativen Verhaltensweisen bei negativen Entwicklungen sowie
3. der Vermittlung sozial-emotionaler Unterstützung.

Zu den Regeln der E-Mail-Brücke gehört, dass Therapeuten binnen eines festgelegten Zeitraums (z. B. 24 Stunden) auf die fixe wöchentliche E-Mail antworten. Bezüglich weiterer E-Mails, die sie darüber hinaus erreichen, gilt diese strenge Regel nicht. Bei längerer Abwesenheit eines der Beteiligten ist der jeweils andere zu benachrichtigen. So soll für beide Seiten Klarheit über die Kommunikation erzielt werden, um dem im asynchronen Medium virulenten Risiko möglicher Missverständnisse vorzubeugen.

Abschluss der E-Mail-Brücke. Im Rahmen der E-Mail-Brücke ist eine Teilnahmedauer von max. 12–15 Wochen vorgesehen. Um die 10. Sitzung sollte der Therapeuten daher den Abschluss einleiten. Zur 12. Sitzung wird zudem (für Teilnehmer und Therapeut) ein Onlinefragebogen für die Abschlussevaluation freigeschaltet. Die Teilnehmer werden in diesem Fragebogen u. a. nach dem Grund für die Beendigung, möglichen zusätzlichen Kontakten (z. B. per Telefon) oder technischen bzw. Verständigungsproblemen gefragt. Sie werden außerdem um eine Bewertung der E-Mail-Brücke allgemein, des strukturierten Schreibens und der therapeutischen Beziehung gebeten. Nachdem die Abschlussbögen beider Seiten eingegangen sind, wird der Zugang des Teilnehmers vom Administrator geschlossen. Darüber hinaus werden alle Teilnehmer der E-Mail-Brücke 6 bzw. 12 Monate nach ihrer Entlassung aus der Klinik angeschrieben und gebeten, einen Fragebogen zu ihrem psychischen und allgemeinen Wohlbefinden auszufüllen, der in die Evaluation der E-Mail-Brücke einfließt.

17.3 Erfahrungen mit dem Einsatz der Internetbrücken

Seit Frühjahr 2003 bietet die Panorama-Fachklinik ihren Patienten für den Übergang in den Alltag zusätzlich zu einer Gruppenbetreuung im Internetchat die Einzelbetreuung über E-Mail an. Ähnlich wie bei der Chatbrücke, ist die E-Mail-Nachsorge nach einer Pilotphase, in der insbesondere die technische Machbarkeit und Akzeptanz der E-Mail-Brücke, sowie die Abschätzung der Effektivität, im Fokus standen, mittlerweile in die Behandlungsroutine der Klinik übergegangen. Seitdem beide Nachsorgepro-

jekte parallel angeboten werden, haben bis Oktober 2007 669 Patienten an den Internetbrücken teilgenommen. Davon entschieden sich 297 Patienten für eine Einzelbetreuung über regelmäßigen E-Mail Kontakt und 372 Patienten nahmen eine Gruppenbetreuung im Internetchat wahr. In diesem Zeitraum haben 278 Teilnehmer die E-Mail-Brücke regulär abgeschlossen während lediglich 19 Teilnehmer (6%) den Kontakt über E-Mail vorzeitig abbrachen. Im Projekt Chatbrücke fielen die Abbrecherquoten im Routinebetrieb vergleichsweise höher aus. Hier beendeten nach Angabe der betreuenden Therapeuten 89 Patienten (24%) ihre Teilnahme vorzeitig. Auch die Anzahl der Therapeuten der Panorama-Fachklinik, welche in den Projekten mitarbeiten ist unterschiedlich. Unter anderem bedingt durch den höheren zeitlichen Aufwand haben 25 Therapeuten der Klinik mindestens einen ihrer ehemaligen Patienten über E-Mail nachbetreut, wobei die Spanne von 1 bis 42 betreuten Teilnehmern reichte. Die Chatteilnehmer wurden von neun Therapeuten der Klinik betreut. Die Spanne reichte hier von 12 bis 87 betreuten Teilnehmern.

17.3.1 Akzeptanz der Internetbrücken

Da jegliche Vorerfahrungen mit der Anwendung der Kommunikationsform Chat im psychotherapeutischen Kontext fehlten, startete das Projekt **Chatbrücke** nach einer kurzen Erprobungsphase im November 2001 mit einer prospektiven kontrollierten Beobachtungsstudie (Golkaramnay et al. 2007; Kordy et al. 2006a). Ziel dieser Studie war die Evaluation der Chatgruppen hinsichtlich Praktikabilität, Akzeptanz und Wirksamkeit. Im Zeitraum zwischen November 2001 und März 2003 nahmen 114 Patienten an dieser Studie teil. Einschlusskriterien waren ein hinreichend stabiler Gesundheitszustand zum Ende der stationären Behandlung, Zugang zum Internet und eine Krankenversicherung bei der TK. Als Indikatoren für die Akzeptanz des Angebotes dienten die Anwesenheitsrate, die Abbrecherquote und die Zufriedenheit mit dem Nachsorgeprojekt. Die Ergebnisse zu allen drei Indikatoren ließen insgesamt auf eine hohe Akzeptanz des Angebotes schließen. So betrug die Anwesenheitsrate bei den wöchentlichen Sitzungen durchschnittlich 85–90%. Nur 10% der 114 Teilnehmer beendeten die Teilnahme vor Ablauf der vorgesehenen zwölf Termine. Nach jeder Chatsitzung füllten die Teilnehmer einen Gruppenevaluationsbogen aus, um die Qualität der gerade beendeten Chatsitzung zu beurteilen. Die direkte Befragung der Teilnehmer ergab eine insgesamt hohe Zufriedenheit der Teilnehmer am Ende der jeweiligen Chatsitzung. Die überwiegende Mehrheit der Teilnehmer fühlte sich durch den Therapeuten unterstützt, hatte das Gefühl zur Gruppe dazuzugehören, konnte sich offen in der Chatgruppe aussprechen, fühlte sich von der Chatgruppe angenommen und wurden durch die technischen Gegebenheiten nicht in ihrem Ausdrucksvermögen beeinträchtigt. Nur ca. 18% der Teilnehmer beurteilten dagegen die Chatgruppe als wenig oder überhaupt nicht hilfreich. Die Evaluation des Programms nach Beendigung der Teilnahme fiel dementsprechend ebenfalls äußerst positiv aus. Die Rahmenbedingungen Chatdauer (90 Minuten), Chathäufigkeit (einmal pro Woche) und Teilnahmedauer (12–15 Wochen) wurden von der überwiegenden Mehrheit der Teilnehmer positiv bewertet. Fast alle Teilnehmer fanden die Chatgruppe als eine Brücke zwischen stationärer Behandlung und dem Alltag sinnvoll und drei Viertel der Teilnehmer waren am Ende ihrer Teilnahme mit der Chatgruppe insgesamt zufrieden.

Aus der oben beschriebenen Darstellung der **E-Mail-Brücke** wird ersichtlich, dass das Setting zum Schutz der therapeutischen Kommunikation im Vergleich zu herkömmlichen E-Mail-Programmen einerseits Einschränkungen in der Funktionalität, aber auch Erweiterungen, wie das Monitoring und die Instruktion zum therapeutischen Schreiben, umfasst. Ziel einer ersten Studie war es daher, die Praktikabilität und Akzeptanz des Settings bei den Teilnehmern abzuschätzen (Wolf et al. 2006a). In der Studie, in der die Gruppe der bis dahin betreuten Teilnehmer (N=96) untersucht wurde, zeichneten sich eine vergleichsweise geringe Abbrecherquote (8%) und eine hohe Teilnahmeaktivität ab; mit durchschnittlich 108 Tagen und 17 verschickten E-Mails schöpften die Teilnehmer die vorgesehene Betreuungsdauer voll aus. Sowohl der Umfang einzelner E-Mails (im Mittel 418 Wörter; Spanne: 8–2.670 Wörter) wie auch der Gesamtumfang aller während der Teilnahme versendeten E-Mails (durchschnittlich 7.325 Wörter; Spanne: 714–23.826 Wörter) belegten das hohe Engagement der Teilnehmer in der E-Mail-Brücke. Auch die Ergebnisse aus der Online-Abschlussbefragung bestätigten die große Akzeptanz, auf die die E-Mail-Brücke in dieser Stichprobe stieß. Verständnisschwierigkeiten oder Probleme, die auf die Technik zurückzuführen waren (z. B. Probleme mit dem Computer, Internet oder E-Mail-Programm), wurden sehr selten berichtet. Kritisch bewertet wurde lediglich die auf 3 Monate begrenzte Teilnahmedauer bzw. die Empfehlung, das Schreiben auf max. 30 Minuten zu begrenzen (Wolf et al. 2006a).

Exkurs

Akzeptanz der Internetbrücken: Aktuelle Ergebnisse

In ◘ Abb. 17.2 werden aktuelle Ergebnisse der Online-Abschlussevaluation aus Chat- und E-Mail-Brücke dargestellt. Im Online-Abschlussbogen beider Projekte wurden einige Fragen in ähnlichem, lediglich auf das jeweilige Medium Chat oder E-Mail angepasstem Wortlaut formuliert. Diese Fragen werden zum Vergleich der Settings im Folgenden gegenübergestellt. In die Gegenüberstellung wurden aus beiden Projekten ab dem Zeitpunkt der Einführung der E-Mail-Brücke in der Klinik (An-

fang 2003) alle verfügbaren Abschlussfragebögen der Teilnehmer einbezogen. Aus den Chatgruppen lagen von insgesamt 372 Teilnehmern 189 ausgefüllte Onlinebögen für die Auswertung vor, in der E-Mail-Brücke haben 246 der 297 Teilnehmer den Abschlussfragebogen ausgefüllt.

Den Ergebnissen der Abschlussbefragung zufolge, starteten die Teilnehmer beider Projekte mit einer ähnlichen (retrospektiven) Einschätzung ihres Wohlbefindens in die post-stationäre Betreuung; jeweils vier von fünf Teilnehmern fühlten sich nach der Entlassung gut. Dies kann als Hinweis verstan-

▼

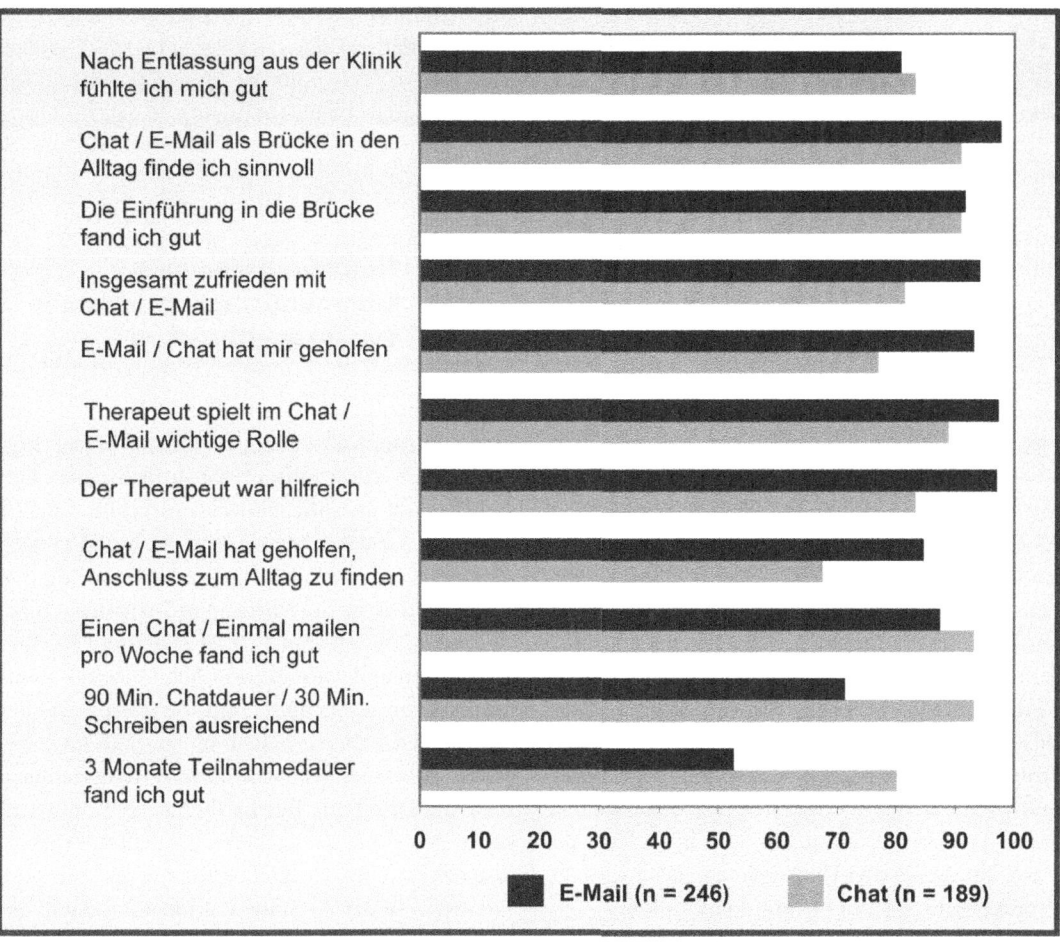

Nach Entlassung aus der Klinik fühlte ich mich gut

Chat / E-Mail als Brücke in den Alltag finde ich sinnvoll

Die Einführung in die Brücke fand ich gut

Insgesamt zufrieden mit Chat / E-Mail

E-Mail / Chat hat mir geholfen

Therapeut spielt im Chat / E-Mail wichtige Rolle

Der Therapeut war hilfreich

Chat / E-Mail hat geholfen, Anschluss zum Alltag zu finden

Einen Chat / Einmal mailen pro Woche fand ich gut

90 Min. Chatdauer / 30 Min. Schreiben ausreichend

3 Monate Teilnahmedauer fand ich gut

0 10 20 30 40 50 60 70 80 90 100

■ E-Mail (n = 246) Chat (n = 189)

◘ **Abb. 17.2.** Akzeptanz der Chat- und E-Mail-Brücke (Angaben in %)

den werden, dass die Mehrheit hinreichend stabil für die Nachbetreuung war. Die Einführung in das jeweilige Medium wurde von den Teilnehmern beider Betreuungsformen gleichermaßen als gut bewertet. Beide Medien wurden fast ausnahmslos als »Brücke in den Alltag« für sinnvoll erachtet. Insgesamt zufrieden mit dem Angebot äußerten sich die Teilnehmer der E-Mail-Brücke (94%) etwas häufiger als die der Chatgruppen (82%). Auch fanden mehr Teilnehmer der E-Mail-Brücke die Nachbetreuung generell hilfreich (93% gegenüber 82% beim Chat) bzw. hilfreich wieder »Anschluss zum Alltag« zu finden (84% gegenüber 67% beim Chat). Erwartungsgemäß maßen mehr E-Mail-Teilnehmer dem betreuenden Therapeuten eine wich-

tige Rolle zu (97%) als dies bei den Chattern der Fall war (89%), wobei die Voten beider Gruppen den Einfluss des »E-Therapeuten« in der Onlinenachsorge eindrucksvoll belegen. Die Frage, ob der Therapeut als hilfreich wahrgenommen wurde, wurde von Teilnehmern der individuellen Betreuung häufiger bejaht (97%) als bei den Chatgruppen (83%). Dieser Unterschied kann möglicherweise als Hinweis auf die Rolle der restlichen »Peers« im Chat interpretiert werden. Die strukturellen Vorgaben zum Setting und Ablauf der Internetbrücken wurden von den Chattern besser angenommen; während beispielsweise etwa 80% der Chatter mit der Dauer von 3 Monaten einverstanden waren, traf dies nur für etwa die Hälfte der E-Mail-Teilnehmer zu (53%).

17.3.2   Effektivität der Internetbrücken

Um die Wirksamkeit der **Chatgruppen** zu überprüfen, wurden in der oben erwähnten kontrollierten Beobachtungsstudie Patienten, die an den Chatgruppen teilnahmen mit Patienten, die keine Chatnachsorge erhielten, verglichen. Dazu wurden alle Studienteilnehmer bei Klinikaufnahme und -entlassung, sowie 6 und 12 Monate nach ihrer Entlassung über ihre psychische und physische Gesundheit befragt. Der Vergleich der Gesundheitsverläufe (operationalisiert über das globale Kriterium des Stuttgart-Heidelberger Modells; vgl. Kordy et al. 2003; ▶ Kap. 24) zeigte, dass innerhalb der Gruppe der Chatteilnehmer weniger Rückfälle auftraten als in der Vergleichsgruppe und es besser gelang, die während der stationären Behandlung erreichten positiven Entwicklungen zu erhalten. Die genauere Betrachtung der verwendeten spezifischen Erfolgsmaße ergab während der stationären Therapie für beide Gruppen zunächst eine deutliche Abnahme der psychischen Belastung (SCl-90-R), der psychischen Symptombelastung (EB-45) und des körperlichen Beschwerdedrucks (GBB). In der post-stationären Phase verschlechterten sich in beiden Gruppen die Werte auf diesen drei Dimensionen, dabei wies die Vergleichsgruppe aber signifikant größere Verschlechterungen auf. Für die Gruppenunterschiede im Gesundheitszustand nach 6 Monaten bzw. 1 Jahr ergaben sich kleine bis mittlere Effektstärken (Golkaramnay et al. 2007; Kordy et al. 2006a).

Die Effektivität der **E-Mail-Brücke** wird aktuell in einer kontrollierten Beobachtungsstudie untersucht. Wie bei der Chatbrücke werden alle Teilnehmer der E-Mail-Brücke hinsichtlich ihres Gesundheitszustandes mit einer gematchten Kontrollgruppe verglichen, die sich aus Patienten zusammensetzt, die im selben Zeitraum an keinem der Internetangebote der Panorama-Fachklinik teilgenommen haben. Anders als in der Studie zum Chat, wurden hier die Skalen des KPD-38 verwendet. Vorläufige Ergebnisse deuten an, dass es ähnlich wie im Chat gelang, bei Teilnehmern den Gesundheitszustand, gemessen 6 bzw. 12 Monate nach der Entlassung aus der stationären Psychotherapie, zu stabilisieren, wohingegen Personen der Kontrollgruppe einen leicht negativen Trend in der Symptomatik aufwiesen.

Ähnlich wie im Chat schlugen sich die Unterschiede zwischen den Gruppen in kleinen bis mittelgroßen Effekten in den untersuchten Bereichen, wie z. B. psychische Beeinträchtigung, soziale Probleme oder Handlungskompetenz nieder (Wolf et al. 2006b).

17.3.3   Therapeutische und Kommunikationsprozesse in den Internetbrücken

Durch den Einsatz von CvK eröffnen sich neue Möglichkeiten der Prozessforschung in der Psychotherapie. Ohne aufwändige Aufnahme des Gesprächs und anschließender Transkriptionsarbeit stehen die Chatskripte und die E-Mails sofort nach Abschluss der Kommunikation zur Verfügung. Die automatische Speicherung in Textdateien führt zu einer unmittelbaren Verfügbarkeit und zu einer fehlerfreien und vollständigen Abbildung des Kommunikationsgeschehens. Ein Schwerpunkt der wissenschaftlichen Forschung zu den Internetbrücken ist daher der Suche nach textbasierten Prozessparametern zur Beschreibung der Kommunikation gewidmet, die auch im Einzelfall zur Vorhersage des Erfolges der Nachbetreuung nützlich sind. Zur Analyse der Kommunikation wird dabei auf computerbasierte Verfahren gesetzt, die eine hohe Auswertungsökonomie (sehr schnelle Auswertung großer Datensätze) und eine maximale Auswertungsobjektivität (fehlerlose Anwendung) aufweisen (Mehl 2006).

Diese neuen Möglichkeiten wurden in einer Studie genutzt, um ein Prozessmonitoring-Instrument für die Chatgruppen zu entwickeln (Haug et al. 2007). Die Studie hatte zum Ziel, über ein Feedback von textbasierten Variablen Einfluss auf den laufenden Gruppenprozess zu nehmen, um die Qualität des Chats zu verbessern. Da sich in einer Evaluierungsphase zeigte, dass aktivere Teilnehmer die Chatsitzung positiver wahrnehmen, erhielt der Therapeut in der Mitte der Sitzung ein Feedback über die Aktivität der einzelnen Gruppenmitglieder. Die Ergebnisse einer kontrollierten Studie ergaben, dass die Therapeuten das Feedback als hilfreich einstufen und in den meisten Fällen als Bestätigung ihrer bisherigen Vorgehensweise auffassten. Ein Einfluss der Rückmeldungen auf die Bewertung des Chats durch die Teilnehmer konnte in dieser Untersuchung nicht nachgewiesen werden.

Da wenig über die Auswirkungen der Gruppengröße auf die Effektivität und auf die Prozesse in Gruppenpsychotherapien bekannt ist, wurden die Chat-Sitzungsprotokolle dazu genutzt, diese Fragestellung zu untersuchen (Haug et al. 2005). Die Studie zeigte, dass sowohl die Aktivität der einzelnen Teilnehmer, wie auch die Kommunikationsinhalte, die emotionale Bezogenheit und die Gruppeneinschätzung relativ unabhängig von der Teilnehmerzahl des Chats sind. Den Autoren zufolge trägt das spezielle Setting einer Chatsitzung mutmaßlich zu diesen Ergebnissen bei, sodass die Befunde nicht direkt auf traditionelle FtF-Gruppen übertragen werden können. Dennoch liefern die Ergebnisse zu Chat-Gruppenprozessen »eine interessante Quelle für Hypothesen über ähnliche Prozesse in Face-to-Face-Gruppen« (Haug et al. 2005, S. 391).

Exkurs

Computergestützte Textanalyse

Um den Mechanismen der CvK in psychotherapeutischen Kontexten auf den Grund zu gehen, lag es nahe, auf die Interaktion, Kommunikation und Sprache im neuen Medium zu fokussieren. Bei der Sondierung entsprechender Methoden für die Analyse der Transkripte aus E-Mail und Chat zeigte sich rasch ein Mangel an geeigneten Instrumenten; zwar wurden speziell in der Psychotherapieforschung einige Ansätze für die computergestützte Textanalyse entwickelt, jedoch ist deren Einsatzbereich oft zu eng definiert. In Kooperation mit der Arbeitsgruppe um James W. Pennebaker wurde daher eine deutsche Version des »Linguistic Inquiry and Word Count« (LIWC) entwickelt und bezüglich seiner Brauchbarkeit im Kontext der CvK geprüft. Das LIWC ist ein Computerprogramm für die automatische, quantitative Analyse von Texten unterschiedlichster Herkunft. Das Programm greift auf ein hinterlegtes Wörterbuch zu und analysiert Texte hinsichtlich der im Wörterbuch definierten Kategorien und Worteinträge (z. B. Emotionen, psychologische Prozesse, kognitive Prozesse, soziale Prozesse). Das LIWC wurde in zahlreichen Studien zu sozialpsychologischen und klinischen Fragestellungen eingesetzt, in denen u. a. gute psychometrische Eigenschaften und eine breite Abdeckung natürlicher, gesprochener und geschriebener Sprache festgestellt wurden (vgl. Pennebaker et al. 2003; Pennebaker et al. 2007). In den an der Forschungsstelle für Psychotherapie durchgeführten Studien zeigte sich nicht nur eine hohe Äquivalenz der deutschen Version mit dem englischen Original. Das LIWC erwies sich auch als robust gegenüber Unschärfen (Tippfehler, Abkürzungen, Akronyme etc.), wie sie üblicherweise in der CvK vorzufinden sind (Wolf et al., 2008).

Auch in der E-Mail-Brücke wurde versucht, mittels vertiefender Analysen, Einsichten in die therapeutischen Prozesse im textbasierten Medium zu gewinnen. So war die therapeutische Beziehung und ihre mögliche Veränderung infolge der E-Mail-Intervention Thema einer Studie. Bei 114 Teilnehmern der E-Mail-Brücke wurde der Verlauf der therapeutischen Beziehung, gemessen mit dem »Helping Alliance Questionnaire« (HAQ), untersucht. Außerdem wurden alle E-Mails der Teilnehmer und Therapeuten mittels des Textanalyseprogramms LIWC (▶ Exkurs) ausgewertet. Die zentrale Frage der Studie war, ob das bei Entlassung aus der stationären Therapie hohe Niveau der therapeutischen Beziehung über die Teilnahme an der E-Mail-Brücke – mit den oben erwähnten Einschränkungen der Kommunikation – hinaus, aufrechterhalten bleibt. Die Ergebnisse zeigten, dass die Qualität der therapeutischen Beziehung, sowohl aus Teilnehmersicht wie auch aus der Perspektive der Therapeuten, zum Ende der E-Mail-Brücke schlechter bewertet wurde. Eine genauere Betrachtung der HAQ-Subskalen zeigte jedoch auch, dass die Verschlechterung bei den Teilnehmern auf die »Erfolgszufriedenheit« beschränkt war, wohingegen die »Beziehungszufriedenheit« auf hohem Niveau stabil geblieben war. Im zweiten Teil der Studie wurde der Frage nachgegangen, ob und welche der aus den E-Mails extrahierten sprachstilistischen Merkmale einen Zusammenhang mit der Veränderung der therapeutischen Beziehung aufweisen. Es zeigten sich Korrelationen mittlerer Größenordnung zwischen LIWC-Kategorien wie »positive Emotionswörter«, »soziale Prozesse« oder der Auftretenshäufigkeit bestimmter Pronomina mit der residualen therapeutischen Beziehung (Wolf u. Kordy 2006).

17.4 Ausblick

In verschiedenen Projekten wurden mittlerweile Varianten der Internetbrücken für unterschiedliche Zielgruppen entwickelt. Neben der Panorama-Fachklinik Scheidegg bietet z. B. die Klinik Wollmarshöhe, ein privates Fachkrankenhaus für psychosomatische und internistische Medizin ihren Patienten eine E-Mail-basierte Nachsorge an. Andere klinische Partner haben den Ansatz der Internetbrücke adaptiert oder hinsichtlich bestimmter Schwerpunkte modifiziert. In Kooperation mit dem Klinikum Berchtesgadener Land wurden Chats für die Nachsorge stationärer Adipositaspatienten entwickelt. An der Orthopädischen Universitätsklinik Heidelberg wurde ein Chat zur Nachsorge stationärer Rückenschmerzpatienten konzipiert, der im Rahmen einer kontrollierten, randomisierten Multicenterstudie evaluiert wird (▶ Kap. 18). An der Universität Lüneburg wird unter dem Schlagwort »Transfersicherung im Alltag« ein verhaltenstherapeutisches Konzept für die Onlinenachsorge von Psychosomatikpatienten entwickelt, das einer ähnlichen Zielsetzung folgt wie die Internetbrücken (▶ Kap. 19). »De Brug« titelt ein weiterer Chat, der seit mehreren Jahren in Kooperation mit dem Kenniscentrum Eetstoornissen Leidschendam und der Universität Leiden, Niederlande, zur Betreuung von Essstörungspatienten angeboten wird. In einem weiteren Projekt wird derzeit in Kooperation mit dem Universitätsklinikum Hamburg-Eppendorf ein Chat für die internetbasierte ambulante psychosoziale Nachsorge nach stationärer onkologischer Rehabilitation entwickelt, der im Rahmen einer kontrollierten, randomisierten Studie evaluiert wird.

Neben der Vermittlung therapeutischer Unterstützung über große Distanzen hinweg bei vergleichsweise geringen Kosten, eröffnen technikbasierte Angebote Perspektiven für die Forschung. Das gesamte Interaktionsgeschehen, beim Chat z. B. in Form der Transkripte der Sitzungen, steht für weitergehende Analysen unmittelbar zur Verfügung. Zwar steht die Erforschung solcher prozessbasierter Mechanismen der therapeutischen CvK noch am Anfang, doch wird mit der Verbreitung sog. E-Mental-Health-Angebote auch die Anzahl vertiefender Studien zunehmen. Ähnlich wie in der FtF-Psychotherapie wird über den Beleg der Wirksamkeit und Wirtschaftlichkeit hinaus das Wissen über die hilfreichen Prozesse der CvK, über Stellenwert und Funktion von Sprache in den unterschiedlichen textbasierten Medien und über mögliche (Kontra-)Indikationen mit darüber entscheiden, in welchen Bereichen der Versorgung sich die Neuen Medien etablieren werden.

Fazit

In diesem Kapitel wurde das Modell »Internetbrücke« vorgestellt, ein internetbasiertes Versorgungsangebot, das an der Forschungsstelle für Psychotherapie in Kooperation mit der Panorama-Fachklinik Scheidegg für die Nachsorge stationärer Psychotherapiepatienten via Chat oder E-Mail entwickelt wurde. Ausgangspunkt für die Entwicklung der Programme war eine Versorgungslücke, die sich in einer unzureichende psychotherapeutische Versorgung an der Schnittstelle zwischen stationärer Therapie und post-stationärem Alltag bzw. ambulanter Anschlussbehandlung niederschlägt. Von großer Bedeutung bei der Umsetzung der internetbasierten Nachsorge war die Minimierung der Risiken der CvK im therapeutischen Kontext. Mittlerweile wurden in den Internetbrücken mehrere Hundert ehemalige Patienten der Panorama-Fachklinik beim Übergang von der Klinik in den Alltag betreut. Die Begleitforschung zu den Projekten legt den Schluss nahe, dass sowohl das E-Mail-Setting für den Einzelkontakt, wie auch die Gruppenvariante via Chat trotz der technischen und konzeptionellen Sicherheitsvorkehrungen von den Teilnehmern akzeptiert und als hilfreich erlebt werden. Der Übergang der Angebote aus der Pilotphase in die Behandlungsroutine scheint demnach geglückt.

Literatur

Baker DB (2003) Provider-patient e-mail: With benefits come risks. J AHIMA 74:22–29

Bauer S, Lambert MJ, Nielsen SL (2004) Clinical significance methods: a comparison of statistical techniques. J Pers Assess 82:60–70

Döring N (2000) Kommunikation im Internet: Neun theoretische Ansätze. In: Batinic B (Hrsg) Internet für Psychologen. Hogrefe, Göttingen, S 345–377

Götzenbrucker G, Hummel R (2001) Zwischen Vertrautheit und Flüchtigkeit. Beziehungsdimensionen in computervermittelten Konversationen - am Beispiel von Chat, MUDs und Newsgroups. In: Beißwenger M (Hrsg) Chat-Kommunikation. ibidem-Verlag, Stuttgart, S 201–226

Golkaramnay V, Wangemann T, Dogs J, Dogs P, Kordy H (2003) Neue Brücken für Lücken in der psychotherapeutischen Versorgung durch das Internet: Hoffnungen, Herausforderungen und ein Lösungsansatz. Psychother Psychosom Med Psychol 53:399–405

Golkaramnay V, Bauer S, Haug S, Wolf M, Kordy H (2007) The exploration of the effectiveness of group therapy through an Internet chat as aftercare: A controlled naturalistic study. Psychother Psychosom 76:219–225

Haug S (2006) Neue Medien – neue Möglichkeiten in der Psychotherapie-Prozessforschung: Feedback von textbasierten Prozessvariablen in Internet-Chatgruppen. Unveröffentlichte Dissertation, Friedrich Schiller-Universität, Jena

Haug S, Wolf M, Golkaramnay V, Kordy H (2005) Kommunikation und Gruppenevaluation in Internet-Chat-Nachsorgegruppen unterschiedlicher Größe. Gruppenpsychother Gruppendyn 41:379–393

Haug S, Strauß B, Kordy H (2007) Neue Medien – neue Möglichkeiten in der Psychotherapie-Prozessforschung: Feedback von textbasierten Prozessvariablen in Internet-Chatgruppen. Psychother Psychosom Med Psychol 57:311–318

Hess-Lüttich EWB, Wilde E (2004) Der Chat als Textsorte und/oder Dialogsorte. In: Kleinberger U, Wagner F (Hrsg) Neue Medien – Neue Kompetenzen? Europäischer Verlag der Wissenschaften, Frankfurt am Main, S 49–70

Kanani K, Regehr C (2003) Clinical, ethical, and legal issues in E-therapy. Fam Soc J Contemp Hum Servi 84:155–162

Kobelt A, Grosch E (2005) Indikation zur ambulanten Nachsorge (Curriculum Hannover) in der psychosomatischen Rehabilitation. Psychotherapeut 50:340–346

Kordy H, Hannöver W, Bauer S (2003) Das Stuttgart-Heidelberger Modell zur Qualitätssicherung in der stationären Psychotherapie. In: Härter M, Linster HW, Stieglitz RD (Hrsg) Qualitätsmanagement in der Psychotherapie. Hogrefe, Göttingen, S 289–304

Kordy H, Golkaramnay V, Wolf M, Haug S, Bauer S (2006a) Internetchatgruppen in Psychotherapie und Psychosomatik: Akzeptanz und Wirksamkeit einer Internet-Brücke zwischen Fachklinik und Alltag. Psychotherapeut 51:144–153

Kordy H, Haug S, Wolf M, Dogs P (2006b) Internet-Brücke zwischen Fachklinik und Alltag. MMW Fortschr Med 148:27–29

Mehl MR (2006) Textanalyse. In: Peterman F, Eid M (Hrsg) Handbuch der Psychologischen Diagnostik. Hogrefe, Göttingen, S 196–202

Murphy LJ, Mitchell DL (1998) When writing helps to heal: E-mail as therapy. Br J Guid Counc 26:21–32

Pennebaker JW (1997) Writing about emotional experiences as a therapeutic process. Psychol Sci 8:162–166

Pennebaker JW, Mehl MR, Niederhoffer K (2003) Psychological aspects of natural language use: Our words, our selves. Annu Rev Psychol 54:547–577

Pennebaker JW, Chung CK, Ireland M, Gonzales A, Booth RJ (2007) The development and psychometric properties of LIWC2007. LIWC.net, Austin, Texas

Percevic R, Gallas C, Wolf M, Haug S, Hünerfauth T, Schwarz M, Kordy H (2005) Das Klinisch Psychologische Diagnosesystem (KPD-38): Entwicklung, Normierung und Validierung eines Selbstbeurteilungsbogen für den Einsatz in Qualitätssicherung und Ergebnismonitoring in der Psychotherapie und psychosomatischen Medizin. Diagnostica 51:134–144

Percevic R, Gallas C, Arikan L, Mößner M, Kordy H (2006) Internet-gestützte Qualitätssicherung und Ergebnismonitoring in Psychotherapie, Psychiatrie und psychosomatischer Medizin. Psychotherapeut 51:395–397

Runkehl J, Schlobinski P, Siever T (1998) Sprache und Kommunikation im Internet. Verlag für Sozialwissenschaften, Opladen

Schönfeldt J (2001) Die Gesprächsorganisation in der Chat-Kommunikation. In: Beißwenger M (Hrsg) Chat-Kommunikation. ibidem-Verlag, Stuttgart, S 25–54

Seemann O, Soyka M (1998) Übertragung im Internet. Anwendungsmöglichkeiten und Risiken des Internet für die Psychiatrie. Fortschr Neurol Psychiatr 66:483–486

Statistisches Bundesamt (2007) Private Haushalte in der Informationsgesellschaft – Nutzung von Informations- und Kommunikationstechnologien (IKT) 2006. Statistisches Bundesamt, Wiesbaden

Suler JR (2001) Assessing a person's suitability for online therapy: The ISMHO Clinical Case Study Group. Cyberpsychol Behav 4:675–679

Wangemann T, Golkaramnay V 2004 Psychotherapie und Internet: Chat-Gruppe als Brücke in den Alltag. Deutsches Ärzteblatt 101:115–117

Wolf M, Kordy H (2006) Die therapeutische Beziehung in einem E-Mail-Modell post-stationärer Psychotherapie. Psychodyn Psychother 5:137–146

Wolf M, Maurer WJ, Dogs P, Kordy H (2006a) E-Mail in der Psychotherapie – ein Nachbehandlungsmodell via Electronic Mail für die stationäre Psychotherapie. Psychother Psychosom Med Psychol 56:138–146

Wolf M, Kordy H, Maurer WJ, Dogs P, Arikan M (2006b) Mid- and long-term outcome of an e-mail aftercare program. Paper presented at the Annual Meeting of the Society for Psychotherapy Research, Edinburgh, Scotland

Wolf M, Horn A, Mehl M, Haug S, Pennebaker JW, Kordy H (2008) Computergestützte quantitative Textanalyse: Äquivalenz und Robustheit der deutschen Version des Linguistic Inquiry and Word Count. Diagnostica 54:85–98

18 Onlinenachsorge nach stationärer multimodaler Schmerztherapie

Eva Neubauer, Marcus Schiltenwolf, Markus Mößner

18.1   Hintergrund

Rückenschmerzen sind Schmerzen in der Umgebung der Wirbelsäule unterhalb des Nackens bis zu den Gesäßhälften. Sie können streng lokalisiert oder weitflächig sein, mit übertragenen Schmerzen außerhalb des Rückens und im Bereich der Arme und Beine auftreten. Rückenschmerzen sind ein Symptom und keine Krankheit.

Chronische Rückenschmerzen sind von außerordentlicher Relevanz für die Gesundheitsversorgung. Sie betreffen sehr viele Menschen und verursachen enorme gesellschaftliche Kosten (z. B. Kohlmann 2001). Die Gesamtkosten, die jährlich in Deutschland aufgrund chronischer Rückenschmerzen anfallen, werden auf 25 Mrd. Euro (10 Mrd. direkte und 15 Mrd. indirekte Kosten) geschätzt (Niesert u. Zens 2005). 600.000 Arbeitsunfähigkeitstage pro Jahr werden auf chronische Rückenschmerzen zurückgeführt. Patienten mit chronischen Rückenschmerzen sind »high utilizers«, die sich durch häufige Arztbesuche und -wechsel beschreiben lassen. Die Arzt-Patient-Beziehung gestaltet sich oft schwierig.

Rückenschmerzen sind keine Alterserscheinung. Laut einer repräsentativen Forsa-Umfrage sind in der Altersgruppe der 14- bis 29-Jährigen bereits 70% betroffen, in der Altersgruppe der 30- bis 44-Jährigen 76% (Niesert u. Zens 2005).

Etwa 80% der akuten Rückenschmerzen nehmen einen gutartigen Verlauf. 10% rezidivieren, weitere 10% chronifizieren (Waddell 2004). Therapeutische Probleme entstehen bei etwa 10% der Patienten, für die im Weiteren 90% der direkten Behandlungskosten, einschließlich der Berentungskosten, aufgewendet werden (Nachemson u. Jonsson 2000). Die Ursachen von Rückenschmerzen sind uneinheitlich; körperliche Schäden können nur in ca. 10% der Fälle den Schmerz ausreichend erklären. Deshalb wurde der Terminus »unspezifischer Rückenschmerz« eingeführt. Damit wird ausgesagt, dass die Behandlungserfolge nicht von der Behebung der Rückenschmerzen allein abhängig sind, sondern ebenso von der Spontanheilungstendenz, dem Verhaltensmuster der Patienten und ihren Überzeugungen und Ängsten. Schmerzen sind das häufigste Symptom von Patienten, das diese zur Suche nach Hilfe im Gesundheitssystem veranlasst (Hart et al. 1995). Im Verständnis von Rücken- und Gelenkschmerzen zeichnet sich in den letzten Jahren ein entscheidender Perspektivenwechsel ab. Der Chronifizierungsprozess zwischen akuten und chronischen Schmerzen findet verstärkt Beachtung. Soziale Einflüsse, Verhalten und Einstellungen, wie z. B. das verbreitete Schonungsverhalten von Patienten, verstärken den Prozess. Der somatische Behandlungszugang wird dementsprechend um psychologische und psychosoziale Aspekte erweitert. Dazu gehört, dass sowohl verhaltensbezogene Gegebenheiten als auch biografische Ereignisse einbezogen werden.

18.1.1   Chronische Rückenschmerzen

Als chronisch gelten Rückenschmerzen, wenn sie an mehr als der Hälfte aller Tage des letzten Halbjahres bestanden (von Korff et al. 1990). Zu einer Chronifizierung gehören über den zeitlichen klinischen Aspekt hinaus auch die Verhaltensänderungen der Patienten wie zunehmender Medikamentengebrauch, Arztwechsel, Vermeidung von Bewegung, Rückzug von sozialen Kontakten und zunehmende Hilflosigkeit gegenüber den Schmerzen. Die Häufigkeit von depressiven Störungen und Angststörungen nimmt im Verlauf der Chronifizierung zu. Nach Henningsen (2004) stehen chronische Rückenschmerzen und Depression weniger in einem ursächlichen Zusammenhang, sondern sind eher als unterschiedliche Symptompräsentationen von Distress und Ausdruck eines psychodynamischen Geschehens zu verstehen.

Zum biopsychosozialen Modell der Schmerzchronifizierung

Der Chronifizierungsweg von Rückenschmerzen ist gekennzeichnet von der Suche nach passiven Behandlungen, einer Zunahme von Angst und Hilflosigkeit sowie dem Mangel an körperlichen Ressourcen. Patienten mit chronischen Rückenschmerzen weisen diese Risikokonstellationen gehäuft auf. Diese stellen zwar keine direkten Ursachen dar, erhöhen aber die Wahrscheinlichkeit einer Chronifizierung (Schiltenwolf u. Henningsen 2006). Anhaltende chronische Schmerzen wirken sich ungünstig auf das psychophysische Befinden, die Gedanken und das Verhalten aus (Basler u. Kröner-Herwig 1998).

18

Sie führen bei den meisten betroffenen Patienten zu klinisch bedeutsamen psychischen Belastungen und Störungen (Nilges 2002).

Aus systemtheoretischer Sicht wird ein Regulationsmodell des Schmerzes favorisiert (Seemann u. Zimmermann 1996). Danach verursachen Rückenschmerzen Hilf- und Hoffnungslosigkeit, auf die Angst vor und Vermeidung von Schmerz folgen. Patienten bewegen sich weniger als früher, sie liegen auch tagsüber vermehrt und vermeiden bestimmte Bewegungen wie Bücken, Arbeiten im Überhang, Strecken, längeres Stehen und sportliche Aktivitäten. Diese Vermeidungsstrategie führt zum Verlust körperlicher und psychosozialer Funktionen, wodurch sowohl auf der körperlichen wie auf der psychischen Ebene die Anfälligkeit für Schmerzrezidive zunimmt. Dieses Vermeidungsverhalten ist dysfunktional und führt mittel- und langfristig eher zu einer Steigerung des Schmerzniveaus.

Auch wenn das skizzierte Angst-Vermeidungs-Modell (»fear avoidance«) als empirisch gut gestütztes Chronifizierungsmodell für Rückenschmerzen gilt (Pfingsten et al. 2001), gibt es doch nicht selten auch ein gegenläufiges Durchhalteverhalten. Dabei wird mit zusammengebissenen Zähnen ein akuter Muskelschmerz verleugnet, was wiederum eine gereizte Stimmung und/oder eine weitere muskuläre Überaktivität ausgelöst.

Vermeiden und Durchhalten sind beides langfristig ungeeignete Coping-Strategien für die Verhinderung einer Chronifizierung. Das Durchhalteverhalten ist in der Regel mit übermäßiger Bereitschaft zur Aktivität und zur Überforderung verbunden, die dazu führen, dass Stress, Muskelanspannung und Schmerz im Erleben der Patienten nicht mehr getrennt werden können (Flor et al. 1985). Das passive, schonende Verhalten von Patienten mit chronischen Rückenschmerzen und der Wunsch passiv geheilt zu werden, erhöhen die Wahrscheinlichkeit der Aufrechterhaltung von Schmerzen.

🛈 Sowohl übermäßige Schonung als auch übertriebene Durchhaltestrategien tragen dazu bei, dass Rückenschmerzen chronifizieren.

18.1.2 Therapie chronischer Schmerzen

Eine dem aktuellen Erkenntnisstand entsprechende Behandlung der chronischen Rückenschmerzen sollte multimodal sein. Das heißt, alle Therapieeinheiten werden unter Berücksichtigung der somatischen, psychischen und sozialen Anteile der Schmerzchronifizierung konzipiert und zusammengestellt. Verschiedene Studien belegen die Wirksamkeit multimodaler Behandlungsansätze (Hildebrandt u Pfingsten 1998; Jensen et al. 2005; Keel et al. 1998; Pfingsten et al. 1997; Schiltenwolf et al. 2006). Multimodal bedeutet zugleich interdisziplinär. In der Schmerztherapie kann interdisziplinäres Vorgehen sowohl in der Überzeugung und Vorgehensweise des einzelnen Arztes, aber insbesondere in der Zusammensetzung des Behandlungsteams abgebildet sein. So kann die Trennung in körperliche und nicht körperliche Diagnostik und Therapie aufgehoben werden (Borrell-Carrio et al. 2004).

Die einzelnen Therapieteile bilden ein Gesamtkonzept, das alle Faktoren berücksichtigt und dem Patienten später die Möglichkeit zum selbstständigen Trainieren bietet (Van Tulder et al. 1999). Durch gezielte Förderung aktiver Schmerzbewältigungskompetenzen, die z. B. im Rahmen der Therapieeinheiten Walking, Bewegungs- und Sporteinheiten, Entspannung, EMG-Biofeedback, Krafttraining, Musik- und Tanztherapie erlernt werden, wird dem Patienten ein verbesserter Umgang mit chronischen Schmerzen ermöglicht. Dies entspricht dem bekannten Selbstmanagementansatz (Kanfer et al. 1996). Psychologisches Schmerzbewältigungstraining (Basler u. Kröner-Herwig 1995; Hildebrandt et al. 2003), Gesprächspsychotherapie und Arbeitsplatzberatung zielen ebenfalls darauf ab, das Selbstmanagement der Patienten zu stärken. Daraus ergibt sich die zentrale Bedeutung der Förderung der Bereitschaft der Patienten, Eigenverantwortung zu übernehmen und der Vermittlung von Gesundheitskompetenzen für eine erfolgreiche Behandlung (Turk u. Rudy 1991).

Zu Beginn der multimodalen Behandlung wird leitliniengerecht eine ausführliche psychische Diagnostik mithilfe des »Strukturierten Klinischen Interviews für DSM IV« (SKID; Wittchen et al. 1997) durchgeführt. Neben den Symptomen einer anhaltenden somatoformen Schmerzstörung wird der sprachlichen Aufarbeitung psychischer Konflikte und belastender Ereignisse der individuellen Vergangenheit in der multimodalen Behandlung Rechnung getragen. Therapieziele sind meist die Erhöhung (seltener die Reduktion) des Aktivitätsniveaus sowie die Reduktion des Vermeidungsverhalten und der Medikamenteneinnahme. Das Behandlungskonzept hat die aktive und funktionelle Wiederherstellung von Körperfunktionen zum Inhalt (Hildebrandt u. Pfingsten 1998; Waddell 2004). Passive Behandlungen werden durch aktive Teilnahme des Patienten ersetzt. Die Patienten können unter kontrollierten Bedingungen die Erfahrung machen, dass Bewegung und Belastung ihnen nicht schaden, sondern für die Verbesserung ihrer körperlichen Funktionen notwendig sind und sie lernen dabei, dass sie selbst ihre Schmerzen beeinflussen können. Zentrale Aufgabe des Teilprogramms der physikalischen Schmerztherapie ist die Motivierung und Aktivierung des Patienten, wobei das Gruppensetting in der Bewegungstherapie sich als besonders geeignet erwiesen hat.

❗ Die Erfahrung der Selbstwirksamkeit trägt dazu bei, dass gesundheitsfördernde oder -erhaltende Verhaltensweisen auch nach Abschluss der multimodalen Therapie beibehalten werden. Ohne die aktive Mitarbeit der Patienten können Behandlungseffekte nicht oder kaum längerfristig aufrechterhalten werden.

Patienten

Zwei Drittel der Patienten, die die multimodale Schmerztherapie an der Orthopädischen Universitätsklinik Heidelberg e.V. durchlaufen, leiden an einer anhaltenden somatoformen Schmerzstörung (ICD-10: F45.4). In einer eigenen Untersuchung von 102 konsekutiv behandelten chronischen Rückenschmerzpatienten konnte auf der Grundlage des SKID bei 62 Patienten (61%) eine Diagnose aus dem Bereich somatoformer Störungen gestellt werden. Zusätzlich zeigten sich bei 28 Patienten Angst- oder depressive Störungen. Insgesamt wiesen 70% des Kollektivs eine und 30% sogar mehrere psychische Störungen mit klinischer Relevanz auf, wobei Frauen stärker betroffen waren als Männer (Schröter et al. 2004).

Die diagnostische Bezeichnung »somatoforme Störung« beschreibt keine homogene Gruppe von Patienten. Sie ist Oberbegriff für eine Gruppe von Patienten, bei denen medizinisch unklare körperliche Symptome im Vordergrund der Symptomatik stehen. Die betroffenen Personen entwickeln eine Vielzahl von unterschiedlichen und wechselnden Symptomen, sodass sich die Aufmerksamkeit immer wieder auf andere Körperfunktionen richtet. Die Diagnose anhaltende somatoforme Schmerzstörung ist auf das Vorhandensein von länger anhaltenden und durch psychische Faktoren beeinflussten chronischen Schmerzen begrenzt; der Schmerz tritt dabei in Kombination mit emotionalen Konflikten und psychosozialen Problemen auf (WHO 1992).

Zwar gibt es starke Hinweise, dass eine psychotherapeutische Behandlung ein effektiver Baustein in der Schmerztherapie sein kann (Hiller u. Rief 1998), dennoch bleibt es schwierig, somatoforme Schmerzpatienten zu einer ambulanten Psychotherapie zu motivieren. Es kann heute von einer Punktprävalenz somatoformer Störungen in Höhe von etwa 12% in der Allgemeinbevölkerung ausgegangen werden (Simeon u. von Korff 1991). Im Kontrast zu dieser hohen Prävalenzrate in der Primärversorgung sind somatoforme Störungen in ambulanter Psychotherapie deutlich unterrepräsentiert.

Als Hauptursache für die mangelnde Psychotherapiemotivation wird eine organische Ursachenfixierung der Patienten genannt. Diese wird häufig noch dadurch gefördert, dass zu Beginn einer Behandlung oft die apparative Diagnostik im Vordergrund steht und Beratung und Ermutigung zu aktiver Therapie dem nachgeordnet erscheint. Eine Fixierung auf organische Schmerzursachen durch Ärzte und Patienten erhöht die Erwartung, dass die Schmerzen passiv behandelt werden, und schwächt somit die Selbstwirksamkeit der Patienten (Schiltenwolf u. Henningsen 2006). Dagegen gilt: Je früher psychosoziale Aspekte als Wirkfaktoren der Schmerzen in der Therapie thematisiert werden, desto eher werden diese in der therapeutischen Beziehung akzeptiert.

Nachbetreuung bei multimodaler Schmerztherapie

Voraussetzung für eine erfolgreiche Therapie chronischer Schmerzen ist die Bereitschaft des Patienten,

18

Verhaltensweisen und Einstellungen im Umgang mit Schmerzen dauerhaft zu verändern. Allerdings ist ungewiss, ob die Patienten die neu erlernten Verhaltensweisen beibehalten und damit die erreichten Verbesserungen stabilisieren können (Maurischat et al. 2002). Aus dieser Unsicherheit heraus wünschen sich viele Patienten im Anschluss an die multimodale Schmerztherapie eine ambulante Nachbetreuung und benötigen eine solche auch nach therapeutischem Eindruck (Schiltenwolf u. Henningsen 2006). Dabei spielt die Konzepttreue bei einer solchen Nachbehandlung eine besondere Rolle, was wiederum die Bereitstellung bzw. Verfügbarkeit einschränkt.

Im klinischen Alltag fragen Patienten gegen Ende der multimodalen Schmerztherapie regelmäßig nach der Möglichkeit, an einer ambulanten Therapiegruppe in unserer Klinik teilzunehmen oder auch in relativ kurzen Abständen z. B. Samstagvormittag einen Auffrischungskurs bei dem Gruppenprogramm der Physiotherapeuten besuchen zu dürfen. Sie befürchten, die gelernten Übungen zuhause zu vergessen und/oder sie ohne Anleitung nicht richtig durchzuführen. Ein Auffrischungskurs scheitert jedoch an den beschränkten zeitlichen Ressourcen der Ärzte und Therapeuten und an der fehlenden finanziellen Unterstützung durch die Krankenkassen. Zudem lassen die teils enormen Wegezeiten für die Patienten kaum eine ausreichend häufige Wiederholung zu.

 Die Mitarbeit der Patienten im Anschluss an die multimodale Therapie ist entscheidend für den längerfristigen Erfolg der Behandlung.

Exkurs

Ambulante Nachbetreuung

Aufgrund dieses eindeutigen Bedarfs und trotz der vorhersehbaren Schwierigkeiten wurden verschiedene Nachbetreuungsangebote initiiert, um die Nachhaltigkeit der Behandlungserfolge zu sichern. Auf Initiative einer Selbsthilfegruppe unter der Organisation des Heidelberger Selbsthilfebüros wurde 2002 eine Selbsthilfegruppe für ehemalige Patienten gegründet. Damals wurden alle Patienten der Tagesklinik der Orthopädie, die bis dahin die multimodale Schmerztherapie durchlaufen hatten (N=350) angeschrieben und zu einem Vortreffen ins Heidelberger Selbsthilfebüro mit der dort angestellten Sozialpädagogin eingeladen. Es kamen nur sechs interessierte Patienten. Die Sozialpädagogin stellte das Konzept einer nicht moderierten Selbsthilfegruppe vor und erklärte, dass sie sich nach einigen anfänglichen Treffen als Gruppenleiterin zurückziehen werde. Die Patienten hatten offenbar andere Erwartungen. Sie äußerten ihr Interesse an einer angeleiteten körperlichen Übungsgruppe und ihre Erwartung, dass eine Physiotherapeutin aus dem Schmerzteam für die Selbsthilfegruppe präsent sei. Nach zwei Treffen kam die Gruppe nicht mehr zustande.

Ein zweiter Versuch richtete sich an Allgemeinärzte und orthopädische Fachärzte, denen bei den Patienten mit chronischen Rückenschmerzen eine Screening-, Filter- und Behandlungsfunktion zukommt. Ziel des Projekts, das von 2001 bis 2002 stattfand, war die kooperative Entwicklung eines leitlinienbasierten Curriculums zur Befunderhebung von »Patienten mit chronifizierungsdrohenden Rückenschmerzen« und zur Behandlung dieser Schmerzen. Hierbei sollten Kommunikations- und Therapienetzwerke zwischen niedergelassenen und Ärzten des Universitätsklinikums aufgebaut werden. Ansprechpartner für das Curriculum waren diejenigen Hausärzte und orthopädischen Fachärzte, die Patienten in die Tagesklinik überweisen. Von 216 zuweisenden Ärzten, die im Rahmen des Projektes angeschrieben wurden, antworteten lediglich 30 (14%) von denen letztendlich 27 an dem Projekt teilnahmen. Mit diesen wurden in Seminaren Behandlungskonzepte besprochen und Probleme bei der Nachbetreuung thematisiert. Auf Wunsch der Ärzte wurde zudem ein Internetauftritt eingerichtet, der die zentralen Inhalte und Ergebnisse der Seminare beinhaltete. Wegen der geringen Teilnahmebereitschaft der nachbehandelnden Ärzte konnte die Implementierung des Curriculums nur marginal zu einer konzepttreuen, effektiven Nachbetreuung beitragen. Die erlernten Verhaltensweisen und Überzeugungen konnten durch diese Maßnahme nicht maßgeblich gefestigt und ausgebaut werden.

18.2 Das internetvermittelte Nachsorgekonzept

Die Vermittlung kontinuierlicher Kontakte über das Internet hat sich in anderen Bereichen der psychosozialen Versorgung wie z. B. im Projekt der Internetbrücke als vielversprechend erwiesen (Kordy et al. 2006; ▶ Kap. 17). Ein internetvermitteltes Nachsorgeprojekt für Menschen mit chronischen Rückenschmerzen erschien aus verschiedenen Gründen lohnenswert: Die Betreuung über das Internet ist unabhängig vom Wohnort der Teilnehmer, es gibt keine Wegezeiten für die An- und Abfahrt, sodass der zeitliche Aufwand für Patienten und Therapeuten erheblich gesenkt werden kann. Zudem bietet die Onlineumgebung Möglichkeiten, zusätzliche Therapiemodule anzubieten (s. unten).

Es wird erwartet, dass regelmäßige Kontakte zu einem Therapeuten, den die Patienten während ihrer stationären Zeit kennengelernt haben, mit dem sie daher vertraut sind und der mit ihnen und ihrer Krankheitsgeschichte vertraut ist, sowie der regelmäßige Austausch mit anderen Schmerzpatienten, die die gleiche Therapie durchlaufen haben, den Veränderungsprozess nachhaltig fördern.

Da eine bereits bestehende, erprobte Internetumgebung adaptiert werden konnte, waren die Kosten für die Erstellung und Anpassung einer Internetplattform gering. Die verwendete Technik und das Setting entsprechen weitgehend der in ▶ Kap. 17 beschriebenen. Die Patienten nehmen im Anschluss an die multimodale Therapie für 12–15 Wochen an einer fortlaufenden Gruppe in einem Internetchatraum teil. Alle begleitenden Datenerhebungen werden in Web-AKQUASI (Percevic et al. 2006 ▶ Kap. 24) durchgeführt. Entwickelt wurde Web-AKQUASI zur Qualitätssicherung und zum Outcome-Monitoring in der stationären Psychotherapie. Dabei sind insbesondere die Rückmeldefunktionen von großem Nutzen. Der aktuelle gesundheitliche Status von Patienten lässt sich durch Profile bezogen auf eine Referenzgruppe (meist Normstichprobe oder Stichprobe chronischer Rückenschmerzpatienten) beschreiben. Ebenso lässt sich der zeitliche Verlauf über die Behandlung hinweg grafisch darstellen. Bereits existierende Versionen des Programms wurden der spezifischen Patientenpopulation angepasst. Der Chat wird von einer Psychologin moderiert, die die Patienten während ihres Aufenthaltes in der Klinik kennengelernt haben. Vor und nach jeder Chatsitzung werden die Teilnehmer gebeten, Onlinefragebögen auszufüllen. Der Therapeut kann sich anhand der Angaben vor den Chatsitzungen einen Eindruck vom momentanen Befinden bzw. dem momentanen Verhalten (s. unten) der Chatteilnehmer verschaffen. Nach dem Chat werden Fragen zur Qualität der Chatsitzung gestellt. Die Chatter beurteilen dabei die Rückmeldungen der anderen Teilnehmer und der Therapeutin, sie schätzen ihre Zufriedenheit mit dem Chat ein und inwieweit ihnen die Sitzung geholfen hat. Die Befragungen nach den Chats können als patientenzentrierte Qualitätssicherung genutzt werden. Bei größeren Veränderungen der Zufriedenheit insgesamt oder spezifischer Aspekte sollte eine Ursachenanalyse durchgeführt werden.

Aufgrund der Bedeutung des Selbstmanagements und der aktiven Mitarbeit der Patienten für die Nachhaltigkeit der Behandlungseffekte wurde ein Selbstmonitoring-Tool entwickelt: Zum Ende des stationären Aufenthaltes hat jeder Patient ein Einzelgespräch mit seinem Bezugsarzt. In diesem Gespräch wird eine Vereinbarung über die Verhaltensweisen getroffen, die in der Zeit nach der Entlassung für die Erhaltung der Symptombesserungen oder eine weitere Verbesserung genau für diesen Patienten als besonders relevant eingeschätzt werden und auf die er daher besonders achten sollte. Die Vorsätze des Patienten wie die Empfehlungen des Bezugsarztes werden schriftlich festgehalten und in Web-AKQUASI eingegeben. Dazu kann ein Standardkatalog mit einer Liste von Verhaltensweisen benutzt werden. Zusätzlich können Freitextfelder für individuelle Empfehlungen genutzt werden. Bei den Verhaltensweisen des Standardkatalogs werden fast immer Bewegung und Entspannung als wünschenswerte Verhaltensweisen genannt und zwar sowohl als Empfehlung des Arztes als auch als eigener Vorsatz des Patienten. Die Aufnahme einer ambulanten Psychotherapie und der Vorsatz, mit dem Rauchen aufzuhören, wurden ebenfalls in die Liste der »Standardempfehlungen« aufgenommen. In Bezug auf berufliche und familiäre Belastungen kann aus einer Reihe von speziellen Vorsätzen bzw. Empfehlungen ausgewählt werden. So kann z. B. bei unangemessenem Schonverhalten eine Erhöhung der familiären und/oder beruflichen Belastungen empfohlen werden, bei unangemessenem Durchhalteverhalten hingegen eine Reduzierung. Wenn die Art der Belastung für die Aufrechterhaltung der Rückenschmerzen im Vordergrund steht, kann auch die Empfehlung einer Vermeidung oder Änderung dieser spezifischen Belastung explizit gewählt werden.

Auf diese Weise entsteht für jeden Patienten ein seinen individuellen Bedürfnissen angepasstes Paket von Verhaltensempfehlungen für die Nachbehandlungszeit, die alle zusammen das Ziel haben, der Schmerzchronifizierung entgegenzuwirken. Diese Verhaltensweisen sind zentraler Bestandteil des Selbstmonitoring-Fragebogens, den die Chatteilnehmer vor jeder Chatsitzung vorgegeben bekommen. Die Teilnehmer werden dabei gezielt nach diesen Verhaltensweisen gefragt, die ihnen beim Abschlussgespräch von ihrem Bezugsarzt nahegelegt wurden. Damit werden die individuell passenden, gesundheitsfördernden Verhaltensweisen jede Woche erneut in den Fokus der Aufmerksamkeit gerückt, um so das Selbstmanagement der Teilnehmer zu stärken. Dies sollte sich positiv auf die Schmerzen der Patienten auswirken, was es allerdings durch laufende Studien erst noch zu belegen gilt.

Die Datenübertragung erfolgt SSL-verschlüsselt und die Daten werden auf verschlüsselten Partitionen gespeichert. Fragebogendaten und Chatdatenbanken befinden sich auf separaten Servern, auf denen keine personenbezogenen Daten (wie beispielsweise Name, Wohnort etc.) gespeichert werden. Web-AKQUASI und der Internetchat sind auf einem Server der Forschungsstelle für Psychotherapie installiert. Für die Anwendung in der Nachsorge wurden frei verfügbare Chatprogramme (»open source«) speziell angepasst. Insbesondere die Teilnehmerverwaltung sowie verschiedene Funktionalitäten müssen für therapeutisch genutzte Chats verändert werden. Die Chatteilnehmer können beispielsweise nicht »Flüstern« (Nachrichten senden, die nur für einzelne Teilnehmer sichtbar sind). Zusätzlich zur Texteingabe können Patienten lediglich andere Chatteilnehmer durch direktes Anklicken ihrer Namen auf der Teilnehmerliste direkt ansprechen, ihre eigene Schriftfarbe ändern und Emoticons verschicken. Alle anderen Funktionen wurden für Patienten geblockt. Der Therapeut hat zusätzliche Funktionen: Er kann »flüstern« und bei Bedarf Patienten aus dem Chatraum ausschließen. Diese

Funktion wurde jedoch noch nie in Anspruch genommen.

18.2.1 Erste Erfahrungen

Die technische Machbarkeit, Akzeptanz und Effektivität des Angebotes werden seit Januar 2007 in einer randomisierten Studie untersucht. Aufgrund der Randomisierung in 2 Gruppen (Chatnachsorge versus »treatment as usual«; TAU) dauerte es 4–6 Wochen, bis sich eine stabile Gruppe von 6–8 Teilnehmern gefunden hatte und eine tragfähige Gruppenkohäsion entstanden war, die den fließenden Austausch alter und neuer Mitglieder nach dem Konzept der offenen Gruppe erlaubte. Die Gründe für ein geringes oder gar kein Interesse an dem Angebot waren unterschiedlich. Bei ca. einem Drittel war es der fehlende Internetzugang, ein weiteres Drittel hatte zu dem gewählten Zeitpunkt für die wöchentlichen Sitzungen, dem Montagabend, keine Zeit und eine beträchtliche Zahl war zu unsicher in der deutschen Sprache. Von den interessierten Patienten wurden 34 der Chatgruppe zugelost, wovon 20 schließlich tatsächlich an den Chatsitzungen teilnahmen.

Die bisherigen Erfahrungen sind ermutigend. Als sehr wichtig, stellte sich die Beachtung der Chatregeln heraus. Die Teilnehmer wurden noch vor der Entlassung explizit auf Folgendes hingewiesen: nur von sich sprechen, nicht kritisieren oder Aussagen anderer in Zweifel ziehen, andere aussprechen lassen und Zeit gewähren und ausschließlich zuhören, wenn ein anderer gerade im intensiven Einzelgespräch mit der Therapeutin ist. Nach einer schwierigen Anfangsphase gestaltete sich die Aufnahme neuer Teilnehmer in die Gruppe problemlos: Chatregeln und »Chatsitten« wurden schnell übernommen. Seither finden die Chatsitzungen einmal wöchentlich statt. Die im Vergleich zur Chatnachsorge in psychosomatischen Fachkliniken niedrigere Anwesenheitsquote lässt sich am ehesten durch bekannte, charakteristische Merkmale von Schmerzpatienten erklären. Diesen Patienten fällt es schwer, ihren eigenen Anteil an der Entstehung und vor allem der Aufrechterhaltung der Beschwerden zu sehen, sie sind wenig zugänglich für psychotherapeutische Angebote. Dennoch lässt sich auf der Basis der bisherigen Teilnehmerzahlen schätzen, dass ca.

50% der Patienten tatsächlich an einem Chat teilnähmen, wenn er standardmäßig angeboten würde.

Vor allem Patienten, die während der multimodalen Therapie ihre Einstellung zu ihren Schmerzen ändern, ein biopsychosoziales Krankheitsmodell verinnerlichen und entsprechende Vorsätze für die Nachbehandlungszeit fassen, scheinen von dem Nachsorgeangebot zu profitieren. Zwar ist die Datenbasis noch zu klein, um diesen Eindruck statistisch abzusichern, die subjektiven Eindrücke der Chattherapeutin gehen jedoch in diese Richtung. Das Nachsorgeangebot scheint, ganz im Sinne einer Erhaltungstherapie, insbesondere bei erfolgreich behandelten Patienten hilfreich zu sein. Das Erreichte kann gefestigt und eventuell ausgebaut werden. Für Patienten, die ihre Einstellungen während der multimodalen Therapie nicht geändert haben, sind die Chancen zumindest in der gegenwärtig zur Verfügung stehenden Zeit von 12–15 Wochen gering, dies während der Chatnachsorge nachzuholen.

Bei ihrer Entlassung aus der Klinik erklärten sich praktisch alle Patienten mit der Klinikbehandlung hoch zufrieden bzw. zufrieden und würden auch einem Freund die Behandlung in der Sektion Schmerztherapie empfehlen. Diese Einschätzung änderte sich mit der Zeit. Während der Chatsitzungen äußerten manche Patienten deutliche Kritik an der multimodalen Behandlung. Möglicherweise drückt sich hier eine kritische Relativierung der während der stationären Behandlung entwickelten Erwartungen aus, die sich nun in der Realität des Alltags als unrealistisch erweisen. Die Beurteilungen der jeweiligen Chatsitzungen waren nämlich durchaus positiv: 69% waren mit den Rückmeldungen, die sie von der Therapeutin bekommen hatten ziemlich oder sehr zufrieden (5-stufiges Antwortformat: überhaupt nicht, wenig, etwas, ziemlich, sehr) und mit den Rückmeldungen, die sie von anderen Chatteilnehmer bekommen hatten, waren 54% ziemlich oder sehr zufrieden. Insgesamt waren 55% mit der gesamten Chatgruppe ziemlich oder sehr zufrieden. Lediglich ein Drittel fühlte sich durch die Technik in den Ausdrucksmöglichkeiten eingeschränkt. Allerdings gaben 42% an, dass ihnen die Chatsitzung überhaupt nicht oder wenig geholfen habe. In ⬛ Abb. 18.1 zieht eine Teilnehmerin ein persönliches Resümee. Nach anfänglichem Misstrauen hat sie den Austausch mit anderen Betroffenen, die unter ähnlichen Beschwerden leiden und mit ähnlichen Problemen umgehen müssen, als Unterstützung erlebt.

Die in den Chatsitzungen behandelten Themen sind vielfältig. Die Chats beginnen in der Regel mit einem »Blitzlicht«, bei dem jeder berichtet, wie es ihm momentan geht. Falls Teilnehmer wichtige persönliche Anliegen haben, ist nach dem Blitzlicht Zeit, diese zu besprechen. Oft regt die Therapeutin in diesem Fall eine Einzelarbeit im Chat an (⬛ Abb. 18.2, [19:28:05] ff.) und signalisiert auch, wenn diese Einzelarbeit zu Ende ist. (⬛ Abb. 18.2 gibt den typischen Ablauf einer Chatsitzung wieder.

Die Zeitangaben vor den einzelnen Statements vermitteln einen Eindruck von der Geschwindigkeit des Chats. Manchmal fehlt aufeinander folgenden Statements der direkte Bezug, was beispielsweise daran liegen kann, dass zwischenzeitlich eine zweite Frage von einem Teilnehmer gestellt wird, während die Therapeutin noch die Antwort auf die letzte Frage tippt. Die spezifischen Kommunikationsabläufe erfordern eine gewisse, in der Regel kurze, Eingewöhnungszeit. Neben der direkten Ansprache einzelner Teilnehmer (⬛ Abb. 18.2, [19:24:41] ff.) kann auch auf die Zeit eines vorangehenden Statements Bezug genommen werden, um die Kommunikation zu strukturieren. In der Regel sind diese beiden Maßnahmen ausreichend.

Nach unserer Erfahrung gab es unterschiedliche Phasen im Chat. Manche Teilnehmer wünschten von Zeit zu Zeit eine Einzelarbeit. Es gab aber auch Gruppen und Phasen, wo die Nachfrage der Therapeutin nach Einzelarbeit auf keine Resonanz stieß. In diesem Fall, oder wenn die Einzelarbeit beendet ist, einigt sich die Gruppe auf ein Thema und bearbeitet dieses gemeinsam in der verbleibenden Zeit. Die Themen sind denen, die während der multimodalen Therapie behandelt werden, meist sehr ähnlich und bereffen unerklärliche Schmerzen trotz Bewegungsübungen (⬛ Abb. 18.2, [19:28:05] ff.), nicht arbeiten können wegen Schmerzen, kein Genuss an Erlebnissen und die Unlust etwas zu unternehmen.

Dazu kommen Probleme, die sich nach der Entlassung ergeben: z. B. Probleme bei der Umsetzung der Empfehlungen, die der Arzt dem Patienten am Ende des Klinikaufenthaltes nahegelegt hat oder Veränderungen, die sie sich selbst vorgenommen hatten (z. B. Umstrukturierung der Arbeit bzw. des Arbeitsplatzes). Hierzu gehören auch Fragen zu psy-

18

[19:13:23] **[Therapeutin]** TeilnehmerIn1> wie oft nehmen Sie noch teil?

[19:13:39] **[TeilnehmerIn1]** Heute ist das letzte Mal. Das ist dann die 13. Sitzung

[19:13:58] **[Therapeutin]** Das hatte ich auch so in Erinnerung.

[19:14:20] **[TeilnehmerIn1]** Therapeutin > Wissen Sie, anfänglich war ich echt skeptisch. Chat und so

[19:14:25] **[Therapeutin]** Da könnten wir doch für Sie heute einmal ein Resumee ziehen.

[19:14:41] **[Therapeutin]** Was Ihnen der chat gebracht hat?

[19:14:42] **[TeilnehmerIn2]** hallo, ich habe schon wieder technische probleme. Wenn das so weitergeht, hab ich bald keine lust mehr 😕

[19:14:44] **[TeilnehmerIn1]** Mittlerweile bin ich erstaunt, wie wichtig mir die Termine wurden. Mit dem Austausch

[19:15:08] **[TeilnehmerIn1]** Ich habe mich auch richtig an die Namen gewöhnt, [....]

[19:15:10] **[Therapeutin]** Prima, können Sie denn noch ohne sein?

[19:15:36] **[TeilnehmerIn1]** Therapeutin > Na, das muss ich wohl 🙂

[19:15:39] **[Therapeutin]** TeilnehmerIn2> wie gehen gleich auf ihr technisches Problem ein.

[19:16:05] **[TeilnehmerIn1]** Ab nächster Woche werde ich dann Montags ins Studio gehen (jetzt fange ich immer [...] an)

[19:16:30] **[TeilnehmerIn2]** Auf die Frage zu antworten: die letzten 2 Wochen hatte ich wieder deutlich mehr Schmerzen als früher, habe auch öfters Bedarf gebraucht. Aber ich kann mir denken warum das so ist

[19:16:41] **[Therapeutin]** TeilnehmerIn1> können Sie formulieren in was Sie sich durch den chat unterstützt gefühlt haben?

[19:17:10] **[TeilnehmerIn1]** Therapeutin > Darin zu sehen, dass ich mich verstanden fühle

[19:17:31] **[TeilnehmerIn1]** Und man sich oft nicht erklären muss, weil die anderen ähnliche Erfahrungen gemacht haben

[19:17:32] **[Therapeutin]** Ah, ja.

[19:18:07] **[TeilnehmerIn1]** Überhaupt ging es mir (vor allem die letzten Chats) nach den Terminen oft besser. Vielleicht nicht psychisch, aber auf jeden Fall schmerztechnisch

[19:18:10] **[Therapeutin]** TeilnehmerIn2> möchten Sie formulieren, woran dass es vielleicht liegt?

[19:18:55] **[Therapeutin]** ich meine dass es Ihnen in den letzten 2 Wochen nicht so gut ging?

[19:19:54] **[TeilnehmerIn2]** ja, das kann ich. Erfreulicherweise haben sich beruflich Verbesserungen ergeben. Das heißt aber auch, dass viel umzustellen war und ich heute zum ersten Mal an meinem neuen, zusätzlichen Arbeitsplatz war.

[19:20:23] **[Therapeutin]** Oh welcher neue zusätzliche Arbeitsplatz?

[19:20:48] **[TeilnehmerIn1]** TeilnehmerIn2> Das heißt ja aber auch eine entsprechende Mehrbelastung, oder nicht?

[19:21:30] **[TeilnehmerIn2]** Das ist natürlich eine spannende Sache, aber ich gehe davon aus, dass es nun besser wird. Ich habe an meiner alten Stelle nur noch XX% und arbeite zusätzlich als 400€-Kraft [...]. [...] muss ich ab sofort nicht mehr!!! 😊😊😊

[19:22:04] **[Therapeutin]** Toll. das wollten Sie doch immer.

[19:22:19] **[Therapeutin]** Wie haben Sie das erreicht

[19:22:22] **[TeilnehmerIn1]** Was tritt dann an die Stelle des bisherigen Berufs?

[19:22:32] **[TeilnehmerIn2]** Ob es eine Mehrbelastung wird, wird sich zeigen. Ich vermute, dass es sich im Vergleich zu früher in etwa die Waage hält. Sobald ich eingearbeitet bin.

[19:23:36] **[Therapeutin]** Haben Sie danach gefragt oder hat man es Ihnen angeboten?

[19:23:40] **[TeilnehmerIn2]** An die Stelle [....] tritt die 400€-Stelle. Früher hatte ich [....] jetzt [....], was ich besser kann und mir auch mehr Spaß macht und außerdem besser für den Rücken ist.

[19:24:19] **[Therapeutin]** Prima.

[19:24:51] **[TeilnehmerIn1]** TeilnehmerIn2> Das hört sich ja echt gut an. Und das mit der Einarbeitung wird sich geben, denn die Motivation ist jetzt sicher um ein vielfaches größer wie seither

[19:25:04] **[TeilnehmerIn2]** Therapeutin: Erreicht habe ich das dadurch, dass ich gesagt habe: "Ich kann nicht weiterhin [....]". Die Bedingungen sollten sich noch mal ziemlich verschlechtern (noch weniger Personal).

[19:25:42] **[Therapeutin]** Und darauf hin haben Sie es dann einfach so bekommen, die Umstellung?

[19:25:58] **[TeilnehmerIn1]** Das ist mutig, das zu sagen. Hätt immerhin auch anders ausgehen können...

[19:26:22] **[Therapeutin]** Ja das war mutig

[....]

[19:34:37] **[Therapeutin]** also TeilnehmerIn1 ich wünsche Ihnen schon jetzt alles Gute, wenn wir uns nächste woche im chat nicht mehr sehen.

◻ **Abb. 18.1.** Persönliches Resümee einer Chatteilnehmerin

[19:12:37] **[TeilnehmerIn1]** Hallo Frau Therapeutin, bin gerade aus dem Urlaub zurück und heute den ersten Tag im Chat
[19:13:11] **[Therapeutin]** Ich freue mich TeilnehmerIn1,
[19:13:22] **[Therapeutin]** Wie war ihr Urlaub?
[19:13:27] **[TeilnehmerIn1]** Hallo TeilnehmerIn3, hallo TeilnehmerIn2
[19:13:44] **[TeilnehmerIn2]** wie gehts dir heute TeilnehmerIn3
[19:14:15] **[TeilnehmerIn3]** naja, mein Geist ist willig, aber der Körper macht trotz forcierter täglicher Übungen wozu er lust hat
[19:14:50] **[Therapeutin]** Und auf was haben Sie denn Lust? TeilnehmerIn3
[19:15:21] **[TeilnehmerIn3]** auf schmerzfreiheit und auf ein besseres Rezept der EInflussnahme
[19:15:31] **[TeilnehmerIn1]** Danke der Nachfrage, Frau Therapeutin. Der urlaub war super gut, spektakulär - nur mit schönen und positiven Erlebnissen!
[19:15:42] **[TeilnehmerIn3]** gemessen am Ensatz ist das Ergebnis eher ernüchternd
[19:16:57] **[Therapeutin]** TeilnehmerIn1 wo waren Sie in Urlaub?
[19:18:08] **[TeilnehmerIn1]** War in [.....]
[.....]
[19:18:33] **[Therapeutin]** das macht man nicht jedes Jahr. Toll
[19:18:55] **[Therapeutin]** WAs hat Sie am meisten beeindruckt?
[19:20:15] **[TeilnehmerIn1]** Das stimmt. Für Körper und Seele war das was ganz besonderes. Beeindruckt hat mich [.....].
[19:20:38] **[Therapeutin]** ja. ich verstehe.
[19:21:11] **[Therapeutin]** Möchte jemand von Ihnen dreien heute Zeit für sich im chat haben?
[19:21:37] **[TeilnehmerIn3]** wie würde das aussehen?
[19:21:58] **[Therapeutin]** Ich spreche dann für einige Zeit alleine mit Ihnen,
[19:22:07] **[TeilnehmerIn1]** Was heißt das genau? Wie angedeutet ich bin ahnungsloser Neuling im Chat...
[19:22:07] **[Therapeutin]** die anderen lesen nur mit
[19:22:36] **[Therapeutin]** und wir sagen Bescheid , wenn sie sich dann wieder einklinken können.
[19:22:58] **[TeilnehmerIn3]** hm... keine Ahnung
[19:23:22] **[Therapeutin]** nicht verstanden? oder unentschieden?
[19:23:38] **[TeilnehmerIn3]** untentschieden 😊
[19:23:40] **[TeilnehmerIn2]** mir reichts einfach nur zu lesen
[19:23:51] **[Therapeutin]** ok
[19:24:11] **[TeilnehmerIn3]** .. ich hätte schon Lust z utippen
[19:24:41] **[Therapeutin]** TeilnehmerIn2> hat das damit zu tuen, dass es Ihnen gut geht?
[19:25:05] **[TeilnehmerIn2]** mir geht es nicht so gut
[19:25:27] **[TeilnehmerIn1]** Bin noch unentschieden, hatte heute vor mich erst mal mit dem Chatten vertraut zu machen...
[19:25:28] **[Therapeutin]** ja, weil Sie zuviel gearbeitet haben.
[19:25:43] **[TeilnehmerIn2]** versuche aber einiges aus ihrer koversation mit zu nehmen
[19:25:56] **[TeilnehmerIn2]** ja
[19:26:05] **[Therapeutin]** danke. das ist auch gut.
[19:26:35] **[Therapeutin]** TeilnehmerIn1 ich habe Ihren Beitrag gelesen.
[19:26:49] **[Therapeutin]** ich finde das für heute ganz in Ordnung
[19:27:18] **[Therapeutin]** also TeilnehmerIn3, möchten Sie über etwas bestimmtes sprechen?
[19:27:29] **[Therapeutin]** oder etwas ansprechen?
[19:27:36] **[TeilnehmerIn3]** oha, dann bleibe wohl nur ich übrig 🌚
[19:27:59] **[Therapeutin]** ja. genau
[19:28:05] **[TeilnehmerIn3]** Naja, im Prinzip bin ich schon enttäuscht über den "Therapieerfolg"
[19:28:26] **[TeilnehmerIn3]** Mir kkommt es gerade vor, als hätte ich die 3 Wochen für die Katz gemacht
[19:28:27] **[Therapeutin]** wegen der anhaltenden Schmerzen?
[19:29:06] **[TeilnehmerIn3]** Ich mache jeden Tag konsequent eine komplette Bewegungserfahrung durch und laufe fast jeden Tag [...] 1/2 - 1h
[19:29:14] **[TeilnehmerIn3]** und wofür???
[19:29:35] **[TeilnehmerIn3]** O.K. ich bin beweglicher, aber die Schmerzen machen was sie Lust haben
[19:29:39] **[Therapeutin]** ich weiß es nicht.
[19:30:17] **[Therapeutin]** haben Sie ihren Körper mal gefragt ob ihm das neue Bewegungsprogramm

❑ Abb. 18.2. Typischer Verlauf einer Chatsitzung

chotherapeutischer und/oder medizinischer Weiterbehandlung, die sich nicht immer schon während der multimodalen Therapie klären ließen.

Erneute starke Schmerzen nach der Entlassung sind keine Seltenheit und für die Betroffenen besonders belastend und werden deshalb auch regelmäßig in den Chats thematisiert. Solche Rückschläge führen oft dazu, dass die Patienten all ihre guten Vorsätze »vergessen« und in alte Verhaltensweisen verfallen (z. B. Schonung und/oder Medikamenteneinnahme). Im Rahmen der internetgestützten Nachsorge ist es daher wichtig, die Patienten darauf vorzubereiten und sie zu überzeugen, dass Rückschläge ganz normal sind. Sie brauchen die Ermutigung, damit sie ihr Schmerzbewältigungsprogramm trotzdem weiterführen.

Am Anfang der Sitzungen wird auch manchmal ungezwungen »geplaudert« bis alle Teilnehmer da sind. Auch nach Ende der Sitzung haben die Teilnehmer die Möglichkeit, noch länger im Chat zu bleiben, um sich dann ohne Therapeut ungezwungen zu unterhalten. Diese Möglichkeit wird besonders von Teilnehmern, die sich während der multimodalen Therapie besser kennengelernt haben, jedoch zu weit entfernt voneinander wohnen, gerne in Anspruch genommen.

❶ Der Umgang mit Schmerzen und die Umsetzung neuer Verhaltensweisen im Alltag sind im Chat oft behandelte Themen.

Für Therapeuten ist es interessant zu erfahren, was Patienten von ihrer multimodalen Behandlung noch wissen und bei welchen Themen die Lernerfolge mit der Entlassung scheinbar verschwinden. Diese informelle Rückmeldung birgt bisher nicht bekannte Informationen über die Nachhaltigkeit der multimodalen Therapie. Die in den Chatsitzungen deutlich werdenden Wissenslücken motivieren die Mitglieder des Teams, diese spezifischen Themen in der multimodalen Therapie nun ausführlicher zu behandeln. Die Chatnachsorge hat somit auch Rückwirkungen auf die Inhalte der multimodalen Behandlung.

18.2.2 Technik und Betreuung

Technisch läuft die Chatnachsorge für chronische Rückenschmerzpatienten stabil, der organisatorische Aufwand ist gering. Selbstverständlich erfordert die Begleitforschung einige Ressourcen zusätzlich. Das speziell entwickelte Selbstmanagementmodul funktioniert ebenfalls problemlos und unterstützt jeden Teilnehmer individuell. Die technischen Anforderungen für die Teilnahme sind gering. Es genügt eine stabile Internetverbindung mit ausreichender Bandbreite (bei 56K-Modems kommt es aufgrund der langsamen Übertragungsrate zu Verzögerungen im Chat). Besonders wenn die Internetverbindung eines Teilnehmers kurzzeitig unterbrochen ist und er deshalb aus dem Chatraum plötzlich verschwindet, um kurze Zeit später wieder aufzutauchen, kann dies den Ablauf der Sitzungen stören. Der Chat ist bewusst einfach gehalten, dennoch ist es erforderlich, den Pop-up-Blocker für die Chatseite zu deaktivieren, was manchmal zu Problemen führt. Ein Pop-up-freier Chatraum soll in Kürze den alten ersetzen, um Probleme bei der ersten Nutzung weiter zu verringern. Trotz der einfachen Bedienung und der sehr reduzierten Funktionalität des verwendeten Chatraums ist es unerlässlich, den Teilnehmern eine Telefonnummer bzw. eine E-Mail-Adresse zu geben, damit sie sich bei technischen Fragen und Problemen Hilfe holen können. Auch haben viele Patienten Fragen zur Datensicherheit, für die eine Ansprechperson genannt werden sollte.

18.3 Ausblick

Als nächster Schritt wird die Effektivität des Angebots im Hinblick auf Schmerzreduktion, funktionelle Verbesserung und Rückkehr zur Arbeit untersucht werden. Nach Abschluss der Pilotstudie wird ab Anfang 2008 eine multizentrische (5 Schmerzzentren), dreiarmige, randomisierte Studie durchgeführt, die die Wirksamkeit der Intervention im Vergleich zu zwei Kontrollgruppen prüfen wird. Diese Studie wird im gemeinsam vom Bundesministerium für Bildung und Forschung und den Kostenträgern im Gesundheitssystem getragenen Programm »Versorgungsforschung« finanziell gefördert. Der zweiten Kontrollgruppe wird ein unmoderierter Chat angeboten, sodass Effekte der psychosozialen Unterstützung separat untersucht werden können. Neben der generellen Wirksamkeit sollte zudem die Frage der Indikation gestellt werden. Die Pilotstudie kann dabei erste Hinweise liefern. Zwar liegen noch nicht genügend Daten vor, um diese Vermutungen inferenzstatistisch abzusichern, den subjektiven Eindrücken zufolge scheinen allerdings eine erfolgreiche multimodale Schmerztherapie und/oder die Verinnerlichung eines biopsychosozialen Krankheitsmodells (im Gegensatz zu einem rein somatischen Schmerzmodell) den Nutzen des Nachsorgeangebotes zu erhöhen. Die Ergebnisse der multizentrischen Studie sollten in absehbarer Zeit aussagekräftige Ergebnisse zur Wirksamkeit und Indikation des Angebots liefern.

Fazit

Die Verhaltensänderungen der Patienten werden als wesentliche Voraussetzungen für die Nachhaltigkeit der multimodalen Therapie betrachtet. Internetchats bieten die Möglichkeit der konzepttreuen Nachbetreuung für Patienten mit chronischen Rückenschmerzen. Durch die moderierten Treffen im Chat soll das veränderte Schmerzverhalten gefestigt und ausgebaut werden. Die regelmäßigen Treffen mit anderen Personen, die ähnliche Probleme haben, bieten psychosoziale Unterstützung in der schwierigen Phase nach der Entlassung. Neben Problemen bei der Umsetzung von in der Klinik gefassten Vorsätzen im Alltag nehmen Rückschläge und der Umgang mit diesen viel Raum in den wöchentlichen Chatsitzungen ein. Die Implementierung eines Selbstmonitoringmoduls soll die Aufmerksamkeit der Teilnehmer auf für den jeweiligen Teilnehmer relevante Verhaltensweisen lenken und somit das Selbstmanagement stärken.

Die Softwareumgebung ist ausreichend geprüft, Chat- und Monitoringmodule laufen technisch stabil. Die Patienten äußern sich weitgehend zufrieden mit dem Angebot. Mit dem Selbstmanagementmodul wurde ein Angebot geschaffen, welches auf relevante individuelle Verhaltensänderungen abzielt, die die Nachhaltigkeit der multimodalen Schmerztherapie fördern.

Literatur

Basler HD, Kröner-Herwig B (1998) Psychologische Therapie bei Kopf-und Rückenschmerzen. Das Marburger Schmerzbewältigungsprogramm zur Gruppen- und Einzeltherapie (2. aktualisierte Aufl.). Quintessenz, MMV Medizin Verlag GmbH , München

Borrell-Carrio F, Suchman AL, Epstein RM (2004) The biopsychosocial model 25 years later: Principles, practice, and scientific inquiry. Ann Fam Med 2:576–582

Flor H, Turk DC, Birbaumer N (1985) Assessment of stress related psychophysiological reactions in chronic back pain patients. J Consult Clin Psychol 53:354–364

Flor H, Hermann C (2006) Neuropsychotherapie bei chronischen Schmerzen: Veränderung des Schmerzgedächtnisses durch Verhaltenstherapie. Verhaltenstherapie 16:86–94

Hart RA, Deyo und Cherkin DC (1995) Physician office visits for low back pain: Frequency, clinical evaluation, and treatment pattern from a U.S. national survey. Spine 20:11–19

Henningsen P (2004) Die Psychosomatik des chronischen Rückenschmerzes. Klassifikation, Ätiologie und Therapie. Orthopäde 33:558–567

Hildebrandt J, Pfingsten M (1998) Ergebnisse und Schlussfolgerungen aus dem Göttinger Rückenintensivprogramm. In: Riedel H, Henningsen P (Hrsg) Die Behandlung chronischer Rückenschmerzen: Grundlagen – Therapiekonzepte – offene Fragen. Selbstverlag der Stiftung »Psychosomatik der Wirbelsäule«, Blieskastel, S 139–169

Hildebrandt J, Pfingsten M, Lüder S, Lucan S, Pauls J, Seeger D, Strube J, von Westerhagen S, Wendt A (2003) Göttinger Rücken-Intensiv-Programm (GRIP) Das Manual. Congress compact Verlag, Berlin

Hiller W, Rief W (1998) Kognitive Verhaltenstherapie bei somatoformen Störungen. In: Hautzinger M (Hrsg) Kognitive Verhaltenstherapie bei psychischen Störungen. Psychologie Verlags Union, Weinheim, S 247–280

Jensen IB, Bergström G, Ljungquist T, Bodin L (2005) A 3-year follow-up of a multidisciplinary rehabilitation programme for back and neck pain. Pain 115:273–283

Kanfer FH, Reinecker H, Schmelzer D (1996) Selbstmanagementtherapie (2. überarbeitete Aufl.). Springer, Berlin Heidelberg New York

Keel PJ, Wittig R, Deutschmann R, Diethelm U, Knüsel O, Löschmann C, Matathia R, Rudolf T, Spring H (1998) Effectiveness of in-patient rehabilitation programme for subchronic and chronic low back pain by an integrative group treatment program (Swiss Multicentre Study). Scand J Rehabil Med 30:211–219

Kohlmann T (2001) Bevölkerungsbezogene Epidemiologie am Beispiel chronischer Rückenschmerzen. In: Jurna I, Zenz M (Hrsg) Lehrbuch der Schmerztherapie, 2. Auflage. Wissenschaftliche Verlagsgesellschaft, Stuttgart, S 221–229

Kordy H, Golkaramnay V, Wolf M, Haug S, Bauer S (2006) Internetchatgruppen in Psychotherapie und Psychosomatik: Akzeptanz und Wirksamkeit einer Internet-Brücke zwischen Fachklinik und Alltag. Psychotherapeut 51:144–153

Korff M von, Dworkin SF, Le Resch L (1990) Graded chronic pain status: an epidemiology evaluation. Pain 40:279–291

Kröner-Herwig B (1999) Schmerzbehandlung – Psychologische und medikamentöse Interventionen. E. Reinhard Verlag, München

Maurischat C, Auclair P, Bengel J, Härter M (2002) Erfassung der Bereitschaft zur Änderung des Bewältigungsverhaltens bei chronischen Schmerzpatienten. Eine Studie zum Transtheoretischen Modell. Schmerz 16:43–40

Nachemson A, Jonsson E (2000) Neck and back pain: The scientific evidence of causes, diagnosis, and treatment. Williams & Williams, Philadelphia, Lippincott

Niesert W, Zens M (2005) Prophylaxe chronischer Schmerzen. Dtsch Arztebl 102:1586–1593

Nilges P (2002) Psychosoziale Faktoren bei Gesichtsschmerz. Schmerz 16:365–372

Percevic R, Gallas C, Arikan L, Mößner M, Kordy H (2006) Internet-gestützte Qualitätssicherung und Ergebnismonitoring in Psychotherapie, Psychiatrie und psychosomatischer Medizin. Psychotherapeut 51:395–397

Pfingsten M, Leibing E, Kröner-Herwig B, Harter W, Hempel D, Kronshage U, Hildebrand J (2001) Fear-avoidance behavior and anticipation of pain in patients with chronic low back pain – a randomized controlled study. Pain Med 2:259–266

Pfingsten M, Hildebrandt J, Leibing E, Franz C, Saur P (1997) Effectiveness of a multimodal treatment program for chronic low-back pain. Pain 73:77–85

Schiltenwolf M, Buchner M, Heindl B, Reumont JV, Müller A, Eich W (2006) Comparison of a biopsychosoc ial therapy (BT) with a conventional physiotherapeutic therapy (MT) of low back pain – a randomized controlled trial. Eur Spine J 15:1083–1092

Schiltenwolf M, Henningsen P (2006) Muskuloskelettale Schmerzen. Diagnostizieren und Therapieren nach biopsychosozialem Konzept. Deutscher Ärzte-Verlag, Köln

Schmidt J, Lamprecht F, Wittmann WW (1989) Zufriedenheit mit stationärer Versorgung. Entwicklung eines Fragebogens und erste Validitätsuntersuchungen. Psychother med Psychol 39:248–255

Schröter C, Schiltenwolf M, Fydrich T, Henningsen P (2004) Das Erklärungsmodell-Interview in der Diagnostik von orthopädischen Schmerzpatienten. Orthopäde 33:533–544

Seemann H, Zimmermann M (1996) Regulationsmodell des Schmerzes aus systemtheoretischer Sicht – Eine Standortbestimmung. In: Basler HD, Franz C, Kröner-Herwig B, Rehfisch HP, Seemann H (Hrsg) Psychologische Schmerztherapie. Grundlagen, Krankheitsbilder, Behandlung (3. vollständig überarbeitete Aufl.). Springer, Berlin Heidelberg New York, S 23–57

Simeon GE, Korff M von (1991) Somatization and psychiatric disorder in the NIMH Epidemiologic Catchment Area study. Am J Psychiatry 148:1494–1500

Turk DC, Rudy TE (1991) Neglected topics in the treatment of chronic pain patients – relapse, noncompliance, and adherence enhancement. Pain 44:5–28

Van Tulder MW, Koes BW, Bouter LM (1997) Conservative Treatment of acute and chronic nonspecific low back pain. A systematic review of randomised controlled trials of the most common interventions. Spine 19:2128–2156

Waddell G (2004) The Back Pain Revolution. Churchill Livingstone, Edinburgh

Wittchen HU, Zaudig M, Fydrich T (1997) SKID. Strukturiertes Klinisches Interview für DSM-IV. Achse I und II. Hogrefe, Göttingen

World Health Organization (1992) The ICD-10 Classification of Mental and Behavioural Disorders. Clinical discriptions and diagnostic guidelines. World Health Organization, Geneva

19 Vernetzung von Psychotherapie und Alltag: Ein webbasiertes Nachsorgekonzept zur Förderung von stationären Therapieerfolgen

David Ebert, Torsten Tarnowski, Matthias Berking, Bernhard Sieland

19.1 Hintergrund

Patienten in der stationären psychosomatischen Therapie und Rehabilitation haben zuvor in der Regel über Jahre klinisch relevante Beeinträchtigungen in Wechselwirkung mit ihrer alltäglichen Rollenbewältigung entwickelt. Diesem ersten destruktiven und oft chronifizierenden Lernprozess folgt in der Klinik ein zweiter: Im »Lernsetting Stationäre Psychotherapie« können sich die Patienten für einige Wochen ohne den Druck normaler Alltagsanforderungen auf ihre Entwicklung konzentrieren. Verlassen die Patienten danach die geschützte »therapeutische Insel«, stehen Sie vor einem dritten, noch komplexeren, korrektiven Lernprozess: Es gilt nun, die gerade erst erlernten Erlebens- und Verhaltensmuster unter Alltagsbelastungen gegen die oft über Jahre stabilisierten problematischen Muster aufrechtzuerhalten, situationsspezifisch anzupassen und Transferschwierigkeiten, wie z. B. Erwartungshaltungen der Umwelt etc. zu bewältigen. Das hier vorgestellte webbasierte Nachsorgekonzept soll Patienten bei diesem Lern- und Entwicklungsprozess unterstützen.

Dem Konzept liegt das Lüneburger Erfolgssicherungsmodell KESS (»Kooperative Entwicklungsarbeit zur Stärkung der Selbststeuerung«) zugrunde, dessen Entstehungskontext und grundlegende Komponenten einleitend kurz skizziert werden sollen.

19.1.1 Das Lüneburger Erfolgssicherungsmodell KESS

KESS ist ein Lernarrangement, mit dem Entwicklungs- und Lernprozesse über einen begrenzten Zeitraum von rund 6 Monaten unter Alltagsbelastungen begleitet werden können. Es versteht sich als Brücke zwischen didaktisch optimierten, artifiziellen Lernprozessen und der Umsetzung des Gelernten in komplexe berufliche und private Alltagssituationen. Die KESS-Methode unterstützt die Verbindlichkeit und Umsetzung von Zielvereinbarungen bzw. Entwicklungsplänen und fördert die Flexibilität bei Anwendungsversuchen unter Alltagsbedingungen. Generell ist die KESS-Methode auf verschiedenste Inhalte übertragbar. Sie ist überall anwendbar, wo es um Erlebens- und Verhaltensänderungen in komplexen sozialen Settings unter Alltagsbelastungen geht, wie z. B. bei Trainings zur sozialen oder emotionalen Kompetenz, zur Stressregulation oder zum Zeitmanagement.

> ❗ Erlebens- und Verhaltensänderungen gehen üblicherweise mit einer unvermeidbaren Verunsicherung aufseiten des Lerners einher. Sie zeichnen sich u. a. durch folgende Aspekte aus:
> — Alte Verhaltensweisen/Routinen, die Sicherheit spenden, sollen zugunsten neuer Verhaltensmuster aufgegeben werden.
> — Bevor sich die gewünschten Zielzustände (Sicherheit/Wohlfühlen) einstellen, müssen die Verhaltensmuster über eine längere Zeit durchgeführt und möglichst routiniert werden.
> — Die Alltagsanforderungen reduzieren oft die Aufmerksamkeit für den Veränderungswunsch.
> — Neue und alte Denk- und Handlungsmuster konfligieren.
> — Die notwendige Verhaltensänderung muss meist auch gegen Widerstände aus der Umwelt durchgesetzt werden (vgl. Sieland u. Ebert 2007).

Die KESS-Methode kombiniert Präsenzveranstaltungen wie z. B. Fortbildungen oder universitäre Seminare mit selbstgesteuertem Lernen, kooperativen Lerngemeinschaften vor Ort (Präsenzveranstaltungen) und virtuellen Lerngemeinschaften mit Peer- und Fach-Onlineberatung. In den Präsenzveranstaltungen findet der traditionelle gemeinsame Lernprozess mit allen Teilnehmern statt.

Jeder Teilnehmer bestimmt ein individuelles Entwicklungsziel, das er im Alltag umsetzen will, z. B. die Bewegungsbilanz zu verbessern, sich gesünder zu ernähren oder zu lernen »Nein« zu sagen. Dazu muss er einen persönlichen Entwicklungsplan (PEP) konzipieren. Dieser enthält neben den notwendigen Verhaltensschritten Zwischenziele, die antizipierten Schwierigkeiten bei der Umsetzung und Notfallpläne, um diese zu bewältigen.

Neben den Präsenzveranstaltungen bilden je drei Teilnehmer eine kooperative Lerngemeinschaft. Sie treffen sich regelmäßig, um sich wechselseitig anhand vereinbarter Kommunikationsregeln in ihren Entwicklungsprozessen zu unterstützen und zu

19

beraten. Untereinander klären sie, welche konkreten Verhaltensweisen jeder Teilnehmer im Hinblick auf sein Entwicklungsziel bis zum nächsten Treffen erprobt. Sie erörtern auch, wie vorhandenen oder zu erwartenden Schwierigkeiten begegnet werden kann und welche Unterstützungsmöglichkeiten (evtl. auch durch andere Personen) erforderlich und denkbar sind.

Neben der Diskussion gelungener und misslungener Umsetzungsversuche in der Kleingruppe berichtet jeder Teilnehmer regelmäßig in einer nur dem Teilnehmerkreis zugänglichen virtuellen webbasierten Lernplattform über seinen Entwicklungsprozess. Unter einem Pseudonym beschreibt er seine Fortschritte und berichtet über Probleme und Problemlösestrategien. Zu seinem Entwicklungsprozess und der Arbeit in den kooperativen Lerngemeinschaften erhält jeder Teilnehmer virtuelle Beratung durch den Kursleiter und/oder einen Onlineberater. Die Teilnehmer haben wechselseitig Einsicht in ihre Web-Entwicklungstagebücher, kommentieren diese, würdigen gegenseitig ihre Erfolge und ermutigen sich bei Rückschlägen. Darüber hinaus besteht die Möglichkeit, von den Entwicklungsprozessen der anderen Teilnehmer im Sinne des Modelllernens zu profitieren. Der Einblick in die anderen Entwicklungstagebücher ermöglicht das Mitverfolgen von Entwicklungsprozessen, Umsetzungsstrategien und Problemlöseprozessen, aus denen Impulse für die eigene Entwicklungsarbeit gewonnen werden können.

Die Rückmeldungen der Teilnehmer lassen darauf schließen, dass sie das virtuelle System als verlässliches und belastbares soziales Netz erleben. Die regelmäßigen Entwicklungsreflexionen im Web und die erhaltenen Rückmeldungen scheinen sie zu motivieren, kontinuierlich an der Realisierung ihres eigenen Veränderungswunsches zu arbeiten. Auch das Lesen über Schwierigkeiten und Probleme anderer Teilnehmer sowie die Erfahrung, andere durch eigene Beiträge ermutigen zu können, wird als positiv und unterstützend bei der eigenen Bewältigung erlebt (Reins u. Bauer 2006; NLI 2002).

Ein Grundgedanke des Konzepts scheint sich in der Umsetzung zu bestätigen: Wenn sich Teilnehmer bei anstehenden Verhaltensänderungsprozessen realistische Tages- und Wochenziele setzen, konzentrieren sie sich zunächst auf die konkrete Verhaltens-

änderung und nicht primär auf die erhofften Effekte. Die Erreichung von kurz- und mittelfristigen Zielen scheint die Motivation zu erhöhen, den Entwicklungsprozess auch bei auftretenden Schwierigkeiten fortzuführen. Dem häufig auftretenden Verlust der Priorität des Veränderungswunsches gegenüber dem oft so dringenden Alltagsgeschehen, scheint die Methode entgegenwirken zu können.

Den Nutzen der regelmäßigen Entwicklungsreflexionen im Netz beurteilen die Teilnehmer als hoch, das offene Ich-nahe Schreiben als entlastend. Vielen fällt es leichter, Gedanken, Gefühle und Entwicklungsschritte auf der virtuellen Plattform als im Face-to-Face-Kontakt mitzuteilen. Die individuellen Rückmeldungen des Kursleiters werden von den meisten Teilnehmern als förderlich für die eigene Selbstreflexion interpretiert. Seine Rückmeldungen, ebenso wie die der anderen Teilnehmer, werden als emotional unterstützend erlebt (vgl. Reins u. Bauer 2006).

KESS wird seit 1998 bei Bildungs- und Entwicklungsprozessen von Studierenden, berufstätigen Lehrkräften, Schulleitern und in anderen beruflichen Weiterbildungen eingesetzt und kontinuierlich weiterentwickelt. Für nähere Informationen zum Einsatz des Konzeptes in der beruflichen Weiterbildung sei auf Sieland und Ebert (2007), zum Einsatz in der universitären Aus- und Weiterbildung auf Ebert et al. (2006) verwiesen.

19.1.2 Übertragung auf den Nachsorgebereich

Die beschriebenen Grundprinzipien
- Förderung der Selbststeuerung,
- Klärung von Entwicklungszielen und Entwicklungsplänen,
- Orientierung an kleinschrittigen Verhaltenszielen,
- webbasierte Begleitung des Entwicklungsprozesses und
- wechselseitige Unterstützung der Teilnehmer und soziales Lernen

bilden die Basis, auf der das hier beschriebene webbasierte Nachsorgekonzept zur Stabilisierung von psychosomatischen Therapieerfolgen aufbaut.

Bei der Konzeption unseres Modells wurden wir auf die Versorgungsansätze und Forschungsarbeiten der Forschungsstelle für Psychotherapie des Universitätsklinikums Heidelberg aufmerksam, die an anderer Stelle in diesem Buch (▶ Kap. 17) dargestellt werden. In verschiedenen Studien der Forschungsstelle konnte das Potenzial von internetgestützten Nachsorgeangeboten nach stationärer psychosomatischer Therapie belegt werden (vgl. Wolf et al. 2006; Kordy et al. 2006). Wie im Weiteren deutlich werden wird, bestehen einige Gemeinsamkeiten, aber auch wichtige Unterschiede zwischen dem hier beschriebenen Ansatz und den Programmen der Forschungsstelle.

Im Folgenden werden Hypothesen zu Wirkfaktoren und Wirkungszusammenhängen dargestellt, deren empirische Überprüfung jedoch noch nicht abgeschlossen ist.

19.2　Webbasierte Nachsorge

19.2.1　Zielgruppe

Das hier vorgestellte Nachsorgekonzept richtet sich an Anbieter und Patienten stationärer psychosomatischer Therapie- und Rehabilitationsmaßnahmen. Es ist störungsübergreifend konzipiert. Als Kontraindikation gelten dieselben Störungsbilder bzw. Risikofaktoren, die auch gegen eine Gruppentherapie zu diesem Zeitpunkt sprechen würden.

Neben ausreichender psychischer Stabilität und Therapiemotivation müssen die teilnehmenden Patienten über einen Internetzugang und minimale Computererfahrung (E-Mails versenden, Browser benutzen) verfügen. Die standardisierte, störungsübergreifende Ausrichtung soll es Kliniken erleichtern, das Konzept für ihre Patienten ohne hohen Eigenaufwand zu realisieren.

19.2.2　Der Nutzen webbasierter Nachsorge

Worin besteht der Zusatznutzen webbasierter Nachsorgekonzepte verglichen mit den bestehenden Nachsorgeangeboten? Nach Potreck-Rose und Koch (1994) haben psychisch oder psychosoma-

tisch erkrankte Patienten im Mittel eine Leidenszeit von 6–8 Jahren hinter sich, bevor es zu einer stationären Behandlung kommt. Nach dem vergleichsweise kurzen stationären Aufenthalt erhalten rund 70% dieser Patienten die Empfehlung, eine poststationäre ambulante Therapie aufzunehmen (vgl. Harfst et al. 2002). Die derzeitigen Wartezeiten liegen allerdings bei mehreren Monaten (vgl. Zepf et al. 2003)

Diese Unterbrechung des Veränderungsprozesses geschieht zu einem ungünstigen Zeitpunkt im Therapieverlauf. Zu Beginn der poststationären Zeit muss der Patient Denk- und Handlungsmuster, die durch den stationären Prozess initiiert wurden, nun selbstständig in den Alltag integrieren. Dieser komplexe Anpassungsprozess verlangt Selbstaufmerksamkeit und die Konzentration auf konkrete Verhaltensänderungen, ohne deren motivierende Verhaltenswirkungen schon erfahren zu können. Erforderlich sind darüber hinaus eine regelmäßige Selbstbeobachtung und -bewertung und die ständige korrektive Anpassung an die Alltagssituationen. Dadurch wird verständlich, warum die oben genannten 70% der Patienten die Empfehlung zu einer Anschlusstherapie erhalten: Ohne therapeutische Unterstützung reichen die Ressourcen bei der Mehrheit dieser Patienten noch nicht aus, um diesen Entwicklungsprozess in Eigenregie zum Ziele zu führen.

Für den langfristigen Behandlungserfolg ist aber gerade dieser Übergang in erfolgreiche Selbststeuerung entscheidend. Anstatt eines abrupten Bruches im therapeutischen Prozess mit der Entlassung könnte mit webbasierten Nachsorgekonzepten ein gleitender Übergang in die notwendige selbstgesteuerte Aufrechterhaltung des neuen Verhaltensrepertoires ermöglicht werden.

Auch wenn traditionell der Versorgungsauftrag der stationären Behandler mit der Entlassung endet, liegt in solch einer Vorgehensweise Potenzial zu einer Steigerung der Nachhaltigkeit des stationären Therapieprozesses (Golkaramnay et al. 2003). Neben einer zeitlichen Kontinuität ist außerdem eine personelle, methodische und inhaltliche Behandlungskontinuität anzustreben. In Anschlusstherapien, sofern sie überhaupt stattfinden, werden nicht selten mit neuen Therapeuten neue Therapiepläne entwickelt und/oder vom stationären Behandlungsprozess abweichende Ziele verfolgt. Da aber Verhaltensänderungen in der Regel mit zeitlicher Verzögerung zu den eigentlich erwünschten Verhaltenseffekten führen, ist eine Diskontinuität durch die Neuplanung von Verhaltensschritten oder Verhaltenszielen in jedem Falle mit einer Verlängerung der kritischen Phase für Rückfälle verbunden.

Die Initiatoren des stationären Lernprozesses kennen die individuelle Situation des Patienten, seinen bisherigen Entwicklungsprozess und haben meist eine therapeutisch hilfreiche Beziehung zu dem Patienten. In dieser Position sind sie prädestiniert dafür, die schwierige Umsetzung des Erlernten unter realen Alltagsanforderungen in der ersten kritischen Zeit unterstützend zu begleiten. Durch Nutzung des Internet ist die Nachsorge wohnortunabhängig verfügbar. Gerade für Patienten in Gebieten mit einer eher geringen Versorgungsdichte psychotherapeutischer Angebote ist die wohnortunabhängige Verfügbarkeit ein enormer Vorteil.

Neben dem Nutzen für den Patienten verspricht die webbasierte Nachsorge einen entscheidenden Vorteil für die Qualitätssicherung der stationären Behandlung: Die stationären Therapeuten erhalten auf diese Weise systematische Informationen über die Erfolge und Schwierigkeiten ihrer Patienten bei der Umsetzung der Therapieergebnisse in ihren Alltag. Dieses Wissen über günstige und ungünstige Transferbedingungen und deren Prozesseffekte erscheint hochrelevant für eine qualitative Transfervorbereitung. Darüber hinaus ermöglichen die vorliegenden schriftlichen, verhaltensnahen Umsetzungsberichte der Patienten die empirische Untersuchung allgemeiner und spezifischer Transfervariablen sowie störungsspezifisch auftretender Transferschwierigkeiten.

❗ Zusammenfassend lässt sich festhalten, dass webbasierte Nachsorgemodelle versprechen, strukturell bestehende Versorgungslücken zu schließen und eine zeitliche, personale und inhaltliche Kontinuität des therapeutischen Prozesses in der kritischen Zeit nach der Entlassung zu ermöglichen.

19.3 Beschreibung der Intervention

Das Lüneburger Nachsorgekonzept baut auf konkreten therapeutischen Zielen für den poststationären Zeitraum auf, die von Patient und Therapeut während des stationären Klinikaufenthaltes gemeinsam entwickelt werden. Nach ihrem Klinikaufenthalt veröffentlichen die Patienten 3 Monate lang unter einem Pseudonym einmal wöchentlich ein Web-Entwicklungstagebuch auf einer nur den Patienten zugänglichen Plattform im Internet. In diesem Entwicklungstagebuch werden das aktuelle Befinden, subjektiv bedeutsame Ereignisse sowie die Arbeit an den vereinbarten Zielen reflektiert. Hierzu erhalten sie individuelle Rückmeldungen durch einen Nachsorgetherapeuten. Darüber hinaus kommentieren die Patienten wechselseitig ihre Entwicklungstagebücher, würdigen ihre Fortschritte und ermutigen bei Rückschlägen.

Die Nachsorgeplattform ist auf der Basis eines Internetforums konzipiert. Sämtliche schriftlichen Beiträge werden für alle Teilnehmer sichtbar veröffentlicht. Mit der Teilnahme an der Nachsorgemaßnahme werden bestimmte schriftliche Aktivitäten verpflichtend, weitere werden darüber hinaus empfohlen, sind aber optional.

Die Intervention teilt sich in zwei Phasen:
1. transfervorbereitende Maßnahmen (TVM) während des Klinikaufenthaltes und
2. webbasierte Nachsorge im Forum.

19.3.1 Transfervorbereitende Maßnahmen (TVM) während des Klinikaufenthaltes

Zusätzlich zu den üblichen Vorbereitungen der Patienten auf den anstehenden poststationären Lernprozess mit den dort geltenden Bedingungen werden die Teilnehmer in speziellen transfervorbereitenden Maßnahmen zur optimalen Nutzung des Nachsorgeangebotes vorbereitet.

Erstellung eines persönlichen Entwicklungsplanes

Alle Teilnehmer formulieren in Abstimmung mit ihrem Therapeuten einen persönlichen Entwicklungsplan (PEP) für den poststationären Zeitraum. Zuerst werden aus dem Therapieprozess ableitend therapeutische Ziele formuliert, die im Rahmen der Nachsorge anzustreben sind. Die Teilnehmer wählen daraus ein Entwicklungsziel, das für sie die höchste Priorität hat und erreichbar erscheint. Es werden konkrete Verhaltensschritte (= Verhaltensziele) geplant, die für die Erreichung des Entwicklungsziels funktional sind.

Die Eigenaktivität der Teilnehmer soll bei der Erstellung des PEP im Vordergrund stehen. Nach der überwiegend fremdgesteuerten Initiierung des Entwicklungsprozesses im geschützten therapeutischen Raum sollen die Nachsorgeteilnehmer nun mehr und mehr die Verantwortung für ihre Entwicklung übernehmen. Schließlich gilt es nach der Entlassung, neu Erlerntes selbstständig in den Alltag zu integrieren, aufrechtzuerhalten und situationsspezifisch anzupassen.

◘ Tab. 19.1 zeigt ein Beispiel von Verhaltenszielen eines 47-jährigen Teilnehmers, der aufgrund einer mittelgradigen depressiven Episode zur stationären Behandlung kam.

Im Rahmen des PEP sind folgende weitere Punkte schriftlich festzuhalten:

- Warum möchte ich mein Ziel erreichen? (»Mein Satz vom guten Grund«)
- Wer kann mich dabei wie unterstützen?
- Was muss ich für die Umsetzung noch vorbereiten?
- Was gönne ich mir bei Erfüllung? Was passiert bei Nichterfüllung?
- Drei Entschuldigungen mir selbst gegenüber, die mich daran hindern die Verhaltensziele auszuführen: Wie will ich diese entkräften?
- Welche Schwierigkeiten könnten bei der Umsetzung meiner Verhaltensziele sonst noch auftreten?
- Wie will ich diesen begegnen?

❶ Insgesamt ist der persönliche Entwicklungsplan also eine schriftliche Zielvereinbarung des Patienten mit sich selbst und seinem Therapeuten.

◘ Tab. 19.1. Beispiel: Verhaltensziele eines Teilnehmers		
Pseudonym		Sonnenschein01
Hauptdiagnose		F32.1 mittelgradige depressive Episode
Stationäres Therapieziel		Reduzierung der depressiven Symptomatik
Poststationäres therapeutisches Ziel		Ich wünsche mir wieder mehr Freude an/in meinem Leben zu empfinden und diese mit meiner Frau zu teilen, die ich so sehr vernachlässigt habe.
Verhaltensziel 1 x = aufbauen y = abbauen	Die ersten 3 Wochen:	Mi, Fr, 19.00 x = 30 Minuten joggen und walken im Wechsel y = Fernsehen in der Zeit unterlassen.
	Ab der 4. Woche:	x = durchgängig joggen und einen dritten Tag pro Woche 30 Minuten joggen.
Verhaltensziel 2 x = aufbauen y = abbauen	Die ersten 3 Wochen:	x = Sonntag ab 18 Uhr ist Partnerstunde. Meine Frau und ich gestalten diese jeweils abwechselnd mit und für den anderen y = ich: Fernsehen unterlassen (meine Frau: Hausarbeit unterlassen)
	Ab der 4. Woche:	x = zusätzliche Partnerstunde an einem weiteren Tag wöchentlich einrichten
Verhaltensziel 3 Eigenbilanz: Selbststeuerung stabilisieren – tagesbezogene Selbstwirksamkeit überprüfen und selbst verstärken x = aufbauen y = abbauen	Für die gesamte Laufzeit von 90 Tagen	x = Jeden Tag 10 Minuten vor 20 Uhr für 5 Minuten: Erfolge notieren, mich selbst feiern, Misserfolge registrieren und reflektieren y = Fernsehen Selbstverstärkung: danach 20 Uhr Nachrichten sehen

Die inhaltliche Grundlage für den Entwicklungsprozess während der webbasierten Nachsorgemaßnahme bildet der PEP. Anhand der dort formulierten Ziele sollen die Teilnehmer wöchentlich sowie am Ende der 3 Monate ihren Einsatz für die korrektive Selbststeuerung bilanzieren. Der PEP steht damit in der Tradition von psychologischen Kontrakten, wie sie traditionell in der Verhaltenstherapie angewandt werden und berücksichtigt u. a. die von Kanfer und Gaelick-Buys (1991) beschrieben Gütekriterien. Einen Überblick über die Forschungsresultate bezüglich des Nutzens solcher therapeutischer Kontrakte findet sich z. B. bei Kirschenbaum und Flanery (1983, 1984). Der Nutzen von Zielvereinbarungen als Instrument zur Stabilisierung von stationären Therapieerfolgen wurde von Katrin Schröder 2003 in einem Konzept zur Transferförderung in der psychosomatischen Rehabilitation untersucht (Schröder 2003). Deren Überlegungen und Ergebnisse sind in unsere Konzeption mit eingeflossen.

Bildung kooperativer Entwicklungsteams

Ein weiteres wesentliches Merkmal ist der Einbezug von Mitpatienten in den individuellen Entwicklungsprozess. Jeweils 3–5 Patienten schließen sich dafür zu kooperativen Entwicklungsteams zusammen und vereinbaren untereinander, sich wechselseitig bei der Realisierung ihrer PEP im Alltag zu unterstützen. Die Teilnehmer werden dazu angeregt, bestehende, oft sehr intensive Beziehungen zu anderen Patienten über den stationären Zeitraum hinaus im Sinne eines »Schutzengel«- oder »Buddy«-Systems aufrechtzuerhalten.

Bereits während des stationären Aufenthaltes (im Rahmen der TVM) sollen sich die Gruppenmitglieder gegenseitig bei der Erarbeitung ihrer PEP unterstützen. Sie sollen besprechen, welche Schwierigkeiten bei der Realisierung des PEP auftreten können und was im kritischen Fall getan werden sollte. Sie sollen untereinander aber auch vereinbaren, wie bezüglich des Web-Entwicklungstagebuches miteinander umgegangen werden soll (Wie häufig schreiben wir uns? Wie verfahren wir, wenn jemand nicht mehr regelmäßig schreibt? etc.). Vereinbarungen bezüglich der gegenseitigen Kontrolle zur Teilnahme an der Nachsorgemaßnahme haben einen hohen Stellenwert. Denn hierbei unterscheiden sich die Teilnehmer interindividuell sehr stark: Während die einen Teilnehmer von ihren Gruppenmitgliedern telefonisch erinnert werden möchten, empfinden andere schon Nachfragen im Nachsorgeforum als nicht gewünschten Druck, der eher das Gegenteil bewirken kann.

Durch den Einbezug der Mitpatienten in die individuelle poststationäre Entwicklungsarbeit wird versucht, für die 3-monatige Zeit der Nachsorge ein soziales Netz zu schaffen, das auch über die kontrollierte Phase hinaus nützlich sein kann. Dieses zeichnet sich u. a. dadurch aus, dass die Mitglieder wechselseitig die Ziele und die zu erwartenden Schwierigkeiten zur Erreichung kennen und sie vielfach ähnliche Leidens-, Therapie- und Entwicklungsprozesse erlebt haben. Sie sollen füreinander Mitverantwortung übernehmen, sich gegenseitig unterstützen und motivieren, sich offen aussprechen können. Elemente interpersonalen Lernens (Yalom 2005), wie sie auch in Gruppentherapien üblich sind, sollen so auch im virtuellen sozialen Netz zum Tragen kommen.

Einführung in die Nachsorgeplattform und in die Besonderheiten der schriftlichen Kommunikation

Das schriftliche Verfassen der späteren Web-Entwicklungstagebücher wird am Ende des stationären Aufenthaltes erprobt. Die Patienten sammeln auf diese Weise einerseits schon erste Erfahrungen im Umgang mit der Nachsorgeplattform, sodass möglicherweise auftretende technische Schwierigkeiten bereits im Vorfeld minimiert werden. Andererseits wird so der Umgang mit den Besonderheiten der schriftlichen Kommunikation wie dem Fehlen von Mimik, Gestik, Stimmmelodie etc. erarbeitet.

Da ein Großteil der Informationen über diese Kommunikationskanäle übermittelt wird, bedarf es besonderer Übung in dieser Form des Austausches. Unter anderem ist es wichtig, dass Stimmungen, Gefühle etc. explizit ausformuliert werden. Dies fällt vielen Psychotherapiepatienten bekanntermaßen schwer. In diesem Vorgehen liegt jedoch nicht nur eine Schwierigkeit, sondern auch eine Chance: Um Stimmungen und Emotionen schriftlich auszudrücken, muss zuvor Klarheit über die eigenen Gefühle herrschen. Schon die bloße wiederkehrende Überprüfung, ob der Textbeitrag die eigenen Gefühle und Erfahrungen anderen verständlich mitteilt, ist ein

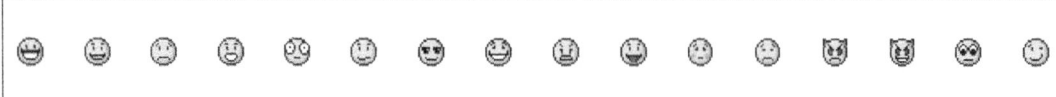

◙ Abb. 19.1. Emoticons zur Darstellung von Emotionen in schriftlichen Kommunikationsprozessen

wichtiges Training in angemessener Selbstverbalisierung.

Neben der expliziten Formulierung eigener Emotionen können diese auch über sog. Emoticons, also kleine Pictogramme, die Gesichter in verschiedenen Stimmungen abbilden, dargestellt werden (◙ Abb. 19.1). Dies ist für viele Teilnehmer zunächst ungewohnt, erleichtert die schriftliche Kommunikation aber ungemein. Nach kurzer Eingewöhnungszeit werden diese auch durch Internet-unerfahrene Teilnehmer gerne genutzt.

19.3.2 Webbasierte Nachsorge im Forum

Die webbasierte Nachsorge hat das Ziel, die Patienten bei der Realisierung ihrer persönlichen Entwicklungspläne im Alltag zu unterstützen. Der Fokus liegt damit weniger darauf, den therapeutischen Prozess über den stationären Aufenthalt weiterzuführen, sondern die Teilnehmer bei der Implementierung von neu erworbenen Denk- und Verhaltensmustern zu begleiten, bis diese in zunehmendem Maße selbstgesteuert aufrechterhalten werden können.

Die Nachsorge besteht aus folgenden Elementen:
- wöchentliches Entwicklungstagebuch der Teilnehmer,
- Interaktionen zwischen Therapeut und Teilnehmer,
- Interaktionen unter den Teilnehmern,
- Routinemonitoring,
- Chat als fakultatives Angebot und
- Hotline.

Wöchentliches Entwicklungstagebuch

Sämtliche Veröffentlichungen der Patienten im Nachsorgeforum erscheinen unter einem Pseudonym, das nur dem Therapeuten und den Mitgliedern des eigenen Entwicklungsteams bekannt ist. Die Anonymität und damit auch das Fehlen jeglicher Statusinformationen und personenbezogener Merkmale (u. a. Geschlecht, Alter, Beruf) soll den Teilnehmern das offene, Ich-nahe Schreiben erleichtern. Es findet kein Gegenübertreten, kein »Ins-Gesicht-Sehen« wie in einer herkömmlichen Begegnung statt. Gleichzeitig ermöglicht diese Form der Interaktion anders als in einer Face-to-Face-Situation jederzeit den Rückzug ins Private. Hier können Patienten zudem vorher überlegen, was sie schreiben. Sie können ihr Schreiben unterbrechen oder ihre Schilderung nachträglich korrigieren oder löschen (van Well 2000).

Die Teilnehmer sollen einmal wöchentlich einen durch reflexionsleitende Fragen strukturierten Bericht verfassen. Darüber hinaus steht es ihnen frei, weitere Berichte zu verfassen. Das strukturierte Entwicklungstagebuch teilt sich in zwei voneinander getrennte Abschnitte:

Entwicklungsstandsdiagnose. Im ersten Teil berichten die Patienten wie es Ihnen aktuell geht, wie zufrieden sie gerade sind und welche emotional bedeutsamen Ereignisse sich in der letzten Woche ereignet haben. Die Teilnehmer sollen dabei nicht über alle Einzelheiten berichten, sondern vielmehr überlegen, was sie die letzte Woche bewegt hat und welche Effekte diese Ereignisse auf sie hatten.

Selbststeuerungsdiagnose. Der zweite Teil soll eine Reflexion der Ausführung der im PEP vorgenommenen Verhaltensziele sein. Die Fragen, an denen die Teilnehmer sich dabei orientieren, sind: Habe ich die Verhaltensschritte wie geplant ausgeführt? Wie zufrieden bin ich mit der Ausführung? Sind Schwierigkeiten bei der Umsetzung aufgetaucht? Wenn ja, wie bin ich diesen begegnet? Wie zufrieden bin ich diese Woche insgesamt mit der Arbeit an meinen Zielen? (Skala 1–10, 1 = sehr unzufrieden, 10 = hoch zufrieden).

19

Eigenbilanz und Selbstverstärkung. Ein wichtiger Faktor innerhalb der täglichen und wöchentlichen Berichte stellt die Würdigung und Selbstverstärkung des eigenen Verhaltens dar. Die Patienten sollen erfahren, dass sie die im geschützten therapeutischen Raum erworbenen Denk- und Verhaltensweisen auch unter Alltagsbedingungen durchführen und zunehmend selbstgesteuert aufrechterhalten können. Die Würdigung des eigenen Vorankommens und das Erreichen von Zwischenzielen sollen Stück für Stück Selbstwirksamkeitserfahrungen und so die langfristige Aufrechterhaltung des gewünschten Verhaltens fördern.

Da das Leben als ein dynamischer Prozess einem ständigen Wandel unterliegt, werden die Teilnehmer neben der wöchentlichen Bilanz alle 4 Wochen aufgefordert, die eigene Zielsetzung insgesamt zu überprüfen, sie gegebenenfalls an die neuen Bedingungen anzupassen oder sich bewusst für die weitere Arbeit an diesen zu entscheiden.

Terminliche Verankerung der Rituale. Die Patienten werden dazu angeregt, sich einen festen Zeitpunkt in der Woche für die Reflexion zu wählen, für

kurze Zeit aus dem Alltagsgeschehen herauszutreten und dieses in den Blick zu nehmen.

> Das wöchentliche Entwicklungstagebuch bildet die Basis für die Rückmeldungen des Therapeuten und der Gruppenmitglieder, in erster Linie soll es jedoch der eigenen Selbstreflexion zur Förderung der Selbststeuerung dienen.

◘ Abb. 19.2 zeigt ein Beispiel für einen Eintrag im wöchentlichen Entwicklungstagebuch.

Interaktion zwischen Therapeut und Patient

Den Therapeuten, der die Nachsorge übernimmt, kennen die Patienten bereits von der Durchführung der TVM. Die Rückmeldungen erfolgen einmal wöchentlich an einem fest vereinbarten Wochentag, sodass die Teilnehmer sich darauf einstellen können. Sie orientieren sich an dem von Kanfer beschriebenen Prinzip der minimalen Intervention, also der geringst möglichen Hilfe, die der Teilnehmer braucht, um wieder autonom leben zu können (Kanfer et al. 2006). Die Rückmeldungen sollen den Teilnehmer motivieren, unterstützen, zur Selbstreflexion und vor

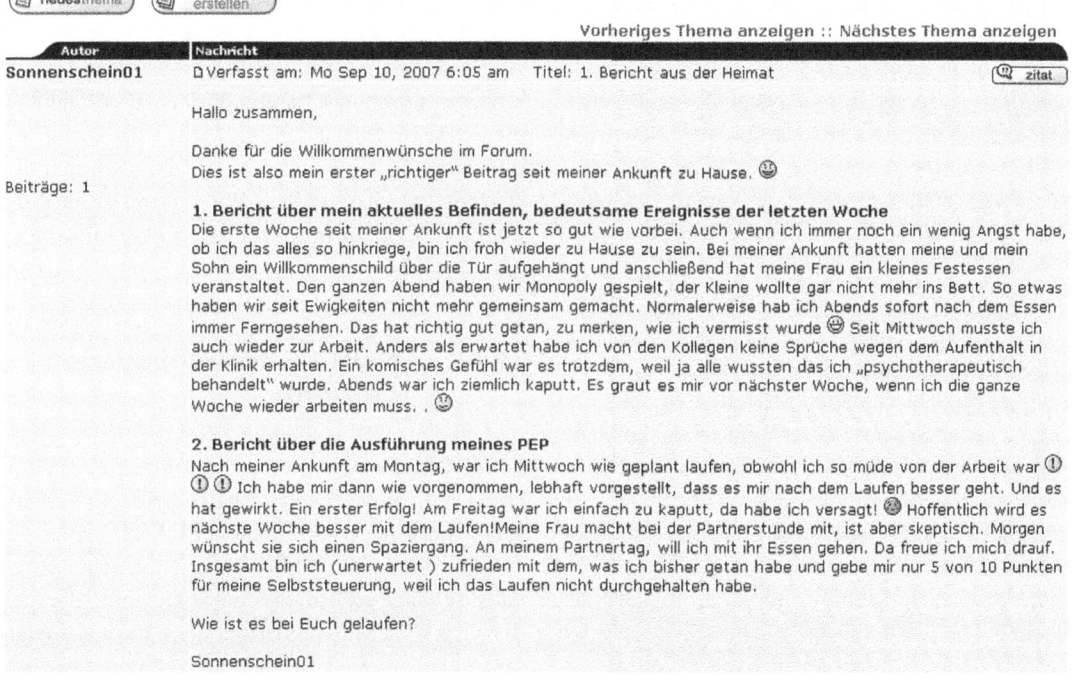

◘ **Abb. 19.2.** Beispiel eines wöchentlichen Web-Entwicklungstagebuches des Teilnehmers Sonnenschein01

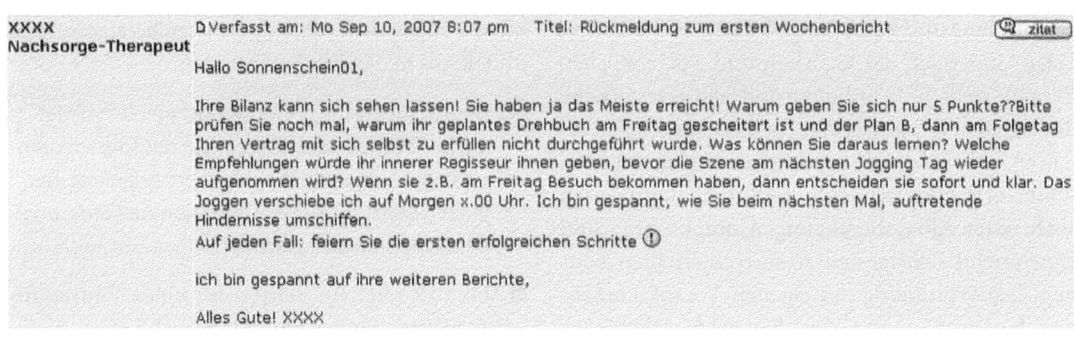

□ Abb. 19.3. Beispiel der Rückmeldung eines Therapeuten zum Web-Entwicklungstagebuch des Patienten Sonnenschein01

allem zur Selbstverstärkung anregen. Ein Beispiel ist in □ Abb. 19.3 dargestellt.

Interaktionen zwischen Patienten

Neben der Interaktion zwischen Therapeut und Patient kommentieren die Teilnehmer einer Entwicklungsgruppe ihre Webtagebücher auch wechselseitig. Dabei stehen die Würdigung von selbst kleinsten Fortschritten, die emotionale Unterstützung und die Herausforderung bei Rückschlägen, aber auch die Erinnerungen bei fehlenden Transferaktivitäten im Vordergrund. In diese Haltung der kooperativen Entwicklungsunterstützung (Ebert et al. 2006) werden die Patienten bereits im Rahmen der TVM eingeführt. Die wechselseitige Kommentierung ist nicht verpflichtend, es wird aber ausdrücklich dazu angeregt. Ein Beispiel für eine solche Rückmeldung findet sich in □ Abb. 19.4. Neben den Rückmeldungen zum eigenen Entwicklungsprozess können die Teilnehmer so auch von Entwicklungs- und Problemlöseprozessen sowie Transferschwierigkeiten der Mitpatienten profitieren. Die Berichte der Mitpatienten haben – wie in einer konventionellen Gruppentherapie – neben der Funktion der gegenseitigen Ermutigung entsprechend auch die Aufgabe Modelllernprozesse zu initiieren. Sie sollen es Patienten beispielsweise ermöglichen, Fehler, die andere Patienten berichten, selbst zu vermeiden. Ferner sollen Patienten verstehen lernen, dass Stagnation und Rückfälle nicht nur individuell persönlich verursacht sind, sondern auch durch soziale und systemische Faktoren hervorgerufen werden können. Das Erfahren von Transferschwierigkeiten der ehemaligen Mitpatienten kann durch die Erkenntnis »Nicht ich allein habe solche Probleme zu bewältigen – anderen geht es ähnlich« positiv motivieren.

> Die Wahl eines Forums als Medium für webbasierte Nachsorgemaßnahmen ermöglicht den Einbezug von Mitpatienten in den Entwicklungsprozess (d. h. die Generierung eines sozialen Netzes).

Sich noch im stationären Therapieprozess befindende Patienten haben ebenfalls Einsicht in die anonymen Entwicklungstagebücher, sofern die Teilnehmer einer Entlassungswoche einverstanden sind. Dadurch erfahren sie nicht nur authentische Beispiele für Transferschwierigkeiten ehemaliger Patienten mit ähnlichen Krankheitsbildern und Lebenslagen, sondern auch Beispiele gelungener und misslungener Krisenbewältigung, aus denen sie Schlüsse für sich selbst ziehen können. Diese Vernetzung des stationären Aufenthaltes mit zwar fremden, aber realen poststationären Alltagssituationen zielt auf eine Intensivierung der im stationären Zeitraum erfolgenden TVM.

19.3.3   Intensität der webbasierten Nachsorge

Für die Nachsorge ab Entlassung wird eine Zeitdauer von drei Monaten vereinbart. Individuelle Verlängerungen sind nach therapeutischem Ermessen möglich. Generell sollte die internetbasierte Nachsorge so lange greifen, bis eine ambulante Therapie die korrektive Selbststeuerung des Patienten weiter unterstützt oder die Selbststeuerung und das Zielverhalten ausreichend habitualisiert sind. Ein wö-

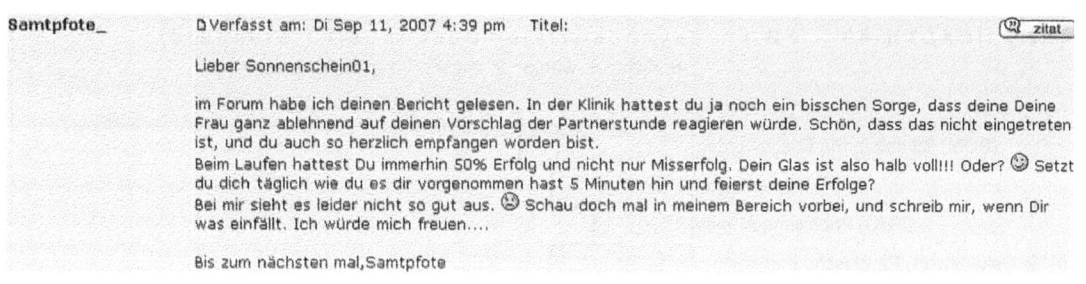

Samtpfote_   🗅 Verfasst am: Di Sep 11, 2007 4:39 pm   Titel: 🔍 zitat

Lieber Sonnenschein01,

im Forum habe ich deinen Bericht gelesen. In der Klinik hattest du ja noch ein bisschen Sorge, dass deine Deine Frau ganz ablehnend auf deinen Vorschlag der Partnerstunde reagieren würde. Schön, dass das nicht eingetreten ist, und du auch so herzlich empfangen worden bist.
Beim Laufen hattest Du immerhin 50% Erfolg und nicht nur Misserfolg. Dein Glas ist also halb voll!!! Oder? ☺ Setzt du dich täglich wie du es dir vorgenommen hast 5 Minuten hin und feierst deine Erfolge?
Bei mir sieht es leider nicht so gut aus. ☹ Schau doch mal in meinem Bereich vorbei, und schreib mir, wenn Dir was einfällt. Ich würde mich freuen....

Bis zum nächsten mal, Samtpfote

🗅 Abb. 19.4. Beispiel Rückmeldung eines Mitpatienten an Sonnenschein01

chentlicher, strukturierter Bericht anhand der oben genannten Kriterien ist für die Teilnahme verpflichtend, weitere darüber hinaus sind freigestellt. Teilnehmende Patienten müssen mit einem Zeitaufwand von 30–60 Minuten wöchentlich rechnen.

Die Rückmeldungsintensität des Therapeuten unterteilt sich in zwei Phasen: In den ersten acht Wochen ist eine Rückmeldung pro Woche garantiert. Rückmeldungen zu evtl. zusätzlich verfassten Berichten der Patienten, finden nach dem Ermessen des Therapeuten statt. In den letzten vier Wochen der Nachsorge erhalten die Teilnehmer dann im Sinne der wachsenden Selbstverantwortung üblicherweise nur noch alle 14 Tage eine Rückmeldung durch den Therapeuten. Für die Betreuung eines Patienten durch den Therapeuten wird ein Aufwand von durchschnittlich 30 Minuten pro Woche kalkuliert. Die tatsächlich benötigte Betreuungszeit variiert interindividuell, liegt aber in der Regel unter den veranschlagten 30 Minuten.

19.3.4 Routinemonitoring

Vor dem Verfassen des wöchentlichen Entwicklungstagebuches füllen die Patienten über das angeschlossene Diagnostikmodul EMO-Forsch (► Abschn. 19.4.2) einen Fragebogen zur Erfassung allgemeiner Aspekte psychosozialer Gesundheit aus, der Einschätzungen zum subjektiven Befinden in der letzten Woche abfragt (HEALTH-49; Rabung et al., im Druck). Die 49 Fragen beziehen sich auf psychische Beschwerden, insbesondere Depressivität und phobische Ängste, des Weiteren auf somatoforme Beschwerden, psychisches Wohlbefinden, interaktionelle Schwierigkeiten, Selbstwirksamkeit, Aktivität und Partizipation, soziale Unterstützung

und soziale Belastung. Das Ausfüllen des Fragebogens dauert ca. 5 Minuten. Der Therapeut hat sofort im Anschluss Zugriff auf eine automatische, grafisch aufbereitete Auswertung. Die individuellen Werte des Patienten kann der Therapeut sich sowohl im wöchentlichen zeitlichen Verlauf als auch im Vergleich zu den Mittelwerten der Normalpopulation und den Cut-off-Werten anzeigen lassen. Diese stellen die Grenze zu potenziellen klinischen Auffälligkeiten dar (🗅 Abb. 19.5). Gerade aufgrund der fehlenden Face-to-Face-Interaktion und den nicht vorhandenen Informationen wie Mimik, Gestik, Stimmmelodie, haben diese Fragebogeninformationen besonderen Wert für den Therapeuten.

Darüber hinaus werden die einzelnen Ziele des Patienten im Sinne einer modifizierten »Goal Attainment Scale« (GAS; Kiresuk et al. 1982) hinsichtlich Zielerreichung, Handlungsausführung und Zufriedenheit in einem automatisch generierten Fragebogen abgefragt.

19.3.5 Chat als fakultatives Angebot

Neben dem Austausch auf Forenbasis haben die Patienten zusätzlich die Möglichkeit, sich untereinander oder mit ihrem »Nachsorgetherapeuten« zu einem Chat zu verabreden. Im Gegensatz zur asynchronen, also zeitlich versetzten Kommunikation im Forum, ermöglicht der Chat die direkte Kommunikation zwischen Patient und Therapeut. Jede schriftliche Äußerung ist sofort nach dem Absenden für alle Chatteilnehmer sichtbar und es kann direkt darauf reagiert werden. So ähnelt der Chat am ehesten einem Echtzeitgespräch. Bei dieser Kommunikationsform stehen Beziehungsaspekte im Vordergrund, d. h., mit dem fakultativen Angebot eines Chat wird

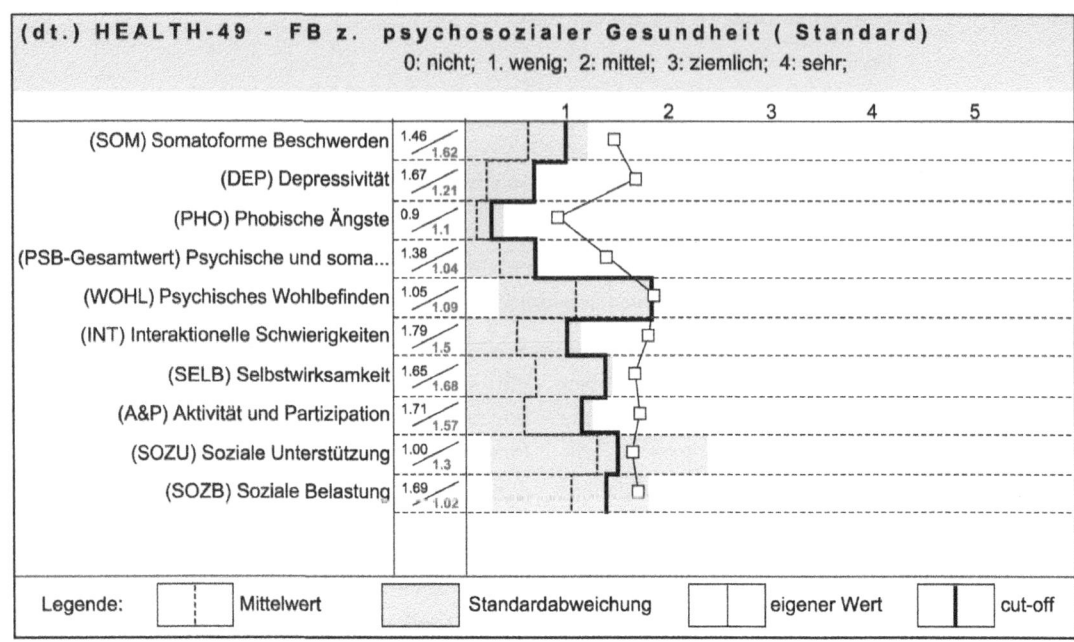

◼ Abb. 19.5. Skalenwerte des HEALTH-49 in Bezug zur Bevölkerungsstichprobe

das Ziel verfolgt die Beziehung der Patienten untereinander sowie die Patient-Therapeut-Beziehung zu stärken. Dieses Angebot kann und soll aber nicht die regelmäßigen Selbstreflexionen im Forum ersetzen.

Die Chatkommunikation verlangt von jedem Patienten ein Mindestmaß an Schnelligkeit im Schreibprozess. Beim asynchronen Austausch via Forum können sich die Patienten dagegen beliebig viel Zeit lassen. Dies ermöglicht den Teilnehmern einerseits ein größeres Maß an Introspektion und gibt andererseits auch Patienten mit verhältnismäßig geringen Schreib- und Computerkompetenzen die Möglichkeit, an der Nachsorgemaßnahme teilzunehmen.

19.3.6   Hotline

Neben der webbasierten Begleitung wird eine telefonische Hotline bereitgestellt, bei der die Patienten sowohl technischen Support bei Problemen im Umgang mit der Plattform als auch telefonische Unterstützung bei auftretenden Krisen erhalten. In Anlehnung an Golkaramnay et al. (2003) wird darüber hinaus verlangt, dass jeder Teilnehmer an der webbasierten Nachsorge einen Arzt bzw. Therapeuten in

Wohnortnähe benennt, der über die Teilnahme am Nachsorgeprogramm informiert ist. Dieser kann in Krisenfällen benachrichtigt werden und so im Bedarfsfall vor Ort Unterstützung leisten.

19.4   Die webbasierte Plattform

Die Plattform ist internetbasiert, sodass die Teilnehmer keine Softwareinstallationen vornehmen müssen. Der Zugang ist nicht öffentlich und erfolgt durch Eingabe von Benutzernamen und Passwort, die die teilnehmenden Patienten individuell in der Klinik wählen bzw. erhalten. Als Benutzernamen wählen die Patienten Pseudonyme die nur den jeweiligen Nachsorgetherapeuten sowie den selbst als Entwicklungspartner gewählten Mitpatienten bekannt sind. Die Übertragung sämtlicher Daten erfolgt per 128 Bit SSL-Verschlüsselung um die Gefahren eines Zugriffes durch Unbefugte zu minimieren. Der Server, auf dem die Daten liegen, ist gegen unberechtigte Zugriffe durch eine Firewall geschützt.

Die Funktionen der Plattform umfassen das Interaktionsmodul und das Diagnostikmodul, die im Folgenden beschrieben werden.

19.4.1 Das Interaktionsmodul

Das Interaktionsmodul, in dessen Rahmen die direkte Betreuung stattfindet, ist auf Forumsbasis konzipiert. Die Kommunikation verläuft hier wie bereits beschrieben asynchron, d. h. zeitlich versetzt. Die Patienten können zu jedem beliebigen Zeitpunkt auf alle Beiträge zugreifen, diese lesen und kommentieren. Bereits während des Klinikaufenthaltes werden die Patienten dazu motiviert, auch die Beiträge von Patienten anderer Entwicklungsteams zu lesen und zu kommentieren.

Jeder Patient veröffentlicht regelmäßig sein Entwicklungstagebuch in einem für seine Entwicklungsgruppe abgegrenzten Unterbereich. Diese Unterbereiche sind nach Entlassungswochen aufgeteilt, um auch bei längerer Laufzeit der Nachsorge und der damit verbundenen zunehmenden Datenmenge die Übersichtlichkeit für Teilnehmer und Therapeuten zu gewährleisten. Die Patienten erhalten eine automatische Benachrichtigung per E-Mail sobald jemand auf einen ihrer Beiträge geantwortet hat. Die Therapeuten erhalten bei jedem neuen Beitrag der von ihnen betreuten Gruppen eine Benachrichtigung.

Neben den Interaktionen im Forum, die für alle Teilnehmer der Nachsorge einsehbar sind, besteht die Möglichkeit zu verdeckten Kontakten zwischen Therapeut und Patient (»private message«; pm).

19.4.2 Das Diagnostikmodul

Eine zentrale Funktion des Diagnostikmoduls EMO-Forsch bildet das bereits beschriebene Routinemonitoring. Das Programm speichert die individuellen Stammdaten (z. B. Geschlecht und Alter; jedoch keine personenbezogenen Informationen), die Diagnose und die Auswertungen der diagnostischen Instrumente. Neben den oben genannten Fragebögen stehen den Kliniken, auch unabhängig vom Nachsorgekonzept, andere psychometrische Instrumente zu diagnostischen Zwecken zur Verfügung. Diese können, neben dem diagnostischen Einsatz zu Aufnahme und Entlassung, auch im Sinne von qualitätssichernden Maßnahmen zur Untersuchung des Behandlungserfolges genutzt werden. Indem die Patienten schon bei der Aufnahme an den Umgang mit

der Plattform gewöhnt werden, soll vor allem bei wenig computererfahrenen Patienten die Hemmschwelle gesenkt und eventuellen technischen Schwierigkeiten nach dem stationären Aufenthalt vorgebeugt werden. Das Tool ist flexibel konzipiert, sodass mit geringem Aufwand auch individuell zugeschnittene Fragebögen realisiert werden können.

❗ Das integrierte Onlinediagnostikmodul ermöglicht die Durchführung der Testdiagnostik direkt am PC. Möglich sind sofortige Individualauswertungen und Vergleiche der Patientenergebnisse mit unterschiedlichen Populationen. Durch die Onlinezugänglichkeit können auch katamnestische Befragungen über dieses Modul durchgeführt werden.

19.5 Ausblick

Das hier beschriebene Modell wird derzeit in der Vogelsbergklinik, Dr. Ebel Fachklinik für Psychotherapie und Psychosomatik, erprobt und evaluiert. Die Umsetzung in weiteren Kliniken ist angedacht.

Ein empirischer Nachweis zu Wirksamkeit und Akzeptanz steht noch aus. Kurz- und mittelfristig sind also Effektivitäts- und Effizienzstudien erforderlich. Neben der Überprüfung des Wirkungsgrades gilt es Kostenaspekte sowie zielgruppen-, setting- und störungsspezifische Effekte zu untersuchen.

Neben den Aufgaben in der Forschung sind verschiedene Schritte bezüglich der Erweiterung des vorgestellten Konzeptes geplant. Dazu zählt beispielsweise die Einbeziehung von regionalen Vor- und Nachbehandlern in die virtuelle Begleitung der Patienten. Wir sehen darin eine Chance, die Nachhaltigkeit der ambulanten therapeutischen Arbeit mit dem webbasierten Unterstützungssystem zu intensivieren. Darüber hinaus ist eine technische Erweiterung dahingehend geplant, dass das Programm langfristig nicht nur vom PC, sondern auch mit einem PDA bzw. mit einem internetfähigen Handy genutzt werden kann.

Fazit

Stationäre psychotherapeutische und rehabilita-
tive Maßnahmen finden in der Regel wohnortfern
statt. Die Wartezeiten bis zum Beginn wohnortna-
her ambulanter Anschlusstherapien betragen oft
mehrere Monate. Bei der Übertragung des stationär neu erlernten Verhaltensrepertoires auf häus-
liche und berufliche Anforderungen sind die Patienten daher meist auf sich allein gestellt. Webbasierte Erfolgsstabilisierungskonzepte können
einen Beitrag leisten diese Versorgungslücke zu
schließen, da sie sofort im Anschluss an die stationären Maßnahmen beginnen können und wohnortunabhängig stattfinden. Die Vernetzung der
stationären und poststationären Phase ermöglicht
darüber hinaus eine nahtlose Anknüpfung an den
stationären Therapieprozess und kann so helfen,
die dort erreichten Erfolge zu stabilisieren und zu
maximieren.

Gleichzeitig erhalten Kliniktherapeuten einen
Einblick in die vielfältigen Schwierigkeiten, die ihre
Patienten bei der Umsetzung der Verhaltensziele
in ihren Alltag erfahren. Aus diesen Erfahrungen
zu lernen, therapeutische Interventionen zu modi-
fizieren und transferförderliche Programme zu
optimieren, kann unseres Erachtens als ein Beitrag
zum zirkulären Qualitätssicherungskonzept einer
Klinik verstanden werden.

Mit dem Lüneburger Nachsorgekonzept steht
ein Verfahren zur Verfügung, das Methoden des
Selbstmanagementansatzes, Wirkfaktoren der
Gruppentherapie sowie das Potenzial Neuer Medien miteinander kombiniert. Mit vergleichsweise
geringem Betreuungs-, Organisations- und Schu-
lungsaufwand der Mitarbeiter einer Klinik wird

versucht, Patienten bei diesem komplexen Anpassungsprozess zu unterstützen und dadurch Rückfallrisiken zu minimieren.

Zentrale Merkmale des Konzeptes sind:

- transferfördernde Maßnahmen zur Vorbereitung auf die Nachsorge,
- wohnortunabhängige Unterstützung bei den
  komplexen poststationären Anpassungsprozes-
  sen,
- Orientierung an aus dem Therapieprozess abge-
  leiteten funktionalen Verhaltenszielen,
- persönlicher Entwicklungsplan als Basis für den
  Reflexionsrahmen während der Nachsorge,
- Generierung eines sozialen Netzes: Einbezug
  von Mitpatienten durch Bildung kooperativer
  Entwicklungsteams (Buddy-Funktion),
- Dokumentation der poststationären Entwicklungsprozesse zur empirischen Untersuchung
  von Transfervariablen und
- gleitender Übergang in erfolgreiche Selbststeuerung statt eines abrupten Bruches nach der
  Entlassung aus dem stationären therapeutischen Setting.

Teil der technischen Plattform ist ein Onlinediagnostikmodul, das ein ökonomisches Verfahren zur Datenerhebung darstellt. Den Kooperationspartnern
steht eine Vielzahl von psychometrischen Instrumenten online zur Verfügung, die auch unabhängig
von der Nachsorge zu diagnostischen Zwecken und
zur ökonomischen Abbildung der Ergebnisqualität
des Gesamtbehandlungsangebotes genutzt werden
können.

Literatur

Ebert D, Rahm T, Sieland B (2006) Virtuelle professionelle Lerngemeinschaften. Ein Lüneburger Modell kompetenzorientierter Lehrerbildung. In: Jürgens B (Hrsg) Kompetente Lehrer ausbilden. Vernetzung von Universität und Schule in der Lehreraus- und -weiterbildung. Shaker Verlag, Aachen, S 89–109

Golkaramnay V, Wangemann T, Dogs J, Dogs P, Kordy H (2003) Neue Brücken für Lücken in der psychotherapeutischen Versorgung durch das Internet: Hoffnungen, Herausforderungen und ein Lösungsansatz. Psychother Psych Med 53:399–405

Harfst T, Koch U, Schulz H (2002) Nachsorgeempfehlungen in der psychosomatischen Rehabilitation - Empirische Analysen auf der Basis des einheitlichen Entlassungsberichts der Rentenversicherungsträger. Rehabilitation 41:407–414

Kanfer FH, Gaelick-Buys L (1991) Self-management methods. In: Kanfer FH, Goldstein AP (Eds.) Helping people change (4th ed). Pergamon, New York, pp 305–360

Kanfer FH, Reinecker H, Schmelzer D (2006) Selbstmanagement-Therapie. Ein Lehrbuch für die klinische Praxis. Springer, Heidelberg

Kiresuk TJ, Stelmachers ZT, Schulz S (1982) Quality assurance and Goal Attainment Scaling. Prof Psychol 13:145–152

Kirschenbaum DS, Flanery RC (1983) Behavioral contracting: Outcomes and elements. In: Hersen M, Eisler R-M, Miller PM (Eds.) Progress in behaviour modification (Vol 15). Academic Press, New York, pp 217–275

Kirschenbaum DS, Flanery RC (1984) Toward a psychology of behavioral contracting. Clin Psychol Rev 4:597–618

Kordy H, Golkaramnay V, Wolf M, Haug S, Bauer S (2006) Internetchatgruppen in Psychotherapie und Psychosomatik: Akzeptanz und Wirksamkeit einer Internet-Brücke zwischen Fachklinik und Alltag. Psychotherapeut 51:144–153

NLI (Niedersächsisches Landesinstitut für Schulentwicklung und Bildung) (2002) »KESS« Kooperative Entwicklungssteuerung durch Selbstmanagement – Ein Kooperationsprojekt des NLI mit der Universität Lüneburg zur Gesundheitsförderung an Schulen. Hildesheim

Potreck-Rose F, Koch U (1994) Chronifizierungsprozesse bei psychosomatischen Patienten. Ergebnisse einer Expertise; mit 27 Abbildungen und 35 Tabellen. Schattauer, Stuttgart

Rabung S, Harfst T, Kawski S, Koch U, Wittchen HU, Schulz H (im Druck) Entwicklung und psychometrische Überprüfung einer verkürzten Version der »Hamburger Module zur Erfassung allgemeiner Aspekte psychosozialer Gesundheit für die therapeutische Praxis« (HEALTH-49). Psychother Psych Med

Reins J, Bauer K (2006) KESS – Programmevaluation, unveröffentlichter Evaluationsbericht, Institut für Psychologie, Leuphana Universität Lüneburg

Schröder K (2003) Transferförderung im Rahmen einer psychosomatischen Rehabilitation. Braunschweig, Technische Universität, Carolo-Wilhelima zu Braunschweig, Dissertation

Sieland B, Ebert D (2007) Kooperative Entwicklungssteuerung und Selbstmanagement (=KESS). Nachhaltige Lern- und Entwicklungsarbeit. SEMINAR 1:141–146

Van Well F (2000) Psychologische Beratung im Internet. E-Ferger Verlag, Bergisch-Gladbach

Wolf M, Maurer WJ, Dogs P, Kordy H (2006) E-Mail in der Psychotherapie - Ein Nachbehandlungsmodell via Electronic Mail für die stationäre Psychotherapie. Psychother Psych Med 56:138–146

Yalom ID (2005) Theorie und Praxis der Gruppenpsychotherapie. Klett-Cotta, Stuttgart

Zepf S, Mengele U, Hartmann S (2003) Zum Stand der ambulanten psychotherapeutischen Versorgung der Erwachsenen in der Bundesrepublik. Psychother Psychosom Med 53:152–162

Die Sicht von Teilnehmern und Therapeuten

20 Die Perspektive von Teilnehmern an technikbasierten Angeboten

Markus Wolf, Stephanie Bauer

20.1   Hintergrund

Die Internetbrücken via Chat und E-Mail wurden von der Forschungsstelle für Psychotherapie in Kooperation mit der Panorama-Fachklinik Scheidegg gezielt als Versorgungsmodelle entwickelt, um Lükken in der psychotherapeutischen Versorgung zu schließen (▶ Kap. 17). Der Einsatz der neuen Kommunikationsmedien erfolgt mit dem Ziel, Patienten nach der Therapie eine Kontinuität der therapeutischen Unterstützung bis in den poststationären Alltag anzubieten, eine Zeit, die oftmals durch Unsicherheit bezüglich der Alltagsbewältigung und Rückfallrisiken geprägt ist. Hohe Teilnehmerzahlen, niedrige Abbrecherquoten und die Resultate aus kontrollierten Evaluationsstudien konnten die Akzeptanz dieser Ansätze zeigen (vgl. Golkaramnay et al. 2007; Kordy et al. 2006; Wolf et al. 2006), die mittlerweile aus der Erprobungsphase herausgewachsen sind und in die Behandlungsroutine übernommen wurden.

> ❶ Dem Urteil der Teilnehmer kommt bei der Entwicklung und Erprobung internetbasierter Angebote eine besondere Rolle zu. Gerade bei der computervermittelten Kommunikation (CvK) gilt es, den Bedürfnissen der Nutzer, wie auch den Ansprüchen an eine therapeutische Kommunikation in diesen »Settings«, gerecht zu werden; insbesondere da vorzeitiger Abbruch bzw. »Drop-out« nach wie vor eine der größten Herausforderungen im Bereich E-Mental-Health darstellen (vgl. Eysenbach 2005).

Dem Prinzip der formativen Evaluation folgend, lassen sich anhand der Rückmeldung von Teilnehmern Stärken und Schwächen der jeweiligen Ansätze identifizieren und Einsichten in hilfreiche Mechanismen der neuen therapeutischen Kommunikationsform gewinnen.

Im Mittelpunkt des folgenden Beitrags soll daher das Urteil von Teilnehmern der internetgestützten Nachsorgeprogramme der Panorama-Fachklinik stehen. Im Rahmen der Begleitforschung zu den Projekten wurden die Teilnehmer um ihre Einschätzung der Onlinekontakte via Chat bzw. E-Mail gebeten. Für das vorliegende Kapitel wurden einerseits »typische« Rückmeldungen ausgewählt, d. h. Kommentare, die von mehreren Teilnehmern in ähnlicher Form geäußert wurden. Außerdem wurden Beiträge verwendet, die sich mit den Besonderheiten bzw. den Vor- und Nachteilen der Onlinekommunikation beschäftigen. Abschließend wird der Versuch unternommen, aus den Anregungen der Teilnehmer Hinweise für die Praxis der Onlinenachbetreuung abzuleiten.

20.2   Chat- und E-Mail-Brücke – Die Sicht der Teilnehmer

Im Rahmen von Studien zu den beiden Nachsorgemodellen wurden die Teilnehmer um eine direkte Einschätzung der Angebote mittels offener Fragen gebeten. Die im Folgenden wiedergegebenen Zitate von Teilnehmern der E-Mail-Brücke stammen aus dem Abschlussfragebogen, der jedem Teilnehmer nach Abschluss der Teilnahme online vorgegeben wird. Am Ende des Fragebogens befindet sich ein Textfeld, mit dem den Teilnehmern Raum für Rückmeldungen gegeben werden soll. In der überwiegenden Mehrzahl der Fälle haben Teilnehmer diese Möglichkeit genutzt und der unten stehenden Instruktion folgend, die aus ihrer Sicht kritischen oder positiven Aspekte der Nachbetreuung via E-Mail kommentiert:

An dieser Stelle können Sie Ihre Anregungen, Vorschläge oder Kritik notieren oder zu den oben genannten Fragen Kommentare hinzufügen. Was hat Ihnen am meisten geholfen, gefallen bzw. Sie gestört? Haben Sie etwas in der E-Mail-Brücke vermisst? Haben Sie Unterschiede zur »normalen« Therapie festgestellt? Sollte man strukturiertes Schreiben auch während des Aufenthaltes in der Klinik anbieten? Usw. ...

Die Beiträge zum Chat wurden halbstrukturierten Interviews entnommen, die mit 6 Teilnehmern der Chatgruppen durchgeführt wurden. Ziel der Interviews, die im Rahmen einer Studie zur Kommunikation in therapeutischen Chatgruppen (Sahin u. Löwenstrom-Sahin 2007) durchgeführt wurden, war es, Unterschiede bzw. Ähnlichkeiten der Onlinegruppen im Vergleich zu herkömmlichen FtF-Gruppen aus Sicht der Teilnehmer herauszuarbeiten.

Die Kommentare wurden minimal editorisch bearbeitet. Zur besseren Lesbarkeit wurden Rechtschreibung und Zeichensetzung korrigiert, in wenigen Fällen wurden der besseren Verständlichkeit halber Wörter ergänzt oder gelöscht. Es wurde durchgehend die männliche Schreibweise für »Therapeuten« verwendet (auch wenn im Original die weibliche Form verwendet wurde). Namen oder personenbezogene Angaben wurden aus Gründen der Anonymität verändert. Die Teilnehmer der E-Mail-Brücke, deren Kommentare im Wortlaut wieder gegeben werden, wurden vorher um ihr schriftliches Einverständnis gebeten. Die transkribierten Interviewbeiträge der Chatteilnehmer werden der besseren Verständlichkeit wegen nur sinngemäß wiedergeben. Bei der Durchsicht dieser Beiträge zeigten sich wiederkehrende Themen, die den Zitaten im Folgenden zusammen mit einer kurzen Einführung als Überschriften vorangestellt werden.

20.2.1 Eine Internetbrücke in den Alltag oder – wenn nötig – in die Anschlussbehandlung

Die geografische Distanz zwischen Wohn- und Therapieort stellt häufig eine Hürde für die Teilnahme an »traditionellen« psychotherapeutischen Nachsorgeangeboten dar (▶ Kap. 17). Lange Anfahrtswege verringern die Teilnahmebereitschaft und erhöhen das Risiko eines vorzeitigen Abbruchs. Das Internet hilft, diese Distanzen zu überbrücken und hilfreiche Kontakte zu knüpfen oder aufrechtzuerhalten. Patienten, die eine stationäre Psychotherapie absolviert haben, eröffnet sich die Möglichkeit, die im persönlichen Kontakt während der intensiven Behandlungszeit gewachsene therapeutische Beziehung bis in den Alltag aufrechtzuerhalten, bis sie eine gewisse Stabilität erreicht oder eine ambulante Anschlussbehandlung gefunden haben. Die Chatgruppen haben darüber hinaus das Potenzial, soziale und emotionale Unterstützung durch »Leidensgenossen« zu vermitteln. Die Teilnehmer teilen nicht nur die Erfahrung der vorangegangenen Klinikbehandlung, sondern finden sich im Alltag möglicherweise mit ähnlichen Problemen konfrontiert.

🛈 Ziel der Internetbrücken ist die Stabilisierung der in der stationären Zeit erreichten gesundheitlichen Verbesserungen. Seitens der Therapeuten wird die Nachsorge von einer positiv unterstützenden Grundhaltung sowie den Prinzipien getragen, die Teilnehmer zu ermutigen Gelerntes umzusetzen und negativen Entwicklungen mit Verhaltensalternativen zu begegnen (▶ Kap. 21).

Kommentare der Chatteilnehmer

»Insgesamt fand ich den Übergang per Chattherapie sehr gut. Nach sechs Wochen in einem engmaschigen System fühlt man sich schon so ein bisschen aus dem Nest geschubst. ... Und die Chattherapie stellte einen Übergang dar. Ich bin zwar zu Hause, aber ich kann immer noch Kontakt aufnehmen. Das fand ich beruhigend.«

»Ich wohne weit entfernt von der Klinik. Für mich ist das natürlich sehr gut, nicht gleich so ganz allein gelassen zu werden, sondern noch mal Kontakt zu jemandem zu haben, den man kennt, beispielsweise zum Therapeuten. Es war zwar nicht mein Therapeut, den ich in Scheidegg hatte, aber ich kannte ihn. Es wäre schon ganz gut, wenn man wieder so eine Face-to-Face-Gruppe hätte, aber es wäre gar nicht gegangen. Hier oben hätte man ja gar keine Gruppe aufmachen können mit Leuten, zu denen man irgendeinen Bezug hat.«

»Das Chatten war enorm hilfreich. Ich bin eigentlich immer der Typ gewesen, der schnell in alte Verhaltensmuster zurückfällt oder irgendwelche Erkenntnisse schnell verdrängt, was eigentlich, glaube ich, vielen so geht. Aber durch die Chattherapie ist man eigentlich ständig mit seinen Problemen konfrontiert. Man hat zwar auch die Möglichkeit wegzulaufen. Aber wenn man ehrlich zu sich selbst ist, bleibt man sich durch den Chat treuer. Und das, was man in der Klinik gelernt hat, bleibt sozusagen bewusster. ... Für mich war es eben doppelt wichtig, weil der gleiche Therapeut, den ich in der Klinik schon in der Einzeltherapie hatte, auch den Chat geleitet hat. Und so konnte ich Vieles noch einmal intensivieren.«

»Als Nachbetreuung fand ich die Chatgruppen sehr sinnvoll. Viele Leute haben mir gesagt, dass man aufpassen muss, wenn man aus der Klinik entlassen wird. Man kann dann schnell wieder in ein Loch fallen. Dass ich wusste, dass ich mich einmal die Woche ausheulen könnte, habe ich als einen großen Rückhalt empfun-

den. Das hat mich mehr oder minder davor bewahrt, wieder in dieses Loch zu fallen.«

»Als Nachbetreuung ist es eine sehr sinnvolle Sache, gerade wenn man noch keinen Therapeuten daheim gefunden hat, wenn man aus der Kur entlassen wird. Dann fällt man nicht in so ein großes Loch, weil man weiß, dass man immer noch eine Anlaufstelle hat.«

Kommentare der E-Mail-Teilnehmer

»Mir persönlich hat die E-Mail-Brücke sehr geholfen, um ins ›normale‹ Leben zurückzufinden. Ich habe während des Klinikaufenthalts gelernt aufzustehen, gehen muss ich nun (im Alltag) selber. Da ich mir anfangs in einigen Dingen nicht ganz sicher gewesen bin und ich ab und zu dazu neigte, in alte Verhaltensmuster zurückzufallen, war der regelmäßige Kontakt zu meinem Therapeuten sehr hilfreich. Dieser hat mich immer wieder an das erinnert, was ich in der Scheidegg-Zeit für mich erarbeitet habe und ermutigt, meinen Weg zu gehen.«

»Die E-Mail-Brücke war mir in einer großen Krise direkt nach der Rückkehr aus der Klinik eine Riesenhilfe und sollte unbedingt beibehalten werden. Ich kann mir auch einen Kontakt Monate später noch vorstellen. Z. B. in einem halben Jahr. Auch nur kurz, um einen eventuellen Rückfall vielleicht zu vermeiden und einen erneuten Klinikaufenthalt zu vermeiden. Vielleicht kann man bei Bedarf auch später eine erneute Aufnahme des E-Mailings in Erwägung ziehen. Allerdings wird niemals das E-Mailing einen Klinikaufenthalt ersetzen können.«

»Mir hat es sehr geholfen mich einmal in der Woche mit meinen Gefühlen, Erlebnissen und Problemen in Form von strukturiertem Schreiben auseinanderzusetzen. Zudem haben mir die Antworten meines Therapeuten oftmals Motivation erbracht und mir sehr weitergeholfen. Schade finde ich, dass die Brücke nun ein Ende nimmt, da ich mehr Hilfe durch die Brücke als durch meine ambulante Therapie bekam, was evtl. aber auch an meinem Therapeuten liegt. Ich fände es gut, wenn eine solche Brücke längerfristig stattfinden könnte. Aber insgesamt geht es mir schon besser, auch, wenn meine Symptomatik noch sichtbar ist, aber ich verstehe sie jetzt besser und kann mich sehr gut selbst reflektieren. Doch würde ich mir noch eine Stabilisierung wünschen, um wieder voll und ganz ›da‹ zu sein.«

»Es hat mir geholfen, meine Gedanken auf das Wesentliche im Alltag zu lenken und mir immer wieder meine Ziele, die ich mir gesetzt habe, vor Augen gestellt. Es war eine Art Kontrolle für mich, die mir hilfreich war. Gut war die Begleitung im Alltag zu Hause. Der Klinikaufenthalt ist so etwas wie eine Insel. Man ist ganz rausgenommen aus dem Alltag und hat nur Zeit für sich selbst. Zu Hause kommen die Dinge von Außen wieder dazu, wo leicht Konflikte entstehen können. Die E-Mail-Brücke war für mich Starthilfe und Rückenstärkung.«

»Die E-Mail-Brücke hat mir sehr gut gefallen. Mir hat es vor allem geholfen, dass ich mich selber überwinden musste jede Woche zu schreiben, da ich an sich nicht so gerne schreibe. Außerdem fand ich es hilfreich, dass ich auf meine Mails jede Woche eine Antwort bekam, Ratschläge usw. Mir hat es fast besser gefallen und weil uns mehr gebracht als die ›normale‹ Therapie, da es eine Unterstützung im Alltag war. ... Gerade diese Distanz war optimal, die in der Klinik nicht gegeben wäre.«

20.2.2 Die Rolle der E-Therapeuten

Mit der Zunahme von psychosozialen Onlineangeboten rückt auch die Rolle des beratenden Experten stärker in den Fokus der Aufmerksamkeit. Dies wird auch aus den standardisierten Befragungen deutlich, die im Rahmen der Evaluation der Internetbrücken durchgeführt wurden, in denen 97% der Teilnehmer an der E-Mail-Brücke und 89% der Chatteilnehmer dem Therapeuten eine zentrale Rolle zuwiesen (▶ Kap. 17). Besonders im Zusammenhang mit Interventionen, die ausschließlich online, d. h. ohne zusätzliche oder vorangegangene FtF-Kontakte durchgeführt werden, werden die Voraussetzungen diskutiert, die professionell beratende Personen mitbringen sollten (vgl. Knatz u. Dodier 2003). Für einen reibungslosen Ablauf der therapeutischen Kontakte wird es außerdem als hilfreich erachtet, wenn auch die Klienten einige dieser Vorraussetzungen erfüllen, insbesondere wenn kein technischer Support für das spezifische Angebot verfügbar ist.

Notwendige Fertigkeiten eines »E-Therapeuten«

- Kompetenz bei der Auswahl geeigneter Teilnehmer und Berücksichtigung möglicher Kontraindikationen, wie z. B. fehlende Internetvorerfahrung oder PC-Kenntnisse, labile psychische Verfassung und Selbst- oder Fremdgefährdungspotenzial
- Eigene Erfahrung mit dem Kommunikationsmedium: Tippen vor allem bei synchroner Kommunikation, Erfahrung mit der Funktionalität gängiger Internetbrowser und Sicherheitssoftware
- Offenheit gegenüber internetspezifischen Verhaltens- und Kommunikationsregeln (»Netikette«, Internetsprache, Gebrauch von Emoticons, Abkürzungen und Akronymen). So gilt beispielsweise unter erfahrenen Internetnutzern durchgängig in Großbuchstaben geschriebener Text als Schreien
- Schriftsprachliches, dem jeweiligen Medium angepasstes Ausdrucksvermögen (z. B. kurze und prägnante Sprache beim Chat)
- Bewusstsein über Kommunikationsrisiken und -nebenwirkungen: Zum Beispiel erscheint die textbasierte Kommunikation bisweilen distanzierter und emotional kälter. Außerdem sind unbedingte Zuverlässigkeit und das strikte Befolgen vorab vereinbarter Regeln Grundbedingung für den Onlineaustausch. So kann z. B. das vergebliche Warten auf eine Antwort – eine sog. »black hole experience« – bei Teilnehmern in einer Krisensituation zusätzlich Stress erzeugen.

Kommentare der Chatteilnehmer

Wenn man einen Chat hat, bei dem zehn Leute irgendwie miteinander kommunizieren sollen, will jeder jedem etwas sagen: etwas Privates, etwas Allgemeines, es wird geantwortet, die Technik braucht seine Zeit. Da ist irgendwann ein Punkt erreicht, an dem man sagt, jetzt müsste man eigentlich einen »Break« machen und sagen: so und jetzt wieder zurück zum Thema. Wenn die Therapeuten das nicht tun würden, würde der Chat die ganze Zeit als Geplänkel hin- und hergehen.

Jeder Therapeut macht das ganz anders, das ist ja auch normal. Aber eine der wichtigsten Voraussetzungen ist, dass er schriftlich fit ist. Wenn er kein Zehn-Finger-System beherrscht oder nicht ein ganz schnelles System hat, dann kann es sehr schleppend laufen und anstrengend sein. ... Also das ist Grundvoraussetzung, nicht nur therapeutisches Können, sondern einfach das Know-how, das er mit dem Computer hat. ... Ich habe das auch mal anders erlebt, da hatte der Therapeut anscheinend Schwierigkeiten mit dem Schreiben und das lief dann entsprechend schlechter.

Es ist natürlich ein Nachteil, wenn man nicht so schnell tippen kann oder die Abkürzungen nicht so verstanden werden wie im normalen Chat. Da sind eben die unterschiedlichsten Leute drin ... Aber ich glaube, ich wurde gut verstanden. Ich habe mir auch Mühe gegeben, ich habe sogar Groß- und Kleinschreibung beachtet. Ich gehöre zu den Personen die im Zehn-Finger-System blind schreiben können. Da hatte ich keine Probleme. Ich habe aber mitbekommen, dass bei einigen Leuten Probleme aufgetreten sind. Die haben dann auch gesagt, dass sie nicht so schnell im Tippen sind, oder sie haben sich für Tippfehler entschuldigt.

Kommentare der E-Mail-Teilnehmer

Gestört hat mich, nie zu wissen, wann der Therapeut antwortet. Das mit dem innerhalb 48 Stunden antworten, sollte genauer genommen werden.

Besser fände ich, wenn der Therapeut noch am selben Tag oder zumindest gleich am darauffolgenden antworten würde. Bei solch emotionalen Texten ist es schwer, manchmal länger auf die Antworten warten zu müssen.

Ich denke, dass die Voraussetzung für eine Kommunikation auf ausschließlich sprachlicher Ebene noch viel mehr Zuverlässigkeit und Genauigkeit erfordert, als wenn ich dem Therapeuten gegenüber sitze und mich mit den anderen Kommunikationsebenen (Gestik, Mimik etc.) mitteilen und absichern kann. Ich hätte mir einen reiferen und sprachlich genaueren Therapeuten gewünscht. Außerdem gab es eine Unterbrechung vonseiten des Therapeuten, über zwei Wochen, in denen ich nicht wusste, was los ist. Meine Texte versickerten sozusagen im Nirgendwo ... danach war mein Vertrauen, trotz von mir akzeptierter Entschuldigung, verloren und nicht wieder aufzubauen.

Therapeut war zu wenig sprachsensibel.

Der Therapeut sollte immer einen FOKUS für die Mails vorgeben, also die wichtigen Themen benennen, zu denen der Patient unbedingt etwas Klares, Präzises schreiben soll.

20.2.3 Emotionsausdruck online versus FtF

Emotionen lassen sich oft nur schwer in Worte fassen. Dies gilt besonders für die geschriebene Sprache. Da sich die Kommunikationskanäle online auf das geschriebene und digital übermittelte Wort reduzieren, ist der Emotionsausdruck schwieriger als FtF, wenn auch non- und paraverbale Merkmale zur Verfügung stehen. Demnach scheint es einerseits schwer, seine Gefühle online auszudrücken. Andererseits wurde bereits in der Frühphase der Internetberatung eine Besonderheit des Emotionsausdrucks im Internet beschrieben, die unter Schlagwörtern wie »internet regression« oder »online disinhibition effect« Einzug in die Literatur gehalten hat (Holland 1996; Suler 2004). Das Phänomen steht für einen emotionalen Enthemmungseffekt, der auf die spezifische Kommunikationssituation der CvK zurückgeführt wird und bisweilen negative Formen annehmen kann.

Situative Umstände wie z. B. Anonymität, fehlende unmittelbare korrektive Rückmeldung bei asynchroner Kommunikation oder das Gefühl, mit einer Maschine statt einer Person zu interagieren, verstärken dieses Phänomen. Suler (2004) unterscheidet dabei eine gutartige und eine schädliche Variante der »online disinhibition«: Während die schädliche Variante u. a. für ungezügelte Beschimpfungen von Personen im Internet, sog. »flame wars«, steht, äußert sich die gutartige Variante in emotionaler Selbstöffnung bis hin zur Kommunikation privater Gedanken, Ängste und Wünsche gegenüber fremden Personen. Auch die Kommentare der Teilnehmer spiegeln zumindest im Ansatz diese Mechanismen wieder.

Kommentare der Chatteilnehmer

*»Also das lief im Chat wirklich anonymer ab. Dadurch war es wahrscheinlich auch ein bisschen ehrlicher oder direkter. Bei der FtF-Gruppentherapie hat man ja im-*mer noch die Mimik und Gestik der anderen. Einige Leute können ihre Gestiken gar nicht zurückhalten und das ist zum Teil dann doch sehr problematisch. Ich habe damit keine Probleme, ich habe kein Selbstbewusstseinsproblem und habe auch keine Probleme hinter meiner Meinung zu stehen. Aber ich habe es mitbekommen, dass einige Leute sich dann doch sehr zurückgenommen haben oder gar nichts mehr gesagt haben. Manche Leute haben beispielsweise in der Gruppe lautstark irgendwelche Gesten gemacht, wenn Sie irgendetwas nicht gut geheißen haben. Das passiert in den Chatgruppen nicht. Man sieht die Leute ja nicht. Man sieht nur das Geschriebene und eben die Emotionen, die man eingibt. Aber die sind dann ja auch meistens überlegter. ... Es kommt natürlich auf die Person an. Im Allgemeinen denke ich aber, dass man sich in der Chatgruppe, wenn man eine gute Gruppe hat – aber das ist ja die Vorraussetzung jeder Gruppensitzung –, besser öffnen kann, weil man anonym ist.«*

»Der Vorteil ist, dass man sich nicht beobachtet vorkommt, gerade wenn man mit der Chatgruppe anfängt. Dadurch ist die Hemmschwelle geringer, etwas zu schreiben, wenn es einem nicht gut geht.«

»Ich bin aus einer anderen Generation. Ich kann meine Emotionen im Chat nicht so schnell schreiben. Das liegt auch an dem Computer, ich brauche eben lange bis ich das formuliert habe. Manche Teilnehmer haben da wirklich Romane geschrieben.«

»Ich habe manches im Chat nicht gesagt. ... Aus einem Mangel an Zeit, denn man hätte viel tippen müssen, um sich auszudrücken.«

»Ein Nachteil im Chat ist, dass man Gedanken mündlich einfach schneller hervorbringt, als wenn man sie eintippen muss. Bis ich etwas eingetippt hatte, war es oft schon nicht mehr aktuell, weil jemand anderes bereits den gleichen Gedanken gehabt hat oder einen besseren Gedanken dazu mitgeteilt hat.«

»Also FtF kann man eine Sache ironisch ausdrücken oder einfach dazusagen, dass man es ironisch meint. Dadurch muss man seine Emotionen nicht so offen zeigen. Die Gruppenmitglieder bekommen das dann aber vielleicht gar nicht so mit. Der Therapeut mit seiner besseren Wahrnehmung wahrscheinlich schon eher. Es hilft in der echten Gruppentherapie nichts, wenn ich sage, das hat mir nichts ausgemacht, wenn es nicht stimmt. Und in der Chattherapie muss man seine Emotionen sozusagen schriftlich fixieren

und festhalten. Dann kann ich noch einen Smiley da-hinter setzen, so einen zynischen Smiley, von wegen ›habe ich nicht so gemeint‹, dann wissen die anderen genau, was ist. Und in der Gruppentherapie, wenn sich keiner daraufhin meldet, dann verliert sich das irgendwo. ... Also in der Chattherapie ist das alles ein bisschen konkreter finde ich. Die Emotionen musste ich deutlicher machen. ... In der Chatgruppe, musste ich quasi die Emotionen zeigen, also schriftlich mitlie-fern, einfach um die Texte zu untermauern oder das, was mir wichtig ist, deutlich anzuzeigen.«

Kommentare der E-Mail-Teilnehmer

»Die E-Mail-Brücke hat sehr geholfen, da man beim Schreiben noch detaillierter an seine Gefühle und Ge-danken rankommt; man kann die Antworten und Anregungen des Therapeuten häufiger durchlesen.«

»Für mich war es einfach sehr wichtig jemanden zu haben, dem man alles offen schreiben kann ohne sich viel Gedanken darüber zu machen. Ich konnte einfach meine Gefühle und Ängste jemandem mitteilen, was mir sehr geholfen hat. Man steht nach dem Aufenthalt in der Klinik nicht völlig alleine da. Ich denke mir hat die E-Mail-Brücke sehr geholfen in den Alltag zu fin-den, weil ich so nicht ganz alleine auf mich gestellt war. Ich wüsste nicht, was ich ohne diese Unterstützung gemacht hätte. Schön wäre gewesen wenn man sich nicht an einen bestimmten Tag hätte richten müssen. Für mich war es einfach wichtig, dass mir jemand zu-hört und dem ich alles offen erzählen kann.«

»Außerdem ist es leichter (jedenfalls für einige Dinge), etwas einer Maschine mitzuteilen, als einem

Menschen direkt gegenüber. Hier kommt auch nicht sofort eine Reaktion, die manchmal eigene Gedanken-gänge stört.«

20.2.4 Schreiben als Therapie – »Eine Art antwortendes Tagebuch«

E-Mail kann als moderne Variante des Briefs ver-standen werden. Der regelmäßige selbstreflexive Bericht im Rahmen der E-Mail-Brücke weist zudem Parallelen zu traditionellen schreibtherapeutischen Methoden, wie schriftliche Hausaufgaben oder das Führen eines Tagebuchs, auf.

🛈 Therapeutisches oder expressives Schreiben hat sich als eigenständige, wenn auch meist ergänzende Interventionsform zur Behandlung psychischer Probleme etabliert und in zahl-reichen Studien als hilfreich erwiesen (Spiegel 1999).

Schreiben hat aber auch ein begrenzendes Moment. Es zwingt die Person, Gedanken zu strukturieren und sich auf eine bestimmte Form der Mitteilung festzulegen. Es deutet sich außerdem in den Kom-mentaren an, dass Personen, die bereits in der Klinik oder privat ein Tagebuch führen und der schriftli-chen Ausdrucksform zugeneigt sind, auch einen leichteren Zugang zu textbasierten Onlinemedien finden(▸ Exkurs).

Exkurs

Expressives Schreiben und Schreibtherapie

Expressives Schreiben als wissenschaftlich fun-diertes Paradigma wurde etwa seit den 1980er Jahren insbesondere von der Gruppe um den So-zialpsychologen James W. Pennebaker erforscht (z. B. Pennebaker 1997). In mehreren zumeist kont-rollierten und unter Laborbedingungen durchge-führten Experimenten konnte gezeigt werden, dass Probanden, die einer bestimmten Instruktion folgend, über einen festgelegten Zeitraum inten-siv über ein für sie zentrales, emotional belas-tendes Thema schrieben, in einer Vielzahl psycholo-gischer und physiologischer Maße größeres Wohl-befinden aufwiesen als Probanden, die über ober-flächliche Themen schrieben (z. B. Horn u. Mehl 2004; Lepore u. Smyth 2002).

Unter den »Wirkmechanismen« der Schreibthe-rapie wird vor allem die Rekursivität des Schreibens genannt, die auf kognitiver Ebene die Gewinnung neuer Einsichten und Reattributions- oder Restruk-turierungsprozesse anstoßen kann. Auch die Selbst-ermächtigung durch Ausübung kognitiver Kontrolle

▼

sowie nicht zuletzt der Ausdruck von und die Konfrontation mit negativen Emotionen werden als mögliche Mechanismen diskutiert (vgl. Sloan u. Marx 2004; Wright u. Chung 2001). Bei der Suche nach besonders effektiven Formen des Schreibens über traumatische Erlebnisse fanden sich in Studien u. a. folgende Merkmale in den Essays von Teilnehmern, die von der Schreibtherapie besonders profitiert hatten: Zukunftsorientierung, Generalisierung auf den Alltag, Ausdruck wiedergewonnener Kontrolle und gestiegenen Selbstbewusstseins, Selbstöffnung und Verringerung des Ausdrucks negativer Emotionen bei Zunahme positiver Gefühlsäußerungen (Pennebaker et al. 2003; van Zuuren et al. 1999). Die Externalisierung eines

Problems in Form des Niederschreibens kann dabei unterstützen, ein bislang undefiniertes oder übermächtig erscheinendes Problem kognitiv und emotional zu fixieren und damit begreifbar und bearbeitbar zu machen (vgl. White u. Epstein 1990). Aufgrund dieser Erfahrungen aus der herkömmlichen Schreibtherapie lag es nahe, dieses Paradigma auf das asynchrone textbasierte Medium E-Mail zu übertragen (Childress 1999; Wright 2002). Anders als beim herkömmlichen Tagebuch, das eine Person nur für sich selbst führt, ermöglicht das interaktive Moment dem Therapeuten zusätzlich, gezielt die Selbstexploration des Patienten anzuregen oder zu steuern (Murphy u. Mitchell 1998)

Kommentare der Chatteilnehmer

»Ich habe mal wieder festgestellt, dass ich ein visueller Typ bin. Wenn etwas schriftlich fixiert da steht, so kurz und prägnant, prägt sich das vielleicht noch ein bisschen leichter ein, als wenn ich es nur höre. Sowas verliere ich auch sehr schnell wieder. Und in der Chatgruppe sehe ich das vor Augen oder kann alles noch mal nachlesen. Das ist auch sehr wichtig, man kann sich das Geschriebene noch mal genauer anschauen und dadurch ist es mir persönlich auch mehr im Gedächtnis geblieben. … Ich konnte das Wichtigste noch mal nachlesen und noch mal für mich deutlich machen. … Wenn man etwas sieht, ist es noch mal ganz anders, als wenn man es bloß hört. Das steht da und dann kann man dem Therapeuten noch mal auf den Zahn fühlen, wenn es missverständlich war oder so. Sowas kann dann direkt angesprochen werden. Der Therapeut kann dann nicht irgendwie drum herum reden, sondern er ist dann auch an sein geschriebenes Wort gebunden.«

»Für mich speziell war es eigentlich eine interessante Erfahrung, dass ich mich eigentlich schriftlich teilweise noch besser artikulieren kann. … Also, das war ganz komisch. Da man sich knapp halten musste und präzisieren musste, ist es mir gelungen noch mal deutlicher zu werden in dem, was ich sagen wollte. Nicht drum herum zu reden, sondern wirklich das Problem anzusprechen. … Das war für mich irgendwie von Vorteil. Mir ist das leichter gefallen, wobei mir

generell der schriftliche Ausdruck leichter fällt. Warum weiß ich nicht, aber schriftlich zu kommunizieren ist mir im Prinzip leichter gefallen.«

Kommentare der E-Mail Teilnehmer

»Strukturiertes Schreiben oder das Schreiben an sich wäre eine gute ergänzende Therapieform. Allerdings sollte das Schreiben und vor allem die Brücke mit einem bekannten Therapeuten durchgeführt werden, weil sonst die Gefahr des Aneinander-vorbei-Redens viel zu groß wäre. Zudem war ich nur in der Eingewöhnungsphase froh, eine Struktur für das Schreiben zu haben. Danach war ich eher froh zu schreiben, was ich denke; somit blieben leider die Gedanken an die gewünschte Struktur auf der Strecke. Also mein Verbesserungsvorschlag: Struktur nur sofern und so lange notwendig.«

»Ich hatte so meine Probleme ›strukturiert‹ zu schreiben. Die Dinge, die mir durch den Kopf gingen und die ich aufschrieb, waren natürlich oft für den Therapeuten nicht strukturiert oder nicht leicht nachzuvollziehen. Da entstehen Missverständnisse zwischen Therapeut und Patient. Hier sollte die Möglichkeit eines klärenden Eingriffes z. B. eines Telefongespräches bestehen, um Missverständnisse und gegebenenfalls Misstrauen ausräumen zu können. Das kann E-Mail nicht leisten. Zudem wäre eine Vorbereitung in der Klinik bzw. auch schon dort der Start und das Einfinden in das ›strukturierte Schreiben‹ hilfreich.«

20

»Mir hat dieses Schreiben sehr gut geholfen ... Es war mir sehr hilfreich, meine Gedanken in Worte fassen zu müssen, und so die Gedanken mir klarer machen zu müssen. Für Vieles sind mir bei dem Nachdenken und Formulieren Lösungen eingefallen.«

»Strukturiertes Schreiben ermöglicht einem, sich noch intensiver mit seinen Gefühlen und Problemen auseinanderzusetzen.«

»Das strukturierte Schreiben war für mich alleine schon therapeutisch wirksam, weil ich da für mich viel erkennen kann. Herr Dr. E. hat mich darin sozusagen unterstützt. Ich schreibe seit ich aus der Klinik wieder zu Hause bin sehr, sehr viel und das tut mir unheimlich gut. Es raus zu bringen und damit klarer vor mir zu haben, damit ich es bearbeiten kann. ... Ich werde das Schreiben auf jeden Fall beibehalten. Ich komme so gut an meine Gefühle.«

»Die Mail-Brücke hat mir gut gefallen, besonders weil man bemüht ist, Probleme auf den Punkt zu bringen. Durch das strukturierte Schreiben ist man gehalten, das Wesentliche zu benennen.«

»Wöchentliches Fazit half mir emotionales Chaos zu sortieren. Beim Schreiben habe ich mir die meisten Antworten selbst gegeben.«

»Am meisten gestört: strukturiertes Schreiben – das klappt nicht wenn man depressiv ist! Es ist nichts mehr strukturiert in einem depressiven Leben – Es ist einem alles scheißegal! bzw. gleichgültig – es ist nichts mehr wie vorher strukturiert.«

»›Normale‹ Therapie und Schreiben lassen sich nicht vergleichen und haben ganz unterschiedliche Qualitäten. Ich fand bereits in der Klinik das Aufschreiben von Gedanken vor und nach den Gesprächen sehr hilfreich. Manche Dinge lassen sich besser auf den Punkt bringen, wenn ich sie schriftlich abfasse. Die direkte Interaktion mit dem Therapeuten inkl. Stimme, Mimik, Gestik etc. fehlt dagegen natürlich. Hilfreich könnte ein völlig anonymes strukturiertes Schreiben sein, weil dann noch mehr Hemmschwellen und Scheren im Kopf fallen könnten; darin sähe ich eine große zusätzliche Chance, direkt auf den Punkt zu kommen.«

»Ich finde die Idee mit der E-Mail-Brücke im Anschluss an den Klinikaufenthalt sehr sinnvoll und hilfreich. Mir hat der Austausch und die therapeutische Begleitung während der zwölf Wochen sehr gut getan. Da es für mich generell einfacher ist, mich schriftlich auszudrücken und mitzuteilen, kam mir diese Art der

Therapie sehr entgegen und für mich persönlich wäre es auch während des Klinikaufenthaltes hilfreich gewesen, diese Form des Sichmitteilens wahrnehmen zu können. Ich finde es auch sehr schön und für weitere Problembewältigungen hilfreich, die vielen Ratschläge und Hilfestellungen des Therapeuten schriftlich zu haben und immer wieder einmal in ähnlichen Situationen nachlesen zu können.«

»Sehr hilfreich, um während dem stationären Aufenthalt Gelerntes ohne viel Druck und das Gefühl, ganz allein damit zu sein, üben zu können. Eine Art ›antwortendes Tagebuch‹ «.

20.2.5 Therapie online = FtF? Grenzen der (a)synchronen internetbasierten Kommunikation

Bislang existieren kaum Studien zum Vergleich von FtF-Einzel- oder Gruppentherapie mit deren Onlinependants über E-Mail oder Chat. Dies liegt u. a. darin begründet, dass solche Untersuchungen einige Herausforderungen an das Studiendesign stellen, besonders wenn »echte« Patienten einbezogen werden sollen. Ein Blick in Nachbardisziplinen, wie z. B. die Sozialpsychologie, in der die Internetkommunikation schon länger Gegenstand der Forschung ist, erscheint daher lohnenswert. Dort wurden Onlinegruppen beispielsweise bezüglich der Produktivität bei der Bearbeitung umschriebener Aufgaben untersucht. Dabei zeigte sich u. a., dass Gruppen von Personen, die sich vorher nicht kannten, online zielgerichteter und schneller zum erwünschten Ergebnis kamen als Arbeitsgruppen, die sich persönlich trafen. Der eher unpersönliche Charakter der Onlinegruppen führte allerdings auch dazu, dass soziale Konversationsaspekte seltener und destruktive Äußerungen häufiger in dieser Kommunikationsform auftraten (vgl. Walther 1996).

Eine Studie, in der therapeutische Chatgruppen mit FtF-Gruppen verglichen wurden, weist in eine ähnliche Richtung. So berichteten die Teilnehmer einer kurzen Gruppenintervention via Chat eine größere Ausprägung von Aggression, Handlungsorientierung, therapeutischer Unterstützung und Kontrolle, als die Teilnehmer einer FtF-Gruppe. Bezüglich der Gruppenkohäsion und des Ausdrucks von Gefühlen hingegen zeigten sich keine Unterschiede zwischen den Kommunikationsvarianten (Barak u. Wander-Schwartz 2000).

In einer Untersuchung der Forschungsstelle zur Internetchatbrücke wurden Gruppenprozesse bei Patienten untersucht, die sowohl an FtF-Gruppen in der Klinik, als auch an den daran anschließenden Chatgruppen teilgenommen hatten. In beiden Phasen zeigte sich ein ähnlich starker, kontinuierlicher Anstieg der Bewertung der Gruppen durch die Teilnehmer. Außerdem schätzten die Teilnehmer die Gruppenaktivität und die emotionale Reaktivität online ähnlich hoch ein wie in den FtF-Gruppen (Haug et al. 2008).

Obwohl weitaus häufiger eingesetzt als Chats, liegen für E-Mail bislang keine Studien vor, die die Onlinevariante gezielt mit der FtF-Einzeltherapie verglichen haben. Aufgrund der oben beschriebenen Nähe der elektronischen Post zum therapeutischen Schreiben wird aber davon ausgegangen, dass viele der dort gefundenen Ergebnisse auf das Onlinemedium übertragen werden können (vgl. Sheese et al. 2004). Aus den Kommentaren der Teilnehmer wird allerdings auch deutlich, dass die E-Mail-Kontakte besonders im Kontrast zu der in der stationären Therapie erfahrenen intensiven persönlichen Begegnung bisweilen als weniger produktiv erlebt wurden.

Kommentare der Chatteilnehmer

»Die Themen waren ja mehr oder minder die gleichen wie bei der FtF-Gruppe. Es ging immer um ein Problem, ein spezifisches Patientenproblem. Und die Probleme, die in der Chatgruppe diskutiert wurden, waren Themen, mit denen ich mich identifizieren konnte, da es Probleme waren, die ich auch aus meinem Leben kannte. Bei den Problemen, die in den Gruppensitzungen in der Klinik diskutiert wurden, war dies manchmal weniger der Fall. Das waren dann mehr Angststörungen, irgendwelche Selbstwertprobleme oder schlimme Kindheitserlebnisse und solche Themen. Die habe ich jedoch alle nicht gehabt. Ich selbst konnte mich also eher weniger damit identifizieren. Ich konnte da nur das Positive aus meinem Leben beitragen.«

»Der Chat ist wie eine ganz normale Gruppe, wie man das kennt aus der Klinik. Jeder ist zu Wort gekommen. Wenn ein spezifisches Problem aufgetaucht

ist, ist auch wirklich darauf eingegangen worden. Und alle haben sich wirklich bemüht zu helfen, wie in einer normalen Gruppentherapie. Das ist mir wirklich aufgefallen.«

»Das Nonverbale fehlt total im Chat. Man muss sehr aufmerksam sein, wenn sich jemand im Chat nicht meldet oder nicht schreibt. Dann ist es schwieriger als in der FtF-Gruppe, wenn jemand den Mund nicht aufmacht oder depressiv ist oder traurig und zurückgezogen. Da muss man im Chat sehr aufmerksam sein und z. B. nachfragen: ›Wo bist du denn, Petra?‹ Ich bin zwar nicht die Therapeutin, aber manchmal habe ich dann schon mal die Fürsorge übernommen, wenn es mir selbst gerade gut ging. Da waren dann Personen dabei, die ich nicht kannte, und die sehr still waren. Das waren z. B. junge Frauen, die haben oft nicht wirklich mitgechattet. ... Da musste man immer mal nachfragen: ›Seid ihr noch da?‹ Diese Personen muss man dann direkt ansprechen. Das wäre in der normalen Gruppe viel schneller passiert. Dort hätte man viel schneller gesehen, ob jemand traurig ist oder schweigsam. Dadurch, dass man die anderen Personen nicht sieht, weiß man nicht, was die anderen gerade machen. Und wenn sie sich im Chat auch nicht melden, dann weiß man gar nichts.«

»Ein Nachteil des Chats ist, dass man alleine für sich da sitzt. Wenn man zu dem Personenkreis gehört, der auch mal körperlichen Kontakt braucht oder die Nähe zu jemand anderem, um mal in den Arm genommen zu werden, dann ist das natürlich ein Nachteil, wenn man irgendwo alleine vor seinem Computer sitzt.«

»Sicherlich kann man im Chat nicht alles ausdiskutieren. Man kann nicht alles ansprechen und man kann nicht alles ausführlich besprechen. Manches muss einfach unbeantwortet stehen bleiben. Auch wenn die Chattherapie 90 Minuten dauert, ist lange nicht ein so großer Austausch da, wie in der stationären Gruppentherapie. Etliches bleibt im Raum stehen, weil andere Teilnehmer beispielsweise langsamer schreiben. In der stationären Therapie kann man, glaube ich, außerdem einfach noch einmal gezielter nachfragen.«

»Bei der Chattherapie fand ich problematisch, dass sich erst mal jeder anmelden musste und dadurch erst einmal die ersten fünf bis zehn Minuten mit ›Hallo-Sagen‹ draufgegangen sind. Dann wurde gemeinsam ein Thema gesucht. Dazu hat jeder seinen Beitrag ge-

macht und es war noch mal eine viertel Stunde weg, bis man sich auf ein Thema geeinigt hatte. So war plötzlich die erst halbe Stunde weg. ... Es hat ziemlich lange gedauert durch das Hin-und-Her, und ›Was meinst du?‹ und ›Was hast du für ein Problem?‹ und so weiter. Also eine halbe Stunde ging, soweit ich mich erinnern kann, schon immer dafür drauf. Und bei der stationären Therapie war das anders. Jeder hatte pünktlich da zu sein und wer nicht pünktlich da war, hatte schon mit Ärger rechnen müssen. Und man ist dann auch wirklich innerhalb von fünf Minuten zum Thema gekommen. Ich denke, man hat insgesamt mehr von der stationären Gruppe.«

»Also alles in allem war für mich die stationäre Gruppentherapie wesentlich besser. ... Man sieht die Leute vor sich sitzen, man kann spontan etwas beitragen. Beim Chat war es anders. Ich sitze hier an meinem PC, versuche etwas zu tippen und in der Zwischenzeit sind die anderen vielleicht schon ganz woanders. Der Zusammenhang des Gesprächs ist beim Chat nicht so gewährleistet. Wir waren bis zu acht Teilnehmer. Einer stellt ein Problem vor. Jeder macht sich seine Gedanken. Jeder gibt eine Antwort drauf und aus der Antwort resultiert schon wieder irgend etwas Neues. ... So haben sich eigentlich relativ oft Grüppchen gebildet. Und das war in der stationären Gruppentherapie schon deswegen nicht möglich, weil wir eine ganz feste Führung gehabt haben.«

»Wenn zehn Leute in der Chatgruppe sind, dann ist da einfach zu wenig Zeit. ... Man bräuchte mehr Zeit. Denn wenn man einmal mit einem Patienten angefangen hat, kommen die anderen kaum mehr dran. Dann kommt da ein Kommentar dazu und dann kommt darauf ein Kommentar. Das zieht sich eben hin, und deshalb hat man manchmal nur ein Thema gehabt von einem Mitpatienten.«

»Das Nachteilige beim Chat ist, dass bei manchen Sitzungen, gerade wenn es einem mal richtig schlecht geht, die Probleme der anderen behandelt werden. Und dadurch war es möglich, dass nicht genügend auf einen selbst eingegangen wurde. Das war natürlich nicht immer so. Es gab aber Situationen, in denen es mir persönlich schlecht ging, aber es wurde gerade ein Thema von jemand anderem angesprochen oder auch ausdiskutiert. Und ruck-zuck war die Stunde vorbei und man hatte eigentlich gar nicht die Möglichkeit gehabt, selbst zu sagen, wie es einem geht.«

Kommentare der E-Mail Teilnehmer

»Die Brücke hat mir persönlich überhaupt nichts gebracht und mich eher enttäuscht. Sie ersetzt keine Sitzung ... und das Ergebnis ist im Vergleich so nicht zu vertreten. Missverständnisse werden nicht gleich geklärt – der unmittelbare Kontakt fehlt und lässt auch weniger in die Verantwortung nehmen – auf beiden Seiten. Im Vergleich zur Klinik für mich eine enttäuschende Erfahrung, die ich so nicht weiterempfehlen kann. ... Ich fände eher Wochenend-Nachsitzungen gelungen.«

»Für Menschen, die nicht viel mit Internet zu tun haben, ist es wohl eher anstrengend und schwierig, deshalb sollte vielleicht ein wenig mehr geübt werden während des Aufenthalts in der Klinik. Sonst fand ich es echt klasse.«

»Am Anfang der Brücke gab es technische Schwierigkeiten aufseiten des Therapeuten, in dieser Zeit haben wir telefoniert. Die Wahl des Mediums hat für mich die Themen mitbestimmt – manches ist leichter im Gespräch, manches per E-Mail auszuhandeln.«

»Dennoch ist es ein ganz anderes Arbeiten als in einer normalen Therapiestunde, es ist da durchaus auch mal etwas anders angekommen als ich meinte. Die Antworten fand ich manchmal etwas kurz. So hat es mir gut getan etwas Wichtiges auch mal (zwei Kontakte) am Telefon zu besprechen. Auch das eine persönliche Treffen war gut.«

»Der Unterschied zur normalen Therapie: Ich kann leichter über bestimmte Themen reden, als schreiben. Aber das E-Mail-Schreiben hat mir auch Anreiz gegeben, Tagebuch zu schreiben.«

»Ich bin der Meinung, dass die E-Mail-Brücke jedoch ein persönliches Gespräch mit dem Therapeuten nicht vollkommen ersetzen kann, jedoch die Einrichtung finde ich durchaus als sehr hilfreich. Ich hatte allerdings auch zum Teil Probleme, das, was mich bewegt hat, prägnant schriftlich wiederzugeben. Das ist für mich dann schon ein Unterschied zur ›normalen‹ Therapie.«

»Ich war mit meinem Therapeuten eigentlich zufrieden, die E-Mail-Therapie war für mich jedoch wenig effektiv und nicht kalkulierbar. Mein Vorschlag wäre eine intensivere individuelle Vorbereitung auf den Alltag schon während des stationären Klinikaufenthalts, verbunden mit einigen ambulanten ›Nachbehandlungen‹. Nur mit schriftlichem Verkehr und allgemeinen Thesen ist eine Therapie nicht fortsetz-

bar. Für den Alltag braucht es konkrete Hilfe und Selbsthilfe.«

»Die E-Mail-Brücke war für mich wie normale Sitzungen nur zeitversetzt, und ich hatte immer das Gefühl, dass der Therapeut mich versteht.«

»Für mich war der persönliche Kontakt zu ›meinem‹ Therapeuten wichtig, die Chatroom-Nachbetreuung käme für mich nicht in Frage, weil der persönliche Kontakt nicht gewährleistet ist und andere mitlesen. Die E-Mail-Brücke zielt ja vor allem auf die kognitive Verarbeitung und ist insofern einseitig. Da ich bei mir festgestellt habe, dass für mich gerade auch Körpertherapie wichtig ist, habe ich mich nach einer entsprechenden Therapie umgeschaut. Das als Ergänzung und Fortsetzung ist für mich persönlich wichtig.«

»Ich denke, die E-Mail-Brücke dient hauptsächlich dazu, die Übergangsphase zu einer ambulanten Therapie zu bewältigen. Nachdem ich mehrmals den ambulanten Therapeuten gewechselt habe, bis ich jetzt einen Therapeuten gefunden habe, mit dem ich zufrieden bin, habe ich nach sechs Monaten die E-Mail-Brücke beendet. In dieser Zeit war die E-Mail-Brücke für mich sehr hilfreich; sie kann Anstöße geben, aber sie kann nicht den unmittelbaren Kontakt zum Therapeuten ersetzen. Den Zeitaufwand pro Woche mit insgesamt zwei bis drei Stunden (lesen und schreiben) fand ich sehr hoch.«

»Ich finde es sehr sinnvoll, über seine Probleme zu schreiben, manches kann man schriftlich leichter loswerden als von Angesicht zu Angesicht. Außerdem kann man seine Emotionen genau in der aktuellen Situation aufschreiben, also auch dann, wenn man nicht gerade eine Sitzung hat.«

»Es ist anders, als einem Therapeuten gegenüber zu sitzen und direkt Antwort zu bekommen. Wenn es mir sehr schlecht geht, muss ich mich unheimlich überwinden, an den Computer zu gehen, weil ich diese Technik an sich nicht mag und mein Kopf sowieso ziemlich überlastet ist. Ich denke, dass mir das Chatten in einer Gruppe mit direkter Ansprache und direktem Austausch mehr gebracht hätte als der einmal wöchentlich stattfindende E-Mail-Kontakt, weil da ein direkterer Austausch bzw. echte Gespräche stattfinden. Ich meine manchmal, dass ein wöchentlicher Telefonkontakt, zeitlich begrenzt, für mich besser gewesen wäre. Wenn ich in der Krise bin, schaffe ich es nicht einmal mehr, an den Computer zu gehen und die Antwort des Therapeuten abzufragen.«

»Gerade in einer absoluten Notsituation konnte ich nicht mehr schreiben, da war es mir sehr hilfreich, dass ich mit meinem Therapeuten telefonisch Kontakt aufnehmen konnte. Eine bekannte Stimme hören ist dann für mich besser als zu schreiben.«

»Die E-Mail-Brücke ist grundsätzlich etwas Gutes, jedoch finde ich ist es mit dem persönlichen Kontakt nicht zu vergleichen, denn im persönlichen Gespräch wird jeder Punkt gleich angesprochen, während im Brief nicht immer auf alles eingegangen wird.«

»Unterschied zur normalen Therapie ist, dass man keine direkte Rede und Gegenrede hat und eine Woche bis zur nächsten Mail warten soll, auch wenn was unter den Nägeln brennt, bei meinem Betreuungstherapeuten hatte ich manchmal den Eindruck, dass er meine Texte nicht aufmerksam gelesen hat und ich nicht auf all meine Fragen eine (für mich) zufriedenstellende Antwort erhalten habe.«

20.2.6   Die therapeutische Beziehung online

Eine gute Arbeitsbeziehung zwischen Patient und Therapeut gilt als eine der zentralen Voraussetzungen für eine gelingende therapeutische Interaktion. Ob und wie sich eine therapeutische Beziehung unter den Bedingungen einer rein textbasierten Kommunikation etablieren und aufrechterhalten lässt, wird nach wie vor kontrovers diskutiert. Systematische Studien zu diesem Thema sind bislang rar. Erste Untersuchungen, in denen die Entwicklung der therapeutischen Beziehung bei Teilnehmern an internetgestützten Maßnahmen systematisch untersucht wurde, zeichnen jedoch ein eher positives Bild (Cook u. Doyle 2002; Haug et al. 2008; Knaevelsrud u. Maercker 2007; Wolf u. Kordy 2006; für eine intensivere Auseinandersetzung mit dieser »neuen« Behandlungssituation aus Sicht des Therapeuten s. auch ► Kap. 22).

Mit Bezug zur synchronen CvK wurde der Begriff »Telepräsenz« geprägt. Damit ist gemeint, dass in virtuellen Umwelten die Beteiligten zwar nicht körperlich anwesend, dennoch aber sichtbar oder hörbar präsent sind (Döring 2003). Übertragen auf asynchrone Medien, wie z. B. therapeutische Tagebuchverfahren, könnte darunter eine Art fantasierte Gegenwart des Gegenübers (z. B. des Therapeuten) beim Vorgang des Schreibens verstanden werden. Der Therapeut schaut dem Verfasser einer E-Mail beim Schreiben sozusagen »über die Schulter«; trotz physischer Abwesenheit sind die Person des Therapeuten und die therapeutischen Konzepte, für die er steht, in der Vorstellung anwesend (Childress 1999). Dass sich der persönliche Kontakt vor Beginn der Internetbrücke hierbei unterstützend ausgewirkt haben könnte, legen auch die folgenden Kommentare der Teilnehmer nahe.

Kommentare der Chatteilnehmer

In der FtF-Gruppe ist es natürlich leichter eine Beziehung aufzubauen. Nachdem ich allerdings schon in der stationären Therapie eine Beziehung zum Therapeuten aufgebaut hatte und dann den gleichen Therapeuten in der Chatgruppe hatte, konnte ich vieles besser für mich deuten. So wusste ich, wie etwas gemeint ist und was gemeint ist. Da hat sich das gefestigt. Aber der Beziehungsaufbau selbst findet in der Chatgruppe weniger leicht statt als in der Einzeltherapie.

Ich kannte den Therapeuten, darum denke ich, ist in der Beziehung zum Therapeuten kein Unterschied. Ich habe in der Klinik mit dem Therapeuten sechs Wochen gearbeitet und wusste, dass er auch die Chatgruppe führt. Das war für mich auch ein Grund daran teilzunehmen. ... Da gab es keinen Unterschied. Die Beziehung zu den Mitpatienten war in der stationären Gruppe besser. Im Chat habe ich zwar zwei oder drei Teilnehmer wiedererkannt, aber die anderen waren mir natürlich fremd ... In der stationären Gruppe hat man ja sehr schnell gemerkt, wer hat das gleiche Thema und hat sich hinterher dann auch noch mal durchgesprochen. Da hat man dann auch eher Beziehungen aufgebaut.

Die Klarheit ist bei so einem Chat nicht unbedingt da, weil die direkte Antwort nicht so kommt und weil ich es auch etwas schwieriger fand, zu schreiben. Also so verständlich zu schreiben, dass es der andere auch versteht. Gerade, wenn es um Gefühle und Beziehungen und so geht. Das also war für mich schon manchmal recht schwer, muss ich sagen.

Kommentare der E-Mail Teilnehmer

»Ich fand es hilfreich, dass ich mit dem Therapeuten schon vorher persönlich gesprochen hatte, sonst hätte ich das E-Mail schreiben sicher anders (weniger persönlich) empfunden.«

»Für mich war wichtig, dass ich in meinem Therapeuten eine Person kannte, die mich mit meiner momentanen ... Situation kannte und ernst nahm. Seine Anregungen konnte ich gut annehmen, da sie mit dem entsprechenden Respekt, der angemessenen Achtung und dem tief ins Herz gehende Verständnis verbunden waren.«

»Ich konnte mich absolut auf meinen Therapeuten verlassen und ich fühlte mich gut begleitet. Das wöchentliche Schreiben hat mir geholfen, mich genau mit meinen Problemen auseinanderzusetzen und vieles klarer zu sehen. Ich würde mir wünschen, den Kontakt noch eine Weile fortsetzen zu können. Es hat sich eine gute Vertrauensbasis entwickelt, etwas worauf ich mich verlassen konnte und etwas das oft ein Licht war, wenn es hier zu Hause Probleme gab oder wenn ich einfach nicht mehr weiter wusste.«

»Das, was für mich persönlich am ungünstigsten verlaufen ist, ist der Urlaub des Therapeuten gewesen mit keinem Hinweis, wie es mit der E-Mail-Brücke weiter geht oder auch nicht. ... War leider nicht gut gelöst. Vielleicht wäre es sinnvoll, klarere Vorgaben bezüglich des Schreibens zu machen, gegebenenfalls an Beispielen während das Projekt in der Klinik vorgestellt wird, auch was ich als Patient von der E-Mail-Brücke zu erwarten habe, nicht nur, dass dann eine Antwort auf mein Schreiben kommt. ... Abschließend möchte ich feststellen, dass dieses Projekt sehr wohl hilfreich und sehr gut unterstützend sein kann, finde es nach wie vor toll, dass dies angeboten wird. Es steht und fällt, wie in einer realen Therapie auch im Zusammenspiel zwischen Patient und Therapeut, die Chemie ist nicht immer gegeben.«

»Prinzipiell halte ich die Brücke für eine sehr gute, hilfreiche Sache. Allerdings ist die Effektivität meiner Meinung nach auch abhängig vom Therapeuten und dessen therapeutischem Stil. In meinem Fall waren die persönlichen Sitzungen in der Klinik mit meinem Therapeuten effektiver und adäquater, während in der Brücke große Verständnisschwierigkeiten auftraten. In anderen Fällen kann das aber sehr gut klappen, denke ich.«

»Unterschiede zur normalen Therapie ergeben sich selbstverständlich aus der Art der Kommunikation: Es fehlt die Möglichkeit, direkt nachzufragen und der Kontakt ist natürlich auch nicht ganz so persönlich. Manchmal habe ich mir dann vorgestellt, dass der Dr. R mir gegenüber sitzt. Wichtig bei der ganzen

Sache fand ich, dass der Herr Dr. R mich und meine Probleme so gut kennt und ich ihn sehr gut kenne; ich denke, dass es wichtig ist, um offen in der E-Mail-Brücke schreiben zu können, dass absolutes Vertrauen zum Therapeuten bestehen muss, und das war bei mir der Fall.«

20.2.7   Ein Onlinesetting mit Strukturen und Regeln – Widerspruch zum Medium?

Bei der Entwicklung eines internetbasierten therapeutischen Settings gilt es einerseits typische Kommunikationsrisiken des Mediums zu minimieren bzw. eine Vertraulichkeit der Interaktion bestmöglichst zu gewährleisten, sowie andererseits die Kommunikation für beide Seiten therapeutisch so effektiv wie möglich zu gestalten. Dabei können sowohl technisch anspruchsvolle, aufwändige oder wenig nutzerfreundliche Programme, als auch zu einfache, wenig ansprechende Programme vorzeitige Abbrüche begünstigen. Technische Barrieren müssen den Bedürfnissen und Fähigkeiten der Nutzergruppe angepasst werden (▶ Kap. 3) und, wo nicht vermeidbar, der Umgang mit ihnen durch gezielte Schulung, wie z. B. durch die Einführungsveranstaltungen in der Panorama-Fachklinik, unterstützt werden.

❗ Offenheit seitens der Teilnehmer wie auch der Therapeuten, ist nur vor dem Hintergrund einer technisch bestmöglich geschützten Kommunikation gegeben. Die Internetbrücken wurden daher als serverbasierte Lösungen realisiert, bei denen alle Nachrichten in einer gesicherten, zentral gesteuerten und kontrollierten Webumgebung ausgetauscht werden (vgl. Baker 2003).

So werden gängige E-Mail-Clients (z. B. Outlook) nicht unterstützt. Funktionen wie das Ausdrucken, lokale Abspeichern oder Weiterleiten von E-Mails oder das Versenden von Anhängen sind nicht verfügbar. Die Interaktion wird vom System kontrolliert und ist technisch beschränkt auf definierte Partner (Teilnehmer, Therapeut und Administrator). Dritte können nicht in das System eingreifen. Integraler Bestandteil des Settings ist das Online-Ergebnismonitoring: Die Teilnehmer füllen regelmäßig online einen Fragebogen zu ihrem Wohlbefinden aus, des-

sen Resultat dem begleitenden Therapeuten unmittelbar online zur Verfügung gestellt wird und u. a. der Ergänzung des klinischen Eindrucks dient (▶ Kap. 17).

Zu diesen technikbasierten Vorkehrungen kommen eher klinische Aspekte, die das Onlinesetting definieren: Die Kontinuität der therapeutischen Beziehung, die Vorgabe einer Instruktion zum therapeutischen Schreiben, eine auf maximal 30 Minuten angelegte Schreibdauer, fixe wöchentliche Scheib- oder Chattermine und eine dem Übergangscharakter angepasste, auf ca. 3 Monate beschränkte Teilnahmedauer (vgl. Golkaramnay et al. 2003; Wolf et al. 2006). Die meisten der genannten Vorgaben wurden explizit für die E-Mail-Brücke eingeführt, um den zeitversetzten Kontakten die notwendige Struktur zu verleihen, die im Chat allein schon durch die synchrone Interaktion und die fixen Gruppentermine vorgegeben ist. Die folgenden Zitate beschränken sich daher auf Teilnehmer der E-Mail-Brücke.

Kommentare der E-Mail Teilnehmer

»Am Anfang der E-Mail-Brücke hätte ich gern öfter Schreibkontakt gehabt, gegen Ende hin reichte alle zwei Wochen oder weniger. Ergänzend finde ich strukturiertes Schreiben auch in der ›normalen‹ Therapie gut, aber ein Gespräch lässt sich dadurch nicht ersetzen. Ich fände es gut, wenn es die Möglichkeit gäbe, die E-Mails auszudrucken, denn jetzt, wenn die Brücke zu Ende ist, habe ich ja keinen Zugriff mehr auf die E-Mails. Man kann zwar über die Druckfunktion an der obersten Bildschirmleiste drucken, aber nur den Ausschnitt der auf dem Bildschirm zu sehen ist - das ist sehr mühsam und braucht viel Papier.«

»Schade, dass man die E-Mails später nicht mehr nachlesen kann, als Stütze falls wieder ein Tief kommt.«

»Ich wollte aber noch etwas zu der vorgesehenen Schreibdauer sagen: Für mich waren die 20–30 Minuten definitiv zu kurz, denn ich schreibe aufgrund feinmotorischer Probleme zum einen sehr, sehr langsam und zum anderen mit dem ›Zwei-Finger-Suchsystem‹. In der vorgegebenen Zeit hätte ich kaum etwas schreiben können, ich habe daher die Zeit etwas verlängert.«

»Ich habe in der E-Mail-Brücke nichts vermisst, aber ich werde sie wahrscheinlich vermissen. Noch lieber hätte ich natürlich persönliche Gespräche mit

meinem Therapeuten geführt, währenddessen ich Blickkontakt zu ihm gehabt hätte. Aber die E-Mail-Brücke ist eine gute Alternative. ... Was mich ein biss-chen nervte, war die Beantwortung der ›ständigen Fragebögen‹. Es sind fast immer wieder die gleichen Fragen, auch innerhalb eines Fragebogens; eben nur etwas anderes formuliert. Aber sonst alles o.k.!«

»Mich hat sehr der starre Wochenrhythmus gestört. Oft habe ich wochenlang keinen Bedarf zu Schreiben gehabt, musste mich ja dann aber trotzdem melden. Andererseits kann eine Woche viel zu lang sein. Einen bedarfsabhängigen Kontakt fände ich besser.«

»Und drei Monate im Anschluss an eine Behand-lung sind ausreichend! Auch wenn es wegen mir noch weiter gehen könnte! Aber irgendwann muss man ja auch mal wieder auf eigenen Füßen stehen.«

»Das wäre evtl. noch praktisch: Eine Funktion zum Kopieren von Textinhalten aus Dateien und Speichern von Mails als Dateien; damit hätten alle Teilnehmer auch nach Beendigung der E-Mail-Brücke eine Doku; oder eine Funktion, die am Ende alle Mails als Zip-File speichert.«

»Die E-Mail-Brücke hat mir sehr gut getan! Drei Monate fand ich zu kurz. Ich fände es besser, wenn der E-Mail-Kontakt nach und nach aufhört und nicht von einem auf den anderen Tag. Also sich vielleicht nach drei Monaten nur noch alle drei Wochen mailen; lang-sam ausklingen lassen.«

»Ich hätte mir gewünscht, dass der E-Mail Betreu-ungszeitraum mindestens doppelt so lange ist.«

»Des weiteren fände ich es gut, wenn es die Mög-lichkeit gäbe, nach den drei Monaten E-Mail-Brücke weiterhin Kontakt zum Therapeuten zu haben, z. B. 14-tägig bis einmal pro Monat (ein langsames ›Aus-schleichen‹). Ich hatte mich vorab mit meiner Thera-peuten auf die 12 ›Sitzungen‹ geeinigt, merke aber, dass es mir z. Z. gut tun würde, wenn ich sie alle 14 Tage bzw. einmal pro Monat kontaktieren könnte (einfach zur Absicherung für mich). Dies als Anregung von meiner Seite.«

20.3 Zusammenfassung

Dem eingangs erwähnten Prinzip der formativen Evaluation folgend, werden die Kommentare der Teilnehmer im Folgenden zusammengefasst, um daraus mögliche Hinweise ableiten zu können, wel-che Aspekte für eine effektive Onlineinteraktion im therapeutischen Kontext besonders wichtig sind.

Mit Bezug auf die **Chatgruppen** lassen sich fol-gende Punkte festhalten:

Gruppengröße. Aus Sicht der Teilnehmer scheint die Gruppengröße eine zentrale Rolle für das Gelin-gen der Kommunikation im Chat zu spielen: Die Gruppe sollte ausreichend groß sein, um einen leb-haften Austausch und Vielfalt an »Redebeiträgen« zu gewährleisten. Andererseits sollte sie überschau-bar bleiben, da sonst die Gefahr besteht, dass einzel-ne, eher »ruhige« Teilnehmer übersehen werden und im für das Medium typischen dynamischen Interak-tionsgeschehen »untergehen«. Als Fazit ließe sich festhalten, dass eine Gruppengröße von 6–10 Teil-nehmern anzustreben ist, wobei zweifelsohne der Person des Therapeuten als Moderator – wie in FtF-Gruppen auch – eine entscheidende Rolle für das Gelingen der Gruppen zukommt.

Kenntnisse und Fertigkeiten. Moderatoren einer therapeutischen Chatgruppe sollten bestimmte Kenntnisse und Fertigkeiten mitbringen, wie z. B. gute Fingerfertigkeit beim Tippen und ein gewisses Talent zum schriftlichen Ausdruck. So ist im Chat eher das Verfassen kurzer aber prägnanter State-ments als längerer, komplexer Ausführungen gefragt. Durch die bisweilen hohe Dynamik des Chats kann es bei langsamer Tippweise durchaus dazu kommen, dass bei Absenden der Therapeutenantwort die Fra-ge des Teilnehmers bereits aus dem sichtbaren Bild-schirmbereich geraten ist, wodurch das Verständnis erschwert werden kann. Inwiefern Chattherapeuten mit Formen der Netikette und der Websprache ver-traut sein sollten, hängt von der Zielgruppe des Chats ab. Im hier beschriebenen Kontext der Psy-chotherapienachsorge treten diese Besonderheiten der CvK möglicherweise in den Hintergrund, da ein Großteil der Teilnehmer eher chatunerfahren ist.

Erfahrung. Der Moderator sollte Erfahrung mit the-rapeutischen Gruppen generell mitbringen und das nötige Gespür für die Gruppendynamik im Online-setting besitzen. Schweigsame – und damit im Chat »unsichtbare« – Teilnehmer gilt es möglicherweise aktiv zu ermutigen und in das Geschehen einzubin-den. Andere, den Chat dominierende Teilnehmer, gilt es möglicherweise zu bremsen, um allen Redezeit und Aufmerksamkeit zu sichern. Hier ist zusätzlich Sensibilität gefordert, da sich Teilnehmer durch eine zu offensive Ansprache stigmatisiert, herausgefordert oder in die »Ecke gedrängt« fühlen könnten. Die Flüsterfunktion des Chats, mittels derer ein Moderator gezielt und für die anderen Teilnehmer unsichtbar, eine Person ansprechen kann, könnte sich in solchen Fällen als hilfreich erweisen.

Demokratisierung der Interaktion. Andererseits führt das Medium zu einer Art »Demokratisierung der Interaktion«, da alle Teilnehmer unter ihrem Pseudonym und mittels geschriebener Sprache in Erscheinung treten, wohingegen nonverbale Aspekte und Personenmerkmale, die üblicherweise Interaktionen mit steuern, unsichtbar bleiben. Die Verantwortung für und die Kontrolle über den Kommunikationsfluss in der Gruppe wird dem Therapeuten entzogen und ein Stück weit allen Teilnehmern übertragen. Diese Besonderheit des Mediums sollte gezielt genutzt werden und möglicherweise bereits in der Einführungsveranstaltung betont werden.

Gemischte Gruppen. Ob die Teilnehmer homogene oder gemischte Gruppen (z. B. hinsichtlich Diagnose, Alter oder Geschlecht) als produktiver erleben, lässt sich aus den Kommentaren nicht eindeutig ableiten. Es deutet sich allerdings an, dass sich nicht immer alle Teilnehmer vom aktuellen Fokus des Chat angesprochen fühlen, was als Argument gegen eine (zu) heterogene Zusammensetzung der Gruppe verstanden werden kann.

Im Gegensatz zum Chat, in dem sich Personen trafen, die zwar die gemeinsame Therapieerfahrung in der Panorama-Fachklinik sowie das Problem, sich wieder im Alltag zurecht finden zu müssen, teilen, sich aber nicht notwendigerweise vorher persönlich kennen gelernt hatten, eröffnete die **E-Mail-Brücke** die Möglichkeit, über Wochen in Kontakt mit dem behandelnden Therapeuten aus der Klinik zu bleiben. Entsprechend war zu erwarten, dass die Teilnehmer bei ihren Kommentaren andere Schwerpunkte setzen. Die oben zitierten Beiträge der Teilnehmer der E-Mail-Brücke lassen sich wie folgt zusammenfassen:

Persönlicher Kontakt mit dem Therapeuten. Ein zentraler und mehrfach genannter Aspekt für den gelingenden Austausch war aus Sicht der Teilnehmer, dass sie die Person des Therapeuten persönlich kannten und »die Chemie« zwischen beiden stimmte. Beide haben eine intensive Therapiephase hinter sich, in der sie eine gemeinsame Sprache gefunden haben. Während der Klinikbehandlung konnte sich eine Vertrauensbasis entwickeln, die auch über Zeit der rein textbasierten Nachbetreuung trug. Aufgrund des vorangegangenen persönlichen Kontakts fiel es den Teilnehmern leicht, sich die Anwesenheit des Therapeuten trotz der räumlichen Distanz vorzustellen.

Verlässlichkeit des Therapeuten. Eine zwingende Voraussetzung für die Verwendung von E-Mail im therapeutischen Kontext war die Verlässlichkeit des Therapeuten bezüglich der Einhaltung der verabredeten Regeln für den Austausch, beispielsweise eine Antwort binnen der vorab verabredeten Zeit zu senden. Nicht nur sollte der Therapeut selbst ein verlässlicher Interaktionspartner sein, er sollte auch darauf achten, dass der Teilnehmer das Setting ernst nimmt und zum fest vereinbarten Termin schreibt. Die Regeln für den Austausch sollten vom Therapeuten vorab erklärt und die Teilnahme mit einer gemeinsam unterzeichneten Einverständniserklärung verabredet werden.

Schriftsprachliche Ausdrucksform. Nicht jedem liegt die ausschließlich schriftsprachliche Ausdrucksform. Diese Kommunikationsform stieß möglicherweise bei Teilnehmern mit starker akuter Beeinträchtigung an ihre Grenzen. Zusätzlich sollte eine grundlegende Motivation zur Selbstreflexion und Selbstöffnung vorhanden sein. Teilnehmern, die es gewohnt sind ein Tagebuch zu führen, fiel die E-Mail-Brücke daher möglicherweise leichter. Auch Therapeuten, deren primäres Handwerkszeug das gesprochene Wort ist, dürfte der Übergang in das textbasierte Medium nicht immer leicht gefallen sein. Denn anders als im Therapiegespräch bleibt das geschriebene Wort gespeichert und muss sich auch nach mehrmaligem Lesen gegenüber dem durchaus kritischen Urteil der Teilnehmer bewähren.

20

Konkrete Themen. Zwar lieferten der Nachsorge-charakter der E-Mail-Brücke und die Instruktion zum strukturierten Schreiben eine gewisse Vorgabe, doch blieben die Wahl und Ausgestaltung der konkreten Themen den Beteiligten selbst überlassen. Die E-Mail-Brücke enthält keine strukturierten oder manualisierten Vorgaben für den Ablauf. So wurde es als hilfreich empfunden, wenn der Therapeut strukturierend intervenierte und einen Fokus vorgab oder Vorschläge für Themen machte. Auch bei der Vereinbarung realistischer Ziele und der Schritte zu deren Erreichung sollte der Therapeut Anstöße geben. Die Frage, inwiefern von den Teilnehmern ein vorab festgelegter, bestimmten Schritten folgender Ablauf akzeptiert würde, kann allerdings abschließend nicht beantwortet werden.

Computer- und Internetkenntnisse. Wenngleich die Teilnehmer keine Computerexperten sein müssen, so erleichterten doch grundlegende Computer- und Internetkenntnisse den Einstieg in die E-Mail-Brücke am heimischen PC. Insbesondere älteren, motivierten, aber mit der Technik unerfahrenen Teilnehmern, können mit einem Training noch während des Klinikaufenthalts Schwellenängste genommen werden. Auch für die Therapeuten war es von Vorteil, wenn sie mit der eingesetzten Technik so gut vertraut waren, dass sie selbst rasch technikbedingte Probleme lösen konnten, um längere Ausfälle zu vermeiden.

Betreuungszeitraum. Etliche Teilnehmer empfanden den vorgesehenen Betreuungszeitraum von 12–15 Wochen als zu kurz. Die Vorschläge der Teilnehmer reichten von der generellen Erhöhung der wöchentlichen Sitzungszahlen bis hin zum niederfrequenten, aber längeren Austausch. Einen Kompromiss stellte der Vorschlag dar, gegen Ende den Abstand zwischen den E-Mails zu verlängern und so die Gesamtzeit auszudehnen. Auch ließe sich der gewünschte Effekt durch eine Wiederaufnahme des Kontakts Monate nach Abschluss der regulären Teilnahme im Sinne einer Booster-Sitzung erzielen. Allerdings gilt es auch hier, vorab klare Vereinbarungen bezüglich für beide Seiten akzeptabler Optionen zu treffen.

E-Mail-Setting. Es wurde deutlich, dass die Vorgabe eines E-Mail-Settings mit festen Schreibterminen und der Empfehlung maximal 20–30 Minuten zu schreiben, bei den Teilnehmern unterschiedlich gut ankommt. Während einige die fixen E-Mail-Termine als hilfreich und strukturierend empfanden, fühlten sich andere überfordert, termingerecht eine E-Mail abzufassen oder sich bis zum verabredeten Tag zu gedulden. Dasselbe galt für die Instruktion zu Dauer und inhaltlicher Gestaltung des strukturierten Schreibens. Die Erfahrung hat jedoch gezeigt, dass das Setting hinreichend Spielraum lässt. Therapeuten und Teilnehmer erzielten zumeist eine Übereinkunft darüber, wie den Bedürfnissen und der spezifischen Situation der Teilnehmer Rechnung getragen werden konnte. Als Indikator für diese Flexibilität innerhalb des vorgegebenen Rahmens könnte u. a. die große Varianz hinsichtlich der Länge und Anzahl der verschickten E-Mails gelten (▶ Kap. 17).

Dokumentation der Kommunikation. Einige Teilnehmer äußerten den Wunsch nach einer dauerhaften Dokumentation der Kommunikation, d. h. danach, die E-Mail-Korrespondenz über den Abschluss der aktiven Teilnahme hinaus zu speichern oder auszudrucken, um z. B. in Krisenzeiten darauf zurückgreifen zu können. Bei der Entwicklung der E-Mail-Brücke wurde in Absprache mit der Panorama-Fachklinik jedoch entschieden, dass die gesamte Kommunikation ausschließlich online über eine passwortgeschützte Website erfolgen sollte. Entsprechende Vorkehrungen wurden im E-Mail-Programm auf technischer Ebene getroffen. So wurden z. B. übliche Funktionen wie lokales Speichern und Ausdrucken der E-Mails unterdrückt. Auf diese Weise sollten das Risiko eines unbefugten Zugriffs durch Dritte – z. B. Familienangehörige oder Arbeitskollegen – und der Einfluss E-Mail-typischer »Nebenwirkungen« wie z. B. Spam-Mail oder Viren minimiert werden.

Kein Ersatz für persönlichen Kontakt. E-Mail kann den »echten« therapeutischen Kontakt, das direkte Gespräch von Angesicht zu Angesicht, nicht ersetzen; dies wurde aus einigen Kommentaren der Teilnehmer deutlich. Besonders zeigte sich dies bei Teilnehmern, die trotz initial starker Beeinträchtigung die E-Mail-Brücke aufnahmen (möglicherweise aufgrund eines fehlenden ambulanten Therapieplatzes). Der E-Mail-Kontakt wurde als »weniger effektiv« beschrieben als die Begegnungen im Rahmen der vorangegangenen stationären Therapie. Dies verwundert einerseits kaum, diente die E-Mail-Brücke doch in erster Linie der Unterstützung bei der Bewältigung der Probleme im Alltag nach Rückkehr aus der stationären Therapie und nicht der intensiven Bearbeitung bestimmter Probleme oder Konflikte. Andererseits könnte einer derartigen Enttäuschung möglicherweise vorgebeugt werden, z. B. indem die intensive Phase der stationären Therapie explizit als beendet erklärt und die E-Mail-Brücke als neue Phase eingeführt wird.

Fazit

In diesem Kapitel wurde der Perspektive der Teilnehmer an technikbasierten Angeboten in der Psychotherapie – genauer den Internetbrücken via Chat und E-Mail der Panorama-Fachklinik – Raum gegeben. Die hier vorgestellten Kommentare zeigen, dass die Teilnehmer der Chat- und E-Mail-Brücke ein gutes Gespür für die Besonderheiten des jeweiligen Mediums im psychotherapeutischen Kontext haben. Sie benannten deutlich die Vor- und Nachteile dieser Interventionen und reflektierten die Mechanismen der geschriebenen Interaktion im jeweiligen Medium kritisch. Es wurde deutlich, dass Entwickler und Anbieter viel von den Nutzern dieser Angebote lernen können. Das gewonnene Wissen könnte in eine kontinuierliche Qualitätssicherung fließen, die ihrerseits in eine Form des Trainings oder der Ausbildung zum E-Mail-Therapeuten oder zum therapeutischen Moderator von Chatgruppen münden könnte.

Literatur

Baker DB (2003) Provider-patient e-mail: with benefits come risks. J AHIMA 74:22–29

Barak A, Wander-Schwartz M (2000) Empirical evaluation of brief group therapy conducted in an online chat room. J Virt Environ 5(1). @http://www.brandeis.edu/pubs/jove/HTML/v5/cherapy3.htm

Childress CA (1999) Interactive E-mail journals: A model for providing psychotherapeutic interventions using the internet. Cyberpsychol Behav 2:213–221

Cook JE, Doyle C (2002) Working alliance in online therapy as compared to face-to-face therapy: Preliminary results. Cyberpsychol Behav 5:95–105

Döring N (2003) Sozialpsychologie des Internets. Hogrefe, Göttingen

Eysenbach G (2005) The law of attrition. J Med Internet Res 7: e11

Golkaramnay V, Wangemann T, Dogs J, Dogs P, Kordy H (2003) Neue Brücken für Lücken in der psychotherapeutischen Versorgung durch das Internet: Hoffnungen, Herausforderungen und ein Lösungsansatz. Psychother Psychosom Med Psychol 53:399–405

Golkaramnay V, Bauer S, Haug S, Wolf M, Kordy H (2007) The exploration of the effectiveness of group therapy through an Internet chat as aftercare: A controlled naturalistic study. Psychother Psychosom 76:219–225

Haug S, Sedway J, Kordy H (2008) Group processes and process evaluations in a new treatment setting: inpatient group psychotherapy followed by internet-chat aftercare. Int J Group Psychother 58:35–53

Horn AB, Mehl MR (2004) Expressives Schreiben als Copingtechnik: Ein Überblick über den Stand der Forschung. Verhaltenstherapie 14:274–283

Holland N (1996) The Internet Regression. http://web.clas.ufl.edu/users/nnh/inetregr.htm

Knaevelsrud C, Maercker A (2007) Internet-based treatment for PTSD reduces distress and facilitates the development of a strong therapeutic alliance: A randomized controlled trial. BMC Psychiatry 19:7–13

Knatz B, Dodier B (2003) Hilfe aus dem Netz – Theorie und Praxis der Beratung per E-Mail. Pfeiffer, Stuttgart

Kordy H, Golkaramnay V, Wolf M, Haug S, Bauer S (2006) Internetchatgruppen in Psychotherapie und Psychosomatik: Akzeptanz und Wirksamkeit einer Internet-Brücke zwischen Fachklinik und Alltag. Psychotherapeut 51:144–153

Lepore SJ, Smyth JM (2002) The writing cure: How expressive writing promotes health and emotional well-being. American Psychological Association, Washington, DC

Murphy LJ, Mitchell DL (1998) When writing helps to heal: E-mail as therapy. Br J Guid Counc 26:21–32

Pennebaker JW (1997) Opening Up: The healing power of expressing emotions. Guilford Press, New York

Pennebaker JW, Mehl MR, Niederhoffer K (2003) Psychological aspects of natural language use: Our words, our selves. Annu Rev Psychol 54:547–577

Sahin O, Löwenstrom-Sahin K (2007) Kommunikation in thera-peutischen Chatgruppen. Unveröffentlichte Diplomarbeit. Eberhard Karls Universität, Tübingen

Sheese BE, Brown EL, Graziano WG (2004) Emotional expression in cyberspace: Searching for moderators of the Pennebak-er disclosure effect via e-mail. Health Psychol 23:457–464

Sloan DM, Marx BP (2004) Taking pen to hand: Evaluating theo-ries underlying the written disclosure paradigm. Clin Psy-chol Sci Pract 11:121–137

Spiegel D (1999) Healing words - Emotional expression and disease outcome. JAMA 281:1328–1329

Suler J (2004) The online disinhibition effect. Cyberpsychol Be-hav 7:321–326

van Zuuren FJ, Schoutrop MJA, Lange A, Louis CM, Slegers JEM (1999) Effective and ineffective ways of writing about traumatic experiences: A qualitative study. Psychother Res 9:363–380

Walther JB (1996) Computer-mediated communication: Imper-sonal, interpersonal, and hyperpersonal interaction. Com-munic Res 23:3–43

White M, Epston M (1990) Narrative means to therapeutic ends. Dulwich Centre Publications, Adelaide, South Australia

Wolf M, Kordy H (2006) Die therapeutische Beziehung in einem E-Mail-Modell post-stationärer Psychotherapie. Psycho-dynamische Psychotherapie 5:137–146

Wolf M, Maurer WJ, Dogs P, Kordy H (2006) E-Mail in der Psycho-therapie - ein Nachbehandlungsmodell via Electronic Mail für die stationäre Psychotherapie. Psychother Psychsom Med Psychol 56:138–146

Wright J (2002) Online counselling: Learning from writing therapy. Br J Guid Counc 30:285–298

Wright J, Chung MC (2001) Mastery or mystery? Therapeutic writing: a review of the literature. Br J Guid Counc 29:277–291

21 Die Perspektive von Onlinetherapeuten

Sascha Hunner, Christina Wagner

21

21.1   Hintergrund

Bereits im Jahr 2001 wurde in den Panorama Fachkliniken Scheidegg im Allgäu als vermutlich erster Klinik weltweit ein internetbasiertes Nachsorgekonzept eingeführt. Hintergrund hierfür war die Erfahrung, dass trotz einer während des Aufenthalts erarbeiteten Stabilisierung dieser verbesserte psychische Zustand der Patienten in vielen Fällen nach der Entlassung nicht aufrechterhalten werden konnte – vor allem in jenen Fällen, in denen die Psychotherapie nicht unmittelbar im ambulanten Setting fortgeführt werden konnte. Für die Betroffenen bedeutete dies nicht nur einen Abschied aus einer heilsamen Beziehung zum Kliniktherapeuten, sondern auch eine meist ernüchternde Auseinandersetzung mit der häufig unveränderten Alltagssituation – oft ohne greifbare Hoffnung auf professionellen Halt.

Entsprechend galt es nach Ansicht der Entwickler die für den Patienten korrigierende Beziehungserfahrung in der Klinik zur Überbrückung der Wartezeit bis zum Beginn einer potenziellen ambulanten Therapie mittels eines allgegenwärtigen und kostengünstigen Mediums zu nutzen, mit dessen Hilfe eine Nachsorge adäquat strukturiert werden kann. In Kooperation mit der Forschungsstelle für Psychotherapie und Unterstützung von Krankenkassen wurden die Projekte »Chatbrücke« und »E-Mail-Brücke« gestartet. In der Pilotphase erwiesen sich beide Interventionen als Erfolg, sodass die Onlinenachsorge seit 2003 grundsätzlich für alle Patienten möglich ist. Eine zunehmende Zahl von Krankenkassen unterstützt die innovativen Programme durch eine Kostenübernahme. Davon unabhängig besteht die Möglichkeit, die Teilnahme selbst zu finanzieren.

Nach einer mittlerweile mehr als 3-jährigen klinischen Erfahrung als »Onlinetherapeuten« in den Panorama Fachkliniken möchten wir im Folgenden aus therapeutischer Sicht über die beiden genannten internetgestützten Formen der Nachsorge berichten.

21.2   Nachsorgekonzept

21.2.1   Chatbrücke

Bei der Chatbrücke (▶ Kap. 17) handelt es sich um eine auf 12–15 Wochen ausgelegte virtuelle, in einem »Chatroom« stattfindende, Gruppenintervention. Die Gruppe von durchschnittlich 6–8 Teilnehmern trifft sich unter der Leitung eines Therapeuten einmal wöchentlich zu einem fest vereinbarten Zeitpunkt für 90 Minuten. Es handelt sich um ein offenes Setting, d. h., neue Teilnehmer können jederzeit integriert werden, sobald durch das Ausscheiden anderer Teilnehmer freie Kapazitäten entstehen.

Bereits in einer Einführungsveranstaltung während des stationären Aufenthalts werden interessierte Patienten mit der Struktur und der Konzeption der Chatbrücke vertraut gemacht. Dabei werden die nötigen technischen Voraussetzungen thematisiert sowie insbesondere die Notwendigkeit der begleitenden Qualitätssicherung: Jeder Teilnehmer füllt unmittelbar vor jeder Chatsitzung online einen kurzen Fragebogen zu seinem Befinden aus (KPD-38; Percevic et al. 2005). Durch die sofortige automatische Auswertung erhält der Chatleiter die Möglichkeit, den Gesundheitszustand jedes Teilnehmers einzuschätzen. So kann nicht nur der konzeptbedingte fehlende Blickkontakt im Gegensatz zu einer Live-Gruppe kompensiert werden, sondern es entsteht auch eine Verlaufsbeurteilung über die Gesamtdauer der Teilnahme.

Darüber hinaus wird in der Einführungsveranstaltung auch der Ablauf einer Chatsitzung vorgestellt: Nach einer kurzen Begrüßungsphase werden Themen und Anliegen der Teilnehmer gesammelt und anschließend in der gemeinsam festgelegten Reihenfolge bearbeitet. Eine rechtzeitige Feedbackrunde bereitet das Ende der Sitzung vor. Auch Besonderheiten im Kommunikationsstil werden betont: So gibt es die Möglichkeit »Smileys« zu verwenden, um geschriebenem Text schnell und unmissverständlich emotionale Färbung (Lächeln, Lachen, Trauer, Wut und Ironie) zu verleihen. Zudem vermitteln wir die dem Medium Chat zueigene Notwendigkeit, Wichtiges in kurzen und prägnanten Sätzen auszudrücken und den übrigen Teilnehmern so die Möglichkeit zu geben, dem Kommunikationsfluss folgen zu können.

Die Einführungsveranstaltung dient außerdem dazu, die Patienten darüber aufzuklären, dass die Onlinenachsorge gewährleisten soll, die in der Klinik erarbeiteten Ziele im Alltag umsetzen zu lernen. Aufdeckende oder möglicherweise destabilisierende therapeutische Arbeit soll nicht stattfinden. Ferner wird der positive Einfluss des erfahrungsgemäß großen Zugehörigkeitsgefühls zur Chatgruppe und des Schreibens auf die intrapsychische Verarbeitung des Erlebten erörtert. Es wird auch betont, dass die regelmäßige Teilnahme für den Erhalt der Gruppenkohärenz unverzichtbar ist und ein wiederholtes unentschuldigtes Fehlen zum Ausschluss aus der Chatgruppe führen kann.

Im Anschluss an die Einführungsveranstaltung wird ein obligatorisches Vorgespräch zwischen dem Patienten und dem Leiter der jeweiligen Chatgruppe vereinbart. Dabei lernen sich Teilnehmer und Therapeut persönlich kennen und es gilt insbesondere, Ausschlusskriterien und individuelle Zielsetzungen zu überprüfen (▶ Abschn. 3). Schließlich wird ein Leitfaden ausgehändigt, in dem das Programm und das Anmeldungsverfahren anschaulich dargestellt und die wichtigsten Informationen zusammengefasst sind.

21.2.2 E-Mail-Brücke

Die E-Mail-Brücke stellt eine wöchentliche Einzelbetreuung zwischen dem Teilnehmer und dem ihn schon während des stationären Aufenthalts behandelnden Kliniktherapeuten dar. Der Zeitraum umfasst 12–15 Wochen, was 12 bis maximal 15 E-Mail-Kontakten an einem fest vereinbarten Mailing-Tag in der Woche entspricht. Die auszutauschenden E-Mails werden über die Onlineplattform der Forschungsstelle für Psychotherapie versendet und dort gespeichert (▶ Kap. 17).

Da sich Patient und Therapeut durch die Zusammenarbeit während des stationären Klinikaufenthalts bereits intensiv kennen gelernt haben, erfordert die Vorbereitung der E-Mail-Brücke lediglich eine kurze Einführung und Instruktionen bzgl. der An-

meldeprozedur. Zudem werden Ablauf und Zielsetzung des Projekts erläutert: Wie in der Chatbrücke soll auch hier der Patient in der vulnerablen poststationären Phase dabei unterstützt werden, seine in der Klinik gesetzten Ziele im häuslichen Umfeld nicht aus den Augen zu verlieren, sondern weiter an neuen Denk- und Verhaltensmustern zu arbeiten.

Um dies zu erreichen, wird der Teilnehmer aufgefordert, sich in seinen E-Mails – ähnlich wie in der Face-to-Face-Therapie – jeweils auf ein aktuelles, für ihn besonders im Vordergrund stehendes Thema zu konzentrieren und dabei auch die aufkommenden Emotionen zu schildern. Zusätzlich zu diesem Bericht in schriftlicher Form füllt jeder Teilnehmer wöchentlich – analog zum Vorgehen in der Chatbrücke – online einen kurzen Fragebogen aus, wodurch der Therapeut in standardisierter Form eine Einschätzung der aktuellen Beeinträchtigung des Patienten erhält. Als Therapeuten haben wir zugestimmt, innerhalb von 24 Stunden auf die E-Mail des Patienten zu antworten, die an einem verabredeten Wochentag geschickt wird. ◘ Tab. 21.1 fasst die formalen Charakteristika von Chat- und E-Mail-Brücke zusammen.

21.3 Einschlussbedingungen aus therapeutischer Sicht

Bevor ein Patient an der Onlinenachsorge teilnehmen kann, ist es Aufgabe des Therapeuten, einige grundsätzliche Fragen bezüglich seiner Eignung für das jeweilige Medium zu klären. Dazu zählen Fragen nach den notwendigen Rahmenbedingungen, d. h., es muss geklärt werden, ob ein Internetzugang – idealerweise an einem ungestörten Ort – mit geeigneter Hard- und Software zur Verfügung steht sowie ob der Patient angesichts seiner Lebenssituation re-

◘ **Tab. 21.1.** Zentrale Merkmale von Chat- und E-Mail-Brücke

Chatbrücke	E-Mail-Brücke
▬ Wöchentlich zu festem Zeitpunkt stattfindende virtuelle Gruppe	▬ Wöchentlich an festem Wochentag stattfindender E-Mail-Kontakt
▬ Teilnahmedauer: 12–15 Wochen	▬ Teilnahmedauer: 12–15 Wochen
▬ Offenes Gruppensetting	▬ Einzelbetreuung
▬ KPD-Fragebögen erheben aktuelle Befindlichkeit und erlauben Verlaufsbeurteilung	▬ Strukturiertes Schreiben
	▬ KPD-Fragebögen erheben aktuelle Befindlichkeit und erlauben Verlaufsbeurteilung

21

gelmäßig an den wöchentlichen Chatsitzungen teilnehmen bzw. den vereinbarten Mailing-Tag einhalten kann. Die für die Teilnahme erforderlichen basalen Grundkenntnisse zum Umgang mit PC und Internet können auch bei fehlender Vorerfahrung nahezu immer bereits in der Klinik oder durch Familienangehörige zu Hause vermittelt werden.

Aus medizinischer und therapeutischer Sicht müssen die Diagnose und die Persönlichkeitsstruktur des Patienten bei der Beurteilung seiner Eignung für die Onlinenachsorge berücksichtigt werden. Im Folgenden sollen diese Aspekte getrennt für die Chat- und E-Mail-Brücke diskutiert werden.

21.3.1 Chatbrücke

Im Fall der Chatbrücke gibt es aus unserer Erfahrung keine generellen Ausschlusskriterien; jedoch muss ein Mindestmaß an Gruppenfähigkeit des Teilnehmers gegeben sein. Eine erfolgreiche Teilnahme an der Face-to-Face-Gesprächsgruppe während des Klinikaufenthaltes stellt einen hierfür wichtigen Hinweis dar. Auch ein guter Sozialkontakt zu den Mitpatienten und ein adäquates Einlassen auf tanz- oder körpertherapeutische Gruppenprozesse sind positive Indikatoren.

Darüber hinaus ist es von zentraler Bedeutung, dass es dem Chatleiter im obligatorischen Vorgespräch gelingt, eine tragfähige Arbeitsbeziehung zu dem bislang häufig nicht persönlich bekannten Patienten aufzubauen. Negative Übertragungs- und Gegenübertragungsphänomene, die beispielsweise Abwertung oder Konkurrenzverhalten beinhalten, können im späteren Verlauf den Gruppenprozess erheblich stören, sodass der Betroffene unter Umständen in der Einzelnachsorge mittels der E-Mail-Brücke mit seinem Bezugstherapeuten besser aufgehoben sein könnte. Ferner sind es beim Patienten im Übermaß vorhandene Regressionsneigung, Narzissmus oder emotionale Instabilität, die die Kohärenz und damit den Erfolg der Chatgruppe empfindlich stören können. Einzelfälle in der Vergangenheit haben gezeigt, dass solche Patienten in der Konsequenz dazu neigen, über mehrere Chatsitzungen hinweg die Aufmerksamkeit der Gruppe zu stark auf sich zu zentrieren, was den zeitlich knappen Raum für die anderen zusätzlich reduziert und damit oft zu

unproduktivem Ärger führt. Zwar kann es dann auch in diesem Setting gelingen, anhand solcher Konflikte bei den Teilnehmern konstruktive Prozesse in Richtung verstärkter Selbstfürsorge, neuartiger Abgrenzungsstrategien oder verbesserter Gefühlsexpression anzustoßen, doch ist das Risiko hoch, dass sich einzelne Gruppenmitglieder – einem alten Verhaltensmuster entsprechend – gekränkt verschließen. Diese betonte Zurückhaltung im weiteren Gruppenverlauf ist hierbei eine, das tatsächliche Verlassen des Chatrooms jedoch eine andere therapeutisch sehr kritische Variante, die eine Kontaktierung – bei bestehendem Anlass zur Sorge einen sofortigen Telefonanruf – erforderlich macht. Ein Beispiel hierfür findet sich in ▶ Abschn. 21.4.2.

Weiterhin ist zu prüfen, ob der Patient zu stark altruistische oder introvertierte Züge aufweist. In diesen Fällen böte der Chat einen Rahmen dafür, in das bestehende Muster aus Überfürsorge für andere oder sozialer Isolation zurückzufallen und dadurch den im stationären Rahmen bereits in Gang gesetzten Prozess zu untergraben. Gelingt es dem Chatleiter jedoch, solchen Verhaltenstendenzen durch eine straffe Führung entgegenzuwirken, können entscheidende Impulse zu einer Verhaltenskorrektur gegeben werden. Im Optimalfall kann dann der Chatroom gegenüber der Face-to-Face-Gruppe sogar ein effektiveres Setting darstellen, da offenbar Faktoren wie der Aufenthalt im meist geschützten Raum der eigenen Wohnung sowie der fehlende Blickkontakt dem Teilnehmer ein Gefühl von Sicherheit vermitteln, welches es ihm ermöglicht, die Hürden aus Scham oder Angst zu überwinden und sich so authentischer zu öffnen.

21.3.2 E-Mail-Brücke

Bei der E-Mail-Brücke gestaltet sich die Formulierung von Ausschlusskriterien ungleich schwieriger. Dass die therapeutische Beziehung zwischen behandelndem Arzt und Patient tragfähig und vertrauensvoll ist, ist als Grundvoraussetzung für das Gelingen einer E-Mail-Nachbetreuung essenziell. Dieser Aspekt konnte während der Wochen der stationären Therapie jedoch bereits umfassend geprüft werden. Somit kommen prinzipiell Patienten mit allen Krankheitsbildern und Persönlichkeitsaspekten infrage.

◘ Tab. 21.2. Ausschlusskriterien aus therapeutischer Sicht

Chatbrücke	E-Mail-Brücke
— Fehlende Gruppenfähigkeit — Stark ausgeprägte Persönlichkeitsstörung — Negative (Gegen-)Übertragungsphänomene	— Nicht tragfähige Beziehung zwischen Teilnehmer und Therapeut — Mangelnde Fähigkeit, sich an vorgegebene Strukturen zu halten — Unzuverlässigkeit bzw. fehlende Compliance

Natürlich erfolgt im Vorfeld eine Einschätzung darüber, inwieweit der Teilnehmer sich an die Vorgaben des strukturierten Schreibens, also regelmäßig zu schreiben und überschaubare und inhaltlich relevante Texte zu verfassen, halten kann. Als Hilfestellung wird dem Patienten empfohlen, sich 20–30 Minuten für das Schreiben Zeit zu nehmen und sich in der Mail auf aktuelle Entwicklungen oder Probleme zu beziehen (► Kap. 17). Mögliche Strukturierungshilfen sind dabei immer wiederkehrende therapeutische Interventionen wie die Fragen nach konkreten Teilerfolgen, auftretenden Schwierigkeiten, dem begleitenden Gefühlserleben und den angestrebten nächsten Schritten.

Dennoch kommt es auch immer wieder vor, dass sich eine bestehende Regressionsneigung im Kontext der E-Mail-Brücke insofern verstärkt, dass wir Therapeuten als »Kummerkasten« benutzt werden, indem wir häufig über das Maß des Vertretbaren hinaus lange und klagsame E-Mails erhalten. Während dieses Kommunikations- und Bindungsmuster im Face-to-Face-Kontakt frühzeitig aufgezeigt werden kann, ist dies in der E-Mail-Brücke konzeptbedingt nur verspätet möglich – jedoch umso wichtiger, um einer kontraproduktiven Problemfokussierung des Patienten entgegenzuwirken und die beabsichtigte Ressourcenorientierung wieder in den Vordergrund zu rücken. Dies bedeutet jedoch für den Therapeuten eine große Herausforderung, da durch solche Schreiben seine Fähigkeit des Containings häufig auf eine harte Probe gestellt – im Wiederholungsfall unter Umständen auch überschritten – wird.

Bei Teilnehmern mit einer emotional-instabilen Persönlichkeitsstruktur zeigen sich ähnliche Schwierigkeiten, zudem halten sich gerade diese oft nicht an die wöchentlichen Schreibtermine. Diese Art der Unzuverlässigkeit erzeugt beim Therapeuten, der sich in der Verantwortung für den Patienten sieht, oft Unsicherheit hinsichtlich des aktuellen Zustands des Patienten und erfordert in diesen Fällen zusätzliche Kontaktversuche.

◘ Tab. 21.2 fasst die zentralen Ausschlusskriterien aus therapeutischer Sicht für beide Interventionen zusammen.

21.4 Fallbeispiele

21.4.1 Häufige therapeutische Interventionen in der E-Mail-Brücke

Im Folgenden sollen gängige therapeutische Interventionstechniken im Onlinesetting anhand einiger Textauszüge aus einem 12-wöchigen E-Mail-Kontakt mit einer 52-jährigen, im Rahmen einer Bulimie depressiv dekompensierten Patientin verdeutlicht werden (◘ Tab. 21.3). Sie lebt allein, befand sich 37 Tage in stationärer Therapie in den Panorama Fachkliniken Scheidegg und weist zum Zeitpunkt des E-Mail-Kontakts nach wie vor inadäquate Affektwahrnehmung und -regulation, selbstschädigende Verhaltensweisen und soziales Rückzugsverhalten auf. Ziele sind strukturelle Nachreifung, Verbesserung der Affekttoleranz und Abbau der Rückzugstendenzen (Anmerkung: Es handelt sich um einen Auszug aus der E-Mail-Kommunikation, mit […] sind ausgelassene Passagen im Text markiert).

21.4.2 Kritische Situationen im Chat – Herausforderungen für Gruppe und Leiter

Wenngleich die Evaluation der Chatbrücke insgesamt sehr positiv ausfiel (Golkaramnay et al. 2007; Kordy et al. 2006; Wolf u. Kordy 2006; Wolf et al. 2006; ► Kap. 17

21

◘ Tab. 21.3. Auszug aus der E-Mail-Brücke

Sender Datum	Textauszug	Therapeutische Bewertung
Patientin 21.02.2006	[...] Und vor allem: wir hatten einen Trauerfall und ich stand vor der Frage: hingehen am Donnerstag zur Beerdigung, ja/nein. Weil: zu dick, zu hässlich, nix passendes zum anziehen, was denken die Leute, wenn ich so aussehe etc. Aber ich habe die Kurve gekriegt, habe was zum anziehen besorgt, und bin froh, dass ich zur Beerdigung gegangen bin [...] Was ich für mich schlimm fand war, dass ich mich dann beim Kuchen nicht zurückhalten konnte. Es ist, als ob mir ein Schalter im Hirn fehlen würde der sagt, es ist genug! [...] Momentan heule ich gerade. [...]	Aktuelle Problembeschreibung
Therapeut 21.02.2006	Liebe Frau [...], danke für Ihr tolles, gefühlvolles Schreiben! Ich finde, Sie haben genau das richtige Maß gefunden zwischen »Bericht« und »Gefühlstagebuch«. Weiter so! [...] Versuchen Sie nicht, immer NICHT ans [Erbrechen] und [Essen] zu denken (denn das wäre ja problemzentriertes Denken) – sondern versuchen Sie stattdessen, sich darauf zu fokussieren, wie wohl Sie sich fühlen werden, wenn Sie jetzt mit dem Essen aufhören und sich nicht den Magen voll stopfen. [...]	Validierung des Geschriebenen und Lösungszentrierung
Patientin 28.02.2006	[...] Kein Fressen und kein Kotzen; Ernähre mich ziemlich gut ohne Diät im eigentlichen Sinne, aber ohne Süßes, Fettes, üppiges. Ich tue das, was ich seit über einem Jahr nur ganz sporadisch gemacht habe: ich koche und bereite mir meine täglichen Mahlzeiten überlegt zu [...] erstmals seit 1 Jahr Lust, mir Gedanken über Gartenarbeiten zu machen [...] Ach ja: ich habe mir erstmals im Leben ein konkret definiertes Ziel gesetzt: Ich will am 13. Mai 65 kg wiegen [...]	Wertschätzung eigener Teilerfolge und Formulierung eines konkreten Nahziels
Therapeut 28.02.2006	[...] Sie haben schon wirklich enorm viel verändert [...] und das, ohne sich überfordert zu fühlen, sondern verbunden mit sehr viel Selbstfürsorge und Achtsamkeit. [Aber haben sie sich nicht] ein etwas zu hohes Ziel gesteckt ... 15 Kilo abzunehmen, also 20% Ihres Gewichts, ist schon gewaltig [...]	Validierung und kritischer Denkanstoß
Patientin 7.03.2006	[...] Was mich ziemlich beschäftigt ist, dass mein Neffe Michael wegen Drogen (angeblich nur Haschisch) durch eine Routinekontrolle ziemlich Ärger mit dem Gesetz hat [...] Scheiße. [...]	Aktuelle Problembeschreibung
Therapeut 8.03.2006	[...] Das gibt mir die Gelegenheit, einmal mehr nach Ihren Gefühlen zu fragen: Sind Sie sauer auf Michael, weil er Ihnen Grund zur Sorge gibt? Oder haben Sie Angst um ihn? Oder sind Sie traurig? [...]	Fragen nach begleitendem Gefühlserleben mit dem Ziel einer verbesserten Affektwahrnehmung
Patientin 17.04.2006	[...] Es geht mir ziemlich mies. Seit fast 4 Wochen esse und breche ich wieder ziemlich, Tendenz steigend, seit zwei Wochen fast täglich. Ich komme mit den Anforderungen an der neuen Stelle schlecht zurecht, fühle mich völlig überfordert. [...] Meiner Meinung nach bin ich überhaupt nicht arbeitsfähig. Ich bin im Grunde fast genauso erschöpft wie vor Scheidegg, im Grunde hat sich nichts geändert. Doch, meine Stimmung ist öfters mal besser, es ist schon anders. [...] Bitte glauben Sie mir, ich bin momentan ziemlich verzweifelt. Diese Depression hat mich im Griff, dass die Wände wackeln. [...]	Vollständige Problemorientierung und Abwertung bisheriger Teilerfolge
Therapeut 17.04.2006	[...] es tut mir sehr leid, von Ihnen zu hören, dass Sie momentan so verzweifelt sind. Es ist aus Ihren Zeilen recht deutlich herauszulesen, wie enttäuscht Sie darüber sind, dass Ihre Hochphase nicht von langer Dauer war [...] Sie sind [...] nicht allein. Und mich haben Sie ja auch noch ;-) Wie Sie sich verhalten könnten, wenn Sie tatsächlich einmal wieder unter Leuten sind, und damit auch gegen die Depri angehen, wissen Sie ja schon recht gut. Zu diesem Thema machen wir aber erst weiter, wenn Sie sich wieder in der Lage sehen. [...]	Vermittlung eines präsenten Gegenübers und Refokussierung auf bereits erreichte Teilerfolge

⬛ Tab. 21.3 (Fortsetzung)

Sender Datum	Textauszug	Therapeutische Bewertung
Patientin 2.06.2006	hallo, lieber dr.hunner! heute also die letzte mail. [...] Der kontakt zu ihnen hat mir gut getan, es ist schade, dass er zuende ist, aber so es ist anscheinend im Leben!! Also, ganz herzlichen dank für ihre unterstützung. [...]	Adäquater Abschied
Therapeut 5.06.2006	[...] Also, ich wünsche Ihnen [...] viel Bereitschaft, sich mit den eigenen Emotionen und Verhaltensmustern auseinanderzusetzen. Ich möchte resümierend sagen, dass ich den Eindruck habe, dass Sie sehr viel dazu »gelernt« haben und sich in manchen Bereichen den Horizont erweitert haben. Sie wirken weniger hin- und her geworfen von alltäglichen Aufs und Abs, so als ob Sie einer »inneren Mitte« sehr viel näher gekommen sind. Es soll in Zukunft nun für Sie gelten, weiter daran zu arbeiten, nicht nur schwarz und weiß zu denken und die bestehenden existenziellen Ängste abzubauen. Deshalb empfehle ich Ihnen natürlich ganz von Herzen eine gute ambulante Psychotherapie. [...]	Resümee und abschließende Validierung. Schaffen eines Ausblicks und Motivation zu ambulanter Psychotherapie

und ► Kap. 20), wird anhand der folgenden Ausschnitte aus einem Chatverlauf deutlich, dass sich kritische Situationen trotz der Beachtung der Einschlusskriterien nicht immer zuverlässig vermeiden lassen.

Zum Hintergrund: Eine 47-jährige Patientin (»Hanna«) mit der Diagnose »emotional-instabile Persönlichkeitsstörung vom Borderline-Typus«, die in schwierigen sozialen Verhältnissen lebt, ist erstmals im Chat. In ⬛ Tab. 21.4 ist ein Auszug aus einer Chatsitzung mit 7 Teilnehmern dargestellt, wobei an dieser Stelle nicht alle Statements wiedergegeben werden. Die von den Teilnehmern gewählten Pseudonyme wurden geändert. Die Uhrzeit gibt an, wann das jeweilige Statement gesendet wurde. Das Zeichen »>« zeigt an, dass ein Teilneher mit dem jeweiligen Statement explizit angesprochen wird; z. B. bedeutet »[SaschaHunner] Hanna>«, dass der Therapeut (Sascha Hunner) Hanna direkt anspricht.

⬛ Tab. 21.4. Auszug aus einer Chatsitzung mit 7 Teilnehmern

Uhrzeit [Sender] Adressat>	Beitrag
19:39:35 [Hanna]	Hätte mal einen Wunsch an alle: Könntet ihr euch alle mal kurz vorstellen, damit ich weiß mit wem ich es eigentlich zu tun habe: also ich bin 47 J., w., verh., Mutter, berufstätig, Familienmanangerin, kurz und bündig. Wäre das wohl möglich?
19:39:58 [SaschaHunner] Hanna>	guter vorschlag, hätte von mir sein können 😊
19:41:11 [Hanna]	Dann hätte ich noch einen Wunsch: Ich bräuchte dringendst einen Notfallplan oder Notfallkoffer oder so. Wer hat so was und was kommt da rein?
19:43:46 [SaschaHunner] Hanna>	also, es gibt nicht »den« notfallkoffer - ich denke, jeder ist verschieden, aber wir können gerne ideen sammeln!
19:49:25 [SaschaHunner] Kathrin>	wie gehts ihnen denn eigentlich?
19:50:56 [Hanna]	Was mich die letzten Tage total ausflippen ließ, sind meine FAs. Ich bin dann total wütend auf mich, weil ich wieder mal die Kontrolle verloren hab. und aus dem grund bräuchte ich dringend einen Notfallkoffer. Nach welchen kriterien gehe ich vor? Was mir gut tut, was mich ablenkt, was sonst noch?
19:51:44 [SaschaHunner] Hanna>	FAs = Fressanfälle, gell?

21

◻ Tab. 21.4 (Fortsetzung)

Uhrzeit [Sender] Adressat>	Beitrag
19:52:38 [Kathrin] SaschaHunner>	gar nicht gut; musste heute einsehen, dass ich wegen meiner Erkrankung und vor allem die Folgen daraus nicht in der Lage, arbeiten zu gehen; bin also seit heute krankgeschrieben und fühle mich total nutzlos; außerdem geht es mir ohne Arbeit auch nicht gut
19:52:39 [Sabine] Hanna>	warst du in scheidegg im fähigkeitentraining?
19:52:49 [Hanna]	Ja, FA sind Freßanfälle, toll gemerkt 😊
19:53:38 [Tanja] Hanna>	was dich wieder runter bringt. Mir hilft Musik (Klarinette), Sport, Konzentrationsübungen, Jonglieren, in die Natur gehen, …
19:56:10 [Hanna] Sabine>	Ja, war ich in DBT, musste aber einen Tag vor der Notfallkoffer-Besprechung überstürzt abreisen 😞
19:56:23 [SaschaHunner] Kathrin>	hm, hätten sie auch etwas von ihren schlechten gefühlen erzählt, wenn ich nicht gefragt hätte?
19:56:56 [Kathrin]	nein, weil ich mich dieses Mal zurückhalten wollte
19:57:0 [Sabine] Hanna>	hm, also erst mal solltest du dir überlegen, für welche sinnesreize du bei einer spannung von 70% oder mehr noch empfänglich bist (fühlen, riechen, schmecken oder was auch immer)
19:57:4 [SaschaHunner] Sabine>	super, weiter so!!!
19:57:49 [Sabine] Hanna>	je nachdem kannst du dann zb in eine scharfe chilischote beißen, einen igelball drücken, ein aromatherapie-öl hernehmen, joggen gehen,….
20:00:13 [SaschaHunner] Hanna>	wichtig ist, die eigene anspannung, die vor den attacken vorliegt, prozentual einschätzen zu können und sich dann entsprechende maßnahmen zu überlegen (bzw. sie einfach parat zu haben!)
20:01:17 [SaschaHunner] Kathrin>	aber sie wissen schon ,dass der chat auch für sie da ist, und zwar IMMER dann, wenn sie bedarf haben, aus ihrem film /loch begleitet zu werden?!?
20:03:32 [Tanja] Hanna>	was jemand in der Klinik vorgeschlagen hat und auch super ist, wenn du dir aufschreibst, welche Leute dir in den Situationen von großer Anspannung guttun und wie sie dir helfen können, bzw. was sie auf keinen fall machen sollten!
20:07:25 [Hanna]	was soll ich denn tun? ich habe momentan auch in meiner beziehung große konflikte und ich wünsche mir oft, dass mein ehemann mich besser versteht
20:07:58 [SaschaHunner] Hanna>	naja, aber dennoch ist dieses thema gegenüber dem, wie sie in spannungs-not-situationen umgehen können, nicht so enorm relevant für den augenblick! 😊
20:08:57 [Hanna] SaschaHunner>	wollen sie mich abwürgen? warum 😞
20:09:40 [SaschaHunner] Hanna>	nein, aber ich schrieb oben schon, dass das thema »notfallkoffer« für sie im moment wahrscheinlich deutlich wichtiger ist, weil sie sich eher verändern können als ihren mann!
20:10:09 [Bärbel] Hanna>	das ist es ja gerade, es nutzt deine schwäche aus, ich habe früher auch alles so hingenommen, ich wehre mich jetzt mit worten und lass mir nichts mehr gefallen, zeige halt selbstbewußtsein, es ist hart aber hilft
20:11:50 [Kathrin]	wir versuchen, etwas mit den Medikamenten zu machen, denn so, wie es jetzt ist, werde ich echt noch wahnsinnig und es laufen einige ärztliche Untersuchung, um organische Erkrankungen auszuschließen, die mir fast schon lieber wäre; dann hat man was Handfestes
20:13:07 [SaschaHunner] Kathrin>	das kann ich verstehen, aber bedenken sie, dass es auch schon eine ganze weile lang ganz gut ging …

◻ Tab. 21.4 (Fortsetzung)

Uhrzeit [Sender] Adressat>	Beitrag
20:14:38 [Kathrin] SaschaHunner>	ja, das versuche ich mir auch immer wieder vor Augen zu führen und ich wünsche mir diese Zeit sehnlichst zurück; aber trösten tut mich das jetzt auch nicht 😞
20:14:58 [Bärbel] Hanna>	hast du noch psychotherapeuthische begleitung, wäre für dich sicher wichtig
20:15:36 [SaschaHunner] Kathrin>	sie sind also augenblicklich sehr trost-los, hm? das tut mir von herzen leid.
20:16:07 [Kathrin] SaschaHunner>	ja sehr, ich bin nur noch am Heulen
20:16:07 [SaschaHunner] Hanna>	hallo? ich hätte gerne ein lebenszeichen von ihnen... 😊
20:16:35 [Hanna]	bin noch da
20:19:41 [Hanna]	meine derzeitige beziehungskrise ist auch ein alltägliches thema............ und da bräuchte ich auch hilfe.........
20:20:11 [Kathrin] Hanna>	was für eine Hilfe meinst du genau?
20:20:37 [Sabine] Hanna>	wie genau sieht denn das problem mit deinem mann aus?
20:20:49 [Hanna]	Unterstützung und Tipps wäre wohl besser gesagt
20:21:47 [Bärbel] Hanna>	dein ehekonflikt ist wohl das größte problem, wenn der nicht wäre würde es dir sicher gesundheitlich auch besser gehen
20:23:05 [Hanna]	ausserdem habe ich enorme probleme, bei mir zu bleiben, seit ich wieder daheim bin............nur arbeit, arbeit, arbeit............
20:25:26 [Bärbel] Hanna>	Unterstützung durch Gespräche, die dich stark machen deinem mann gegenüber?
20:25:44 [SaschaHunner] Hanna>	jahrelang haben sie das alles hingenommen ohne es an sich heranzulassen, nun klingeln die alarmglocke, das ist doch ein fortschritt – aber die nächsten schritte sollten sicherlich gut geplant und eingefädelt werden...
20:26:57 [Kathrin] Hanna>	denkst du an Trennung?
20:27:27 [Hanna] SaschaHunner>	ich kann nichts planen und einfädeln......eine trennung will ich nicht, und sie wäre auch von der gesamtsituation her gar nicht machbar 😞
20:27:57 [Kathrin] Hanna>	oh, das klingt ja schrecklich
20:28:13 [Hanna] Kathrin>	Absolut nicht. Mein mann wäre ja auch extrem enttäuscht und sauer......
20:29:03 [Kathrin] Hanna>	tut mir leid, ich kann deine schwierige lage total nachempfinden
20:29:23 [Sabine] Hanna>	😞 das ist ja furchtbar!
20:30:07 [Hanna] Kathrin>	braucht dir nicht leid zu tun.........ich weiß, dass ich bald leukämie bekommen werde und mich gott sterben lassen wird 😊
20:30:2 [Sabine] Hanna>	?????

21

◘ Tab. 21.4 (Fortsetzung)

Uhrzeit [Sender] Adressat>	Beitrag
20:30:46 [Bärbel] Oh Hanna>	aber irgendeine lösung wird es sicher geben mit fremder hilfe. Leben die kinder noch alle zu hause?
20:31:29 [Hanna] Bärbel>	Ja, alle sind noch daheim
20:32:23 [Kathrin] SaschaHunner>	könnten Sie auch bitte etwas dazu sagen; die Situation ist gerade nicht so gut für mich, bin total aufgewühlt
20:32:58 [Bärbel] Hanna>	die bekommen doch auch alle mit wie belastend euer beziehungskonflikt ist und das ist für deren entwicklung sicher nicht gut
20:33:28 [SaschaHunner] Kathrin> Hanna>	ja, da ist sicherlich einiges aufzuklären – aber Hanna: lassen sie bitte ihre lebensmüdigkeit aus dem chat ein bisschen heraus, ok?
20:33:32 [SaschaHunner]	☺
20:33:34 [Hanna] Bärbel>	was soll ich denn tun????????????????
20:34:48 [Hanna]	Es versteht mich einfach keiner, dass ich riesenangst habe, dass ich mir waffen zugelegt habe, die ich womöglich einmal gegen mich selbst richten werde ☹☹☹☹
20:34:58 [SaschaHunner] Hanna>	ich merke, wie sie immer mehr von den anderen hier fordern und ihnen mehr zumuten – ich denke, wir sollten die grenzen ein bisschen mehr achten, denn: sie wissen ja: sie sind die einzige, die überhaupt was ändern kann… ☺
20:35:27 [SaschaHunner] Hanna>	SO BITTE NICHT IN DIESEM CHAT, OK?
20:36:06 [Sabine]	ich muß mal kurz vor die tür, das hat mich jetzt getriggert. sorry, bin in 5 min wieder da
20:36:12 [SaschaHunner] Hanna>	ich würde mir für uns alle wünschen, dass es auch ihnen gelingen kann, klarer zu trennen zwischen ihrer inneren welt und dem, was sie in diesem chat erreichen wollen!
20:36:42 [SaschaHunner] Sabine>	was ist getriggert?
20:39:43 [SaschaHunner] Hanna>	ich habe heute ganz eindeutig mitbekommen, wie es abläuft, wenn sie sich hochschaukeln… zunächst waren sie noch sehr konstruktiv und fragten nach dem notfallkoffer, dann brachten sie ihre ehekrise ins spiel, dann wollten sie »rat«, wie sie in dieser bestehen können,…
20:40:54 [SaschaHunner] Hanna>	…und als klar war, dass ihnen niemand ein patenetrezept anbieten kann, offenbaren sie sich und uns die suizidalen ideen… sehr schade… aber: was könnten wir jetzt für sie tun?
20:42:13 [SaschaHunner] Hanna>	hallo? ich bitte sie dringend, an dieser stelle nicht in den rückzug zu gehen!
20:43:31 [Kathrin] Hanna>	tut mir leid, das was ich da mit meiner Bitte angerichtet habe ☹
20:43:52 [Sabine]	bin wieder da
20:44:07 [Emma] Sabine>	schön ☺
20:44:09 [Kathrin] Sabine>	geht es wieder?
20:44:30 [Sabine]	ja, geht wieder. mein igelball aus dem notfallkoffer hat mich schön runtergebracht ☺

◻ Tab. 21.4 (Fortsetzung)

Uhrzeit [Sender] Adressat>	Beitrag
20:44:37 [SaschaHunner] Sabine>	☺
20:45:51 [Sabine] SaschaHunner>	rufen sie Hanna noch heute an? will ihnen da nicht reinreden! nur triggern mich so suizidale ideen und die verantwortung dafür abschieben extrem
20:46:14 [Sabine] SaschaHunner>	…und da mach ich mir halt sorgen
20:46:33 [Kathrin] Sabine>	das geht mir ganz genauso
20:47:55 [Bärbel] Hanna>	melde dich doch, wir wollen dir doch helfen, du stehst nicht alleine da
20:49:19 [SaschaHunner] Sabine>	telefoniere gerade…
20:49:34 [Sabine] SaschaHunner>	okay, danke für die rückmeldung
20:49:52 [Kathrin] SaschaHunner>	da bin ich aber echt erleichtert
21:03:49 [SaschaHunner]	bin wieder da ☺
21:04:03 [Kathrin] SaschaHunner>	alles in Ordnung?
21:04:05 [SaschaHunner] Hanna>	sie auch, oder?
21:04:29 [Hanna]	Ja, bin noch da
21:04:56 [Emma] Hanna>	Schön, dass du da bist!
21:05:00 [Andrea] Hanna>	uff, ich glaube, wir sind hier alle ganz schön erschrocken – bitte lass das doch in zukunft
21:05:09 [Bärbel]	Hallo Hanna, das ist schön ☺
21:05:15 [SaschaHunner] Kathrin>	ja, ich denke, es ist auch in zukunft sehr wichtig, dass sie gegenseitig sehr aufmerksam versuchen, die grenzen zu erspüren und sie sich liebevoll aufzuzeigen, dann wird es für alle beteiligten sinnvoll und hilfreich sein!
21:06:04 [Sabine]	welcome back @Hanna & @ SH
21:06:34 [Hanna]	Entschuldigt bitte, dass ich zu weit gegangen bin, ich hoffe, es geht euch allen gut? Es tut mir echt leid 😔😔😔
21:07:21 [Andrea] Hanna>	Gott sei dank bist du ok, das ist die hauptsache ☺
21:07:56 [SaschaHunner]	na, ich denke, dass das zusammenstellen eines persönlichen notfallkoffers für den nächsten chat ein spitzenthema sein kann… denn das kann »man« ja immer und in jeder notlage anwenden, um schlimmeres zu vermeiden.
21:08:13 [Kathrin] Hanna>	ist in Ordnung, jetzt weiß ich ja, dass du wieder da bist

21

◪ Tab. 21.4 (Fortsetzung)

Uhrzeit [Sender] Adressat>	Beitrag
21:09:03 [**SaschaHunner**] Hanna>	merken sie, wieviel sorgen sich die anderen um sie machen? 😊
21:09:13 [**Hanna**] SaschaHunner>	ja, das geben Sie uns mal als Hausaufgabe 😁
21:10:01 [**SaschaHunner**] Hanna>	😊😁
21:10:12 [**Hanna**]	Ja, ich merke es, und bin traurig, dass ich euch irgendwie verunsichert habe
21:10:29 [**SaschaHunner**]	toll, wie die anderen während unseres telefonats weitergearbeitet haben! 😊
21:11:53 [**Kathrin**] SaschaHunner>	war aber auch nicht gerade einfach; zumindest ich habe mich sehr schwer getan, weil da diese Ungewissheit war, aber jetzt ist ja wieder alles in Ordnung
21:12:22 [**Bärbel**] Hanna>	sei nicht traurig darüber freue dich lieber du siehst das du uns wichtig bist 😊
21:12:50 [**Hanna**] Bärbel>	deine Worte tun mir sooooo gut, danke
21:13:23 [**SaschaHunner**] Hanna> Bärbel>	sehr aufmerksam von ihnen beiden! 😊
21:13:46 [**Bärbel**] Hanna>	darf ich dich mal in den arm nehmen
21:14:14 [**Hanna**] Bärbel>	danke, mir kommen die Tränen *heul*
21:14:58 [**Hanna**] Bärbel >	(((((Bärbel))))) = ganz sanftes umarmen
21:15:34 [**SaschaHunner**] Hanna>	super dargestellt! 😁
21:17:03 [**Hanna**] An alle >	ich danke euch, dass ich bei euch sein darf und freu mich, dass ich weiterhin in den Chat kommen darf 😊😊
21:18:15 [**Sabine**] Hanna>	ist doch schön, daß du dabei bist und daß wir das alle klären konnten 😊
21:20:36 [**Hanna**] SaschaHunner>	wie die Zeit doch vergeht ! Ich wünsche allen eine gute, ruhige und erholsame Nacht, bis nächste Woche und Ihnen einen schönen Urlaub und lieben Gruß an ihre Frau! 😊😊
21:21:19 [**SaschaHunner**] Hanna>	danke, sag ich!
21:24:34 [**Hanna**]	Gute Nacht und schöne Träume euch allen und eine gesegnete Woche, eure Hanna

21.5 Onlinenachsorge – Schwierigkeiten einer Fernbeziehung

Bei beiden Online-Nachsorgekonzepten ist gelegentlich eine sofortige Kontaktaufnahmen des Therapeuten mit dem Teilnehmer notwendig. Im Fall der Chatbrücke wird dies erforderlich, wenn im Krisenfall Stabilisierungsversuche innerhalb des für die virtuelle Gruppe vorgegebenen Zeitrahmens erfolglos geblieben sind oder ein Teilnehmer in labilem psychischem Zustand unabgesprochen den Chatroom verlässt, ohne umgehend die Möglichkeit in Anspruch zu nehmen, aus eigenem Antrieb den Chattherapeuten zu kontaktieren.

Im Rahmen der E-Mail-Brücke sind es – sofern zusätzliche schriftliche Kontaktversuche scheitern – nicht eingehaltene Mailing-Termine sowie insbesondere in E-Mails enthaltene Hinweise auf selbst- oder fremdgefährdendes Verhalten, welche letztlich telefonische Zwischenkontakte mit dem Teilnehmer selbst oder ggf. mit dem zuständigen »Notfalltherapeuten« in Wohnortnähe, der über die Teilnahme an der internetbasierten Nachsorgemaßnahme informiert ist, erforderlich machen.

🔵 Der Notfalltherapeut ist ein im Vorfeld vom Patienten als Kontaktperson angegebener Arzt oder Psychologe, dessen Funktion es ist, nach Alarmierung durch den Chat- oder E-Mail-Therapeuten eine akute Krisenintervention vor Ort zu ermöglichen. Ist der Notfalltherapeut zum erforderlichen Zeitpunkt, z. B. spät am Abend, nicht erreichbar, steht allerdings doch der Nachsorgetherapeut in der alleinigen Verantwortung und muss in Extremfällen, d. h. nach mehrfachen Versuchen, den Patienten persönlich zu erreichen, bei dringendem und begründetem Verdacht auf Selbst- oder Fremdgefährdung den ärztlichen Rettungsdienst oder die Polizei informieren.

Dies stellt jedoch eine absolut seltene Ausnahme dar, was vermutlich in erster Linie auf die gute therapeutische Beziehung zwischen den Teilnehmern und ihren Chat- oder E-Mail-Therapeuten zurückgeführt werden kann.

Exkurs

Die therapeutische Beziehung in der Chat- und E-Mail-Brücke

Nach unserer Einschätzung gelingt es den meisten Teilnehmern an der Onlinenachsorge sehr gut, sich ihrem Therapeuten gegenüber verpflichtet zu fühlen und daher die nötige Zuverlässigkeit und Absprachefähigkeit aufzubringen. Dies gibt Grund zu der Annahme, dass eine wirkungsvolle Onlinebetreuung nur dann möglich ist, wenn im Vorfeld eine persönliche und tragfähige Beziehung zwischen dem Patienten und seinem Onlinetherapeuten aufgebaut werden konnte. Hierfür dürfte ein vorheriger Face-to-Face-Kontakt entscheidend sein, wobei offenbar im Fall der Chatbrücke selbst das relativ kurze vorbereitende Gespräch ausreicht, um dem Patienten ein reales Bild von seinem Gegenüber mit dessen Stimme, Gestik und Mimik zu vermitteln. Der Onlinetherapeut wird dadurch für den Teilnehmer offenbar lebendig und bleibt nicht gesichtslos und anonym. Viel weiter reicht der Effekt vermutlich in dem Fall, wenn der behandelnde Klinikarzt auch der online weiter betreuende Begleiter ist, so wie es für die E-Mail-Brücke konzeptionell vorgesehen ist.

Rückmeldungen von ehemaligen Teilnehmern offenbaren, dass es vielen Patienten durch den langfristigen, auch über die stationäre Therapie hinaus reichenden Kontakt im Laufe der Onlinenachsorge möglich wird, den Therapeuten als sicheres und positives Objekt zu internalisieren: Einige berichteten davon, sich insbesondere in schwierigen alltäglichen Situationen sogar nach Beendigung der Online- nachsorge die Reaktionen oder Interventionen des Therapeuten zu visualisieren. Vielen gelingt es dadurch, an entwickelten Lösungsstrategien oder neuen Zielsetzungen festzuhalten, was sich ebenfalls günstig auf den weiteren Verlauf in einer ambulanten Psychotherapie auswirken kann. Damit ist das Hauptziel der Onlinenachsorge erreicht: das ressourcenorientierte Anknüpfen an in der Klinik erar-

21

beitete neue Denk- und Verhaltensmuster zur dauerhaften Stabilisierung des psychischen Zustands, der verbesserten Alltagsbewältigung und Bildung positiver Perspektiven.

❶ Das Zugehörigkeitsgefühl zu einer Gruppe im Chat bzw. die Sicherheit eines vertrauten und unterstützenden Gegenübers im E-Mail-Kontakt scheinen wesentliche Erfolgsfaktoren für die Onlinenachsorge darzustellen.

Fazit

Welche spezifischen Vor- und Nachteile bietet die Chatbrücke, welche die E-Mail-Brücke? Dies sind Fragen, die es nicht zuletzt auch mit den potenziellen Teilnehmern immer wieder abzuwägen gilt. Wohl offenkundig ist, dass der Chat alle Vorteile einer Gruppe bietet, wie z. B. die Möglichkeit, Feedback, Denk- und Handlungsimpulse von mehreren Teilnehmern zu erhalten, soziale Integrierungsstrategien und Kommunikationskompetenzen zu trainieren und ein Verantwortungs- wie auch Zugehörigkeitsgefühl wachsen zu lassen. Rückmeldungen, Spiegelungen und therapeutische Interventionen können umgehend erfolgen. Der Eins-zu-eins-Kontakt in der E-Mail-Brücke hingegen sichert den Teilnehmern die ungeteilte Aufmerksamkeit des Therapeuten. Themen können ausführlicher behandelt werden, allerdings erfolgt die Reaktion des Gegenübers immer mit einer Latenzzeit. Die Festlegung auf einen vereinbarten Mailing-Tag, nicht jedoch auf eine feste Uhrzeit bietet mehr Flexibilität als im Chat. Die Beziehung zum Therapeuten ist in der Regel sehr intensiv, wodurch der Patient eine sichere Objektrepräsentanz internalisieren kann. Wie bereits erläutert, können jedoch keine allgemein gültigen Kriterien pro und contra Chatbrücke bzw. E-Mail-Nachsorge formuliert werden. Zu viele individuelle Erwägungen müssen in die Entscheidung einfließen.

Abschließend erscheinen uns einige persönliche Anmerkungen angebracht: Der positive Effekt beider Online-Nachsorgeformen für den Patienten ist nicht nur wissenschaftlich belegt, sondern auch aus unserer Wahrnehmung heraus eindeutig gegeben. Hieraus erwächst auch unsere Motivation, diese innovativen Projekte zu unterstützen. Nach mehreren Jahren Erfahrung wird für uns aber auch immer deutlicher spürbar, wie viel Energie diese Nachsorge erfordern kann. Die Tatsache, diese Tätigkeit auch in den eigenen vier Wänden ausüben zu können, bietet hierbei sowohl Vor- als auch Nachteile: Eine Überschneidung des Privat- und Berufslebens und das Gefühl, länger als üblich »auf Empfang« geschaltet zu sein, sind der angenehmen Arbeitsatmosphäre in der eigenen Wohnung gegenüberzustellen. Die neben dem Klinikalltag zusätzliche, meist abendliche Arbeit erfordert aufseiten des Therapeuten dieselben Strategien, die er häufig auch den Patienten vermitteln möchte – die Schonung eigener Ressourcen und das Achten eigener Belastungsgrenzen müssen aus therapeutischer Sicht bei allem Engagement gewährleistet sein. Ist dies gegeben, haben beide Modelle der Onlinenachsorge sicherlich das Potenzial, wichtige Elemente einer gesamtheitlichen psychotherapeutischen Versorgung mit einer verbesserten Vernetzung zwischen stationärer und ambulanter Therapie zu werden.

Literatur

Golkaramnay V, Bauer S, Haug S, Wolf M, Kordy H (2007) The exploration of the effectiveness of group therapy through an Internet chat as aftercare: A controlled naturalistic study. Psychother Psychosom 76:219–225

Golkaramnay V, Wangemann T, Dogs J., Dogs P, Kordy H (2003) Neue Brücken für Lücken in der psychotherapeutischen Versorgung durch das Internet: Hoffnungen, Herausforderungen und ein Lösungsansatz. Psychother Psychosom Med Psychol 53:399–405

Kordy H, Golkaramnay V, Wolf M, Haug S, Bauer S (2006) Internetchatgruppen in Psychotherapie und Psychosomatik: Akzeptanz und Wirksamkeit einer Internet-Brücke zwischen Fachklinik und Alltag. Psychotherapeut 51:144–153

Percevic R, Gallas C, Wolf M, Haug S, Hünerfauth T, Schwarz M, Kordy H (2005) Das Klinisch Psychologische Diagnosesystem (KPD-38): Entwicklung, Normierung und Validierung eines Selbstbeurteilungsbogen für den Einsatz in Qualitätssicherung und Ergebnismonitoring in der Psychotherapie und psychosomatischen Medizin. Diagnostica 51:134–144

Wolf M, Kordy H (2006) Die therapeutische Beziehung in einem E-Mail-Modell post-stationärer Psychotherapie. Psychodyn Psychother 5:137–146

Wolf M, Maurer W-J, Dogs P, Kordy H (2006) E-Mail in der Psychotherapie – Ein Nachbehandlungsmodell via Electronic Mail für die stationäre Psychotherapie. Psychother Psychosom Med Psychol 56:138–146

22 Der Therapeut im Internet: Nur noch ein »human companion«?

Horst Kächele

22.1   Hintergrund

Therapeuten, seien sie nun als Berater oder Psychotherapeuten tätig, sind ein eigenartiger Berufsstand. Sie verdanken ihre Popularität dem um sich greifenden »Ver-Schwinden« sozialer Netzwerke, worunter nicht nur die religiöse Bindung gemeint ist, sondern überhaupt die Auflockerung sozialer Beziehungssysteme.

Jede Gesellschaft schult einige ihrer Mitglieder für die Ausübung einer speziellen Form von Einflussnahme, die im alltäglichen sozialen Umfeld nicht oder nicht mehr verfügbar ist, schreibt J. Frank (1961, dtsch. 1981). Durch Jahrhunderte kultureller Entwicklung hat sich der frühgeschichtliche Schamane zum modernen Heiler entwickelt, dessen Charisma ungeachtet seiner methodischen Kompetenz sich in sehr unterschiedlichen Überzeugungen auszudrücken scheint. Es vereint sie, wie es scheint, das Gefühl einen »unmöglichen« Beruf auszuüben (Kernberg et al. 2005).

Es ist nun der Frage nachzugehen, wo der Therapeut im Gefolge der technischen Veränderungen bleibt, die die neuen Medien mit ihren rasanten Kommunikationsmöglichkeiten mit sich bringen. Allerdings, ob mit den neuen Medien ein ganz neues kulturelles Phänomen in Erscheinung getreten ist, das uns als Psychotherapeuten nur irritiert und das wir nur zögerlich zur Kenntnis nehmen, kann zunächst offen bleiben. Denn es könnte hilfreich sein, sich durch einen Rückgriff auf ein »altes und ehrwürdiges Medium« eine hilfreiche Orientierung zu verschaffen, die dann auch bei der Bewertung der sog. neuen Medien nützliche Anregungen liefern könnte.

Botschaften wurden schon ausgetauscht, als die Menschheit noch »auf den Bäumen hockte«. Die Übermittlung von Hinweisen erfolgt mit vielfältigen Materialien, doch erst mit der Entwicklung elaborierter Sprachsysteme konnte ein kommunikatives Phänomen entstehen, das wir heute als »Briefwechsel« kennen. Vom lateinischen »brevis (libellus)« stammend, handelt es sich um eine schriftliche, meist verschlossene Mitteilung an einen bestimmten Adressaten, die persönlich durch Boten überbracht oder seit Jahrhunderten durch organisierte Postsysteme befördert wird. Neben dem eigentlich privaten Brief gab es immer schon den offiziellen Brief für Mitteilungen oder Anweisungen sowie den meist auf politische Wirkung berechneten »offenen Brief«. In jeder Form – privat oder als literarischer Brief fiktiv und zur Veröffentlichung bestimmt – stellen Briefe wichtige Zeitdokumente dar. Sie verdeutlichen den jeweiligen Stand der Medialität einer Kultur. Eine kommunikative Kultur durch Briefwechsel konnte geografische und oder soziale Entfernungen überbrücken (Beyrer u. Täubrich 1996). Viele Zeugnisse belegen, dass auch im Medium des Schreibens »therapeutisch wirksame Kommunikation« vermittelt werden kann.

Allerdings stellt sich eine Frage, die allem Briefeschreiben zugrunde liegt: Die Unsicherheit einer Antwort, die nicht nur durch physische Abwesenheit des Kommunikationspartners oder die geografische Ferne bestimmt ist, lässt jeden Brief zunächst zu einem monologischen Ereignis werden, dem erst durch die verzögerte Antwort eine dialogische Qualität zukommt. Im alltäglichen dialogischen Sprechen sind die Möglichkeiten einer Antwortverweigerung erheblich schwieriger, da sich der Sprechende unmittelbar dazu äußern kann (Streeck 2004). Er kann insistieren, nachfragen, darauf bestehen, dass eine Antwort erfolgt, und nicht selten geschieht dies dann auch unter Einsatz physischer Mittel. Briefe haben diese Möglichkeit nicht. Sie sind in einem hohen Maße erwartungsunbeständig. Briefe werden geschrieben in der Hoffnung auf eine Antwort, doch bleibt unsicher, ob diese kommt. Sie nehmen oft eine Antwort vorweg. Damit markieren sie einen oft vergeblichen Versuch, eine Trennung zu überbrücken, wie Koopmann (2002) am Beispiel des recht einseitigen Briefwechsel Goethes mit Frau von Stein belegt hat.

Die neuen Medien haben besonders in der Form des E-Mailens viele Aspekte des altehrwürdigen Briefeschreibens abgewandelt aufgegriffen. Wir können die vordergründigen Merkmale der E-Mail-Kommunikation, die schon vielfältig untersucht wurden (Döring 2003), beiseite lassen, um uns auf die Frage zu konzentrieren, ob und wie sich psychotherapeutische Prozesse in diesen Medien ereignen, wie man sich als Therapeut dieser neuen Situation stellt.

Fax-Therapie

Eine ungewöhnliche Kommunikationsleistung dürfte die von einem Ulmer Psychoanalytiker in einer Kunstgalerie präsentierte Fax-Therapie darstellen. Der Patient, ein Architekt, litt unter einer ihn stark einschränkenden Tierphobie. Dieser Tierphobie näherte sich der Therapeut zusammen mit seinem Patienten auf zeichnerische Weise: Die durch ein Fax übermittelten angstbesetzten Tierzeichnungen des Patienten wurden vom Analytiker überzeichnet, korrigierend umgezeichnet und wieder an den Patienten zurückgefaxt. Die Arbeitsweise erinnert an das Winnicott'sche Schnörkel-Spiel (Winnicott 1973). Das Fax als Medium schuf Kontakt und Abstand. Die Zeichnungen wurden als Medium des Austausches Träger von deutender Annäherung der Aussöhnung mit dem gefürchteten Objekt.

22.2 Die therapeutische Beziehung

22.2.1 Zur Relevanz der therapeutischen Allianz

Die grundlegende Situation therapeutischer Tätigkeit ist durch eine prägnante zeitliche und örtliche Beschränkung charakterisiert. Ob einmal in der Woche oder mehrmals, macht da keinen Unterschied; die meiste Zeit ist ein Therapeut real nicht verfügbar. Der Klient oder Patient muss mit dieser Beschränkung leben und genau daraus seinen Gewinn ziehen. Die Funktionalität eines Therapeuten besteht in der Verfügbarkeit als symbolisches Objekt, als quasi den psychischen Stoffwechsel anregende Person, die gerade durch ihre überwiegende Nichtverfügbarkeit der kurzen Präsenz der Sitzung eine bedeutungsvolle Rolle zuweist. Dieser im Rahmen der »Inter-Session-Experience«-Forschung thematisierte Aspekt wird von Zeeck et al. (2004) als ein vernachlässigtes Thema der Psychotherapieforschung angesehen. Ermöglicht man nun eine therapeutische Beziehung überwiegend durch den Austausch von Briefen,

E-Mails oder gar nur durch SMS-Botschaften, wird der Prozess der physischen Nichtpräsenz radikalisiert. Gleichzeitig wird durch die zeitlich unspezifizierte Kontaktmöglichkeit das Phantasma einer Omnipräsenz des Therapeuten bestätigt. Der bedeutungsvolle Andere, als der ein Therapeut zu agieren hat, muss noch stärker vom Kunden, vom Klienten oder Patienten eigenständig »erfunden« werden. Je betonter eine Intervention die Rolle des Therapeuten zurückfährt, desto mehr wird dem Nutzer die Ausgestaltung des therapeutischen Einflusses überlassen.

Dies dürfte Auswirkungen auf die Herstellung der therapeutischen Allianz haben, die das wichtigste technische Prinzip nicht nur der psychodynamischen Therapieformen ist, sondern, wie heute allgemein anerkannt wird, aller Behandlungsmodalitäten. Was ist damit gemeint?

> Die hilfreiche Beziehung, wie Luborsky (1976) diese Allianz als Thema der Therapieforschung initiierte, ist eine Bezeichnung für eine Reihe offensichtlich verwandter Phänomene, in denen sich widerspiegelt, in welchem Maße der Patient die Beziehung zum Therapeuten als hilfreich für das Erreichen der Behandlungsziele erlebt. Dieses steht im Einklang mit Freuds Empfehlung, dass die milde positive Übertragung als »Trägerin des Erfolges« (Freud 1912, S. 371) betrachtet werden sollte. Im Kontext der neuen Medien stellt sich also die Frage, inwieweit diese der Herstellung einer hilfreichen Beziehung förderlich oder hinderlich sind.

Da das Konzept der hilfreichen Beziehung ein multidimensionales Konstrukt ist, an dem vier Aspekte differenziert werden können (Horvath u. Greenberg 1994), ist es lohnend, diese vier Aspekte daraufhin zu betrachten, inwieweit sie unter den Bedingungen einer medial gestalteten Kommunikation erreichbar sind:

1. **Die Fähigkeit des Patienten, zielgerichtet in der Therapie arbeiten zu können,** wird je nach den Eigenarten der kommunikativen Situation unterschiedlich zum Tragen kommen: Klar strukturierte Vorgaben einer direktiven Intervention fördern eher die mehr oder weniger bestehenden Fähigkeiten eines Patienten als die indirekten Einladungen sich über seine Probleme spontan zu äußern.

22

2. **Die affektive Verbundenheit des Patienten mit dem Therapeuten** erfordert eine spezielle Fähigkeit des Therapeuten, sich im schriftlichen Kontakt so deutlich zu zeigen, dass sich ein Gefühl der Verbundenheit ausbilden kann.

3. **Das empathische Verstehen und die Involviertheit des Therapeuten** dürften zu einem nicht geringen Grad von dessen Bereitschaft abhängen, mögliche textuelle Hinweise in den schriftlichen Äußerungen zu erfassen und diese in seinen wiederum schriftlichen Antworten zu expandieren.

4. **Die Übereinstimmung von Patient und Therapeut hinsichtlich der Behandlungsaufgaben und Behandlungsziele** zu sichern, hängt wiederum stark vom Grad der Strukturiertheit der Vereinbarung ab.

Es liegt eine Reihe von Studien vor, die sich mit der Qualität der Patienten-Therapeuten-Beziehung in internetbasierten Interventionen beschäftigen. Ott (2003) berichtet in seiner Übersicht zu klinisch-psychologischen Interventionen und Psychotherapie im Internet zwar, dass noch »keine eindeutigen Trends gefunden werden konnten«, aber eine Reihe von Studien zeige, dass »internetbasierte Interventionen häufig mit einer negativen Compliance und einer Unzufriedenheit mit der Intervention verbunden waren« (Ott 2003, S. 141). Massive Drop-out-Raten von über 50% in der Interventionsbedingung können zum einen Hinweise liefern, welche Personen unabhängig von Störungsbildern für internetbasierte Interventionen geeignet sind – was einen Rückfall hinter den Stand der Indikationsforschung darstellen würde (Kächele u. Kordy 2003) –, zum anderen zeigen sie, dass ein Therapeut ein hohes Außmaß von persönlicher Betroffenheit aufbringen muss, um den Erwartungen des Patienten gerecht zu werden und die Tücken des Mediums ausreichend aufzufangen. Wird im Extremfall via eine Internetseite die personale Ausgestaltung durch einen real existierenden Therapeuten auf Null gebracht, was vermutlich für rein psychoedukative Vorschläge sinnvoll sein mag, verbleibt nur die kühne Hoffnung, dass auch Lesen bildend wirken kann. Nur was sagte Wittgenstein zur Funktion von Regeln: »Eine Regel steht da wie ein Wegweiser. – Lässt er keinen Zweifel offen über den Weg, den ich zu gehen habe? Zeigt er, in welche Richtung ich gehen soll … aber wo steht, in welchem Sinne ich ihm folgen soll« (Wittgenstein 1960, S. 332f). Therapeuten sind aber nicht nur Wegweiser – auch wenn sich manche orthodoxe psychoanalytische Therapeuten selbst gerne so sehen. Die Erfolge von Selbstanalysen sind nicht gerade überzeugend, weshalb eine wie auch immer konstruierte therapeutische Funktionalität gefragt bleiben dürfte.

22.2.2 Erfahrungen aus der therapeutischen Praxis

In meiner therapeutischen Praxis haben sich verschiedene Möglichkeiten etabliert neue Medien einzusetzen. Schon lange war im Umgang mit schwierigen therapeutischen Konstellationen ein telefonischer Kontakt zwischen Sitzungen nützlich, um Risse in der therapeutischen Allianz zu vermeiden. Fax-Briefe, in denen Patienten ankündigten, nie mehr wiederkommen zu wollen, wurden rasch mit telefonischen Rückanrufen meinerseits beantwortet. Dieses Vorgehen hat sich bewährt, da solche außergewöhnlichen Krisenzeichen stets auch mögliche Fehler in meiner Behandlungsführung anzeigten.

Exkurs

Kontaktabbrüche

Das nachfolgende Beispiel aus meinen Behandlungsunterlagen illustriert den Übergang von telefonischem Kontakt zu einem Kontakt per E-Mail und zeigt, dass solche Reparaturversuche auch durch die Besonderheiten dieses Mediums gefährdet sein können:

Gestern Mittag hat die Patientin A. angerufen, nachdem sie am Tag vorher schon angerufen hat und es wegen schlechter Verbindung sehr wackelige Gesprächskontakte gab.

▼

Gestern rief sie erneut an ... und rief ein zweites Mal nochmal an. Es ist gewiss so, dass meine Einstellung nicht sehr auf die Patientin bezogen war, zumal ich auch nicht einsehe, warum ihr Bedürfnis an wiederholtem Kontakt unbedingt befriedigt werden muss. Dies irritiert die Patientin dann auch und sie erwartet, dass ich mich auf sie einstelle. Abends erreicht sie mich zu Hause und kündigt diesmal »endgültig«. Sie werde nicht mehr wiederkommen, sie wünscht mir alles Gute, sie sei halt wiedermal die Verliererin. Ich habe ihr dann auch alles Gute gewünscht und das Gespräch auch dann nicht weiter fortgesetzt.

Trotzdem wurde die Behandlung Monate später auf Wunsch der Patientin wieder aufgenommen. Zunehmend stellte sie ihre Kontaktwünsche statt durch Telefonanrufe, die stets durch mein Sekretariat gingen, auf Kontaktnahme mittels E-Mails um. Wie im nachfolgenden Ausschnitt zu erken-

nen, reguliert sie nun selbst die (durch meine Abwesenheit bedingte) Phase der Unterbrechung:

lieber Herr K.,
Danke fuer die schnelle Reaktion
das hilft schon enorm
es reicht dann auch noch spaeter als Dienstag
Sie muessen sich nicht zerreissen
ich weiß ja jetzt, dass ich nicht aus ihren Gedanken bin,
dann kann ich warten.
Ich schlage vor, Sie mailen, wenn Sie sehen, dass es ohne Stress reinpasst: es ginge bei mir leider nur mittwoch, weil einmal den ganzen Tag Besprechungen sind und ich ein Gespräch mit dem neuen Chef habe, das kann ich schlecht umlegen.
die neue Technik hat doch auch Riesenvorteile
ich wünsche Ihnen eine gute Zeit, bis dann
und nochmals danke
beste gruesse A.

Eine andere nicht ungewöhnliche Situation des E-Mail-Kontaktes während einer Psychotherapie ist gegeben, wenn der Patient längere E-Mails schreibt, in denen er belastende Themen anspricht, die er sich vor Aufnahme einer Behandlung oder während einer Sitzung nicht mitzuteilen getraut. Hier fungiert das andere, schriftliche Medium als Träger von Botschaften, denen die mündliche Mitteilung (noch) versagt ist und das Medium etabliert eine eigenständige Ebene der therapeutischen Beziehung (Cook u. Doyle 2002). Ein chronisch schweigender Patient erprobte mit längeren E-Mails versuchsweise die Mitteilbarkeit von schwer Sagbarem. Die Frage, ob in der nachfolgenden Sitzung dieses Material besprochen wird, überlasse ich stets dem Patienten – nur er kann wissen, was sagbar ist und was noch verschwiegen werden muss. Manche Therapeuten würden eine solche Zugänglichkeit durch ein alternatives Medium nicht tolerieren. Man warnt vor der Gefahr einer intrusiven Objektmanipulation durch unkontrollierbares Agieren. Es scheint eine Frage der individuellen Toleranz zu sein, welchen Belastungen man sich aussetzen möchte.

Exkurs

Antwortzeiten

Ein schlicht praktisches Problem stellt sich mit der Frage, in welchem Zeitraum man als Therapeut eine E-Mail beantworten sollte. Bei vereinbarten Terminen in regulärer Therapie ist dieses Problem geklärt. Bei vereinbarter Möglichkeit des E-Mail-Austausches bleibt dies offen. Das folgende Beispiel reagiert auf die Klage der Patientin:

Liebe Frau A
es wiederholt sich in der Tat etwas. Sie schreiben einen persönlichen E-Mail Brief und erwarten, dass ich Ihnen bald antworte.
In der guten alten Zeit der Schneckenmail war das Schreiben eines Briefes noch nicht mit der Erwartung verknüpft, dass eine Antwort sogleich eingeht. Warum gilt dies nicht auch für E-Mails?
Ich lese Ihre Mail, ob kurz oder lang, denke darüber nach, und wenn es für mich stimmt, dann antworte ich Ihnen.

Als medizinisch identifizierter Therapeut sehe ich eine solche zusätzliche Inanspruchnahme als eine Art Analog zu Nacht- und Sonntagsdiensten an, deren Verpflichtung mir sonst erspart bleibt.

Exkurs

Unterbrechungen

Eine weitere Möglichkeit, einen E-Mail-Austausch während einer Psychotherapie anzubieten, besteht, wenn Unterbrechungen der regelmäßigen Sitzungen, durch beruflich oder privat bedingte Abwesenheit begründet, durch diesen überbrückt werden können. Dazu hier ein Beispiel:

Mittwoch:

vermisse Sie

da ich jedoch im Moment keine Probleme habe, kann ich auch nicht kommen, obwohl ich es gern täte

gruss A.

Mittwoch:

Liebe Frau A.

das klingt nach einer vernünftigen Einstellung

hoffentlich hält diese Wetterlage über den Sommer an

gruss Ihr K.

Mittwoch:

lieber Herr K.,

habe so über das Wort »Wetterlage« lachen müssen

- das Wetter wechselt das ganze Jahr über

und »vernünftig« bin ich gottseidank nicht immer

und Sie hoffentlich auch nicht - oder ? !

einen herzlichen Gruss

Ihre A.

Dankenswerterweise hat die Klientin dieser Wiedergabe zugestimmt und fügt ihre Erfahrung als Klientin mit dem Internet und dem Analytiker bei:

»Ich kann mir nicht vorstellen, dass die Kommunikation mit dem Internet ohne eine vorherige intensive Arbeit mit der physischen menschlichen Anwesenheit für mich möglich gewesen wäre. Am Anfang hat mir der knappe Stil große Schwierigkeiten gemacht, da für mich Knappheit bedrohlich war. Mit der Zeit und auf dem Hintergrund eines vollständigeren Bildes des Analytikers (Stimme, Gestik, Mimik etc.) sprich dem Zunehmen einer inneren Repräsentanz habe ich gelernt, dies zu akzeptieren, ohne mich abgelehnt zu fühlen. Zudem hatte ich die Hoffnung, dass sich dies auch ändern könnte.

Ich glaube, dass es für mich hauptsächlich darum ging, dass jemand antwortet. Erst dann aber dann nach Buchstaben und einzelnen Wörtern (O-Ton Kächele: ein einziges Wort genügt), wie der Analytiker antwortet. Deswegen konnten die Botschaften auch kurz sein und verschoben werden.

Gleichwohl halte ich eine virtuelle Kommunikation im allgemeinen für problematisch, da sie einen ganz dünnen Korridor der Verständigung ausmacht. Ich fände es wichtig, den Einfluss von Stimme zu untersuchen.«

Auf mögliche Kommunikationsprobleme, die sich bei E-Mail-Kontakten ergeben können sowie auf die Sicht von Teilnehmern an E-Mail-basierten Interventionen wird in ► Kap. 17 und 20 näher eingegangen. Noch radikaler als der Austausch von elektronischen Briefen wirkt sich auf die therapeutische kommunikative Situation der Gebrauch von SMS-Botschaften aus. Ganz abgesehen davon, dass das Verfassen solcher Botschaften nicht gerade ein Vergnügen ist – besonders wenn einem die jugendkulturspezifischen Codes nicht zur Verfügung stehen – stellt die radikale Vereinfachung der Mitteilungen eine wahre Herausforderung dar. Es beginnt mit dem Problem, ob das Handy dauernd eingeschaltet sein soll, und endet mit der Frage, was man denn nun vernünftigerweise auf einen verdichteten Aufschrei eines leidenden Menschen antworten kann, ohne seinen Zeigefinger zu überfordern.

Beispielsweise erhielt ich eine SMS mit folgendem Wortlaut: »Stelle mir vor, dass ich bei Ihnen sein darf, ganz nah und dass Sie mich aushalten, bis ich tot bin«. Solche Botschaften erfordern eine kommunikative Dichte, die für die poetische Kompetenz des antwortenden Therapeuten eine Herausforderung darstellt. Feststellen konnte ich jedoch, dass zeitliche Kontiguität in der Beantwortung einer SMS-Botschaft eine Wirkung ausübt, die bei wiederholter Betätigung durchaus das Gefühl eines In-Kontakt-Seins generieren kann. Aus meiner Erfahrung heraus kann ich folgern, dass selbst ein so reduzierter Austausch genügend Kontaktwirksamkeit vermitteln kann, um kritische Zeiten zu überbrücken.

22.2.3 Die therapeutische Beziehung bei technikgestützten Interventionen

Eine systematische Diskussion, jenseits meiner persönlichen Erfahrungen, zu Veränderungen für Therapeuten, steht noch am Beginn. Immerhin weisen Knaelvelsrud et al. (2004) darauf hin, dass zur Diskussion der therapeutischen Beziehung selbstverständlich auch die Perspektive des Therapeuten gehöre. Sie betonen als Vorteil die asynchrone, also zeitverzögerte Kommunikation bei der Onlinetherapie, da »sowohl Patient als auch Therapeut ausführlich über die vorherige Korrespondenz reflektieren können und nicht wie bei einer Sitzung unter dem Druck stehen, unmittelbar reagieren zu müssen« (Knaelvelsrud et al. 2004, S. 178). Dies ist ein interessantes Argument, denn es verknüpft die Onlinetherapie einmal mehr mit den Vor- und Nachteilen des Briefeschreibens. Die Funktion des Rahmens in der Face-to-Face-Therapie ist nun nicht »Druck« herzustellen, zumindest nicht in der psychodynamischen Therapie. Auch dort darf geschwiegen werden, nachgedacht werden, und ein Therapeut, der sich unter Druck fühlt, sofort antworten zu müssen, dürfte bald ein Burnout-Syndrom entwickeln. Allerdings wird eine zeitlich-örtliche Begrenzung eingeführt; am Ende der Sitzung trennen sich beide, um sich wie verabredet wieder zu treffen. Der Onlinetherapeut kann sich mit Kollegen besprechen, wird lobend erwähnt, er hat sogar die Möglichkeit, »den gesamten therapeutischen Prozess anhand der ausgetauschten Texte zu verfolgen«. Das mag für kurze therapeutische Onlinekontakte, wie sie Cook und Doyle (2002) skizziert haben, zutreffen; wenn wir über 3- bis 5-stündige »Therapien« reden, dann macht dies wohl Sinn. Bei längeren therapeutischen Kontakten, die meine klinische Erfahrung ausmachen, macht dieses Argument wenig Sinn. Wer will sich schon diese Arbeit aufbürden?

Ein ganz anderes, ebenfalls zum Nachdenken anregendes Argument wird aus der Onlinetherapie von posttraumatischen Belastungsreaktionen berichtet. Da nach dem Konzept der sekundären Traumatisierung Therapeuten durch Patienten mit belastet sind, wurde überprüft, ob die Onlinetherapeuten in der Studie von Dijk und Verkuijl (2000) sich emotional sehr involviert fühlten; ein Großteil beschrieb emotionale Reaktionen wie Besorgheit und Mitfühlen. Knaevelsrud et al. (2004) deuten dies so, dass die Onlineform der Behandlung dem emotionalen Miterleben mit dem Patienten nicht im Wege steht. Der potenzielle Schutz für psychologische Beraterinnen, die Frauen, sog. »survivors« von sexueller Traumatisierung, online beraten haben (Schauben u. Frazier 1995), stellt noch ein neues Moment dar. Aufgrund des »digitalen Kontaktes« – welch ein schlimmes Wort – seien diese Beraterinnen keinen Belastungen durch nonverbale Eindrücke ausgesetzt gewesen, die belastende Qualität des Traumanarrativs werde durch das Medium des Internets möglicherweise vermindert (zit. nach Knaevelsrud et al. 2004, S. 179). Wenn dies zuträfe, wenn die Lektüre von Traumanarrativen bei einem Glas Wein dem Berater seine Arbeit erleichtert (Knatz u. Dodier 2003), dann eröffnen sich neue Horizonte für das therapeutische Personal.

Eine diskrete Brückenfunktion zwischen stationärer Psychotherapie und anstehender ambulanter Therapie durch eine computergestützte SMS-Kommunikation, wie sie im Bulimie-Projekt von Bauer et al. (2003; ► Kap. 16) realisiert wurde, legt nahe, dass für Menschen nach einer formellen Therapiephase die Erfahrung hilfreich ist, noch weiter wahrgenommen zu werden. Dies gilt für traditionelle Psychotherapie und wird auch für das Angebot einer SMS-Brücke (oft in Ermangelung einer nur selten zu erreichenden unmittelbaren Anschlussbehandlung) gelten. Das Gefühl eines »containments« wird anscheinend ausreichend durch die wöchentlichen computergenerierten SMS gestützt. Es wäre allerdings interessant sich auszumalen, in welchem Ausmaß die Teilnehmerinnen des Projektes sich vorstellten, in welcher Weise ein lebendiger therapeutischer Begleiter den Nachsorgeprozess begleitet hat. Ob es eine Frau war oder ein Mann, ob diese oder dieser auch telefonisch erreichbar wäre und wie oft versucht wurde, einen solchen ausgedehnteren Kontakt zu bahnen. Auch hier werden sich die bekannten Risiken therapeutischer Arbeit einstellen, nämlich das Problem der therapeutischen Vereinbarung, der

22

Möglichkeiten und Grenzen derselben sowie die Gefährdung durch phantasmatische In-Beziehung-Setzungen. In allen einschlägigen Veröffentlichungen wird deutlich, dass Mobilmedienunterstützung vorwiegend Methoden der kognitiven Verhaltenstherapie einsetzt. »Mögliche Erweiterung auf psychodynamische Ansätze wäre zu prüfen«, schreiben Döring und Eichenberg (2007, S. 134). Warum psychodynamische Therapeuten hier eine Medienresistenz zeigen, ob dies »psychodynamisch« begründbar ist oder nur Verweigerung, muss offen bleiben und könnte Gegenstand von qualitativen Interviews mit solchen medienresistenten Therapeuten sein.

Jedoch bringt dieser Hinweis eine interessante »psychodynamische« Komplikation ins Spiel. Es dürfte kein Zufall sein, dass sich Ansätze der Verhaltenstherapie eher dafür eignen, in Form von strukturierten Vorgehensweisen in Mensch-Maschine-Dialogen implementiert zu werden. Hierzu wurden im Rahmen eines in Vorbereitung befindlichen Forschungsvorhabens folgende Überlegungen angestellt:

❗ Aus handlungs- und motivationstheoretischer Sicht unterscheiden sich Mensch-Maschine-Dialog und Mensch-Mensch-Dialog grundsätzlich dadurch, dass es sich im letzteren Fall um eine »Ich-Du-Beziehung« handelt, also um eine Beziehung zu einem anderen Wesen, das als Zweck, als Subjekt mit einer eigenen Lebensgeschichte erfahren wird, und im ersteren Fall um eine »Ich-Ding-Beziehung«, also eine Beziehung zu einer Sache, die stets Mittel zum Zweck bleibt und nicht Zentrum einer autobiographisch geprägten Identität ist. Trotz ihrer hohen ethischen Relevanz wird diese Trennlinie in der Praxis des Alltagslebens nicht immer scharf gezogen. So besteht in allen gesellschaftlichen Bereichen mit starker Technisierung, beispielsweise in der Onkologie oder der Transplantationsmedizin, die Gefahr einer Vernachlässigung empathischer mitmenschlicher Kommunikation. (Kächele u. Frommer 2007).

Fazit

Offenkundig führen die neuen Medien als Träger von psychotherapeutischen Prozessen zu einer Technisierung kommunikativer Prozesse. Als Therapeut im Umgang mit den neuen Medien bestätigt sich mir jedoch die Alltagserfahrung, dass die Nutzung solcher Medien einer Ich-Du-Beziehung nicht unbedingt im Wege stehen muss. Denn diese wird auch in Situationen etabliert, in denen keine menschliche Person unmittelbar als Dialogpartner anwesend ist. In diesen Situationen wird technisch hergestellten Dingen (»mein Handy«) und medial erzeugten Fiktionen mit Gefühlen, Erwartungen und Zuschreibungen begegnet, die häufig unbemerkt die Prämisse implizieren, dass es sich um Subjekte handele. Die Menschheit hat schon immer »Servonen« (Allert u. Kächele 2000) benutzt; das sind technische Hilfsmittel – auch Prothesen genannt – die erfolgreich in das körpergebundene Selbstbild eingebunden werden und in kommunikativen Prozessen in die immer wieder neu zu generierende Selbst- und Körperbilder

einfließen. Neu ist wohl an den »neuen Medien«, an den »Kommunikations-Servonen«, dass sie dramatisch die räumlichen und zeitlichen Dimensionen therapeutischer Prozesse vereinfachend verändern, und damit – so wäre zu hoffen – die Ausübung einer speziellen Form von Einflussnahme ermöglichen, die Menschen im alltäglichen sozialen Umfeld unterstützend zur Verfügung gestellt werden können, die nicht oder noch nicht Zugang zu direkten Face-to-Face-Situation therapeutischer Kommunikation haben. So finden wir im Internet (http://www.3sat.de/nano/bstuecke/13402) hoffnungsvolle Töne derart: Der Psychologe XYZ outed sich als Experte für Psychologie im Internet. »Er sieht eine große Zukunft für die Online-Beratung.«

Beliebt und fast schon bestätigt sei die Kontaktaufnahme per Internet in der Zukunft »zumindest für einen gewissen Teil der Bevölkerung«. Erreicht werden soll derjenigen Teil der Bevölkerung, der Schwierigkeiten hat, Kontakte aufzubauen, »dem es schnell peinlich wird, wenn er jemand anderem

▼

unter die Augen tritt, die Unsicherheiten und Ängste haben«. Diese Hoffnung erinnert mich an einen Patienten, der, an das heimatliche Sofa wegen seiner psychotischen Ängste gefesselt, sich schon vor 30 Jahre erfolgreich um Stellen beworben hat, die er nie angetreten hat. Das Problem der Unverbindlichkeit, das bis zu angenommenen Netzidentitäten reicht, wird bislang m. E. nicht ausreichend ins Auge gefasst.

Optimistisch wird gehofft, dass »mit den neuen Technologien Lücken im Versorgungssystem geschlossen werden können« – Lücken, die die herkömmliche Versorgung offen lasse. Doch sind auch Zweifel erlaubt! Es ist wohl kaum davon auszugehen, dass Patienten, wenn sie wählen können zwischen einer erreichbaren Face-to-Face-Situation gegenüber einer virtuellen Therapiesituation, der Virtualität den Vorzug geben würden. Offen ist jedoch, ob mit dem neuen Medium ein Kontakt zu Menschen hergestellt werden kann, die sich aus welchen Gründen auch immer nicht in eine Face-to-Face-Situation begeben wollen, selbst wenn sie könnten. Eine wachsende Literatur zum Schreiben als therapeutischem Prozess, für den auch systematische Untersuchungen sprechen (Pennebaker 1997), mahnt zur Besonnenheit. Ob E-Mail-Beratung eine offenere Problemkommunikation als eine Face-to-Face-Beratung erlaubt, wie schon vollmundig behauptet wird (Knatz u. Dodier 2003), sollte mehr geklärt werden. Vermutlich gibt es Themen, die sich zunächst einmal besser schriftlich darstellen lassen, da durch das Schreiben eine Art Offline-Kommunikationssituation hergestellt wird.

Eine solche Situation schuf ein Patient, der mir in der ersten Sitzung sein Tagebuch übergab mit der Bitte, es zu lesen. Es sei dort ein ihn sehr beschämendes Symptom genannt, über das er zwar nicht sprechen möchte, das er aber bei mir aufgehoben wissen wolle (Thomä u. Kächele 2006). Der Umgang mit solchen besonderen Situationen, sei es Tagebuch, seien es E-mail-basierte Mitteilungen, erfordert Takt und die Fähigkeit, gelassen damit umzugehen.

Es muss deshalb noch besser spezifiziert werden, für welche Klientel in welchen Umständen solche ungewöhnlichen, aber nicht unmöglichen Wege der Mitteilung zutreffen. Und wer als Therapeut sich einer solchen Situation aussetzen möchte und warum, dürfte ebenfalls noch weiter zu klären sein. Vermutlich sind verhaltenstherapeutische, störungsspezifische Interventionen, die manualbasiert appliziert werden können, einfach besser geeignet; psychodynamische Interventionen lassen sich eher nicht auf Anweisungen reduzieren.

Ein gesellschaftlicher Trend zur Nutzung virtueller Welten ist nicht zu übersehen und Prognosen auf das spätere Nutzerverhalten von Computer-Kids als Kunden von Psychotherapieangeboten sind riskant. Aber gewiss werden sich auch Internettherapeuten finden, die von sicherer Basis aus operieren wollen. Aber es werden auch schon scheinbar mahnende Stimmen laut:

»Die Klienten von Internet-Notruf und Telefonseelsorge sind im Netz gut aufgehoben, doch nicht auf jeder virtuellen Couch liegen sie so gut.«

Klingt gut und frech; ob dies auch zutrifft, wer weiß es derzeit schon.

»Die Psychotherapie im Netz kann ganz schön teuer werden. Die Zahl der Anbieter wächst und nicht alle sind wirklich seriös. Es ist im Internet nahezu unmöglich zu überprüfen, wer letztendlich dahintersteckt. Bei einzelnen Therapeuten – selbst wenn die ihre Diplome ins Netz stellen – sollte man vorsichtig sein.«

Offensichtlich geht dieser Internettherapeut, auf dessen Homepage die mahnenden Worte zu finden sind, davon aus, dass die Mehrzahl der Anbieter, ihn selbst eingeschlossen, seriös seien. Da er selbst die Gefahr der fingierten Diplome benennt, wäre die Gründung von lizenzierenden Institutionen zeitgemäß. Noch gilt, dass Ärzte ohne Inaugenscheinnahme eines Patienten keine Diagnosen stellen dürfen, geschweige denn Behandlungen durchführen (► Kap. 2). Mutatis mutandis dürfte dies auch für psychologische Psychotherapeuten gelten. So schließt denn der hier zitierte Internetanbieter mit einer soliden Warnung:

▼

22

»Wer im Internet nach dem richtigen Therapeuten sucht, sollte schon etwas genauer hinschauen.«

Nur wohin soll der potenzielle Kunde hinschauen? Diese Gretchenfrage bleibt unbeantwortet. Huxley's »Schöne Neue Welt« zu lesen, dürfte wieder angezeigt sein. Die Virtualität der kommunikativen Prozesse wird auch bislang noch nicht bedachte Folgen haben. Einen Therapeuten zu haben, mit dem sich trefflich streiten lässt, solange er oder sie aus Fleisch und Blut zu haben ist, sollte nicht unterschätzt werden. Man könne niemand in absentia erschlagen, meinte Freud. Vermutlich haben die Herausgeber einer Sammlung von Texten zur intersubjektiven Wende in der Psychoanalyse (Altmeyer u. Thomä 2006) nicht absichtlich den irreführenden Titel »Die vernetzte Seele« gewählt. Vermutlich dachten sie nicht daran, selbst als Therapeuten im Netz zur Verfügung zu stehen – oder doch?

Literatur

Allert G, Kächele H (2000) Medizinische Servonen. Schattauer, Stuttgart

Altmeyer M, Thomä H (2006) Die vernetzte Seele. Die intersubjektive Wende in der Psychoanalyse. Klett-Cotta, Stuttgart

Bauer S, Kordy H, Okon E, Percevic R (2003) Use of text messaging in the aftercare of patients with bulimia nervosa. Eur Eat Disord Rev 11:279–290

Beyrer K, Täubrich HC (1996) Der Brief eine Kulturgeschichte der schriftlichen Kommunikation. edition braus, Heidelberg

Cook JE, Doyle C (2002) Working alliance in online therapy as compared to face-to-face therapy. CyberPsychol Behav 5:95–105

Dijk T, Verkuijl O (2000) Kract van de behandeling en risicofaktoren voor online traumatherapeuten. Master thesis. University of Amsterdam

Döring N (2003) Sozialpsychologie des Internet. Die Bedeutung des Internet für Kommunikationsprozesse, Identitäten, soziale Beziehungen und Gruppen. Hogrefe, Göttingen

Döring N, Eichenberg C (2007) Klinisch-psychologische Interventionen mit Mobilmedien. Ein neues Praxis- und Forschungsfeld. Psychotherapeut 52:127–135

Frank J (1961) Persuasion and healing – A comparative study of psychotherapy. Johns Hopkins Press, Baltimore; dt. Die Heiler (1981) Klett-Cotta, Stuttgart

Freud S (1912) Zur Dynamik der Übertragung. GW Bd 8:363–374

Horvath A, Greenberg L (1994) The working alliance: theory, research and practice. Wiley, New York

Kächele H, Frommer J (2007) Intentionale Nutzer-Einstellungen und subjektive Companion-Repräsentanz. Projektskizze TRANS.REGIO Antrag, Ulm-Magdeburg

Kächele H, Kordy H (2003) Indikation als Entscheidungsprozess. In: Adler R et al. (Hrsg) Psychosomatische Medizin. Modelle ärztlichen Denkens und Handelns. Urban & Fischer, München, Jena, S 425–436

Kernberg OF, Dulz B, Eckert J (2005) WIR: Psychotherapeuten über sich und ihren »unmöglichen« Beruf. Schattauer, Stuttgart

Knaevelsrud C, Jager J, Maercker A (2004) Internet-Psychotherapie: Wirksamkeit und Besonderheiten der therapeutischen Beziehung [Internet psychotherapy: Efficacy and particularities of the therapeutic relationship]. Verhaltenstherapie 14:174–183

Knatz B, Dodier B (2003) Hilfe aus dem Netz. Theorie und Praxis der Beratung per E-Mail. Pfeiffer bei Klett-Cotta, Stuttgart

Koopmann H (2002) Goethe und Frau von Stein. Geschichte einer Liebe. Beck, München

Luborsky L (1976) Helping alliance in psychotherapy: The groundwork for a study of their relationship to its outcome. In: Claghorn JL (Hrsg) Successful psychotherapy. Brunner, Mazel, New York, pp 92–116

Ott R (2003) Klinisch-psychologische Intervention und Psychotherapie im Internet: Ein Review zu empirischen Befunden. In: Ott R, Eichenberg C (Hrsg) Hogrefe, Göttingen, S 128–147

Ott R, Eichenberg C (2000) Klinische Psychologie und Internet. Potenziale für klinische Praxis, Intervention, Psychotherapie und Forschung. Hogrefe, Göttingen

Pennebaker J (1997) Writing about emotional experiences as a therapeutic process. Psychol Sci 8:162–166

Schauben LJ, Frazier PA (1995) Vicarious trauma: The effects on female counsellors of working with sexual violence survivors. Psychol Women Q 19: 49–64

Streeck U (2004) Auf den ersten Blick - Psychoanalyse und conversational analysis. Klett-Cotta, Stuttgart

Thomä H, Kächele H (2006) Psychoanalytische Therapie. Band 2: Praxis. Springer MedizinVerlag, Heidelberg

Winnicott DW (1973) Die therapeutische Arbeit mit Kindern. Kindler Verlag, München

Wittgenstein L (1960) Philosophische Untersuchungen, Schrift 1. Suhrkamp, Frankfurt am Main

Zeeck A, Hartmann A, Orlinsky DE (2004) Inter-Session-Prozesse – Ein vernachlässigtes Thema der Therapieforschung. Psychother Psychol Med 54:236–242

III Ausblick

23 Forschungsperspektiven

Stephanie Bauer

23.1 Hintergrund

Der Einsatz von Informations- und Kommunikationstechnologien verändert nicht nur die psychosoziale Versorgung, sondern eröffnet auch völlig neue Möglichkeiten für die Erforschung des therapeutischen Geschehens. Internetbasierte Programme verringern den mit der Erhebung von Fragebogendaten verbundenen zeitlichen, administrativen und finanziellen Aufwand enorm und ermöglichen die Erfassung von Symptomverläufen über längere Zeiträume. Der Einsatz mobiler Geräte vergrößert die Flexibilität und erlaubt Erhebungen zu beliebigen Zeitpunkten und in unterschiedlichsten Kontexten. Darüber hinaus wird im Rahmen internetbasierter Interventionen quasi automatisch Textmaterial gesammelt, das die Analyse von Kommunikationsinhalten und Interaktionsmustern im Onlinesetting ermöglicht.

Ziel dieses Kapitels ist es, einen Einblick in verschiedene Forschungsfelder zu geben, in denen die Nutzung von Informations- und Kommunikationstechnologien eine zentrale Rolle spielt.

23.2 Verlaufsbeobachtung

Die Möglichkeit Daten online zu erheben und computerbasiert zu verarbeiten nimmt entscheidenden Einfluss auf die Erforschung von Krankheits- und Gesundungsverläufen. Die mit den Erhebungen verbundenen Kosten und der damit verbundene Aufwand werden substanziell reduziert, was sich vor allem bei längsschnittlichen Datenerhebungen in einer erheblichen Kosteneinsparung niederschlägt. Internetbasierte Programme wie z. B. Web-AKQUASI (Percevic et al. 2006a; ▸ Kap. 24) machen es möglich, in ökonomischer Weise beliebig engmaschige Beobachtungen durchzuführen, durch die longitudinale Daten erzeugt werden, die zu Zeiten der reinen Paper-Pencil-Erhebungen quasi undenkbar waren. Neben der Dateneingabe entfällt auch das aufwändige und teure Versenden von Katamnesebögen, wodurch es möglich wird, Symptomverläufe mit vertretbarem Aufwand über längere Zeiträume zu erfassen.

> ⚠ Die kontinuierliche Erfassung der Beeinträchtigung (Monitoring) hat unser Wissen über während einer Behandlung stattfindende Symptomveränderungen erheblich verbessert und damit die Psychotherapie-Outcomeforschung des vergangenen Jahrzehnts entscheidend geprägt.

Zahlreiche Studien haben die generelle Wirksamkeit von Psychotherapie belegt (für einen Überblick s. Lambert u. Ogles 2004). Ebenso besteht jedoch Übereinstimmung dahingehend, dass ein beträchtlicher Teil von Patienten nicht oder unzureichend von therapeutischen Interventionen profitiert (z. B. Hansen et al. 2002; Mohr 1995). Der Fokus der Psychotherapieforschung hat sich zunehmend von reinen Wirksamkeits- und Effektivitätsuntersuchungen in Richtung der Untersuchung von Symptomverläufen verschoben. Von diesen Verlaufsbeobachtungen verspricht man sich Informationen über die Veränderungsgeschwindigkeit der Symptomatik und Antworten auf Fragen wie z. B. »Wann und woran lässt sich erkennen, dass ein Patient nicht von einer Therapie profitieren bzw. ein negatives Therapieergebnis aufweisen wird?«. Daraus sollen sich dann wiederum Strategien ableiten lassen, um einem solchen negativen Ergebnis im Einzelfall entgegenzuwirken (▸ Abschn. 23.3). Dazu werden jedoch zunächst empirisch fundierte Konzepte benötigt, auf Basis derer sich die Ableitung derartiger Strategien rechtfertigen lässt. Zwei dieser Konzepte sollen im Folgenden kurz skizziert werden.

Aus Befunden, denen zufolge das frühe Ansprechen auf eine Behandlung (eine sog. »Early Response«) positiv mit dem Behandlungsergebnis korreliert, wurde geschlussfolgert, dass das Ausbleiben dieser frühen Veränderung negativen prognostischen Wert bezüglich des Therapieoutcomes besitzt (Haas et al. 2002; Tang u. DeRubeis 1999). Es wird also angenommen, dass die Beobachtung des Therapieverlaufs Aussagen über den zu erwartenden weiteren Verlauf ermöglicht. Entsprechend erscheint es lohnend, den beobachteten Therapieverlauf mit einem erwarteten Verlauf zu vergleichen, der durch den Einsatz von longitudinalen Methoden (z. B. hierarchisch lineare Modellierung, HLM; Gibbons u. Hedecker 1994) geschätzt wird (Finch et al. 2001; Lutz et al. 1999). Entspricht der beobachtete Verlauf dem erwarteten Verlauf, wird dies als prädiktiv für eine positive Weiterentwicklung angesehen: Die Symptomatik verbessert sich gemäß der Erwartungen bzw. der Patient ist »on-track«. Eine Abweichung vom erwarteten Verlauf wird hingegen als Indikator für eine zukünftige negative Entwicklung bzw. ein zu erwartendes negatives Therapieergebnis angesehen.

Die Annahme, dass der bis zu einem bestimmten Zeitpunkt beobachtete Behandlungsverlauf den weiter zu erwartenden Verlauf vorhersagt, wurde jedoch kaum empirisch überprüft. Eine aktuelle Studie ging dieser Frage nach (Percevic et al. 2006b). Die Ergebnisse deuten entgegen der Überlegungen, die von der Relevanz einer Early Response ausgehen, auf eine Unabhängigkeit der Veränderungsraten hin. Die zukünftige Entwicklung in der Therapie erwies sich im Wesentlichen als unabhängig von der bis zu diesem Zeitpunkt stattgefundenen Veränderung. Auf Grundlage der analysierten Daten von deutschen und amerikanischen Stichproben aus verschiedenen Behandlungssettings lässt sich der Symptomverlauf während der Behandlung am ehesten als sog. »random walk« beschreiben. Patienten, die eine Early Nonresponse zeigten (d. h. in der ersten Phase nicht auf die Therapie anzusprechen schienen), hatten keine geringere Wahrscheinlichkeit für eine zukünftige positive Veränderung als Patienten, die eine Early Response zeigten. Als Ursache für die schlechteren Therapieergebnisse der Early Nonresponder kann diskutiert werden, dass diesen Patienten die benötigte Therapiedauer fehlte, um sich bis zum Ende der Behandlung auf dasselbe Niveau wie die Early Responder zu verbessern (Percevic et al. 2006b).

Es ist offensichtlich, dass es für ein Ergebnismonitoringsystem, in dem Informationen über den Beeinträchtigungszustand bzw. -verlauf eines Patienten an den Behandler zurückgemeldet werden, von entscheidender Bedeutung ist, inwiefern die zukünftige Veränderung bzw. das Therapieergebnis als von der bisherigen Veränderung abhängig angenommen wird oder nicht. Entsprechend deutlich unterscheiden sich die auf Grundlage der beiden beschriebenen Konzepte basierenden Feedbacksysteme, auf die in ▶ Abschn. 23.3 eingegangen wird.

Moderne Technologien eignen sich nicht nur zur Beobachtung von Veränderungen während einer Behandlung, sondern (vor allem beim Einsatz mobiler Geräte) auch zum Monitoring interessierender Variablen und Verhaltensweisen unter Alltagsbedingungen. So werden beispielsweise Handhelds oder Palmtops eingesetzt, mittels derer Studienteilnehmer zu bestimmten Zeitpunkten (d. h. immer, wenn das Gerät ein entsprechendes Signal sendet) oder bei Eintritt eines bestimmten Ereignisses ihre Dateneingabe vornehmen. Dieses Vorgehen der Datenerhebung »im Feld« wird in der Literatur unter den Begriffen »Ecological Momentary Assessment« (Stone u. Shiffman 1994) oder »Ambulatory Assessment« (Fahrenberg u. Myrtek 2001) beschrieben. Es kann beispielsweise genaue Informationen über das Befinden, die Gefühle und das Auftreten bestimmter Verhaltensweisen liefern und so weitergehende Einblicke in den Umgang mit einer Erkrankung liefern. Ein Vorteil der Erhebungsmethode besteht darin, dass die Daten in geringerem Maße Erinnerungsverzerrungen unterliegen (Collins et al. 2003; Wegner et al. 2002).

23.3 Computergestütztes Feedback und Behandlungsplanung

Durch den Einsatz computergestützter Systeme wird die Datenerhebung wie beschrieben erheblich erleichtert und die Datenverarbeitung deutlich beschleunigt. Informationen bezüglich der Beeinträchtigung und des Symptomverlaufs eines Patienten stehen unmittelbar nach der Dateneingabe, welche Patienten und Therapeuten direkt am PC vornehmen können, zur Verfügung und können autorisierten Personen zugänglich gemacht werden (Percevic et al. 2004; ▶ Kap. 24).

Vom zeitnahen Feedback relevanter Informationen an den Behandler während der Therapie verspricht man sich eine Optimierung der Behandlungseffektivität und -effizienz. Ziel ist es, möglichst jedem einzelnen Patienten die von ihm benötigte Therapiedosis zukommen zu lassen, gleichzeitig jedoch eine Überversorgung zu vermeiden. In anderen Worten: Jeder Patient sollte so viel Therapie erhalten wie er benötigt, jedoch nicht unnötig mehr (Haaga 2000). Wenngleich etliche Untersuchungen einen positiven Zusammenhang zwischen dem frühen Ansprechen auf eine Behandlung und dem Behandlungsergebnis belegen, hängt die Frage, welche Informationen in Hinblick auf die Rückmeldung als

23

»relevant« erachtet werden, wie bereits erwähnt, von dem dem jeweiligen Ergebnismonitoringsystem zugrunde liegenden Konzept ab:

Geht man von einer Bedeutung der Early Response aus, impliziert dies, dass ein Nichteintreten der zu erwartenden Symptomveränderung (d. h., der Patient ist »not on-track«) zurückgemeldet und ein Überdenken und ggf. Ändern des therapeutischen Vorgehens empfohlen werden sollte (Lambert et al. 2001; Whipple et al. 2003). Auf Basis des Random-Walk-Modells wird hingegen angenommen, dass der Befund, demzufolge das Therapieergebnis von Patienten, deren Beeinträchtigung in der ersten Phase der Therapie nicht abnimmt (d. h., der Zustand des Patienten bleibt unverändert oder verschlechtert sich), schlechter ist als das derjeniger, deren Beeinträchtigung sich initial verbessert, darauf zurückzuführen ist, dass Ersteren »lediglich« eine ausreichende Behandlungsdauer, d. h. die Zeit fehlt, sich auf dasselbe Niveau zu verbessern. Entsprechend würde man in diesen Fällen nicht per se eine Änderung der Behandlung(sstrategie), sondern vielmehr eine Fortsetzung bzw. Verlängerung der begonnenen Behandlung empfehlen. Insgesamt würde dieses Vorgehen zu einer Flexibilisierung der Behandlungsdauer bzw. zu einer stärkeren Orientierung am individuellen Behandlungsbedarf beitragen, indem die Therapie bei Patienten, die sich schnell in den angestrebten Zielbereich verbessern, früher beendet und bei denjenigen, die weiter von diesem Bereich entfernt sind, länger fortgesetzt wird (Percevic et al. 2006).

Wenngleich in verschiedenen Studien positive Effekte von Feedbacksystemen gezeigt werden konnten, ist bislang völlig ungeklärt, auf welche konkreten Bestandteile der Rückmeldung diese Effektivität zurückzuführen ist. Ebenso offen sind Fragen danach, welche Rolle Erwartungs-, Lern- und Aufmerksamkeitseffekte spielen. Entsprechende Befunde werden in der Zukunft die Ergebnismonitoringstrategien und damit letztendlich auch die auf ihrer Grundlage entwickelten Computerprogramme beeinflussen, deren Aufgabe es ist, die relevanten Informationen in leicht zugänglicher und verständlicher Form zur Verfügung zu stellen.

Auch die Entwicklung, Implementierung und Evaluation von Stepped-Care-Ansätzen wird durch Onlinemonitoringsysteme enorm erleichtert. Sie liefern kontinuierliche Informationen über den Verlauf der Beeinträchtigung und versprechen dadurch, langfristig zu einer verbesserten Passung zwischen den individuellen Bedürfnissen von Betroffenen und Art, Intensität und Dauer der Behandlung beizutragen. Die Verlaufsinformationen können beispielsweise Aufschluss darüber geben, wann der optimale Zeitpunkt ist, um von einer bestimmten Behandlungsstufe zu einer intensiveren (»Step-up«) oder einer weniger intensiven (»Step-down«) Stufe zu wechseln (Kordy et al. 2005). Da Menschen mit psychischen Problemen erwiesenermaßen in unterschiedlichem Ausmaß und in unterschiedlicher Geschwindigkeit von den Unterstützungs- und Therapieangeboten profitieren, werden flexible Behandlungsprogramme benötigt, die den heterogenen Symptomverläufen besser gerecht werden können bzw. sich ihnen über die Zeit hinweg besser anpassen können, als dies starre Programme vermögen, die z. B. eine fixe Sitzungszahl vorgeben. Die empirisch fundierte Entwicklung entsprechender Konzepte kann auf der Grundlage von Monitoringdaten beginnen.

23.4   Computervermittelte Kommunikation

23.4.1   Computervermittelte Kommunikation versus Face-to-Face-Kommunikation

Zweifelsohne unterscheidet sich die computervermittelte Kommunikation (CvK) von der Face-to-Face-Kommunikation. Auditive und visuelle Eindrücke spielen bei der CvK keine Rolle, es sei denn, dass die synchrone CvK (z. B. Chat) mithilfe von Mikrophonen und/oder Webcams unterstützt wird. Die größten Unterschiede zwischen einer Face-to-Face-Intervention und einer auf CvK basierenden Intervention bestehen darin, dass die Kommunikation schriftlich und nicht verbal abläuft, sowie darin, dass sich die beteiligten Personen nicht sehen und nonverbale Signale (Mimik, Gestik) entsprechend nicht wahrgenommen werden können. Dies bedeutet jedoch nicht zwingend, dass die Ausdrucksmöglichkeiten in der CvK gegenüber der Face-to-Face-Kommunikation beschränkt sind, denn Erstere kann auf verschiedene alternative Möglichkeiten zurückgreifen, um beispielsweise emotionale Zustände zu beschreiben (vgl. Döring 2003). Beispiele hierfür sind Emoticons, die z. B. häufig von Teilnehmern an chatbasierten Interventionen (▶ Kap. 17, ▶ Kap. 18) verwendet werden, um den emotionalen Gehalt eines geschriebenen Statements zu verdeutlichen.

Ein weiterer Unterschied zwischen einem Face-to-Face-Gespräch und einem chatbasierten »Gespräch« besteht darin, dass die Abfolge der Beiträge bei einem mündlichen Gespräch durch die beteiligten Kommunikationsteilnehmer selbst bestimmt wird. Hingegen ist den einzelnen Teilnehmern bei einem auf CvK basierenden Gruppengespräch nicht bekannt, welcher Teilnehmer gerade ein Statement verfasst, d. h., verschiedene Personen können zeitgleich Gesprächsbeiträge in das Textfenster eintippen und abschicken. Folglich kommt es vor, dass inhaltlich aufeinander bezogene Beiträge auf dem Bildschirm mitunter nicht direkt aufeinander folgen. Dies ist auch dadurch bedingt, dass Teilnehmer über unterschiedliche Kompetenzen bezüglich der Tippgeschwindigkeit verfügen und sich die Übertragungsgeschwindigkeiten ihrer Rechner unterscheiden können.

In Hinblick auf die therapeutischen Möglichkeiten, ist es denkbar, dass in der Tatsache, dass sich die Teilnehmer in einer CvK-basierten Intervention jederzeit äußern können, insofern ein Vorteil besteht, als sich womöglich zurückhaltende Personen, die Schwierigkeiten haben, sich in einem therapeutischen Face-to-Face-Gespräch zu Wort zu melden, eher äußern. Auch die Unsichtbarkeit von Alters-, Geschlechts- oder Statusunterschieden könnte die Offenheit von Teilnehmern begünstigen und beispielsweise dazu führen, dass offener und ehrlicher über Gefühle und schambesetzte Themen gesprochen wird. Auf der anderen Seite kann es für Teilnehmer wie Therapeuten im Onlinesetting aufgrund des Fehlens von Informationen zu Stimmlage, Gestik, Mimik oder Körperhaltung schwerer als in einer Face-to-Face-Gruppe sein, die Bedeutung von Aussagen korrekt zu interpretieren. Aus sozialpsychologischen Theorien lassen sich weitere Annahmen bzgl. der Unterschiede in der Kommunikation und den Gruppenprozessen zwischen Online- und Face-to-Face-Gruppen ableiten (vgl. Haug et al. 2008b). Empirisch untersucht wurden diese Annahmen im therapeutischen Kontext jedoch bisher kaum. Eine aktuelle Untersuchung verglich den Verlauf von Gruppenprozessen und -bewertungen bei 121 Patienten, die während ihrer stationären Behandlung an regelmäßigen Gruppensitzungen und im Anschluss an ihre Entlassung an den in ▶ Kap. 17 beschriebenen therapeutisch geleiteten Chatgruppen zur nachstationären Betreuung teilgenommen hatten. Sowohl die Face-to-Face-Gruppen als auch die Onlinegruppen wurden mit zunehmender Sitzungszahl positiver bewertet. Auch wenn diese Steigerung mit zunehmender Therapiedauer in den Face-to-Face-Gruppen etwas stärker war, belegen die Befunde, dass eine therapeutische Gruppenarbeit in den Onlinegruppen möglich ist (vgl. Haug et al. 2008b). Sie bestätigen damit die subjektiven Eindrücke von Therapeuten (▶ Kap. 21) und Patienten (▶ Kap. 20).

23.4.2 Die Untersuchung von Gruppenprozessen in computerbasierten Interventionen

Aus wissenschaftlicher Sicht ergeben sich durch den Einsatz von chatbasierten Interventionen neue Chancen für die Erforschung gruppentherapeutischer Prozesse (Haug et al. 2008a). Diese ist bei Face-to-Face-Gruppeninterventionen insofern erschwert, als der Analyse eine aufwändige Datenerhebung vorausgeht: Während bei Onlineinterventionen die geschriebene Kommunikation unmittelbar zur Auswertung zur Verfügung steht, müssen Gespräche im Face-to-Face-Setting zunächst aufgenommen und anschließend transkribiert werden, womit ein erheblicher zeitlicher, organisatorischer und damit letztendlich finanzieller Aufwand verbunden ist. Hinzu kommt, dass sich das nonverbale Geschehen, das im Face-to-Face-Setting unstreitig eine nicht unwichtige Rolle spielt nur schwer in diesen Aufzeichnungen dokumentieren lässt, wodurch die Rekonstruktion des Gruppengeschehens erheblich erschwert wird. In der aufwändigen Datenerhebung liegt auch ein wesentlicher Grund für die geringe Anzahl an empirischen Arbeiten zu Gruppenprozessen. Bei der Forschung zu Onlinegruppen entfallen diese Schwierigkeiten und der Kommunikationsverlauf und die Gesprächsinhalte werden automatisch vollständig und korrekt gespeichert.

23

❶ Wenngleich noch zu klären sein wird, inwiefern Gruppenprozesse in Onlinegruppen mit denen im Face-to-Face-Setting vergleichbar sind, können von der Analyse von auf CvK basierten Gruppenprozessen wichtige Impulse für die Forschung zu Gruppenpsychotherapie im Allgemeinen ausgehen.

So können beispielsweise erstmals mit vertretbarem Aufwand Einflüsse der Gruppengröße oder der Aktivität der Teilnehmer auf die Zufriedenheit mit der Intervention oder auf ihre Effektivität untersucht werden (Haug et al. 2005).

Exkurs

Feedback von Prozessvariablen in Chatgruppen

Neben der Beschreibung der ablaufenden Gruppenprozesse, kann es die Analyse der CvK in therapeutisch geleiteten Internet-Chatgruppen auch ermöglichen, direkt in das therapeutische Onlinegeschehen einzugreifen, indem die Analyseergebnisse dem Therapeuten als Feedback während einer laufenden Chatsitzung zurückgemeldet werden. Haug et al. (2007) entwickelten und evaluierten ein Feedbacksystem mit dem Ziel, dem Therapeuten nach der ersten Hälfte einer Chatsitzung Informationen zur Verfügung zu stellen, die ihn zu einer Reflexion des therapeutischen Geschehens anregen und wenn nötig zu einer Modifikation veranlassen sollten, um so insgesamt zu einer Verbesserung der Onlineintervention beizutragen.

Ausgangspunkt war eine Studie zur Untersuchung von textbasierten Prozessmaßen (z. B. Umfang des von einem Teilnehmer in einer Sitzung verfassten Textes, Häufigkeit der gegenseitigen Namensnennung von Teilnehmern und Therapeut und Verwendung bestimmter Wortkategorien) in therapeutisch geleiteten Chatgruppen. Die Ergebnisse zeigten, dass die in der ersten Sitzungshälfte erfasste Variable »Aktivität« (erfasst über die Anzahl der geschriebenen Wörter und Statements) den stärksten Zusammenhang zu den am Ende der Sitzungen erhobenen Gruppeneinschätzungen der Teilnehmer aufwies: Die Wahrscheinlichkeit, dass ein Teilnehmer im Anschluss an die Sitzung eine negative Bewertung über die Gruppensitzung abgibt, erwies sich im Falle einer niedrigen Aktivität als deutlich erhöht (Haug 2006). Dementsprechend wurde der Variablen »Aktivität« bei der Entwicklung des Feedbacksystems eine zentrale Bedeutung beigemessen: Es wurde angenommen, dass es sich positiv auf die Gruppenbewertung sowie auf die Aktivität der Teilnehmer auswirkt, wenn dem Therapeuten nach der ersten Hälfte der Sitzung Informationen bezüglich der relativen Teilnehmeraktivität zurückgemeldet und so sein Augenmerk auf inaktive Teilnehmer gelenkt würde. Da die Feedbackinformationen dazu schnell erfassbar und leicht verständlich sein müssen, wurden sie in Form der Ampelfarben konzipiert (»rot« steht für eine niedrige Aktivität eines Teilnehmers, »gelb« für eine mittlere Aktivität und »grün« für eine hohe Aktivität). Dabei soll die Farbe Rot dem Therapeuten das Überdenken und ggf. die Modifikation seiner Vorgehensweise in der aktuellen Sitzung nahelegen. Gelb steht für einen eventuellen Handlungsbedarf und grün signalisiert, dass keine Reaktion auf das Feedback erforderlich ist.

Praktisch funktioniert das Feedbacksystem folgendermaßen: Nach Ablauf der ersten Hälfte der Chatsitzung (d.h. nach 45 Minuten) wird die Aktivität aller Teilnehmer bestimmt und jeder Teilnehmer wird einer der drei Gruppen (»rot«, »gelb«, »grün«) zugeordnet. Diese Information wird dem Chattherapeuten in Form einer verdeckten Nachricht während des Chats zur Verfügung gestellt, in der die Pseudonyme der Teilnehmer entsprechend farblich markiert sind.

Das Feedbacksystem kam in den poststationären Chatgruppen der Panorama Fachkliniken Scheidegg (▶ Kap. 17) zum Einsatz und seine Praktikabilität und Wirksamkeit wurden in einer randomisierten Studie (Feedback versus kein Feedback nach der ersten Hälfte der Chatsitzung) über 86 Chatsitzungen überprüft. Es zeigte sich, dass die Therapeuten die Rückmeldungen während der Sitzung in 68% der Fälle als hilfreich bewerteten und angaben, ihr therapeutisches Vorgehen in 40% der Sitzungen

▼

aufgrund des Feedbacks modifiziert zu haben. Es zeigte sich jedoch weder ein Effekt auf die von den Teilnehmern im Anschluss an die Sitzungen abgegebenen Bewertungen der Chatgruppen noch auf die Aktivität der Teilnehmer in der zweiten Hälfte der Sitzungen. Als mögliche Ursachen für diese erwartungsdiskonformen Befunde wird von den Autoren diskutiert, dass den Therapeuten in der zweiten Sitzungshälfte womöglich nicht genügend Zeit blieb, um inaktive Patienten stärker zu integrieren, sowie dass sie u. U. die Rückmel-

dung nicht als direkte Handlungsaufforderung verstanden haben (Haug et al. 2007).

Insgesamt erwies sich das System als praktikabel in der Praxis der chatbasierten Onlinenachsorge und es wurde von den Therapeuten als hilfreiche Ergänzung erlebt. Auch wenn die erwarteten Effekte der Implementierung sich empirisch nicht bestätigt haben, illustriert die beschriebene Studie dennoch die Möglichkeiten, die sich durch den Einsatz von internetbasierten Interventionen für die Prozess- und Prozess-Outcome-Forschung eröffnen.

23.4.3 Computergestützte Textanalyse

Nicht nur die Analyse von Gruppenprozessen und -interaktionen, sondern auch die Inhaltsanalyse von Texten hat sich durch die Entwicklung computerbasierter Verfahren entscheidend verändert. Bereits in den 70er Jahren wurden Möglichkeiten der computergestützten Textanalyse in der Psychotherapieforschung thematisiert (Kächele 1976). Im Laufe der Zeit wurden verschiedene Verfahren zur automatischen Analyse von Sitzungsprotokollen entwickelt, um die Therapeut-Patient-Kommunikation zu untersuchen. Zwei Beispiele sind die Ulmer Textbank (Mergenthaler u. Kächele 1993) und das Programm CoAn (Romppel 1999), welches eine deutschsprachige computergestützte Version der »Gottschalk-Gleser-Skalen« darstellt und auf dem »Dresdner Angstwörterbuch« (DAW; Berth 2001) aufbaut.

Einem globaleren und weniger theoriegeleiteten Ansatz folgen Verfahren, die darauf abzielen, ein möglichst breites Themenspektrum und damit einen möglichst großen Anteil der natürlichen Sprache abzudecken. Ein Beispiel ist das »Linguistic Inquiry and Word Count« (LIWC; Pennebaker et al. 2001), welches über einen Wortzählalgorithmus die Wörter in einem Text zählt und automatisch den in einem programminternen Wörterbuch hinterlegten Kategorien zuordnet. Diese Kategorien umfassen sowohl grammatikalisch-linguistische Variablen (z. B. Pronomina) als auch thematisch-inhaltliche Bereiche (z. B. Emotionen, kognitive Prozesse). Der Nutzen des LIWC konnte in einer Vielzahl von Studien an unterschiedlichstem Textmaterial, u. a. aus der CvK,

belegt werden (vgl. Wolf et al. 2008). In einer aktuellen Studie wurden die Güte und die Praktikabilität der deutschen Adaptation des LIWC untersucht. Dabei ergab sich für die Mehrzahl der Kategorien eine gute Äquivalenz der deutschen LIWC-Kategorien mit der englischen Originalversion. Ferner konnte die Brauchbarkeit des LIWC für Textmaterial, das im Rahmen einer E-Mail-basierten poststationären Intervention gesammelt wurde, gezeigt werden (Wolf et al. 2008; vgl. ► Kap. 17).

Die Grenzen eines computerbasierten Textanalyseprogramms wie des LIWC sind in seiner gewissermaßen oberflächlichen Betrachtung der Sprache zu sehen, indem beispielsweise Metaphern, Ironie oder Sarkasmus ebenso wenig erfasst werden wie der Kontext des Gesagten/Geschriebenen oder seine Bedeutungszusammenhänge. Demgegenüber bestehen die Vorteile eines derartigen Programms in seiner Auswertungsobjektivität und seiner Auswertungsökonomie, d. h. darin, dass es die fehlerlose und schnelle Auswertung großer Datenmengen ermöglicht (Mehl 2006). Da es sich um ein nichtreaktives Verfahren handelt, versprechen die Daten eine wertvolle Ergänzung zu den üblicherweise erhobenen Selbst- und Fremdratings zu sein und neue Einblicke in kognitive und emotionale Prozesse zu ermöglichen (Pennebaker et al. 2003; vgl. Wolf et al. 2007).

Chancen für Aus- und Weiterbildung und wissenschaftlichen Austausch

Durch den Einsatz neuer Technologien ergeben sich nicht nur für die Versorgung und die Psychotherapieforschung, sondern auch für die Aus- und Weiterbildung und die Zusammenarbeit zwischen Fachkollegen neue Chancen. An dieser Stelle soll beispielhaft der »e-Campus« vorgestellt werden (@http://www.intact.psyres.de); eine Onlineplattform, die von der Forschungsstelle für Psychotherapie im Rahmen des von der EU im Marie-Curie-Programm geförderten Research Training Networks INTACT (»Individually Tailored Stepped Care for Women with Eating Disorders«; @http://www.intact-rtn.eu) entwickelt wurde. Diese Plattform unterstützt zum einen die Kommunikation zwischen den beteiligten Zentren und das Projektmanagement. Vorrangig dient sie jedoch als Plattform für das netzwerkweite Training der beteiligten Nachwuchswissenschaftler.

Neben Informationsseiten über das Projekt und die beteiligten Zentren und Personen wurden für die Kommunikation zwischen den Wissenschaftlern verschiedene Module bereitgestellt: In einem Forum können Forschungsfragen diskutiert und Informationen ausgetauscht werden. Neu hinzukommende Teilnehmer können sich dort gezielt über die diversen Aspekte des Forschungsprogramms (z. B. die einzelnen Studien, Designs, Erhebungsinstrumente, Analysemethoden) sowie des Trainingsprogramms (z. B. Workshops, Summer Schools) informieren. Ein Chatraum ermöglicht Onlinediskussionen zwischen einzelnen Teilnehmern oder Arbeitsgruppen an verschiedenen Standorten. Über einen Up- und Downloadbereich können Dateien zugänglich gemacht und ausgetauscht werden. Schließlich findet einmal pro Woche ein Onlineseminar statt, an dem alle INTACT-Trainees teilnehmen. Dieses Seminar ist ver-

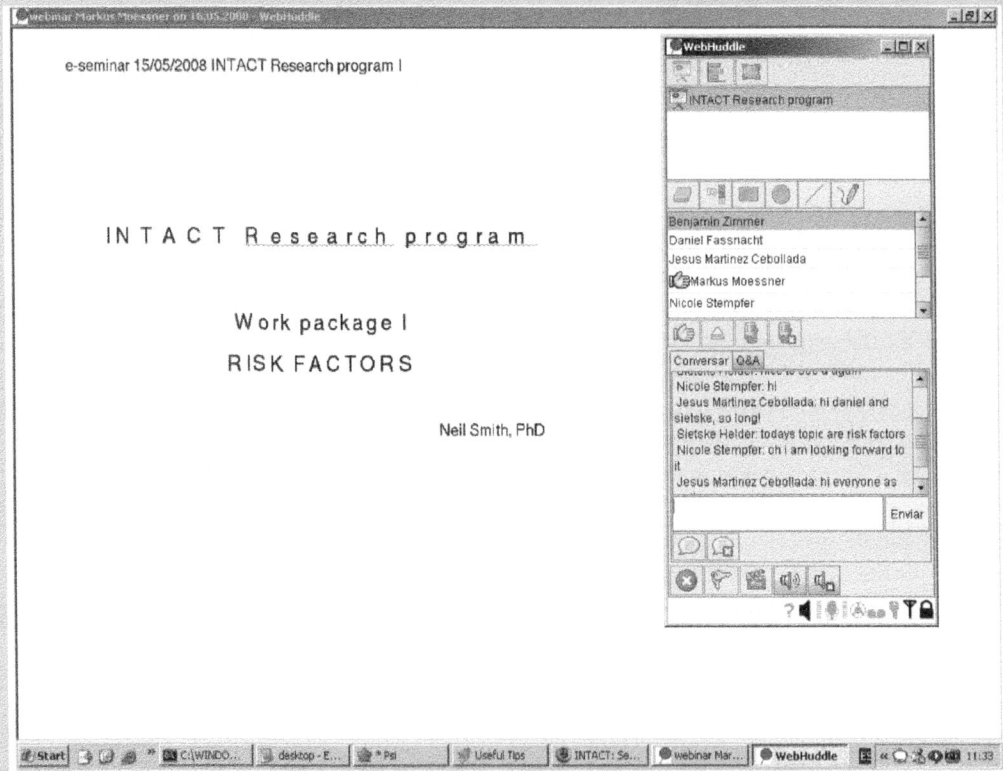

Abb. 23.1. Der Seminarraum des INTACT e-Campus (Screenshot)

▼

gleichbar mit einem Face-to-Face-Doktoranden-kolloquium: In jeder Sitzung präsentiert ein Teilnehmer seine Arbeit und diskutiert den aktuellen Stand der Studie mit der Gruppe. Der Vortragende spricht dabei über ein Mikrophon, während er eine zuvor hochgeladene Datei (in der Regel eine Powerpoint-Präsentation) präsentiert. Die übrigen Teilnehmer verfolgen die Präsentation an ihrem Bildschirm und über Headsets und können ihre Fragen und Anmerkungen in einem parallel geöffneten Chatfenster äußern. ◨ Abb. 23.1 zeigt einen Screenshot des »Seminarraumes«.

Im Anschluss an jedes Seminar werden die präsentierte Datei und ein Transkript der Chatkommu-nikation zum Download zur Verfügung gestellt. Die Vorteile des e-Campus im Vergleich zu einer reinen Projekt-Website und der üblichen E-Mail-Korrespondenz bestehen vor allem in der kontinuierlich dokumentierten und allen Nutzern zugänglichen Kommunikation und den interaktiven Modulen, die eine wissenschaftliche Zusammenarbeit und die Durchführung eines gemeinsamen Trainingsprogramms über Ländergrenzen hinweg ermöglichen. Der e-Campus ist seit Oktober 2007 online. Die ersten Erfahrungen sind positiv und die Rückmeldungen der ca. 30 Teilnehmer bestätigen die Hoffnung, dass das Internetportal substanziell zu einer effizienten interdisziplinären Zusammenarbeit beiträgt.

Fazit

Informations- und Kommunikationstechnologien nehmen in verschiedener Hinsicht Einfluss auf die Psychotherapieforschung. Insbesondere das Onlinemonitoring verspricht, empirisch gesichertes Wissen über therapeutische Prozesse liefern und damit wichtige Fragen klären zu können. Die Hoffnung ist, durch die kontinuierliche Dokumentation und eine standardisierte Verlaufs- und Ergebnisevaluation beispielsweise Hinweise darauf zu erhalten, welcher Patient welche Dosis einer bestimmten Intervention benötigt. Die Rückmeldung relevanter Informationen an die Behandler und ein nach ihr ausgerichtetes therapeutisches Handeln (z. B. kürzere Behandlungen für Patienten, die einen festgelegten Zielbereich erreicht haben und längere Behandlungen für Patienten, die selbigen noch nicht erreicht haben) versprechen insgesamt zu einer Verbesserung der Ergebnisqualität psychotherapeutischer Behandlungen und zu einer gerechteren Verteilung wertvoller therapeutischer Ressourcen beizutragen.

Die Entwicklung im Bereich der Monitoring-systeme schreitet parallel mit den Weiterentwicklungen im Bereich der Technik voran. Diese ermöglichen, z. B. durch den Einsatz von internetfähigen Mobiltelefonen, Palmtops oder Handhelds, eine zunehmend flexiblere Datenerfassung und -nutzung. Damit wird nicht nur die wiederholte Datenerhebung in kurzen Zeitabständen, sondern auch das Erheben von Informationen in spezifischen Alltagssituationen mit vertretbarem Aufwand möglich.

Einen weiteren Bereich, in welchem sich durch den Einsatz computerbasierter Interventionen und Analysemethoden neue Forschungsmöglichkeiten ergeben, stellt die CvK selbst dar. Im Rahmen vieler E-Mental-Health-Interventionen wird die ablaufende Kommunikation automatisch gespeichert und steht für Analysen der Sprache, der Sprachinhalte sowie der Interaktionen zwischen den beteiligten Parteien (Einzel- und Gruppenebene) zur Verfügung. Auch von diesen Forschungsfeldern erhofft man sich neue Einblicke in Krankheitsverläufe und in therapeutische Prozesse und damit – auch wenn die gewonnenen Befunde nur bedingt auf den Bereich der Face-to-Face-Interventionen übertragbar sein werden – wichtige Impulse auf die Psychotherapie-Prozessforschung im Allgemeinen.

Literatur

Berth, H (2001) Die Messung von Angstaffekten mittels computergestützter Inhaltsanalyse – Ein Beitrag zur Automatisierung des Gottschalk-Gleser-Verfahrens. Psychother Psychosom Med Psych 51: 493–501

Collins RL, Kashdan TB, Gollnisch G (2003) The feasibility of using cellular phones to collect ecological momentary assessment data: Application to alcohol consumption. Exp Clin Psychopharmacol 11:73–78

Döring N (2003) Sozialpsychologie des Internet. Hogrefe: Göttingen

Fahrenberg J, Myrtek M (Eds) (2001) Progress in ambulatory assessment. Seattle: Hogrefe & Huber

Finch A, Lambert M, Schaalje B (2001) Psychotherapy quality control: The statistical generation of expected recovery curves for integration in an early warning system. Clin Psychol Psychother 8:231–242

Gibbons RD, Hedeker C (1994) Application of random effects probit regression models. J Consult Clin Psych 62:285–296

Haaga DA (2000) Introduction to the special section on stepped care models in psychotherapy. J Consult Clin Psych 68: 547–548

Haas E, Hill RD, Lambert MJ, Morrell B (2002) Do early responders to psychotherapy maintain treatment gains? J Clin Psychol 58:1157–1172

Hansen NB, Lambert MJ, Forman EM (2002) The psychotherapy dose-re-sponse effect and its implications for treatment delivery services. Clin Psychol Sci Pract 9:329–343

Haug S (2006) Neue Medien - neue Möglichkeiten in der Psychotherapie-Prozessforschung: Feedback von textbasierten Prozessvariablen in Internet-Chatgruppen. Unveröffentlichte Dissertation, Friedrich Schiller-Universität, Jena

Haug S, Wolf M, Golkaramnay V, Kordy H (2005) Kommunikation und Gruppenevaluation in Internet-Chat-Nachsorgegruppen unterschiedlicher Größe. Gruppenpsychotherapie und Gruppendynamik 41:379–393

Haug S, Strauß B, Kordy H (2007) Neue Medien – neue Möglichkeiten in der Psychotherapie-Prozessforschung: Feedback von textbasierten Prozessvariablen in Internet-Chatgruppen. Psychother Psychosom Med Psych 57: 311–318

Haug S, Strauß B, Gallas C, Kordy H (2008a) New prospects for process research in group therapy: Text-based process variables in psychotherapeutic Internet chat groups. Psychother Res 18:88–96

Haug S, Zimmer B, Kordy H (2008b) Gruppenpsychotherapie im Internet-Chat. In: Kókai J, Mattke D (Hrsg.). Entwicklungen in der klinischen Gruppenpsychotherapie. Die Gruppe in Klinik und Praxis. Verlag Barbara Budrich, Opladen, S 139–150

Kächele H (1976) Maschinelle Inhaltsanalyse in der psychoanalytischen Prozessforschung. Ulm: PSZ-Verlag

Kordy H, Haug S, Percevic R (2005) Patients differ – a plea for individually tailored service allocation. Eur Eat Disord Rev 14:1–7

Lambert MJ (2001) Psychotherapy Outcome and Quality Improvement: Introduction to the Special Section on Patient-Focused Research. J Consult Clinic Psychol 69:147–149

Lambert MJ, Ogles BM (2004) The efficacy and effectiveness of psychotherapy. Bergin and Garfield's Handbook of Psychotherapy and Behavior Change. In: Lambert MJ (Ed.). John Wiley & Sons, New York, pp 139–193

Lutz W, Martinovich Z, Howard KI (1999) Patient profiling: An application of random coefficient regression models to depicting the response of a patient to outpatient psychotherapy. J Consult Clin Psych 67:571–577

Mehl MR (2006) Textanalyse. In: Peterman F, Eid M (Hrsg) Handbuch der Psychologischen Diagnostik. Hogrefe, Göttingen, pp 196–202

Mergenthaler E, Kächele H (1994) Die Ulmer Textbank. Psychother Psychosom Med Psychol 44: 29–35

Mohr DC (1995) Negative outcome in psychotherapy: A critical review. Clin Psychol Sci Pract 6:1–27

Pennebaker JW, Francis ME, Booth RJ (2001) Linguistic Inquiry and Word Count – LIWC2001. Mahwah NJ: Erlbaum

Pennebaker JW, Mehl MR, Niederhoffer KG (2003) Psychological aspects of natural language use: Our words, our selves. Ann Rev Psychol 54:580–586

Percevic R, Lambert MJ, Kordy H (2004) Computer Supported Monitoring of Patient Treatment Response. J Clin Psychol 60:285–300

Percevic R, Gallas C, Arikan L, Mößner M, Kordy H (2006a) Internet-gestützte Qualitätssicherung und Ergebnismonitoring in Psychotherapie, Psychiatrie und psychosomatischer Medizin. Psychotherapeut 51:395 397

Percevic R, Lambert MJ, Kordy H (2006b) What is the predictive value of responses to psychotherapy for the future course? Empirical explorations and consequences for outcome monitoring. Psychotherapy Research 16:364–373

Romppel M (1999) CoAn für Windows – Version 2.0 Handbuch. http://www.coan.de/handbuch.php

Stone AA, Shiffman S (1994) Ecological Momentary Assessment (EMA) in Behavioral Medicine. Annals of Behavioral Medicine 16:199–202

Tang TZ, DeRubeis RJ (1999) Sudden gains and critical sessions in cognitive behavioral therapy for depression. J Consult Clin Psych 67:894–904

Wegner KE, Smyth JM, Crosby RD, Wittrock D, Wonderlich SA, Mitchell JE (2002) An evaluation of the relationship between mood and binge eating in the natural environment using ecological momentary assessment. Int J Eat Dis 32:352–361

Whipple JL, Lambert MJ, Vermeersch DA, Smart DW, Hawkins EJ, Nielsen SL (2003) Improving the effects of psychotherapy: the use of early identification of treatment failure and problem solving strategies in routine practice. J Counsult Clin Psychol 50:59–68

Wolf M, Kordy H (2006) Die therapeutische Beziehung in einem E-Mail-Modell post-stationärer Psychotherapie. Psychodynamische Psychotherapie 3:137–146

Wolf M, Sedway J, Bulik CB, Kordy H (2007) Linguistic analyses of natural written language: unobtrusive assessment of cognitive style in eating disorders. Int J Eat Dis 40: 711–717

Wolf M, Horn A, Mehl M, Haug S, Pennebaker JW, Kordy H (2008) Computergestützte quantitative Textanalyse: Äquivalenz und Robustheit der deutschen Version des Linguistic Inquiry and Word Count. Diagnostica 54:85–98

24 Kommunikationstechnologien zur Optimierung der Gesundheitsversorgung

Hans Kordy

24.1   Die Optimierung der psychosozialen Versorgung

Gesundheit ist ein hohes Gut. Die Gesundheitsversorgung hat daher einen hohen Stellenwert in Gesellschaft und Politik. Die Erwartungen sind hoch. Die beste Versorgung soll für alle Bürger gewährleistet und jedem von jedem Ort aus zugänglich sein – und dies zu gesellschaftlich vertretbaren Preisen. Idealerweise sollen gleichzeitig die Sicherheit aller therapeutischen Maßnahmen gewährleistet sein und neue wissenschaftliche Erkenntnisse, neue wirksamere Medikamente sowie innovative Behandlungsverfahren und Technologien schnell in die Versorgungspraxis übernommen werden.

Als Kernmerkmale einer guten Gesundheitsversorgung gelten (vgl. z. B. Sachverständigenrat 2007):

- die Qualität, insbesondere die Ergebnisqualität,
- die Nutzer- bzw. Patientenorientierung und -partizipation,
- die Erreichbarkeit bzw. Zugänglichkeit der Gesundheitsleistungen und
- die Kosteneffizienz.

Als Mittel zur Zielerreichung setzt man insbesondere auf:

- Qualitätssicherung und Ergebnisorientierung sowie
- Information und Transparenz.

Große Erwartungen richten sich dabei auf die modernen Kommunikationstechnologien. So geht die Bundesregierung bereits in ihrem Programm zur Gesundheitsforschung von 2001 davon aus »dass eine Steigerung der medizinischen Leistungsfähigkeit bei gleichzeitiger Kostenbegrenzung ohne den Einsatz telematischer Lösungen kaum erreichbar sein wird« (ebd., S. 41). Es wird erwartet, dass durch die schnelle Verfügbarkeit und den zeitnahen Austausch von Informationen die Qualität der Versorgung, ihre Ergebnisse und Effizienz gesteigert werden können.

Diese Erwartungen gehen über alle Sektoren hinweg und betreffen daher die Prävention ebenso wie die kurative Behandlung oder die Rehabilitation, die Rückfallprävention ebenso wie die langfristige Betreuung von Menschen mit chronischen Erkran-

kungen z. B. in Form eines Case oder Disease Managements. In einer kürzlich durchgeführten Befragung unter Leistungserbringern im Gesundheitswesen äußerten fast 100% die Erwartung, dass die Bedeutung von E-Health zunehmen wird und sahen E-Health-Anwendungen als Erfolgsfaktoren im Gesundheitsmarkt (IT Kompakt 2007). Ähnlich stark ist das Interesse der Nutzer im Gesundheitssystem. Im »European Survey on E-Health Consumer Trends« der WHO in sieben europäischen Ländern gaben 54% der Befragten (57% in Deutschland) bzw. 83% der Internetnutzer (87% in Deutschland) an, das Internet für Informationen zu Gesundheitsfragen zu nutzen (@ http://www.telemed.no/ehealthtrends).

Allerdings steht die tatsächliche Nutzung der modernen Informationstechnologien (IT) für die Steigerung der Effizienz der organisatorischen Abläufe in der psychosozialen Versorgung, für die Flexibilisierung und die Individualisierung von psychosozialen Angeboten sowie für die langfristige Betreuung von Patienten besonders bei chronischen Krankheitsverläufen erst am Anfang.

24.2   Informationstechnologie zur Qualitäts- und Ergebnissicherung der Gesundheitsversorgung

Bereits in den 1990er Jahren hatten sich die Mitgliedsländer der WHO darauf verständigt, eine systematische Qualitätssicherung für ihre Gesundheitssysteme aufzubauen (z. B. Kordy 1992; Selbmann 1996). Diese Initiative wurde in Deutschland von Regierungsseite über entsprechende Verordnungen, von den Kostenträgern (d. h. Krankenkassen bzw. -versicherungen und Rentenversicherungsträgern), von den Anbietern von Gesundheitsleistungen (z. B. Krankenhäusern und Therapeutenorganisationen) sowie von der Versorgungsforschung aufgegriffen. Auch in der psychiatrischen, psychosomatischen und psychotherapeutischen Versorgung wurden zahlreiche Modelle entwickelt und erprobt (zur Übersicht z. B. Härter et al. 2003). Letztlich hat sich jedoch keine über lokale oder regionale Ansätze hinausgehende Qualitätssicherung etabliert. Es ist leider nicht gelungen, eine »Lern- und Kommunikationskultur« (Selbmann 1996) herzustellen, in der offen und mit der erforderlichen Distanz Informationen hergestellt und ausgetauscht werden, allein mit dem Ziel, die Versorgung zu verbessern. Dafür gibt es viele Gründe, die im Gesundheitssystem selbst, in seiner Tradition und Organisation liegen; aber die praktischen Schwierigkeiten, relevante Informationen zeitgerecht zur Verfügung zu haben, haben dies sicher nicht leichter gemacht.

❗ Die Stärkung der Position der Nutzer des Gesundheitssystems setzt vor allem eine umfassende, verständliche und für alle Bevölkerungsgruppen gleichermaßen verfügbare Information über die erreichbare Qualität und über Qualitätsergebnisse voraus. Sie ist für die Entwicklung einer qualitätsorientierten Informationskultur im Gesundheitswesen notwendig. Ihr sollte eine hohe Priorität zukommen (Sachverständigenrat 2001).

24.2.1 Web-AKQUASI: Ein Beispiel für internetgestützte Qualitätssicherung und Ergebnismonitoring

Mit dem Stuttgart-Heidelberger Modell (Kordy u. Lutz 1995) hat die Forschungsstelle für Psychotherapie sehr früh diese Herausforderung angenommen und mit AKQUASI eine Software zur Unterstützung der Qualitätssicherung in der Psychotherapie entwickelt, um insbesondere die Arbeit in den Qualitätszirkeln zu unterstützen. Dieses Modell wird seither von mehr als 20 psychotherapeutisch-psychosomatischen Fachkliniken eingesetzt. Die zwischenzeitlich entstandenen technischen Möglichkeiten nutzend, wurde AKQUASI zu einem internetbasierten System weiterentwickelt. Neu hinzu kommt durch die Nutzung des Internet die Möglichkeit, ein kontinuierliches Monitoring des Gesundungsverlaufs in der klinischen Praxis durchzuführen. Die interessierenden Daten zur Gesundung werden online erhoben, direkt vom System ausgewertet und in standardisierte Rückmeldungen übersetzt. Aktuelle Informationen zum Gesundungsverlauf stehen damit praktisch jederzeit allen zugangsberechtigten Mitgliedern des therapeutischen Teams zur Verfügung und können von ihnen praktisch von jedem Ort mit Internetverbindung abgerufen werden (Percevic et al. 2006a). Das System Web-AKQUASI umfasst vier Kernmodule, die im Folgenden dargestellt werden.

Datenerhebung

Die Daten werden über Onlinefragebögen direkt von den jeweiligen Personen – z. B. Patienten, Angehörigen, Therapeuten bzw. anderen Mitgliedern des klinischen Teams - erhoben. Die Auswahl der Fragebögen ist flexibel und richtet sich nach dem jeweiligen Anwendungsbereich bzw. den Interessen der Nutzer. Es gibt ein Standardinventar, das nach dem SMART-Prinzip (»specific – measurable – achievable – realistic – timed«) konstruiert wurde (Lugon u. Secker-Walter 1999). Es wurde für den Einsatz in psychotherapeutisch-psychosomatischen Fachkliniken optimiert, in denen üblicher Weise eine Mischung von Patienten mit unterschiedlichen Störungen behandelt wird. Das Standardinventar kann ohne großen Aufwand durch störungsspezifische Fragebögen für den Einsatz in Spezialkliniken angepasst werden. So wird z. B. ein spezifisches Inventar für Essstörungen in Fachkliniken für Essstörungen oder ein anderes für Patienten mit Rückenschmerzen in Fachkliniken für Schmerzbehandlung eingesetzt.

Entsprechend der Empfehlung der American Psychological Association (APA 1999) wurde die Akzeptanz und Äquivalenz im Vergleich zur traditionellen Papier-Bleistift-Erhebung überprüft. Dabei wurden keinerlei Hinweise auf eine Minderung der psychometrischen Qualität gefunden. Die überwiegende Mehrzahl der Patienten hatte keine Schwierigkeiten mit der computergestützten Erhebung. Im Gegenteil, die Mehrheit bevorzugte diese gegenüber der traditionellen Erhebung und machte seltener keine Angaben. Im Vergleich zu den Kosten für die Papier-Bleistift-Erhebung mit anschließendem Einlesen über einen Scanner, erwies sich die computergestützte Erhebung als kostengünstiger, wobei die Kosten für die Technik und für die Betreuung bei der Erhebung bereits berücksichtigt wurden (Percevic et al. 2004).

Analyse und Rückmeldung

Eine zentrale Bedeutung für die Entwicklung der gewünschten »Lern- und Kommunikationskultur« kommt der schnellen Analyse der Daten und der schnellen Übersetzung in informative Rückmeldungen zu. Dafür sind spezifische Auswertungsmodule vorbereitet. Die Auswertungen orientieren sich an dem Ideal des »Multi-Trait-Multi-Method«-Ansatzes. Daten von unterschiedlichen Quellen (z. B. Patienten, Therapeuten, Pflegeteam), Zeitpunkten (z. B. Therapiebeginn, Zwischenerhebungen, Therapieende, Katamnesen) sowie Instrumenten (z. B. Fragebögen zur psychosozialen und körperlichen Gesundheit, zu persönlichen Ressourcen, zur Behandlungszufriedenheit) werden zu einem differenzierten Bild über den Gesundheitszustand und -verlauf kombiniert. Die Rückmeldungen erfolgen auf der Einzelfall- und Gruppenebene.

Nach dem Stuttgart-Heidelberger Modell bilden die Rückmeldungen über den Einzelfall die Basisinformation für die klinische Reflexion ausgewählter Behandlungsverläufe in den Qualitätszirkeln (◘ Abb. 24.1). Um den Zugang zu den Informationen zu erleichtern, werden alle verwendeten Skalen in Perzentilwerte transformiert und die Pole ggf. gewechselt, sodass ein einheitliches Format entsteht. Werte unterhalb des 68. Perzentils im Vergleich zu einer Normpopulation (d. h. in Richtung des negativen Pols) werden als funktional bewertet und in grüner Farbe rückgemeldet. Werte oberhalb des 68. Perzentils gelten als Hinweis auf einen dysfunktionalen Zustand und werden rot markiert. Ähnlich werden bei der grafischen Darstellung von Profilen von einzelnen Skalen und von einzelnen Skalenwerten im Verlauf jeweils funktionale und dysfunktionale Bereiche farblich markiert. Die farblichen Hinweise lassen auch einen psychometrisch unerfahrenen Betrachter auf einem Blick erkennen, wie es einem Patienten aktuell geht (soweit sich das in den verfügbaren Daten abbildet). So wird man beispielsweise bei einem Patienten zu Beginn der Therapie überwiegend rote Angaben erwarten oder doch zumindest rote Werte auf wichtigen Dimensionen. Dagegen wird man zu Behandlungsende ein überwiegend grünes Bild sehen wollen.

Veränderungen zwischen zwei frei wählbaren Messzeitpunkten werden durch grüne und rote Pfeile dargestellt (◘ Abb. 24.1). Diese beinhalten zwei Informationen: Ein nach oben gerichteter Pfeil signalisiert eine Verbesserung, ein nach unten gerichteter eine Verschlechterung. Ist der Pfeil schräg, bedeutet dies eine statistisch reliable Veränderung

Bereich	Zustand	Veränd.
Allgemeinbefinden mit körperl. Aspekten	50	⇧
Psychische Beschwerden	88	→
Soziale Probleme	99	⬊
Handlungskompetenz	68	⇧
Zufriedenheit	99	→
Gesamt	92	⬀
Lebensqualität	8	⇨

◘ **Abb. 24.1.** Rückmeldetabelle der Veränderungen in Web-AKQUASI

(d. h., die Änderung ist größer als aufgrund des Messfehlers zu erwarten); ein senkrechter Pfeil markiert eine klinisch bedeutsame Änderung (Kordy u. Hannöver 2000). Letzteres ist immer mit einem Wechsel vom dyfunktionalen in den funktionalen Bereich (grüner Pfeil) bzw. vom funktionalen in den dysfunktionalen Bereich (roter Pfeil) verbunden. Die Standardrückmeldung für den einzelnen Patienten gibt also einen Überblick über den Gesundheitszustand bezüglich der ausgewählten Dimensionen und über die Veränderungen seit Beginn der Behandlung und/oder seit einem (frei wählbaren) früheren Zeitpunkt in der Behandlung. Ein überwiegend durch rote Werte geprägter Status signalisiert weiteren Behandlungsbedarf. Dies wiederum legt nach dem Random-Walk-Modell (Percevic et al. 2006b) die Fortsetzung der Behandlung nahe. Daher wird die tabellarische Rückmeldung mit einer entsprechenden verbalen Rückmeldung verknüpft. Ergänzend können durch Mausklick grafische Darstellungen der Skalenwerte oder auch Detailinformationen aus den Originalfragebögen abgerufen werden. Alle Informationen stehen für die jeweils autorisierten Personen jederzeit und von jedem Ort über das Internet zur Verfügung. Sie können als Bild oder in einem anderen Microsoft-Office-Format (Word, Excel, Powerpoint) gespeichert und so z. B. in die Krankenakte oder in einen Arztbrief übernommen werden.

Datenspeicherung und Wissensakkumulation

Die Daten können über jedes internetfähige Gerät erhoben werden; d. h., neben dem üblichen PC oder Notebook können Palmtops oder entsprechend ausgestattete Mobiltelefone genutzt werden. Die Daten werden in einer Datenbank auf einem Server zentral gespeichert. Die Übertragung der Daten und ihre Speicherung erfolgen anonymisiert und verschlüsselt, wobei die Verschlüsselung kontinuierlich dem aktuellen Standard angepasst wird.

Mit der Anwendung in der Alltagsroutine akkumuliert so über die Zeit eine klinische Wissensbasis aus einer wachsenden Zahl von Berichten über individuelle Behandlungsverläufe. Diese kann beispielsweise genutzt werden, um für die klinische Diskussion eines aktuellen Falls einen vergleichbaren Referenzfall zu finden. Suchkriterien können dabei z. B. die Diagnose oder der Behandlungsplan sein, aber eben auch jedes einzelne psychometrische Datum oder eine Kombination von solchen, etwa in Form eines Profils oder eines Veränderungsmusters über bestimmte Behandlungsphasen oder über die gesamte Behandlung. Dieses akkumulierte Wissen über individuelle Behandlungsverläufe kann gleichzeitig für ein kontinuierliches Qualitätsmonitoring genutzt werden. Die prominenteste Form einer solchen kontinuierlichen Rückmeldung über die Entwicklung eines oder mehrerer Qualitätsparameter sind die sog. Quality-Control-Charts. Bei diesen wird ein bestimmter Parameter, z. B. die Quote erfolgreicher Behandlungen oder die Quote der mit der Behandlung zufriedenen Patienten, in bestimmten Intervallen geschätzt und die geschätzten Werte werden kumulierend oder in diskreten Schritten im zeitlichen Verlauf grafisch dargestellt. Während man bei der kumulierten Darstellung auf die Steigung der Kurve fokussiert, betrachtet man bei der diskreten Darstellung das Niveau. Die erste Variante hat den Vorteil, dass die grafische Information mit jedem neuen Fall fortgeschrieben wird, aber den Nachteil, dass die Steigung einer Kurve nicht leicht zu sehen ist. Bei der diskreten Variante ist die Information intuitiv leicht zugänglich. Hier helfen die sog. Aktionslinien bei der Interpretation. Sie markieren die Abweichung vom Standard, die noch gerade toleriert werden soll, wobei der Standard extern für längere Zeit vereinbart oder aufgrund ständiger Beobachtung von Zeit zu Zeit adjustiert werden kann. Wird die Aktionslinie über- oder unterschritten, gilt dies als Signal für eine Qualitätssicherungskonferenz, bei der nach den Ursachen der Abweichung gesucht und ggf. Möglichkeiten zur Verbesserung erarbeitet werden. Diese Variante hat sich in den bald 15 Jahren seit Einführung des Stuttgart-Heidelberger Modells in der Alltagspraxis durchgesetzt.

Organisation und Administration

Nicht zuletzt verfügt Web-AKQUASI über ein effizientes Organisationsmodul. Mit dem Teilmodul für die Administration wird für jeden Patienten festgelegt, welche Fragebögen zu welchem Erhebungszeitpunkt von wem zu bearbeiten sind. Das geht durch die Nutzung von Standardlösungen in der Regel schnell und ohne die individuelle Gestaltung im Einzelfall zu behindern. Sobald diese Festlegung getroffen ist, unterstützt das System die Durchführung durch Kalender- und ggf. Erinnerungsfunktionen. Gerade diese Funktionen machen Web-AKQUASI auch zu einem praktischen System für komplexe und/oder longitudinale Datenerhebungen in Forschungsprojekten. Dabei kommen zu den Vorteilen bei der praktischen Durchführung der Datenerhebung durch Web-AKQUASI die Möglichkeiten für ein internes wie externes Datenmonitoring hinzu, indem die Qualität der Daten durch automatische Validitäts-, Range- und Vollständigkeitsüberprüfung verbessert wird und der Zugang zu den Daten kontinuierlich kontrolliert werden kann. Darüber hinaus erlaubt Web-AKQUASI die praktische Anwendung des entscheidungsorientierten Testens, das seit den 1980er Jahren immer wieder für den Einsatz umfangreicher Inventare vorgeschlagen wurde. Percevic (2005) konnte zeigen, dass bei dem Standardinventar des Stuttgart-Heidelberger Modells im Durchschnitt weniger als 22 Items (von 158 des Standardinventars) ausreichen, um über das Vorliegen eines »auffälligen Falls« zu entscheiden. Dies verspricht eine erhebliche Zeitersparnis sowohl für Patienten als auch für das Betreuungspersonal.

24.2.2 Orientierung durch Transparenz

Der Einsatz computergestützter Systeme für Qualitätssicherung und Ergebnismonitoring bietet eine Orientierungshilfe bei den komplexen Entscheidungsprozessen in der psychosozialen Versorgung. Die Transparenz über das Geschehen wird bei allen Beteiligten erhöht und das trägt dazu bei, Unsicherheiten bei Patienten und Therapeuten abzubauen und möglichen Bedenken von Dritten wie z. B. Kostenträgern entgegenzuwirken. Insgesamt wird das Vertrauen der Beteiligten untereinander gestärkt, was der Versorgungsqualität zugute kommen dürfte.

Exkurs

Ergebnismonitoring: Navigieren in der Psychotherapie

Der Beitrag der Technologie liegt im wesentlich in der schnellen Herstellung und raschen Verfügbarkeit der Information. Die Information selbst resultiert aus Konzepten, die aus Beobachtungen Daten machen, die Bedeutung transportieren und Handlungen unterstützen. Insofern entspricht ein System für Qualitätssicherung und Ergebnismonitoring wie Web-AKQUASI einem Navigationssystem. Die Technologie hilft, die Koordinaten des jeweils aktuellen Standortes zu bestimmen, den man dann zu den Koordinaten des gewählten Zielortes – eventuell auch des Startortes – darstellen kann. Daraus ergibt sich die Richtung der weiteren Zielannäherung. Die Karte beschreibt den Weg, ggf. über Zwischenziele, mit Stauumfahrung oder über Nebenstraßen. Leider sind, um im Bild zu bleiben, die Karten der Prozess-Ergebnisforschung in der Psychotherapie noch sehr grob. So lassen sich der Gesundheitszustand zu einem bestimmten Zeitpunkt, der angestrebte Gesundheitszustand und somit der Abstand zwischen den beiden sowie die Richtung der angestrebten Veränderung recht gut bestimmen. Über Wege und Umfahrungen gibt die Forschungsliteratur jedoch wenig Informationen, sodass nicht viel mehr als die grobe Anweisung bleibt: Weitermachen, wenn das Ziel noch nicht erreicht ist (Barkham et al. 2006; Percevic et al. 2006b)! Immerhin lässt sich auf diese Weise der Behandlungsplan ständig adaptieren, sich immer wieder an die individuelle Veränderungsgeschwindigkeit, an Verzögerungen oder Beschleunigungen durch externe oder interne Einflüsse anpassen. Eine solche individuelle, ergebnisorientierte Allokation von therapeutischen Mitteln (Percevic et al. 2006b) bietet durchaus Vorteile gegenüber der üblichen relativ starren Regelung über Kontingente, die, um noch einmal im Bild zu bleiben, eher einem vor Reiseantritt angefertigten Routen- und Zeitplan entspricht, auf dem nur die Hauptrichtung angeben ist und der schon bei der ersten Baustelle oder einer Panne Makulatur sein kann.

Der potenzielle Nutzen ist nicht nur metaphorisch: In einer Reihe von Studien zeigte sich, dass eine kontinuierliche Information über Status und Verlauf der Symptombelastung in der Psychotherapie zu einer effizienteren Nutzung der therapeutischen Ressourcen führen kann. Patienten, die sich langsamer entwickelten, erhielten mehr Zeit. Behandlungen, in denen schnell die angestrebten Veränderungen erreicht wurden, wurden schneller beendet. Insgesamt wurden, bei im Durchschnitt geringerem Therapieumfang, häufiger klinisch bedeutsame Veränderungen erreicht als ohne Rückmeldung (vgl. zusammenfassend Lambert 2005; vgl. auch Bauer 2004; Percevic et al. 2006b). Therapeuten erkennen in der Rückmeldung in der Regel eine Bestätigung für den eigenen klinischen Eindruck, bei weniger positivem Behandlungsergebnis machen sie allerdings gerne externe Einflüsse geltend (Kordy u. Bauer 2003).

Verbesserung der Patienten- bzw. Nutzerorientierung in der Versorgung

Aktuell ändert sich die Rolle des Nutzers bzw. des Patienten im Gesundheitswesen. Seine Rechte werden politisch gestärkt. Gesellschaftliche Werte verschieben sich, Autonomie und Selbstbestimmung erhalten einen höheren Stellenwert. Das Internet öffnet den freien Zugang zu aktueller Information über Krankheiten und ihre Behandlung und lässt so die Vision vom »mündigen Patienten« zunehmend realistischer werden. Der informierte Nutzer erwirbt die Fähigkeit, Verantwortung für die eigene Gesundheit zu übernehmen – und immer mehr Betroffene tun dies offensichtlich auch.

Diese Entwicklung spiegelt sich in der Betonung der Nutzer- bzw. Patientenorientierung für die Weiterentwicklung der Gesundheitsversorgung. So wird gerade bei komplexen oder chronischen Krankheitsverläufen, die eine integrierte Versorgung über verschiedene Sektoren hinweg erfordern (d. h. der ambulanten, stationären, rehabilitativen Versorgung), ein »enormes Innovationspotential ... in einer konsequenten Patienten- bzw. Nutzerorientierung« gesehen (@http://www.bmbf.de/de/6647/php). Entsprechend findet man unter den im Programm »Versorgungsforschung« des Bundesministeriums für Bildung und Forschung (BMBF) von 2005 bis 2007 geförderten fünf Projekten mit psychosozialem Schwerpunkt zwei und in den ab 2008 geförderten wiederum zwei, bei denen der Einsatz von moderne Kommunikationstechnologien von zentraler Bedeutung ist.

> ❶ Nutzer- bzw. Patientenorientierung steht für die Ausrichtung der Versorgungssysteme, der Leistungserbringer und der Leistungen selbst auf die individuellen Patientenbedürfnisse. Gleichzeitig steht Patientenorientierung für die Förderung von Kompetenz, Selbstmanagement und Selbstverantwortung der Nutzer bzw. Patienten. Dementsprechend zielt das Förderprogramm Versorgungsforschung des BMBF auf »eine Optimierung der Versorgungsgestaltung und dient ... zur Orientierung über Qualität, Nutzen und Nachhaltigkeit« (@http://www.bmbf.foerderungen/6297.php).

Moderne Informationstechnologien bieten sich für die Förderung der Nutzer- und Patientenorientierung besonders an. Sie machen Informationen für jeden schnell und praktisch von überall verfügbar und erleichtern die Kommunikation zwischen allen Beteiligten. Gleichzeitig erschließen sie die enorme Rechenleistung und Speicherkapazität moderner Computer. Dadurch geht ihr Potenzial für die Stärkung der Patientenorientierung weit über das herkömmlicher Kommunikationsmittel z. B. von Telefon oder Printmedien hinaus.

24.2.3 Stärkung der Nutzerkompetenz und Partizipation

Der Nutzer nutzt das Gesundheitssystem in verschiedenen Rollen: Zum Beispiel nimmt er als Patient bestimmte Leistungen in Anspruch, trägt als Versicherter zur Finanzierung bei und entscheidet als Bürger mit über Ansprüche und Pflichten. Auch

wenn seine Selbstbestimmung in Fragen der Gesundheit eingeschränkt ist, haben die Kompetenz und die Partizipation des Nutzers doch einen wesentlichen Einfluss auf Prozess- und Ergebnisqualität des gesamten Gesundheitssystems. In der Ausschöpfung der vorhandenen Kompetenzen und ihrem weiteren Ausbau liegen daher beträchtliche Chancen für die Verbesserung der Versorgung.

Transparenz ist Voraussetzung für Partizipation und Eigenverantwortung (Sachverständigenrat 2007). Seit 2005 sind Krankenhäuser in Deutschland verpflichtet, ihre Expertise in der Behandlung bestimmter Erkrankungen zu dokumentieren und insbesondere Fallzahlen, Komplikationsraten und Angaben zur Patientenzufriedenheit im Internet zu veröffentlichen (@http://www.g-qb.de). Diese Basisinformation zur Behandlungsqualität ist für jeden Nutzer frei zugänglich und Verbraucherschützer empfehlen, diese bei der Auswahl eines Krankenhauses für die eigene Behandlung zu nutzen. Die Fachkliniken aus dem psychosozialen Sektor sind zwar vorerst von dieser Verpflichtung freigestellt, beteiligen sich aber oft an den von einigen Kostenträgern (Rentenversicherungsträger und/oder gesetzliche Krankenkassen) durchgeführten Erhebungen zur Qualitätssicherung. Die Daten werden meist immer noch ohne den Einsatz von IT erhoben, sodass schon allein aus praktischen Gründen die dabei gewonnenen Informationen sowohl den Fachkliniken als auch den potenziellen Patienten bzw. Nutzern gar nicht oder erst mit erheblicher zeitlicher Verzögerung zugänglich sind. Erheblich besser ist die Situation für diejenigen Fachkliniken, die eine IT-gestützte Qualitätssicherung, z. B. nach dem Stuttgart-Heidelberger Modell, implementiert haben. Hier steht dem Team der Klinik die Information zeitnah zur Verfügung und kann für die Kontrolle und evtl. Optimierung der klinischen Abläufe genutzt werden. Gleichzeitig machen viele dieser Kliniken die Informationen über die von ihnen erreichte Behandlungsqualität freiwillig öffentlich (z. B. @http://www.panorama-fachklinik.de; @http://www.wollmarshoehe.de) und positionieren sich so in einem Markt, der zunehmend von Wettbewerb geprägt ist.

Bei den Nutzern des Gesundheitssystems, zumindest wenn sie als Patienten damit in Berührung kommen, kommt diese Haltung offensichtlich positiv an. In einer Befragung von 1.715 Patienten, die an der Qualitätssicherung nach dem Stuttgart-Heidelberger Modell teilgenommen hatten, haben 92,6% eine routinemäßige Durchführung als wichtig oder sehr wichtig eingeschätzt, und zwar relativ unabhängig von dem selbst erreichten Behandlungsergebnis. Diese positive Beurteilung wird unterstrichen durch die große Teilnahmebereitschaft bei den postalischen Nachuntersuchungen. Beeindruckende 80,7% nahmen sich 6 Monate nach Entlassung die etwa 30 Minuten Zeit für die Beantwortung der Fragebogen – wenig überraschend waren die Patienten mit den eher schlechteren Therapieergebnissen mit 75% etwas seltener dazu bereit (Kordy u. Bauer 2003).

Leider lassen die Kostenträger den Nutzern derzeit noch nicht allzu große Spielräume, solche Informationen bei der Wahl einer Fachklinik für die eigene Behandlung zu nutzen, was die Motivation für mehr Transparenz bezüglich der Behandlungsqualität auf der Seite der Anbieter nicht unbedingt fördert. Deutlich weiter geht der Sachverständigenrat zur Konzertierten Aktion im Gesundheitswesen, der in dem freien Zugang zu allen relevanten Informationen in allen Bereichen des Gesundheitswesen eine entscheidende Voraussetzung für die Stärkung der Nutzer- bzw. Patientenpartizipation sieht (Sachverständigenrat 2001). Die Voraussetzungen dafür stünden eigentlich gar nicht schlecht. Moderne Kommunikationstechnologie öffnet einen solchen Zugang für alle Bevölkerungsgruppen. Es fehlt »nur« noch an der Bereitschaft aller anderen Entscheidungsträger im Gesundheitssystem, mehr Nutzer- bzw. Patientenpartizipation tatsächlich zuzulassen. Mehr Nutzerorientierung vonseiten der Leistungserbringer verspricht eine stärkere Individualisierung der Behandlung und eröffnet damit Spielräume für eine flexiblere, an Patientenprioritäten orientierte Ausschöpfung therapeutischer Möglichkeiten (Sachverständigenrat 2001).

> ⓘ Unter Partizipation ist die Mitwirkung des aufgeklärten Patienten an der medizinischen Entscheidungsfindung zu verstehen. Kompetenz und Partizipation sind Schlüsselqualifikationen des Nutzers für eine optimale Inanspruchnahme des Gesundheitssystems. Im Spannungsdreieck zwischen ex-
> ▼

terner Evidenz, therapeutischer Erfahrung und Patientenpräferenz profitiert Letztere von Transparenz und Partizipationsmöglichkeiten (Sachverständigenrat 2007).

24.2.4 Förderung von Selbstmanagement und Selbstverantwortung

Die Verstärkung der Nutzer- bzw. Patientenorientierung folgt der Änderung der Rollenverteilung und verschiebt die Rollenerwartung der Akteure im Gesundheitssystem. Die Abhängigkeit des Nutzers bzw. Patienten von den Entscheidungen anderer lockert sich, der Fürsorgecharakter verschiebt sich hin zur Gesundheitsdienstleistung; zugespitzt formuliert, werden aus »Göttern in Weiß« zunehmend Leistungserbringer, die die gemeinsame Entscheidung mit dem Patienten suchen und aus Krankenkassen moderne Dienstleistungsunternehmen, die ihre Versicherten als Kunden betreuen. Nutzer nehmen diese neuen Beteiligungsmöglichkeiten an und sind im Gegenzug zunehmend bereit, selbst etwas für ihre Gesundheit zu tun und Verantwortung zu übernehmen. Ein gut integriertes Selbstmanagement und von Kompetenz getragene Eigenverantwortung sind daher gleichzeitig Kennzeichen einer nutzer- bzw. patientenorientierten Versorgung und Mittel für ihre Optimierung.

Eine Schlüsselrolle dafür kommt wieder einmal dem Zugang zu allen relevanten Informationen zu. Die Vorteile der elektronischen Speicherung gegenüber gedruckten Materialien sind offensichtlich. Der Inhalt kann unaufwändig und daher quasi kontinuierlich aktualisiert werden. Nahezu unbegrenzter Speicherplatz macht Beschränkungen im Umfang überflüssig. Gleichzeitig erleichtern und beschleunigen geschickte Navigationssysteme das Auffinden der jeweils relevanten Information auch bei sehr umfangreichem Informationsmaterial. Darüber hinaus bieten sich vielfältige interaktive Möglichkeiten des Lernens und Kommunizierens, die die Aufnahmebereitschaft für das Neue erhöhen und die Nachhaltigkeit des Erlernten verbessern.

Internetseiten wie z. B. die der Bundesregierung über die Portale des Instituts für Qualität und Wirtschaftlichkeit im Gesundheitswesen (@ http://www.

gesundheitsinformation.de) oder der Bundeszentrale für gesundheitliche Aufklärung (@ http://www.bzga.de), der europäischen Union über ihr Public-Health-Portal (@ http://ec.europa.eu/health-eu/care_for_me/) oder der medizinischen Fachgesellschaften über die AWMF (Arbeitsgemeinschaft wissenschaftlicher medizinischer Fachgesellschaften; @ http://www.awmf.org) geben eine kompetente Erstinformation zu vielen Gesundheitsfragen, zu Gesundheitsrisiken, Krankheiten und deren Behandlung ebenso wie zur Risikoreduzierung, Gesundheitserhaltung und Gesundheitsförderung bzw. Minimierung von möglichen dauerhaften Krankheitsfolgen. Betroffene oder ihre Angehörigen geben ihre Erfahrungen über bestimmte Erkrankungen weiter und finden Rat und Unterstützung bei anderen Betroffenen. Fachverbänden und Expertengruppen bieten spezifische Informationen an und helfen bei der Vermittlung. Internetportale wie z. B. die in diesem Buch vorgestellte Homepage des Kompetenznetzes »Depression, Suizidalität« (▶ Kap. 6) oder ES[S]PRIT (▶ Kap. 7) bieten auf spezifische Zielgruppen zugeschnittene Information und Unterstützung an, die bis zur individuellen Beratung über das Internet und ggf. Vermittlung in traditionelle Behandlung reicht.

EU Gesundheitsstrategie 2008–2013

Die Gesundheitsversorgung rückt immer mehr den Patienten in den Mittelpunkt und wird immer stärker auf den Einzelnen abgestimmt; dem Patienten fällt dabei eine immer aktivere Rolle zu. Aufbauend auf der Arbeit der »Bürgernahen Agenda« muss die gemeinschaftliche Gesundheitspolitik die Rechte der Bürger und Patienten als Ausgangspunkt nehmen. Dies umfasst Beteiligung und Mitwirkung an der Entscheidungsfindung ebenso wie die nötigen Fähigkeiten, gesund zu leben, beispielsweise die sog. Gesundheitskompetenz, im Einklang mit dem Europäischen Rahmen der Schlüsselkompetenzen für lebensbegleitendes Lernen, d. h. das Verständnis von schulischen und internetgestützten Programmen (Kommission der Europäischen Gemeinschaften 2007).

Patienten- bzw. Nutzerorientierung durchzieht als eine strategische Leitidee die E-Health-Entwicklungen der Forschungsstelle für Psychotherapie. Sowohl in den diversen Varianten der Internetbrücke für die post-stationäre Unterstützung unterschiedlicher Patientengruppen in verschiedenen Settings (▶ Kap. 17, 18) als auch in dem als Modellanwendung für die Prävention konzipierten Portal ES[S]PRIT dienen Screening und Monitoring über SMS oder Internet dazu, den individuellen Unterstützungsbedarf situationsnah zu erfassen und individuell gestufte Unterstützungsangebote bereitzustellen. Gleichzeitig erfahren die Teilnehmer über die zwar automatisierten, aber auf den individuellen Verlauf abgestimmten Rückmeldungen, dass jemand sie begleitet; die Rückmeldungen verstärken positives Verhalten und angemessene Einstellungen und regen bei negativen Einstellungen und Verhaltensweisen Alternativen an oder versuchen, solche negativen Entwicklungen wenigstens zu unterbrechen. Auf diese Weise werden die Fähigkeiten zum Selbstmanagement gefördert und die Bereitschaft gestärkt, es unter dem Schutz der Internet- bzw. SMS-Begleitung auszuprobieren. In den Chatgruppen der Internetbrücke oder in den Foren von ES[S]PRIT erleben die Teilnehmer psychosoziale Unterstützung durch andere und erfahren gleichzeitig ihre eigene Kompetenz, andere zu unterstützen. Dies stärkt ihre Fähigkeit, selbstbestimmte Entscheidungen für ihre Lebensführung und ihren Umgang mit ihrer Erkrankung bzw. ihren Gesundheitsrisiken und deren Folgen zu treffen und in diesem Sinne Selbstverantwortung für die eigene Gesundheit zu übernehmen.

Selbstmanagement und Eigenverantwortung sind nicht nur, aber besonders relevant für die Gesundheitsversorgung von Menschen mit chronischen Erkrankungen. Langzeitbehandlungen müssen nicht nur eingehalten, sondern auch durchgehalten werden. Es gilt die Patienten und ggf. auch ihre Angehörigen zu befähigen, Eigenverantwortung zu übernehmen, zu lernen und zu üben, eventuell ihr Verhalten und ihre Einstellungen zu ändern. Gestufte internetgestützte Programme, wie sie exemplarisch mit ES[S]PRIT angeboten werden, weisen dazu einen Weg. Sie erlauben unter selbstverantwortlicher kompetenter Beteiligung des Patienten, eine Behandlung im Sinne von Krankheitsprävention bereits bei Vorliegen bestimmter Risikofaktoren

24

zu beginnen und die verschiedenen Versorgungsbedarfe in den unterschiedlichen Stadien des Krankheitsverlaufs adäquat zu berücksichtigen, wie es der Sachverständigenrat für die Zukunft empfiehlt (Sachverständigenrat 2007).

24.3 Zugänglichkeit und Erreichbarkeit von Gesundheitsleistungen

Ein Medikament oder eine therapeutische Maßnahme können trivialerweise erst wirken, wenn sie angewendet werden. Erreichbarkeit und Verfügbarkeit von Gesundheitsleistungen sind daher ein wichtiges Kriterium für eine gute Gesundheitsversorgung, wobei räumliche, psychosoziale und ökonomische Distanzen gleichermaßen von Bedeutung sind. Die Idealvorstellung ist eine allen Nutzern zugängliche, wohnortnahe Versorgung hoher Qualität. Mit der

Steigerung der Nutzerkompetenz verbessert sich die Zugänglichkeit. Nutzer suchen und finden zunehmend Information und Rat über das Internet (WHO Survey 2007; @ http://www.telemed.no/ehealthtrends); die zunehmende Verfügbarkeit der Technik, die wachsende Vertrautheit mit dem Medium Internet und die stärkere Beachtung nutzernaher Sprache lassen begründete Hoffnungen auf weitere Verbesserungen zu. Schwieriger wird es dagegen, die Wohnortnähe überall zu gewährleisten. Die regional, z. B. durch Abwanderung, stark schwankende Bevölkerungsdichte und der demografische Wandel machen eine flächendeckende, wohnortnahe Versorgung immer schwieriger, insbesondere wenn man dort Leistungen nach dem neuesten Stand der Wissenschaft und Technik erwartet. Zur Lösung dieses Dilemmas wurden Portalkliniken vorgeschlagen, die sich in ersten Modellversuchen als vielversprechend erwiesen haben.

Exkurs

Beispiel: Portalkliniken

Das Portalklinikkonzept wurde speziell für dünn besiedelte, ländliche Regionen diskutiert, um die Qualität der Versorgung in der Fläche zu verbessern (Neubauer et al. 2007). Es setzt die Idee der dezentralen Fachkompetenz durch Telemedizin um. Auf Bedarf übernimmt ein multiprofessionelles Versorgungszentrum über Internet und/

oder Telefon für die angeschlossenen ländlichen ambulanten Versorgungseinrichtungen Aufgaben in Diagnostik und Therapie, die dadurch davon befreit werden, selten benötigte technische oder personelle Kapazitäten vorzuhalten. Mit dem Telemedizin-Schlaganfallnetzwerk Ostsachsen wurde vom Dresdner Universitätsklinikum ein erstes Modell erfolgreich erprobt (Audebert et al. 2007).

Generell wird dem deutschen Gesundheitssystem eine gute Qualität in der Breite bescheinigt (Sachverständigenrat 2007), »aber je schwerer man erkrankt, desto problematischer wird das System, weil wir dort zu wenig Kooperation und Spezialisierung haben«kritisiert der SPD-Gesundheitsexperte Lauterbach (@ http://www.swr.de/ratgeber/gesund/patient-in-deutschland//id=1798/nid=1798/did=2685634/1m2yt1i/index.html). Schwere Erkrankungen wie Krebs und Herz-Kreislauf-Erkrankungen sowie seltene Krankheiten wie z. B. Anorexia nervosa oder Morbus Crohn verlangen nach einer Konzentration der Versorgung in hochspezialisierten Zentren; chronische und multiple Krankheitsverläufe erfordern komplexe, über alle Versorgungssektoren reichende Behandlungsstrategien. Dies

kann weder von den typischen Allgemeinkrankenhäusern der stationären Grundversorgung noch von den typischen hausärztlichen oder fachärztlichen Einzelpraxen geleistet werden. Multiprofessionelle Teams, in denen spezielle Erfahrung und Expertenwissen im Rahmen eines Case-Management-Konzeptes zusammengeführt werden, gelten als zukunftsweisend (Gensichen et al. 2006). Damit verbindet sich sofort der Wunsch nach einer effektiven Informations- und Kommunikationsumgebung, in der zu jeder Zeit und von jedem Ort Informationen für das behandelnde Team (z. B. über evidenzbasierte Leitlinien) wie auch für Patienten (z. B. über die eigene Krankheit und die Möglichkeiten, diese durch die eigene Lebensführung positiv zu beeinflussen) verfügbar sind und in der der fallbezogene, fachliche

Austausch unter Experten unaufwändig und zeitnah organisiert werden kann oder Patienten spezifische Schulungsprogramme zur Stärkung ihres Selbstmanagement finden können. Dies lenkt die Hoffnungen auf den Einsatz von Informationstechnologie und klinischen Informationssystemen zur Unterstützung von Planung und Organisation der Versorgung (Sachverständigenrat 2007). Gemeinsame Dokumentation über ein System wie Web-AKQUASI vermindert das Risiko von Abstimmungs- und Koordinationsproblemen und erhöht bei entsprechender sprachlicher Aufbereitung die Transparenz der Abläufe für die Patienten und stärkt somit ihre Partizipationsmöglichkeiten.

Ein aktuelles Beispiel sind die regionalen Tumorzentren, die an einigen Orten in den letzten Jahren aufgebaut wurden. Hier werden therapeutische Kompetenzen zusammengeführt, um so technologische, pharmakologische und psychosoziale Innovationen zur Diagnose und Behandlung von Krebserkrankungen effizient zu nutzen. Dies hat Auswirkungen auf die Versorgungsstruktur. Patienten nehmen das Spezialangebot zunehmend an, die Zusammenarbeit zwischen den spezialisierten Zentren und den Fachärzten in Einzelpraxen richtet sich neu aus. Regelmäßige Informationsveranstaltungen – »Krebstage« – stärken die Kompetenz der Patienten und verbessern ihre Möglichkeiten, sich an den Entscheidungsfindungen informiert zu beteiligen. Allerdings hat diese Entwicklung zu spezialisierten Kompetenzzentren auch einen Preis. Die Wege werden weiter, die psychosozialen Hürden eventuell höher und effiziente Integrationsstrategien notwendiger.

Offensichtlich sind Patienten zunehmend zu der erforderlichen Mobilität bereit, wenn sie sich an einem solchen spezialisierten Versorgungszentrum eine qualitativ bessere Versorgung versprechen (Fleßa 2005). Sie könnten auch eher bereit sein, sich wohnortfern in Spezialkliniken behandeln zu lassen, wenn zuhause oder wohnortnah eine geeignete Nachbehandlung erfolgen kann. Gerade wegen dieser Komplexität und der aufgrund der geografischen wie psychosozialen Entfernung fehlenden Vertrautheit ist »Zur Unterstützung des Entscheidungsprozesses der Patienten ... die Bereitstellung von Qualitätsinformation wichtig« (Sachverständigenrat 2007, S. 158), wie es z. B. in den diversen post-stationären

Programmen realisiert ist, die die Forschungsstelle für Psychotherapie Heidelberg in Zusammenarbeit mit verschiedenen Fachkliniken durchführt.

Der Transfer von Innovationen in die Versorgung ist ein wichtiges Qualitätsmerkmal für ein Gesundheitssystem. Solche Transfers finden überwiegend in den Zentren der Maximalversorgung statt, die häufig an den Universitäten lokalisiert sind. Eine der Alltagspraxis nähere Gelegenheit bietet sich über die direkte Zusammenarbeit mit einer einzelnen Krankenkasse oder innerhalb der vom BMBF und den Kostenträgern geförderten Versorgungsforschung. In beiden Fällen werden klinische Forschung und Patientenversorgungen unter den Bedingungen des Versorgungsalltags zusammengeführt. So hat beispielsweise die Forschungsstelle für Psychotherapie Heidelberg verschiedene Fachkliniken als Kooperationspartner für die Prüfung der Wirksamkeit und Wirtschaftlichkeit einer Reihe von post-stationären psychosozialen Unterstützungsprogrammen über das Internet oder Mobiltelefon gewinnen können:

- die Panorama Fachkliniken Scheidegg für die Entwicklung und die Evaluation der Internetbrücke über einen Chatraum im Gruppensetting (2001–2004 von der Techniker Krankenkasse gefördert) und im Einzelsetting über E-Mail (▶ Kap. 17),
- die Psychosomatische Fachklinik Bad Pyrmont zur Erprobung der post-stationären psychosozialen Unterstützung über SMS (bis 2008 gefördert im gemeinsam vom BMBF und den gesetzlichen Krankenkassen getragenen Programm »Versorgungsforschung« (▶ Kap. 16),
- die Orthopädische Universitätsklinik Heidelberg und einige weitere Fachkliniken für ein internetgestütztes Verhaltenstraining zur Stärkung der Nachhaltigkeit der stationär erarbeiteten Verbesserung der Schmerzen bei Patienten mit Rückenschmerzen (ab 2008 gefördert im gemeinsam vom BMBF und den Kostenträgern getragenen Programm »Versorgungsforschung« (▶ Kap. 18),
- das Institut für Medizinische Psychologie am Universitätsklinikum Hamburg und einige Fachkliniken für die psychosoziale Nachbetreuung nach Reha-Aufenthalt über das Internet (ab 2008 gefördert im gemeinsam vom BMBF und den Kostenträgern getragenen Programm »Versorgungsforschung«).

24.4   Ausblick

Die Gesundheitsversorgung steht vor großen Veränderungen. Dabei lassen sich (mindestens) drei Richtungen erkennen:

1. Die gesundheitspolitische Bedeutung von Prävention wird wachsen. Gesucht sind daher effektive Maßnahmen, die helfen,

   a) tatsächliche oder mögliche äußere (z. B. chemische oder biologische Belastungen) wie psychosoziale (z. B. schlechte Ernährung, Rauchen, Bewegungsmangel, soziale Belastungen, Erschöpfungszustände) Gesundheitsbelastungen zu beschränken oder zu reduzieren und

   b) die Gesundheitskompetenz der Bürger zu stärken, z. B. durch Information und Bildung, durch Erweiterung von Verhaltensspielräumen, Stärkung des Selbstbewusstseins und Förderung sozialer Netzwerke. Dabei versprechen zielgruppenorientierte Maßnahmen nach Auffassung des Sachverständigenrates die höchste Effektivität (Sachverständigenrat 2001). Die ▶ Kap. 4, 6 und 7 geben anschauliche Beispiele für das Potenzial moderner Kommunikations- und Informationstechnologie, bei den betroffenen Personen oder den betreffenden Zielgruppen »Handlungskompetenz für die Veränderung von Strukturen, die entweder direkt die Gesundheit belasten oder gesundheitsbelastendes Verhalten begünstigen, zu entwickeln bzw. freizusetzten« (Sachverständigenrat 2001).

2. Der Trend zu spezialisierten Versorgungszentren wird die Versorgungsstrukturen verändern. Nur in solchen Zentren können das Expertenwissen, die Technologie und die Infrastruktur bereitgestellt werden, um die neuen Möglichkeiten der Krankenbehandlung und -rehabilitation zu realisieren. Die damit einhergehende Komplexität der Behandlungsstrategien lässt sich nur in multiprofessionellen Teams umsetzen, deren erfolgreiche Zusammenarbeit entscheidend von zeitnaher Information und effizienter Kommunikation abhängt. Eine systematische Dokumentation, effektive Methoden zur Transformation solcher Daten zu Informationen und effiziente Suchme-

thoden, um diese Informationen zielgenau bereitzustellen, gewährleisten eine wissensbasierte Kommunikationskultur. Durch entsprechend gestaltete Schnittstellen lässt sich die Transparenz für den Nutzer bzw. Patienten herstellen und stärkt so seine Möglichkeit, eine aktive, selbstverantwortliche Rolle zu übernehmen. Internetgestützte Qualitätssicherung und Ergebnismonitoring wie z. B. mit Web-AKQUASI sind ein erster Schritt für solch eine Entwicklung in der psychosozialen Versorgung.

3. Der Auf- bzw. Ausbau von integrierten Versorgungsstrukturen im Allgemeinen und von auf die Zielgruppen zugeschnittenen Nachsorgestrukturen im Speziellen muss synchron zur Spezialisierung erfolgen. So deuten beispielsweise die in- und ausländischen Erfahrungen beim Abbau der Krankenhausverweildauern darauf hin, dass eine schnittstellengenaue ambulante, somatische und/oder psychosoziale Nachsorge notwendig ist, um Nachteile für Patienten zu vermeiden (Sachverständigenrat 2001). Dies wird umso wichtiger, da mit dem Trend zu spezialisierten Versorgungszentren, die Zugangswege für Patienten sich massiv verlängern werden. Dies kann durch die Erweiterung der Reichweite der Zentren durch entsprechende internetgestützte Programme ausgeglichen werden, wie die verschiedenen Varianten der Internetbrücke exemplarisch demonstrieren (▶ Kap. 17, 20).

Während das Potenzial der modernen Informationstechnologie zur Förderung der Gesundheitskompetenz von Nutzern bzw. Patienten, zum systematischen Aufbau von Erfahrungswissen und zur Sicherung eines schnellen, weltweiten Zugangs zu relevanten Informationen sowie zur Entwicklung einer effizienten Kommunikationskultur breite Anerkennung findet und die Bereitschaft wächst, dieses Potenzial in der Prävention und in Fachkliniken und Versorgungszentren zu nutzen, wächst die Bereitschaft eher zögerlich, konkrete Versorgungsmodelle in die Alltagspraxis zu überführen, auch wenn diese ihr Potenzial bereits erkennen lassen. Noch sind potenzielle Anbieter und insbesondere potenzielle Kostenträger zurückhaltend, aber eine ganze Reihe von einzelnen Studien, die die Wirksamkeit für bestimmte Versorgungsmodelle (z. B. ► Kap. 16, 17) belegen, signalisieren, dass die Zeit bald reif für den Transfer in die Praxis wird. Dies wird zunächst dort passieren, wo Versorgungslücken überbrückt werden können, wie das folgende britische Beispiel zeigt.

Exkurs

Computergestützte Psychotherapie in Leitlinien

Die erste offizielle Empfehlung für eine computergestützte psychotherapeutische Behandlung wurde 2006 vom National Institute of Health and Clinical Exellence (NICE) ausgesprochen (@ http://www.nice.org.uk/TA097). Dieses Institut prüft regelmäßig Behandlungsverfahren und adaptiert, wenn sinnvoll, die entsprechenden Leitlinien. In seiner Mitteilung vom Februar 2006 empfiehlt das Institut als Option für die Behandlung von leichten bis mittelstarken Depression das computergestützte Verfahren »Beating the Blues« (Proudfoot et al. 2004) und von Ängsten (Panikstörung, Phobien, generalisierte Angststörung) das Verfahren »Fear-Fighter« (Marks et al. 2004) im Rahmen eines gestuften Behandlungsprogramms in der Primär- und Sekundärversorgung (@ http://www.nice.org.uk/

TA097). In beiden Fällen werden die computergestützten Verfahren lediglich als Optionen empfohlen, da ihnen zwar Wirksamkeit und Kosteneffizienz bescheinigt werden konnten, aber eben nicht die Überlegenheit gegenüber den Face-to-Face vermittelten Standardvarianten. Die Option wird letztlich aufgrund der Erwartung ausgesprochen, dass durch die internet- bzw. computergestützten Angebote die Flexibilität der Versorgung erweitert wird und sich damit für solche Patienten Behandlungsmöglichkeiten eröffnen, die eine medikamentöse Behandlung ablehnen oder dafür nicht geeignet sind und die keinen Psychotherapeuten persönlich aufsuchen wollen oder können (@ http://www.nice.org.uk/TA097).

Dieses Beispiel zusammen mit den anderen in diesem Buch vorgestellten illustriert die Bedeutung der neuen Technologien für die psychosoziale Versorgung im Speziellen und für die Entwicklung der Gesundheitssysteme im Allgemeinen. Diese Bedeutung hat die Europäische Kommission zum Anlass für die Formulierung ihres strategischen Ansatzes für 2008–2013 genommen, dem man sich als Ausblick nur anschließen kann: »Neue Technologien haben das Potential, die Gesundheitsversorgung und die Gesundheitssysteme zu revolutionieren und deren künftige Nachhaltigkeit mit zu unterstützen. Die Gesundheitstelematik kann dazu beitragen, dass eine bessere bürgerzentrierte Versorgung erbracht, die Kosten gesenkt und die grenzübergreifende Interoperabilität unterstützt werden, um die Patientenmobilität und -sicherheit zu erleichtern« (Kommission der Europäischen Gemeinschaften 2007, S. 11).

Fazit

Die technologische und gesellschaftliche Entwicklung zu einer Wissens- und Informationsgesellschaft verändert die Gesundheitsversorgung. Moderne Informationstechnologie entwickelt sich zu einem mächtigen Mittel für die Optimierung der Gesundheitsversorgung:

- Sie erhöht die Flexibilität von Gesundheitsangeboten und eröffnet Spielräume für die Anpassung an die individuellen Voraussetzungen und Bedürfnisse.

- Sie erleichtert den Nutzern bzw. Patienten die Auswahl und den Zugang zu den für sie geeigneten Versorgungsangeboten.

- Sie fördert die Integration von präventiver, kurativer und rehabilitativer, von stationärer und ambulanter Versorgung.

- Sie erweitert die Reichweite spezieller Gesundheitsangebote und schlägt Brücken zwischen intensiven Behandlungsphasen in spezialisierten Versorgungszentren oder Fachkliniken und

▼

der wohnortnahen Vorbereitung oder Nachbetreuung.

- Sie gewährleistet eine effektive Kommunikation bei multiprofessionellen Behandlungsan-
sätzen, die besonders bei schweren und/oder
chronischen Erkrankungen von wachsender
Bedeutung sind.

- Sie sichert die zeitnahe Verfügbarkeit von Informationen über die Versorgungsleistungen und
ihre Ergebnisse und stärkt so sowohl die Kompetenz und Partizipation der Nutzer bzw. Patienten als auch die Fähigkeit der Leistungsanbieter,
die Qualität der Versorgung kontinuierlich zu
sichern.

Literatur

APA (1999) Standards for educational and psychological test-
ing. American Educational Research Association, Washington

Audebert H, Haberl R, Hacke W, Handschuh R, Schenkel J, Scibor
M, Schleyer A, Siebler M, Vatankhali B, Wiborg A, Widder B
(2007) Telemedizin in der akuten Schlaganfallversorgung.
Eine Standortbestimmung. Deutsche Medizinische Wo-
chenschrift 132:431–436

Barkham M, Connell J, Stiles WB, Miles JNV, Margison F, Evans C,
Mellor-Clark J (2006) Dose-effect relations and responsive
regulation of treatment duration: the good enough level.
J Consult Clin Psych 74:160–167

Bauer S (2004) Ergebnismonitoring und Feedback: Mittel zur
Optimierung stationärer Psychotherapie? Dissertations-
schrift, Univ. Tübingen, @http://w210.ub.uni-tuebingen.
de/dbt/volltexte/2004/1476/index.html

Bundesministerium für Bildung und Forschung (2001) Gesundheitsforschung: Forschung für die Menschen. Programm
der Bundesregierung. @http://www.bmbf.de

Fleßa S (2005) Die Zukunft der Kleinst- und Kleinkrankenhäuser
in Deutschland. Gesundheitsökonomisches Qualitätsmanagement 10:295–302

Gensichen J, Muth C, Butzlaff M, Rosemann T, Raspe H, deMüller-
Cornejo G, Bayer M, Härter M, Miller UA, Angermann C E,
Gerlach FM, Wagner E (2006) Die Zukunft ist chronisch: Das
Chronic Care Modell in der deutschen Primärversorgung.
Übergreifende Behandlungsprinzipien einer proaktiven
Versorgung für chronisch Kranke. Zeitschrift für ärztliche
Fortbildung und Qualität im Gesundheitswesen 100:365–
374

Härter M, Linster HW, Stieglitz RD (2003) Qualitätsmanagement
in der Psychotherapie: Grundlagen, Methoden und Anwendungen. Hogrefe, Göttingen

IT Kompakt Informationsdienst zur Telematik im Gesundheitswesen (2007) @http://www.bundesaerztekammer.de/
downloads/IT_Kompakt_September_2007-1.pdf

Kommission der Europäischen Gemeinschaften (2007)
Weißbuch: Gemeinsam für die Gesundheit: ein strate-
gischer Ansatz der EU für 2008-2013. http://ec.europa.eu/
health/ph_overview/strategy/health_strategy_en.htm

Kordy H (1992) Qualitätssicherung: Erläuterung zu einem Reiz-
und Modewort. Z Psychosom Med 38:310–324

Kordy H, Lutz W (1995) Das Heidelberger Modell: Von der Qual-
itätskontrolle zum Qualitätsmanagement stationärer Psychotherapie. Psychotherapie Forum 3:197–206

Kordy H, Hannöver W (2000) Die Evaluation von Psychotherapie
und das Konzept der Klinisch Bedeutsamen Veränderung.
In: Laireiter AR (Hrsg) Diagnostik in der Psychotherapie.
Springer, Berlin, pp 477–495

Kordy H, Bauer S (2003) The Stuttgart-Heidelberg Model of Active Feedback-Driven Quality Management – means for
the optimization of psychotherapy provision. Int J Clin Hlth
Psyc 3:615–631

Lambert MJ (guest ed) Enhancing psychotherapy outcome
through feedback. J Clin Psychol 61 (2, special issue),
2005

Lugon M, Secker-Walker J (1999) Clinical governance. Making it
happen. Royal Society of Medicine Press Ltd., London

Marks IM, Kenwright M, McDonough M, Whittaker M, Mataix-
Cols D (2004) Saving clinicians' time by delegating routine
aspects of therapy to a computer: A RCT in phobia/panic
disorder. Psychol Med 34:9–18

Neubauer G, Beivers A, Minartz C (2007) Marktwandel und
Sicherstellung der regionalen Krankenhausversorgung.
In: Klauber J, Robra BP, Schellschmidt H (Hrsg) Kranken-
haus-Report 2006: Krankenhausmarkt im Umbruch, Stuttgart, S 65–85

Percevic R, Lambert MJ, Kordy H (2004) Computer supported
monitoring of patient treatment response. J Clin Psychol
60:285–300

Percevic R (2005) Entwicklung und Evaluation eines computergestützten Testdarbietungssystems für therapiebeglei-
tendes Ergebnismonitoring in der Psychotherapie. Disser-
tationsschrift, Universität Mannheim, http://deposit.ddb.
de/cgibin/dokserv?idn=975372955&dok_var=d1&dok_ex
t=pdf&filename=975372955.pdf

Percevic R, Gallas C, Arikan L, Mößner M, Kordy H (2006a) Internet-gestützte Qualitätssicherung und Ergebnismonitoring
in Psychotherapie, Psychiatrie und psychosomatischer
Medizin. Psychotherapeut 51:395–397

Percevic R, Lambert MJ & Kordy H (2006b) What is the predictive
value of responses to psychotherapy for the future course?
Empirical explorations and consequences for outcome
monitoring. Psychotherapy Research 16:364–373

Proudfoot J, Ryden C, Everitt B, Shapiro D, Goldberg D, Mann A,
Tylee A, Marks I, Gray JA (2004) Clinical efficacy of computerised cognitive- behavioural therapy for anxiety and de-

pression in primary care; randomised controlled trial. Br J Psychiatry 185:46–54

Sachverständigenrat für die Konzertierte Aktion im Gesundheitswesen (2001) Gutachten 2000/2001: Bedarfsgerechtigkeit und Wirtschaftlichkeit, Band I: Zielbildung, Prävention, Nutzerorientierung und Partizipation. @http://www.svr-gesundheit.de

Sachverständigenrat zur Begutachtung der Entwicklung im Gesundheitswesen (2007) Kooperation und Verantwortung – Voraussetzungen einer zielorientierten Gesundheitsversorgung. Gutachten 2007. @http://www.svr-gesundheit.de

Selbmann HK (1996) Zum Stand der Qualitätssicherung in der ambulanten Versorgung in Deutschland – Ergebnisse einer analytischen Bestandsaufnahme. In: Bundesministerium für Gesundheit (Hrsg) Qualitätssicherung in der ambulanten Versorgung: Workshop zur Vorbereitung eines Demonstrationsprojektes des Bundesministeriums für Gesundheit. Nomos Verlagsgesellschaft, Baden-Baden

Anhang

Glossar

Adaptives Display. Ein adaptives Display ist ein Gerät, welches zur Darstellung virtueller Realitäten verwendet wird. Die Präsentation passt sich den individuellen Vorgaben durch den Nutzer an.

Asynchrone Kommunikation. Der Begriff asynchrone Kommunikation bezieht sich auf Kommunikationsformen, in denen Beiträge zeitlich versetzt geäußert werden. Beispiele sind die Kommunikation über E-Mail und in Diskussionsforen.

Black Hole Experience. Mit dem Ausdruck Black Hole Experience wird das Phänomen beschrieben, wenn in der internetbasierten Kommunikation eine erwartete Interaktion nicht zustande kommt bzw. eine erwartete Reaktion ausbleibt (z. B. wenn eine E-Mail unbeantwortet bleibt).

Blended Learning. Das Konzept des Blended Learning stellt einen Ansatz dar, der Präsenzveranstaltungen und E-Learning kombiniert. Face-to-Face-Komponenten und E-Learning-Komponenten werden dabei aufeinander abgestimmt.

Browser. ▶ Webbrowser.

Chat. Chat bezeichnet eine Form der elektronischen (meist internetbasierten) Echtzeit-Kommunikation. Am häufigsten wird der reine Textchat verwendet. Mittlerweile werden jedoch auch Sound- und/oder Videoelemente eingesetzt.

Chatraum (Chat-Room). Der Begriff Chatraum bezeichnet einen virtuellen Ort, an dem ein Chat stattfindet. Die Teilnehmer (»Chatter«) tippen ihre Botschaften in ein Textfenster ein. Mit dem Drücken der Enter-Taste erscheint die Nachricht für alle Kommunikationspartner sichtbar auf dem Bildschirm.

Content Management System (CMS). Ein Content Management System (CMS) ist ein Programm, welches es auch Anwendern ohne Programmier- und HTML-Kenntnisse ermöglicht, Dokumente zur Veröffentlichung (in der Regel im Internet) vorzubereiten. CMS eigenen sich insbesondere zur gemeinschaftlichen Erstellung und Bearbeitung von Inhalten.

Community. Der Begriff Community (oft auch Online-Community) bezeichnet eine Gemeinschaft von Personen, die sich im Internet trifft und austauscht.

Computervermittelte Kommunikation (CvK). Computervermittelte Kommunikation (CvK) bezeichnet jede Art menschlicher Kommunikation, die unter Beteiligung von Computern stattfindet (z. B. Chat, E-Mail).

Direct Client to Client (DCC). DCC ist ein Protokoll, das häufig bei Internet Relay Chats verwendet wird. DCC trägt zu einer schnellen und sicheren Kommunikation bei.

Diskussionsforum. Ein Online-Diskussionsforum (oft auch kurz Forum genannt) ist ein virtueller Ort an dem Internetnutzer sich zu einem bestimmten Thema austauschen. Die Kommunikation in einem Forum verläuft asynchron: Auf den veröffentlichten Beitrag (= Posting) eines Nutzers antworten andere Teilnehmer zeitversetzt. Aus dem Austausch von Postings zu einem bestimmten Thema entsteht eine Diskussionskette (= Thread). Ein Forum kann moderiert oder unmoderiert sein: Während in einem moderierten Forum der Beitrag eines Nutzers vor der Veröffentlichung zunächst von einem Moderator geprüft wird, sind die Beiträge in einem unmoderierten Forum, unmittelbar nachdem sie gepostet wurden, für alle Nutzer zu lesen.

Echtzeit. Echtzeit ist die Zeit, die ein bestimmter Ablauf in der realen Welt benötigt. Von einem echtzeitfähigen System spricht man, wenn die von einem Programm verwaltete Laufzeit (= Modellzeit) synchron zur Echtzeit ist.

E-Learning. E-Learning bezeichnet Lernformen, bei denen digitale Medien zur Kommunikation über Lerninhalte und/oder zur Präsentation und Distribution derselben verwendet werden.

Emoticons. Der Begriff Emoticon ist eine Kreuzung aus den Wörtern »Emotion« und »Icon«. Er bezeichnet eine Folge aus Satzzeichen, die ein Smiley nachbilden. Ein Beispiel stellt die Abfolge :-) dar, welche für ☺ steht. Mit verschiedenen Emoticons werden in der computervermittelten Kommunikation unterschiedliche Gefühlszustände ausgedrückt.

Expertensystem. Als Expertensystem werden im Bereich E-Health Computerprogramme bezeichnet, die durch die Beschreibung von Symptomen oder Problemen aufgrund des in ihnen gespeicherten Wissens Diagnosen oder Lösungen generieren. Expertensysteme sind ein Teilgebiet der künstlichen Intelligenz. Ihr Ziel ist es, die Urteilsbildungsprozesse eines menschlichen Experten mit dem Ziel zu imitieren, Ratschläge und Problemlösungsmöglichkeiten zu vermitteln.

FAQ (Frequently Asked Questions). FAQ bezeichnet die Zusammenstellung von häufig gestellten Fragen zu einem bestimmten Thema sowie der Auflistung der dazugehörigen Antworten.

Firewall. Eine Firewall schützt ein Netz vor unautorisierten Zugriffen bzw. stellt eine kontrollierte Verbindung zwischen zwei Netzen (z. B. zwischen dem Internet und einem privaten Netz) her.

Flame War. Flame War bezeichnet eine kontroverse Diskussion, die in dem Sinne eskaliert, dass die Beiträge der Teilnehmer oft zunächst unsachlich und in der Folge ruppig, aggressiv oder beleidigend werden.

Flash. Flash-Dateien sind Dateien mit multimedialen Inhalten (häufig Video und/oder Sound). Zum Abspielen benötigt man ein bestimmtes Programm (Flash-Player).

Forum. ▶ Diskussionsforum.

FTP (File Transfer Protocol). FTP bezeichnet ein bestimmtes Netzwerkprotokoll zur Datenübertragung vom Server zum Client (Download), vom Client zum Server (Upload) oder zwischen zwei Servern.

Handheld. Handhelds sind kleine mobile Computer, die bei der Bedienung in der Hand gehalten werden können (z. B. Smartphones, Personal Digital Assistants).

Head Mounted Display (HMD). Head Mounted Displays (HMD) sind kleine LCD-Displays, die direkt vor die Augen positioniert und am Kopf befestigt werden. Über diese Displays werden in virtuellen Realitäten die visuellen Informationen dargeboten. Durch im HMD integrierte Kopfbewegungssensoren wird teilweise das visuelle Feld in Echtzeit den Kopfbewegungen in der realen Welt angepasst.

HTML (Hypertext Markup Language). HTML bezeichnet eine bestimmte Auszeichnungssprache, die die Inhalte (z. B. Texte und Bilder) in Dokumenten strukturiert. HTML-Dokumente werden von Webbrowsern dargestellt und stellen die Grundlage des World Wide Web dar.

HTTP (Hypertext Transfer Protocol). HTTP ist ein Protokoll, das der Übertragung von Daten über ein Netzwerk dient. Es wird verwendet um Daten aus dem World Wide Web in ein Anwendungsprogramm (in der Regel einen Webbrowser) zu laden.

HTTPS. Während Informationen, die über HTTP übertragen werden, auf allen Rechnern und Routern, die in einem Netzwerk durchlaufen werden, gelesen werden können, findet die Übertragung über HTTPS verschlüsselt statt.

ICQ. ICQ steht für »I seek you« (zu deutsch »Ich suche Dich«). ICQ ist ein Instant Messaging Programm von AOL (▶ Instant Messaging).

Immersion. Immersion bezeichnet im Kontext von virtuellen Realitäten das Eintauchen in eine künstliche Welt.

Instant Messaging (IM). Instant Messaging bezeichnet eine Kommunikationsmethode, die es ermöglicht in Echtzeit mit anderen Teilnehmern zu chatten. Die Beiträge werden in ein Textfenster eingetippt und im Push-Verfahren übertragen, sodass sie unmittelbar beim Empfänger ankommen. Beispiele für IM-Programme sind ICQ von AOL und der Windows Live Messenger (früher MSN Messenger) von Microsoft.

Internetforum. ▶ Diskussionsforum.

Internet Relay Chat (IRC). ▶ Chat.

IP-Adresse. IP-Adressen ermöglichen es, Rechner in einem Netzwerk eindeutig zu adressieren (vergleichbar mit einer Rufnummer in einem Telefonnetz).

Linguistic Inquiry and Word Count (LIWC). Das LIWC ist ein Softwareprogramm zur automatischen Textanalyse. Es greift auf ein hinterlegtes Wörterbuch zu und analysiert Texte hinsichtlich der darin definierten Kategorien und Worteinträge (z. B. Emotionen, psychologische Prozesse, kognitive Prozesse, soziale Prozesse).

Mailingliste. Eine Mailingliste ermöglicht die multidirektionale Kommunikation zwischen den Teilnehmern einer geschlossenen Gruppe. Innerhalb dieser Gruppe ist der Nachrichtenaustausch, der in der Regel über E-Mail erfolgt, öffentlich: Ein Beitrag wird von einem Gruppenmitglied an einen zentralen Verteiler geschickt, welcher ihn automatisch an die E-Mail-Adressen aller eingetragener Gruppenmitglieder weiterschickt.

Malware. Malware sind Programme, die – in der Regel vom Benutzer unbemerkt – unerwünschte und schädliche Funktionen ausführen (z. B. Manipulation oder Löschen von Dateien, Beschädigen von Programmen).

Messenger-Programme. ▶ Instant Messaging.

Moderator. Der Moderator eines Diskussionsforums hat erweiterte Nutzerrechte. Er kann beispielsweise Beiträge löschen oder editieren oder Benutzer von der Teilnahme am Forum ausschließen (»sperren«). In moderierten Foren liest der Moderator die Postings gegen bevor diese für alle Nutzer sichtbar veröffentlicht werden.

MSN. ▶ Instant Messaging.

MySQL. MySQL ist ein relationales Datenbankverwaltungssystem und existiert als freie Software (Open Source) für unterschiedliche Betriebssysteme. MySQL bildet die Grundlage vieler dynamischer Internetauftritte.

Netiquette. Als Netiquette werden Verhaltensempfehlungen und Hinweise bzgl. Umgangsformen bei computervermittelter Kommunikation bezeichnet.

Netspeak. Netspeak (zu deutsch »Netzjargon«) bezeichnet den Sprachgebrauch in der internetbasierten Kommunikation. Typische Formen sind der Ausdruck von Gefühlen über Emoticons sowie die Verwendung von Abkürzungen und Akronymen. So steht »THX« beispielsweise für »thanks«, »lol« für »laughing out loud« und »FYEO« für »for your eyes only«.

Newsgroups. Newsgroups sind Diskussionsforen, bei denen neue Beiträge an einen Server gesendet werden, der sie den Mitgliedern der Newsgroup in Form von E-Mails weiterleitet (▶ Diskussionsforum).

Online Disinhibition Effect. Mit dem Begriff Online Disinhibition Effect wird ein Phänomen beschrieben, demzufolge in der internetbasierten Kommunikation Hemmungen verloren gehen, die in der Face-to-Face Kommunikation existieren, da online keine unmittelbare Reaktion des Gegenübers sichtbar ist.

Open Source Software. Eine Software wird als Open Source bezeichnet, wenn ihr Quelltext frei zugänglich ist, sie frei genutzt und verbreitet sowie verändert und in der veränderten Form weitergegeben werden darf.

Palmtop. Palmtops sind eine Untergruppe der Handhelds (▶ Handhelds).

Personal Digital Assistant (PDA). Ein PDA ist ein kleiner tragbarer Computer zur Verwaltung von persönlichen Terminen, Adressen, Aufgaben etc.

Phishing. Der Begriff Phishing steht für den Versuch persönliche Daten eines Internetnutzers (z. B. Passwörter, PIN oder Kreditkarteninformationen) auszuspionieren, um sie unter Vortäuschung einer falschen Identität z. B. für Transaktionen zu verwenden.

PHP. PHP ist eine Open Source Software, die primär zum Erstellen von dynamischen Webseiten oder -anwendungen eingesetzt wird.

POP3. POP3 stellt die Version 3 des Post Office Protocol (POP) dar. POP3 ist ein Übertragungsprotokoll, über das ein E-Mail-Client Nachrichten von einem E-Mail-Server abholt. POP3 ist in sämtlichen gängigen E-Mail-Programmen integriert.

Pop-Up Blocker. Ein Pop-Up-Blocker ist eine Funktion von Webbrowsern, welche bewirkt, dass das unerwünschte Öffnen von Browser-Fenstern unterbunden wird.

Posting. Beiträge in Diskussionsforen werden Postings genannt (▶ Diskussionsforum).

Pretty Good Privacy (PGP). PGP ist ein Programm zur Verschlüsselung von Daten nach einem asymmetrischen Public-Key-Verfahren.

Relaunch. Mit Relaunch (zu deutsch »Neustart«) wird die grundlegende Überarbeitung eines Internetauftritts bezeichnet.

Second Life. Second Life ist eine 3D-Infrastruktur, die es den Nutzern erlaubt, selbst virtuelle Realitäten zu gestalten. Die Teilnehmer kommunizieren und interagieren durch Avatare miteinander. Die Kommunikation erfolgt hauptsächlich über Chat und Instant Messaging.

Secure Shell (SSH). SSH bezeichnet ein Netzwerkprotokoll sowie entsprechende Programme, die es erlauben, eine sichere, verschlüsselte Netzwerkverbindung mit einem entfernten Computer herzustellen.

Secure Socket Layer (SSL). SSL ist ein Protokoll zur verschlüsselten Übertragung von Daten im Internet. Es schützt Informationen auf dem Transport vor dem Mitlesen, Kopieren oder Fälschen durch Dritte.

Short Message Service (SMS). Der Short Message Service (SMS) ist ein Telekommunikationsdienst zur Übertragung von textbasierten Kurznachrichten. Umgangssprachlich sind mit dem Begriff SMS jedoch in der Regel die Textnachrichten selbst gemeint.

Simple Mail Transfer Protocol (SMTP). SMTP ist ein Internetprotokoll zum Austausch von E-Mails. Während SMTP vor allem beim Einspeisen und Weiterleiten von E-Mails zum Einsatz kommt, werden POP3 oder IMAP zum Abholen von E-Mails verwendet.

Skype. Skype ist eine kostenlose Software, die Funktionen des Instant Messaging, der Datenübertragung und der Videotelefonie umfasst. Skype ermöglicht das unentgeltliche Telefonieren via Internet.

Spam. Spam sind unerwünschte Nachrichten, die massenhaft (z. B. über E-Mail) versendet werden und/oder Werbebotschaften enthalten und dem Empfänger unverlangt zugestellt werden.

Streaming Media. Der Begriff Streaming Media bezieht sich auf den Empfang und die simultane Wiedergabe von Audiodaten (= Streaming Audio) und Videodaten (= Streaming Video). Streaming Media kann gewissermaßen als Pendant zu Hörfunk oder Fernsehen im Internet angesehen werden.

Subwoofer. Subwoofer sind Systeme, die für die Wiedergabe von Tieftönen oder Bässen konzipiert wurden.

Synchrone Kommunikation. Der Begriff synchrone Kommunikation im Internet bezieht sich auf Kommunikationsformen, die in Echtzeit ablaufen. Sie ist dadurch gekennzeichnet, dass die Kommunikationspartner zur gleichen Zeit am Kommunikationsprozess (z. B. an einem Chat) teilnehmen.

Telepräsenz. Telepräsenz beschreibt im Kontext virtueller Realitäten das Phänomen, wenn eine Person sich in einer künstlichen Umgebung anwesend fühlt. Das Ausmaß der Telepräsenz hängt vom Grad bzw. dem Erfolg der Immersion ab (▶ virtuelle Realität).

Thread. Der Begriff Thread bezeichnet eine Folge von Beiträgen in einem Diskussionsforum, die hierarchisch organisiert sind (▶ Diskussionsforum).

Transmission Control Protocol (TCP). Das TCP ist ein sehr weit verbreitetes Internetprotokoll zur Datenübertragung, welches von allen Betriebssystemen beherrscht und für den Datenaustausch verwendet wird.

Trojaner. Trojaner sind Programme, die als nützliche Anwendungen getarnt sind, in Wirklichkeit aber ohne Kenntnis des Anwenders schädliche Funktionen ausüben. Sie sind ein Beispiel für Malware.

Viren. Viren sind Programme, die sich eigenständig verbreiten und sich in andere Computerprogramme einschleusen. Viren können Schäden am Betriebssystem, der Software sowie am Status der Hardware verursachen.

Virtual Private Network (VPN). VPN stellt ein Softwareprodukt dar, welches die Einbindung von Computern eines (entfernten) Netzes in ein anderes Netz ermöglicht. Wer einem Netz über VPN zugeordnet ist, kann von dort direkt adressiert werden.

Virtuelle Realität (VR). Mit virtuellen Realitäten werden computergenerierte, dreidimensionale Modelle bezeichnet, die dem Benutzer möglichst über mehrere Sinneskanäle (unter Ausblendung der realen Umgebung) präsentiert werden und mit denen er interagieren kann. Die virtuelle Realität soll dem Nutzer möglichst intensiv das Gefühl vermitteln, sich in dieser künstlichen Umwelt zu befinden (»Telepräsenz«).

Web 2.0. Der Begriff Web 2.0 bezieht sich nicht auf bestimmte Technologien, Programme oder Entwicklungen, sondern auf eine in den vergangenen Jahren einsetzende veränderte Nutzung und Wahrnehmung des Internets. Kennzeichnend für Web 2.0 ist, dass die Nutzer die Inhalte maßgeblich selbst erstellen, gestalten und bearbeiten. Beispiele für Web-2.0-Anwendungen sind Wikis, Weblogs und Videoportale (z. B. YouTube) sowie Online-Tauschbörsen (z. B. eBay) und Online-Netzwerke (z. B. MySpace, Facebook).

Webbrowser. Webbrowser (zumeist kurz »Browser« genannt) sind Computerprogramme zum Betrachten von Webseiten (Beispiele: Microsoft Internet Explorer, Mozilla Firefox oder Safari). Sie stellen die Benutzeroberfläche für Webanwendungen dar.

Webhosting. Webhosting bezeichnet die Unterbringung von Webseiten auf dem Webserver eines Providers.

Weblog. Ein Weblog (oft auch kurz als Blog bezeichnet) stellt eine Art im Internet geführtes Tagebuch dar.

Wiki. Der Begriff Wiki bezeichnet eine Sammlung von Webseiten, die von den Benutzern direkt online geändert werden können. Wikis ermöglichen es, dass verschiedene Autoren Dokumente gemeinsam bearbeiten und aktualisieren können. Das derzeit prominenteste Beispiel stellt Wikipedia dar.

Sachverzeichnis

Druck: Krips bv, Meppel, Niederlande
Verarbeitung: Stürtz, Würzburg, Deutschland

The manufacturer's authorised representative in the EU is Springer
Nature Customer Service Centre GmbH, Europaplatz 3, 69115 Heidelberg,
Germany. If you have any concerns regarding our products, please
contact ProductSafety@springernature.com

Printed and bound by CPI Group (UK) Ltd, Croydon, CR0 4YY
24/04/2026
02096312-0020